国家内镜诊疗技术临床应用规范化培训系列教材

小儿外科内镜诊疗技术

国家卫生健康委员会医政医管局　指　　导
国家卫生健康委人才交流服务中心　组织编写

人民卫生出版社
·北 京·

图书在版编目（CIP）数据

小儿外科内镜诊疗技术 / 国家卫生健康委人才交流

服务中心组织编写 . —北京：人民卫生出版社，2022.9

国家内镜诊疗技术临床应用规范化培训系列教材

ISBN 978-7-117-32731-2

Ⅰ. ①小⋯　Ⅱ. ①国⋯　Ⅲ. ①小儿疾病 – 外科 – 内窥

镜检 – 技术培训 – 教材　Ⅳ. ①R726.04

中国版本图书馆 CIP 数据核字（2021）第 277347 号

人卫智网	www.ipmph.com	医学教育、学术、考试、健康，
		购书智慧智能综合服务平台
人卫官网	www.pmph.com	人卫官方资讯发布平台

小儿外科内镜诊疗技术

Xiao'er Waike Neijing Zhenliao Jishu

组织编写： 国家卫生健康委人才交流服务中心

出版发行： 人民卫生出版社（中继线 010-59780011）

地　　址： 北京市朝阳区潘家园南里 19 号

邮　　编： 100021

E - mail： pmph @ pmph.com

购书热线： 010-59787592　010-59787584　010-65264830

印　　刷： 保定市中画美凯印刷有限公司

经　　销： 新华书店

开　　本： 889×1194　1/16　　印张：31

字　　数： 917 千字

版　　次： 2022 年 9 月第 1 版

印　　次： 2022 年 10 月第 1 次印刷

标准书号： ISBN 978-7-117-32731-2

定　　价： 239.00 元

国家内镜诊疗技术临床应用规范化培训系列教材编委会

《小儿外科内镜诊疗技术》编委会

耿红全　上海交通大学医学院附属新华医院
徐　畅　四川大学华西医院
徐伟立　河北医科大学第二医院
高明太　兰州大学第一医院
席红卫　山西省儿童医院
黄　英　中国医科大学附属盛京医院
黄金狮　首都医科大学附属北京儿童医院
黄柳明　中国人民解放军总医院第七医学中心附属八一儿童医院
崔华雷　天津市儿童医院
董岿然　复旦大学附属儿科医院
曾　骐　首都医科大学附属北京儿童医院
温　哲　广州市妇女儿童医疗中心
熊启星　浙江大学医学院附属儿童医院
潘伟华　上海交通大学医学院附属新华医院
潘守东　首都儿科研究所

参编人员（按姓氏笔画排序）

于　蒲　王　刚　王　亮　王春燕　王晓晔　冯　奇
朱　杰　向　波　刘　丰　刘　东　刘　伟　刘　星
刘江斌　刘海金　孙　宁　李　帅　李振武　杨合英
张　茜　张丽娟　张金山　张强业　陈　快　陈卫兵
陈青江　夏自强　陶　强　陶俊峰　魏晓明

秘　书　刘雪来　首都儿科研究所
　　　　　　李　方　国家卫生健康委人才交流服务中心

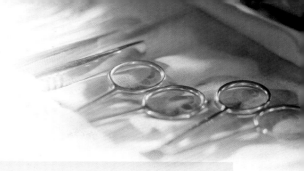

序 1

一直以来,在临床诊疗领域存在三大重点问题:出血、疼痛、感染。随着诊疗技术和医学材料的发展,这些问题都陆续得到了很好的控制和解决,特别是以内镜为代表的微创诊疗技术的出现,有效地缓解了出血、疼痛和感染问题,为患者提供了微创、安全、有效的治疗手段。自20世纪改革开放以来,随着我国经济发展水平不断提高,内镜诊疗技术传入我国并得到了快速发展,现已成为我国医疗机构众多临床专业日常诊疗工作中不可或缺的重要技术手段,为保障人民群众身体健康和生命安全发挥了重要作用。

内镜诊疗技术涉及临床诸多专业领域,部分技术专业性很强,操作复杂,风险高、难度大。长期以来,各地在内镜诊疗技术临床应用水平、内镜医师培养等方面参差不齐,发展十分不平衡。有的医疗机构在自身条件和技术能力尚不满足的情况下,盲目开展新技术和复杂技术,忽视了技术的复杂性和高风险性,对患者的身体健康和生命安全带来隐患。

随着深化医药卫生体制改革工作不断深入,基本医疗保障制度不断健全,人民群众看病就医需求得到快速释放。内镜诊疗技术作为适宜医疗技术,城乡需求都比较大,应当在规范管理的前提下进行推广。国家卫生健康委员会十分重视以内镜技术为代表的微创诊疗技术管理工作,先后下发了《内镜诊疗技术临床应用管理规定》、普通外科、泌尿外科、妇科等10个专业13类内镜诊疗技术管理规范,初步建立起我国内镜诊疗技术临床应用管理制度。今后一段时期,要继续完善内镜技术临床应用管理机制,加强内镜诊疗技术质量管理与控制,健全医师内镜技术规范化培训体系,进一步推广适宜的内镜诊疗技术,促进学科持续、科学发展。

为做好内镜技术规范化培训工作,国家卫生健康委员会医政医管局委托国家卫生健康委人才交流服务中心组织专家,在借鉴西方发达国家内镜诊疗技术临床应用管理经验的基础上,结合我国实际,攻坚克难,数易其稿,完成了内镜诊疗医师规范化培训系列教材编写工作。该教材凝聚了全国知名专家的智慧和心血,重点对四级内镜诊疗技术进行了详尽讲解,供医务人员在内镜诊疗技术临床管理和实践中使用。在此,谨向本书的出版表示热烈祝贺,并向付出艰苦、细致、创造性劳动的各位医学专家和相关工作人员表示衷心感谢!

小镜子里有大学问,微"镜界"里要有大视野。希望各位临床工作者能够从中受益,不断提高我国内镜诊疗技术临床应用水平,满足人民群众日益增长的医疗服务需求。

国家卫生健康委员会医政医管局

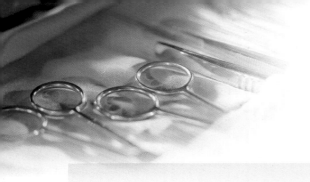

序　2

　　国家内镜诊疗技术临床应用规范化培训系列教材之一《小儿外科内镜诊疗技术》出版，邀我写序，自感非常荣幸。我是小儿外科大夫，和孩子们相处 70 余年。在疾病诊疗中，经常见到孩子怕大夫，深感内疚。孩子夜间哭闹，妈妈常常哄说"别哭！大夫来了！"记得我小时候哭闹，妈妈也常说："别哭！马猴来了！""大夫是白衣天使，怎么雷同成了马猴？"显然是因为多年来，大夫忽略了孩子的感受，如打针时不考虑孩子怕痛。几千年来，病人和医生都认为治病过程是要承受一定痛苦，就是所谓的"良药苦口"。西方国家干脆就管病人叫"忍耐（patient）"。实际上这已经隐藏了医患的基本矛盾。然而事实上，大夫并不愿意病人痛苦，限于水平，也是无奈。为提升救治水平，减轻病人痛苦，学者们不断钻研治疗疾病的无痛方法，才有了今天的微创外科技术。

　　微创外科技术包括的内容非常广泛，有膀胱镜、尿道镜、直肠镜、乙状结肠镜、食管镜、气管镜、胃十二指肠结肠镜、胸腔镜、腹腔镜、脑室镜、关节镜，还有较新报道的子宫镜、胎儿镜等。本书内容仅以腹腔镜为主，符合小儿外科教学的现实情况。

　　小儿外科是从 20 世纪 20 年代幽门手术成功开展作为起始；小儿微创外科是从 20 世纪 50 年代小儿腹腔镜手术开始。一般认为"开膛破肚"是大手术，但只戳几个小孔就能帮助病人治疗疾患，显然是革命性的"微创"，因此，以腹腔镜为代表的微创手术对人类的贡献不言而喻。此外，随着腹腔镜技术的发展、冷光源的使用、屏幕展示的普及、各种无血切开缝合技术和器械的问世等，丰富了各种内镜诊疗技术。腹腔镜当之无愧为微创外科的代表。

　　国家内镜诊疗技术临床应用规范化培训系列教材的出版，是医改工作中技术部分的重要实质性成绩。不仅代表医学技术的发展，而且标志了医学发展的趋势。

　　本书按照《小儿外科内镜诊疗技术临床应用管理规范》编写，按一般外科学通用的体例编成总论、各论共五篇，包括腹腔镜、胸腔镜等三级、四级手术，另有膀胱镜等手术及常见一级、二级腔镜手术。编者都是当前我国本专业的带头骨干和一线工作者，他们既有系统的理论功底，又有丰富的实践经验。教材中编入的内容，符合当前实际，也反映了我国的技术水平。全书文字简洁精炼，技术描述精准，是一本可用于临床参考、教学的教材。

　　本教材的出版，预示着我国微创外科技术的蓬勃发展，也必将推动微创外科技术的规范化和普及。

张金哲

2022 年 8 月

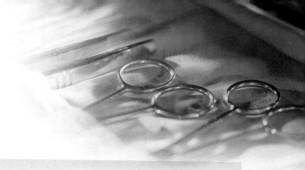

前　言

　　从张金哲院士开展第一例小儿腹腔镜探查手术至今，小儿外科内镜在我国已发展 40 余年，带动了我国小儿外科的迅速发展，使小儿外科发展进入了一个新的阶段。

　　小儿外科内镜技术为我们提供了新的诊疗途径，无论是通过自然腔道还是穿刺体壁入路，内镜和器械能直接到达病变部位，在遵循传统手术原则的基础上，可对病变周围正常组织进行最大限度保护，具有手术切口小、术后瘢痕不明显、创伤小、快速康复的优势，可明显改善治疗效果。例如，腹腔镜胆总管囊肿彻底切除肝管空肠 Roux-Y 吻合手术既可减轻患儿手术的痛苦，胆道远期并发症的发生率与传统开腹手术相比又无明显差别。不仅如此，内镜诊疗从根本上改变了传统的手术原则，进一步改善了手术患儿的预后。例如，腹腔镜肛门直肠成形术能直接通过盆腔和会阴的途径，将直肠从盆底纵肌管中心精准脱出，提高了术后排便控制功能，彻底改变了经典 pena 手术方式，避免了肌肉损伤和术后伤口感染及裂开等严重并发症的发生，也避免了肌肉围绕直肠缝合重建时肌纤维对合不全，使发育不良的肌肉充分发挥功能。因此，有理由相信外科内镜诊疗技术及理念必将为小儿外科的进一步发展和技术提高发挥巨大作用。

　　由于小儿承受力差，体腔空间小，手术操作困难，而小儿外科又以治疗先天结构畸形为主，涉及的手术类别多，所以要求小儿外科内镜医生熟练掌握精准分离和缝合技术。目前我国小儿外科内镜发展不平衡，三级、四级手术开展较少，规范和普及小儿内镜诊疗技术势在必行。为此，2010 年，卫生部医政司医疗处发布"卫生部办公厅关于进一步规范内镜诊疗技术临床应用管理有关问题的通知"，开始了全国性地加强内镜的规范化管理，各省卫生行政部门按照《医疗技术临床应用管理办法》有关规定执行，标志着我国对小儿外科内镜诊疗技术开始实行分级管理，对小儿外科内镜医生开始实施规范化培训。

　　本教材在国家卫生健康委员会医政医管局和国家卫生健康委人才交流服务中心的指导和组织下编写，旨在规范小儿外科内镜诊疗技术的健康发展，加强对诊疗技术的监督和管理。本书的编者是国家卫生健康委人才交流服务中心小儿外科内镜专家委员会的主要成员，是各专业领域的优秀代表。他们在保持本书内容系统性和完整性的同时，将近年来小儿外科内镜的进展加以提炼和升华，展示了40 余年来我国小儿外科的卓越成就，在此向所有编者表示衷心感谢！然而，内镜技术日新月异，不断创新发展，编写内容定有不足之处，敬请广大读者批评指正，以便再版更新。

　　本书在编写过程中，得到国家卫生健康委员会医政医管局和国家卫生健康委人才交流服务中心的大力支持，编写秘书李方和刘雪来为本书组稿和定稿做了大量工作，付出了辛勤的汗水和努力，在此深表感谢！

李　龙　李索林

2022 年 8 月于北京

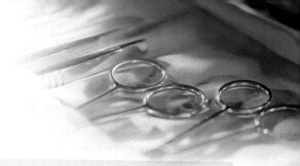

目　　录

第一篇　总　　论

第二篇　胸腔镜手术

第三篇　腹腔镜手术

第四篇　膀胱镜、输尿管镜、肾镜手术

第五篇　一级、二级手术

第一篇

总　　论

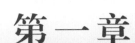

第一章
小儿外科内镜基础

第一节　小儿腔镜外科的发展与展望

　　小儿腔镜外科在国内有 30 多年的历史,在几代小儿外科医生的共同努力下,已经发展成为成熟的常规诊疗技术,被广大医生和患者所接受。

一、国内小儿腔镜外科发展历程

　　小儿腔镜外科在我国的发展历程概括起来可分为四个阶段,分别为播种期、探索期、迅速发展期和成熟期。

　　第一阶段为播种期(1981—1993 年):1981 年,张金哲院士邀请 Gans 教授在北京儿童医院同台合作实施了我国首例小儿腹腔镜黄疸探查手术(图 1-1-1),同时 Gans 教授向北京儿童医院赠送了一个 5mm 的腹腔镜镜头、气腹针、数个 Trocar、活检钳及充气球。张金哲院士等前辈利用这套简易的腹腔镜设备,率先在国内开展了腹腔镜小儿外科疾病诊断探索;当时开展的手术有婴幼儿黄疸病因探查、性腺探查及肝组织活检。尽管受条件的限制,仅个别医生应用,但是国内小儿外科医生开始对腹腔镜有所了解,为日后小儿腔镜外科发展奠定了基础。

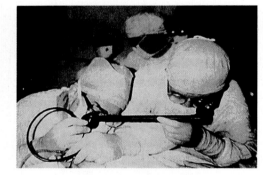

图 1-1-1　张金哲院士与 Gans 教授合作实施腹腔镜手术

　　第二阶段为探索期(1994—2000 年):这个时期国内成人腔镜外科已经兴起并且迅速发展,腹腔镜胆囊切除、阑尾切除及脾切除技术等已经成熟,一些成人外科医生率先开展了小儿外科手术,特别是综合医院及一些儿童专科医院的小儿外科医生向成人外科学习腔镜技术,包括学习分离、钛夹、切割缝合器等技术,开展了如小儿胆囊切除术、疝囊高位结扎术、阑尾切除术、幽门肌切开、脾切除等。这一时期成人腔镜外科技术的发展带动了小儿腔镜外科发展。

　　第三阶段为迅速发展期(2001—2007 年):这一时期小儿腔镜外科在发达国家迅速发展,腔镜下精准分离、打结、缝合等技术建立。国内医生走出国门到美国、日本等小儿腔镜外科中心进修学习,并将国外现代小儿外科先进的技术、理念引入国内。通过借鉴成人腔镜外科的经验,国外先进的小儿腔镜外科的经验与我国的国情相结合,新一代小儿外科医生们探索形成了适合我国小儿腔镜外科的技术。小儿腔镜外科技术在我国迅速发展,手术适应证范围扩大,治疗病种及病例数量激增。一些高难度的腔镜手术技术有了突破,如半肾切除术、贲门胃底折叠术、胆总管囊肿根治术、肾盂成形术等,显示出腹腔镜在小儿外科领域的优势。

此外,大部分省级、市级儿童外科中心建立了小儿腔镜外科医生的培训中心,定期开展国家级、省级和市级的培训班及学术会议,使现代小儿腔镜外科技术迅速推广、传播。小儿腔镜外科医生数量大幅增加,开展手术术式达 80 余种,小儿腔镜在大部分市级以上的儿童医疗中心成为常规技术。国内小儿腔镜外科迅速跟上了国际小儿腔镜外科发展的步伐。腔镜技术及微创理念逐渐被医生和患儿接受。随着腔镜外科的深入开展,微创作为一种技术和理念逐渐深入人心。

第四阶段为成熟期(2008 年至今):腔镜技术与传统开放手术并存,小儿外科进入了微创外科时代。小儿腔镜外科已经成为一名小儿外科医生在日常工作中常规采用的诊断和治疗技术,并且在此期间培养了一大批年轻小儿腔镜外科专家,腔镜外科在小儿外科领域发挥了越来越重要的作用。小儿腔镜外科学术活动除了地区性学术活动,每年全国性的学术会议也广泛开展。在综合性全国小儿外科学术大会上,腔镜外科会议常是最活跃的专业组会议之一。腔镜外科专业学术论文质量、数量空前。

小儿腔镜外科被国内外同行认可,2009 年在全国小儿腔镜外科医生协助组的基础上,成立了原国家卫生和计划生育委员会小儿腔镜外科专业技术专家考评委员会。2011 年 7 月中华医学会小儿外科学分会腔镜外科学组正式成立;张金哲院士、谭广亨校长任顾问,李龙任组长,李索林、汤绍涛、曾骐任副组长,委员 28 名。专业学组的成立,是小儿腔镜外科发展的里程碑,也标志着小儿外科进入了微创时代。同年 9 月原国家卫生和计划生育委员会医政医管局、人才交流服务中心委托组建了"全国小儿外科内镜诊疗技术专家组"及"小儿腔镜外科专业技术考评委员会",它秉承普及与规范并行的原则,启动了小儿腔镜外科医师规范化培训、规范执业的规范化程序。中华医学会小儿外科分会小儿腔镜外科学组的成立,标志着我国小儿腔镜外科发展进入成熟阶段。

在所有小儿腔镜外科医生的共同努力下,我国小儿腔镜外科国际学术地位得到认可:在国际小儿内镜外科学会(IPEG)上我国医生被推举为亚洲区主席,多人多次受邀在国际上进行微创外科专题讲座、手术演示;一些国家的小儿外科医生到国内腔镜中心学习。小儿腔镜外科的学术活动活跃,每年都定期举办全国性、省级和市级的学术交流会议,特别是 2013 年在北京成功承办第 22 届国际小儿内镜外科年会,在国内外同行中引起很大反响。腔镜外科论文数量、质量与腔镜外科发展水平平行发展。近年来,在学术会议及学术期刊上小儿腔镜外科的论著连年递增,2010 年腔镜论文数量超过开放手术论文,这也是小儿外科进入微创时代的标志之一。

我国小儿腔镜外科经过多年发展,形成了自己优势:临床资料丰富,病例集中;人口基数大,病种丰富;手术例数居世界前列,可以获得大量的种类齐全的病例资料,有利于开展大宗病例研究、总结经验、创新发展,为医生在较短时间内迅速积累临床经验打下基础。从事小儿腔镜外科医生总人数居世界前列,年轻医生在这种环境下成长迅速,腔镜手术技术熟练,每年都有大量的小儿腔镜外科人才和团队涌现。此外,我国小儿腔镜外科的发展过程中,不是单纯一味照搬,而是根据国情改进创新。在简化器械、改进手术方法、扩大适应证等方面进行了大量的创新工作,降低了设备、器械购置和专用辅料费用,探索出了具有中国特色的小儿腔镜外科技术。

二、小儿腔镜外科的未来发展

1. 微创理念成为外科原则　小儿微创外科作为现代小儿外科的代表,代表了新的技术及理念,被赋予了新时期的内涵——精准,它让大家认识到微创外科的精髓是微创和精准。现代外科丰富了微创理念,精准观念被包含于微创理念之中。腔镜外科作为微创技术的代表,将微创、精准作为其原则。微创作为一种技术、一种理念和外科原则,其内涵不断得到丰富和完善。这一理念贯彻到每个医疗过程之中,带动腔镜手术向更加微创化、精准化发展。

2. 腔镜手术与传统开放手术互补发展　从腔镜技术出现开始,腔镜手术与开放手术的优劣争论了多年。目前,大部分小儿外科手术可应用腔镜完成,腔镜技术创伤小、患儿恢复快、操作精准、探查全面和美容效果等显示了无可替代的优越性。但是,在目前条件下,不是所有手术都需要腔镜完成,也不是所有手术都能用腔镜完成;有时腔镜手术效果也不优于传统手术,如对 Kasai 手术的多中心研究显示:腹腔镜手术近期恢复快、出血少,但远期黄疸消退率并不能较传统手术提高,肝功能衰竭的发生率无明显改善。经过多年的争议,两者互补发展,催生出了新的技术(经肛门巨结肠根治术)、新观念(精准外科等理念),提升了医生素质,特别是医生手术能力得到了明显提高。

3. 规范、良好的人才培养机制 腔镜技术已成为常规技术,成为现代小儿外科医生必备技能,需要统一标准的规范化培训。为此,2013 年 12 月原国家卫生和计划生育委员会办公厅印发《内镜诊疗技术临床应用管理暂行规定》和 10 个专业内镜诊疗技术管理规范,使小儿腔镜外科有了统一的标准规范。它通过建立完善、统一、规范的腔镜医师培训考核机制,对小儿腔镜外科医师进行统一规范的培训,促进了腔镜医师专业化、职业化,保证了小儿腔镜外科健康、稳步发展。

4. 临床及基础研究能力不断强化,组织多中心合作攻关疑难疾病治疗 通过专业学组及国家卫生健康委员会专家委员会平台,协调全国多中心进行大样本随机前瞻性对照研究,建立全国性数据库。利用病例多、病种全、样本大等优点,在相对短的时间内对小儿外科重点难题、疑难疾病进行公关,解决临床问题,改进手术、治疗技术。通过随机对照试验(RCT)等临床研究证明新技术的合理性及有效性,并不断改进、完善,使之成为金标准手术。

5. 专业学组作用得到全面发挥 加强学组建设及其作用,学组应积极组织学术会议,畅通国内、国际交流合作,促进腔镜外科技术的推广和普及;组织多中心研究,推动形成研究型、创新型腔镜外科;参与制定、完善专业规范,推动行业规范化;促进腔镜外科及整个小儿外科专业持续发展,使专业临床、科研水平达到或保持国际领先水平;使腔镜成为常规技术,成为小儿外科治疗疾病的金标准。

6. 创立有国际影响力的专业杂志 专业杂志是同行交流的平台。可通过杂志平台介绍先进的观念、推荐新技术、分享经验、总结教训、进行学术讨论。国内的手术技术水平很多方面在国际领先,未来确实需要一份具有国际影响力的杂志承担起国际交流平台的使命。

7. 引领国际小儿外科前沿 庞大的医生队伍、丰富的病种、齐全的病例资料,加上规范的人才培养机制,强大的临床和基础研究,利用具有国际影响力的杂志和专业委员会,我们有充分的理由使中国小儿腔镜外科模式居于国际领先水平,引领国际小儿外科前沿。

(李 龙 刘树立)

第二节 小儿外科内镜手术的常用设备及器械

随着科学技术的进步,腹腔镜设备和器械也日新月异,向更加清晰、精准、便利、数字化、专业化的方向发展,为外科医生提供了更强有力的支持,使复杂的腔镜手术成为可能,并大大缩短了手术时间。迈入数字化时代,一系列高端数字信息设备已应用于腹腔镜系统,促成了整体化手术室的诞生。

小儿腹腔镜系统所需的基本设备与成人相同,但更小巧,主要包括成像设备、气腹机、冲洗和吸引设备和能量设备等。

一、成像设备

成像设备主要包括五个部分:腹腔镜、冷光源、摄像系统、监视器和光纤。

1. 腹腔镜 腹腔镜手术要求图像清晰且不失真,目前广泛应用的是柱状成像系统,图像质量明显优于凹透镜。腹腔镜因其前端斜面不同而使视野的中心与镜身的长轴形成不同的夹角,即视角。有不同口径和视角的腹腔镜(图 1-1-2),根据手术需要可选用 0°、15°、30°、70° 等,目前小儿外科腔镜手术最常用的是 30°,其有较宽广的视角。小儿多用直径 3~5mm 的硬性腹腔镜视管,另外还有直径仅 2mm 的针式腹腔镜。

2. 冷光源 可为腹腔镜手术提供照明。20 世纪 50 年代前,腔镜使用的是"内光源",之后发展为

"冷光源",有卤素灯、金属卤素灯及氙灯等。氙灯灯泡的寿命长,色温接近自然光,目前最常用。使用前可在摄像机上进行"白平衡"操作,以使光线更接近自然。

3. 摄像系统 早期的腹腔镜摄像机由单极或三极电视显像管组成,图像清晰度不理想。目前的数字化摄像机不仅体积小,而且清晰度高。新式的摄像机还带有录像、拍照功能,可外接优盘、移动硬盘等,方便存储资料。

4. 监视器 从早期的显像管监视器已发展到现在的大屏幕液晶显示器。

5. 光纤 连接冷光源与腹腔镜。使用时注意避免对折。

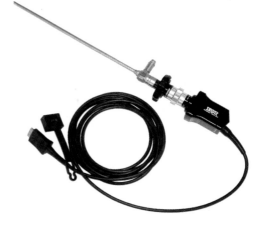

图 1-1-2 小儿腹腔镜

二、气腹机

气腹机可将气体注入腹腔,为腹腔镜手术提供操作空间。腹腔镜手术发展早期曾用多种气体,目前普遍应用二氧化碳。在气腹机的控制面板上一般设有二氧化碳预设压力、二氧化碳流量及瞬时压力。最初的气腹机多为半自动式,流量低。目前常用的全自动气腹机能够自动调节腹压,快速注气。当腹腔内压力超过预设压力时,安全警报装置会报警并自动减压。压力:成人多维持在 13~15mmHg（1mmHg=0.133kPa）,儿童多维持在 9~12mmHg,新生儿多维持在 5~8mmHg。新型气腹机还有气体加温、自动排烟等功能,可减少镜头气雾形成,保持视野清晰。腹腔镜手术需要使用多个套管,气体会经套管或其周围溢出,同时需排出使用电凝器械所产生的烟雾,还要及时吸出腹腔内的血液和液体,因此最好使用 10L/min 以上流量的气腹机,以有效地维持腹腔内压。因此,开展小儿腹腔镜手术,在进行高流速下灌注气体时,为避免导致小儿体温下降,气体需要经过加热、湿化或再循环,最好配备可加温气腹机。

三、冲洗和吸引设备

腹腔镜手术需要良好的冲洗和吸引设备,以清除积血、积液、烟雾等,从而保持手术视野的清晰。腹腔镜吸引器连接吸引管和冲洗管,并有一个可用单手控制的双向阀门。冲洗管可仅简单地连接输液袋,也可使用加压泵来提高冲洗系统的压力。有的冲洗系统与全自动气腹机相结合,还有的将冲洗、吸引与电外科相结合。

四、能量设备

随着科学技术的进步,应用于腹腔镜的能量设备也从早期的电刀发展到超声刀、能量平台等系统,极大地促进了腹腔镜技术的发展。

1. 高频电刀 早期的腔镜能量设备仅有高频电刀。其原理是高频电刀产生的高频、高压电流通过高阻抗的组织时,会在组织中产生热,导致组织气化或凝固,可进行电凝和电切。

2. 超声刀 超声刀应用于腹腔镜手术,极大地提高了腹腔镜手术操作的效率,使分离、止血的速度大为提高,从而使许多复杂的大型手术可用腹腔镜技术来完成。因此,超声刀的应用可以认为是腹腔镜外科发展的重要里程碑。超声刀的工作原理是通过超声频率发生器使金属刀头以 55.5kHz 的超声频率进行机械振荡,使与刀头接触的组织内水分子气化、蛋白质氢键断裂、细胞崩解、组织被切开或凝固、血管闭合,达到切割组织和止血的目的。

超声刀设备由主机、操作手柄、推车等组成（图 1-1-3）。主机由脚踏板来控制,可选全功率或预选功率（1~5 级）,由主机提供或调节施加在手柄上的超声发生器发出的功率大小。超声刀直径有 5mm 和 10mm 两种,小儿常用直径 5mm 的称为超声多用剪,其工作端类似于分离钳。

与电凝和激光止血相比,用超声刀止血组织损伤轻、热损伤区域小。同时超声刀操作时产生烟雾少,能明显改善腹腔镜手术的视野。用超声刀可以凝固直径 3mm 以下的血管,处理血管的操作中省去了分离、施夹、剪断等动作,不用反复经过套管更换器械,极大地提高了工作效率。

在使用超声刀时注意凝固与切割的平衡,切割越快凝固效果越差,切割越慢凝固越彻底。根据拟切割组织类型及其内血管的大小来正确选择能量输出、组织张力、头端夹持力度等,在保证确切凝血效果的基础上追求速度。

3. 能量平台(LigaSure) 由 ValleyLab 研发的 LigaSure 血管闭合系统(图 1-1-4)是腔镜能量设备的又一个飞跃。它能够有效地闭合直径为 1~7mm 的血管,而且它所作用的闭合带能够承受正常人体 3 倍心脏收缩的压力。该系统能够提供精确的能量输出,结合血管钳口的压力,将胶原蛋白与纤维蛋白闭合为一道血管墙。此外,该系统减少了热量传导,对周围组织的侧向热传导不到 1mm,闭合带几乎无粘连、碳化。

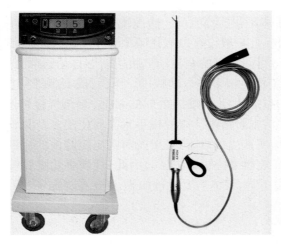
图 1-1-3 超声刀设备

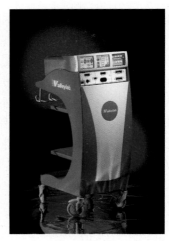
图 1-1-4 能量平台(LigaSure)

五、三维腹腔镜

传统的腹腔镜成像设备为二维(2D)图像,近年来出现了三维(3D)腹腔镜系统。3D 腹腔镜手术是利用偏振光的原理,实时产生立体图像,使术者操作时有立体方位感觉。Karl Storz 公司的 3D 内镜主要组成部分为 3D 偏振监视器、3D 摄像主机、3D 系统专用导光束、3D 摄像头(图 1-1-5)。它的腹腔镜镜头包含两个距离非常近的小镜头,两者拍下的图像再通过各自的显示设备同步放映,使有细微差别的两幅图像同时组合显示在屏幕。这样显示的图像立体、清晰且层次分明。3D 内镜可以产生 3D 立体手术视野,克服了传统腹腔镜 2D 视野所造成的视觉差别与不便,使手术操作更加精准,并降低手眼协调难度,缩短学习曲线及手术时间。

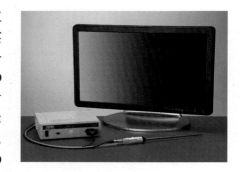
图 1-1-5 3D 腹腔镜

六、机器人手术系统

机器人手术系统的诞生将腹腔镜手术带入了一个全新的时代。早期有两家著名的手术机器人公司 Computer Motion 和 Intuitive Surgical,分别开发了 Zeus 和 Da Vinci 机器人手术系统。第一代机器人辅助系统名叫"伊索",由 Computer Motion 公司于 1994 年发布,该系统仅有机器手臂协助术者扶镜,通过语音指令控制。此后两家公司开发出了完整的机器人手术系统。2003 年,Intuitive Surgical 公司收购了 Computer Motion 公司。Da Vinci 机器人手术系统由三部分组成,分别为医生控制台、床旁机械臂系统、成像系统。手术医生可坐在控制台指挥机械臂操作,并可远程进行。它的机械仿真手腕可以做 7 个方向自由运动,360°旋转,并可减少手部颤动,这是在普通腹腔镜下无法实现的。它的内镜为高分辨率 3D 镜头,成像立体、清晰。Da Vinci 机器人手术系统共有四代,目前广泛应用的是第三代机器人手术系统 Da Vinci Si。2014 年 5 月,美国迈阿密大学医学院首先应用第四代机器人手术系统 Da Vinci Xi。2014 年 8 月,美国辛辛那提儿童医院成为首家应用第四代机器人手术系统 Da Vinci Xi 的儿童医院。

七、常用腔镜手术器械

小儿解剖生理特点与成人有许多不同之处:小儿腹腔小,操作空间小;腹壁薄弱,切口处易漏气;腹腔内的器官体积小、轻、柔软,容易意外损伤。因此,小儿要选用精细特殊的针式或微型腹腔镜手术操作器械,直径一般为 3~5mm(图 1-1-6)。腹腔镜手术器械中一类是常规开腹手术器械的延长,如分离钳、剪,以及各种抓钳、持针器等,其头端工作部与普通手术器械相似;另一类是专门为腹腔镜手术而设计的特殊器械,如气腹针、穿刺套针、电钩、铲、扇形拉钩、打结器、施夹器、标本袋等。近年来,随着单孔腹腔镜手术的发展,一系列专门用于单孔腹腔镜手术的器械陆续被开发,包括不同弯曲角度或可转腕的抓钳、分离钳、剪刀等。

1. 气腹针　Veress 针是穿刺法建立气腹使用最普遍、最安全的器械。自 1938 年 Veress 发明这种穿刺针以来一直沿用至今。Veress 针长度有 10cm、12cm 和 15cm,直径 1.8mm,由钝头、带有弹簧的内芯和锐利的外套针组成。当外套针穿过腹壁较硬组织时,钝性内芯向后退,使尖锐的外套针易于穿透腹壁。穿刺针一旦刺入腹腔,组织阻力消失,内芯中的弹簧使其向外退出,原来尖锐的针头成为钝性,避免了腹腔内肠管的组织损伤。其钝头内芯中有一个侧孔,用于灌注气体,建立气腹。

2. 穿刺锥和套管　套管(Trocar)是器械出入的通道,根据腹腔镜手术中置入不同器械的需要,设计了不同形状和大小的穿刺套管,其外径为 3~25mm。小儿外科手术常用的套管有 3mm、5mm、10mm、12mm。其制作材料有金属或塑料材料,金属套管可反复消毒使用,而塑料套管作为一次性使用器械。

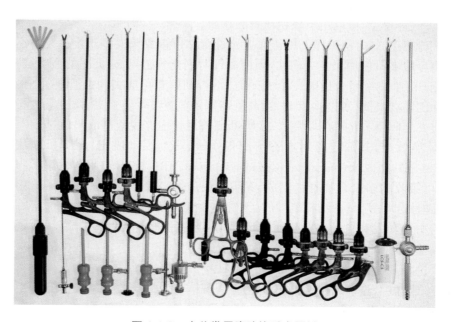

图 1-1-6　小儿常用腹腔镜手术器械

塑料穿刺套管的头端多有安全保护装置,当穿刺锥进入腹腔后安全保护套自动弹出,以防止内脏损伤。建立气腹后盲法置入第 1 个套管时,使用这种带有安全保护装置的套管具有更重要的意义。如果怀疑腹腔内有粘连,就应该考虑应用开放式放置套管技术。

穿刺套管上都安装有与气腹机进气管连接的接头,置入套管后通过这个接头继续灌注气体,以维持腹压。为了防止套管在腹壁上移动,有些套管安装了固定装置,如伞状固定装置,以达到固定的目的。套管尾部都可连接不同的转换帽,可以使用不同直径的器械通过套管进行腹腔内操作,且可避免漏气。

另外,还有专门用于单孔腹腔镜手术的 Triport 穿刺套管。

3. 抓持器械　抓持器械是腹腔镜手术最常使用的器械。通常由把手、可旋转的器械轴和各种工作头部组成,当术者操作把手张开和闭合时通过中心传动轴带动器械头部作相应运动。有的手柄还带有锁扣装置,抓牢组织后可以锁定。抓钳的轴应能顺其长轴旋转 360°,这样才能使其头端自由转换方向,方便腹腔内的操作。根据器械头端的形状和对组织是否造成损伤,抓持器械可分为有创和无创两类,有创抓钳用于抓持大网膜、肠系膜或粘连带,而无创抓钳则用于抓持肠管。一般小儿用抓钳的长度为 25~31cm,直径 3~5mm,其外层被覆一层绝缘材料(聚四氟乙烯或聚偏二乙烯),以免使用电凝时损伤皮肤。内镜分离钳的头端与一般手术时使用的止血钳相似,可用来分离、抓持组织,电凝小的出血点。

4. 手术剪　手术剪也是腹腔镜手术中常用的器械,可用于锐性分离组织和剪线等。分离剪接触面是锐性的,顶端是钝性的,既可用于锐性分离,又可进行钝性分离。分离剪的规格与分离钳一样,钳身绝缘良好,可以方便地同时进行电凝操作。用示指拨动把手上的旋转盘,可以使器械杆沿其长轴自由旋转。有时可用分离剪背侧进行电凝止血,但是过多使用分离剪进行电凝会使其剪刃变钝。

5. 持针器　持针器是高级腹腔镜手术中较常用的器械之一,头端一侧是固定的,利用另一侧张开和闭合来夹持缝合针,根据头端不同用途设计有直型、弯型和自动归位持针器。临床常用类似于普通持针器的鱼尾形手柄,有 3mm 和 5mm 两种规格,特别是小儿消化道重建手术因多不适宜使用吻合器,故需要利用持针器完成镜下缝/吻合手术。

6. 电凝器械　单极电凝是腹腔镜手术中应用最早、最广泛的止血手段。电钩是腹腔镜手术常用且重要的器械,可用于解剖、分离、电切和电凝止血。电钩有"L"形和直角形。电铲用于创面止血。几乎所有的腹腔镜器械都有单极电凝接头,可以在分离或剪切的同时使用电凝。双极电凝钳具有组织损伤轻、止血可靠等特点,可以用于较粗血管的止血。

7. 止血夹和施夹钳　内镜操作下用止血夹比缝合和打结要快得多。止血夹由不同材料制成,有金属钛夹和生物合成夹。使用止血夹前,必须使血管两侧充分游离,待夹闭的血管被张开的止血夹钳口完全包含,保证止血夹钳闭合后能完全夹闭血管,否则就有可能夹闭血管不完全,造成术后出血。在进行器官切除而需要夹闭、剪断血管时,远离脏器端要放置 2 个止血夹,贴近端放置 1 个即可,欲剪断的血管两止血夹之间要有足够的距离,以免剪断血管后止血夹脱落造成出血。

早期只有金属钛夹,其缺点是对血管组织损伤大、容易滑动脱出、计算机断层扫描(computed tomography,CT)和磁共振成像(magnetic resonance imaging,MRI)检查有伪影和偏转。现在广泛应用的 Hem-o-lok 由不可吸收的多聚合物材料制成,无组织反应性、X 线可穿透,具有一体化防滑齿、安全扣锁、弓形钉腿及弹性合叶等,具备结扎范围广、无滑动、力度均匀、无组织切割等优点。

施夹钳(器)分为单发和自动连发两种,前者常用,后者价格较贵。

8. 取物袋　早期往往用橡胶手套、一次性引流袋等自制。现有各种规格的一次性内镜标本袋,有不同容积可供选择。

9. 缝合、打结器械　腔镜用推结器可使腔镜下打结更为简单方便。圈套器可用于结扎胆囊管、阑尾根部、含血管的较大块组织等。镜下自动缝合器(Endo-Stitch)可完成普通持针器因操作角度受限而难以完成的镜下缝合,使缝合这一相对困难的镜下操作变得容易。

10. 吻合器 腔镜用吻合器包括线形切割吻合器(Endo-GIA)和圆形吻合器(直轴型、弯轴型),有不同规格。线形切割吻合器一般用来切割和关闭胃和肠管等空腔脏器,还可用来闭合大的血管,通常通过 12mm 套管进入腹腔。圆形吻合器用于空腔脏器之间的吻合。

11. 其他 除上述器械外,还有满足不同需要的腔镜拉钩、活检钳、穿刺吸引针等。

(吴荣德)

第三节 小儿外科内镜手术的基本技巧

内镜手术与传统开放手术在基本操作技术方面相比,两者既有共性,包括暴露、分离、止血、结扎、缝合等基本技术,但也有不同之处,内镜手术失去了用手直接触诊的"第二眼睛"功能,变为以专用器械远距离操作,原来在开放手术中容易且常使用的结扎缝合技术,内镜手术中变得费时费力;但是,开放手术中如要完成盆腔、膈顶等部位的操作需在半盲状态下艰难实施,而在内镜手术中由于图像放大、光照良好及各种加长手术器械使在狭小的腔隙内操作而变得更容易。

一、患儿体位

内镜手术由于失去了手和拉钩直接暴露的作用,因而依靠患儿体位的变换来显露靶器官就显得尤为重要。一般原则是变动体位,抬高靶器官,使其周围脏器因重力作用而远离,手术视野处于高位,便于暴露操作。上腹部手术采用头高足低体位,下腹部手术则取头低足高体位。此外,还要经常结合左倾或右倾体位抬高患侧,如胆总管囊肿手术一般采用头高右侧高的体位,先天性巨结肠症的手术则需要头低左侧高的体位。

二、手术人员站位

手术人员站位因手术种类而异。不同于开放手术术者站于手术部位一侧,一般内镜手术者和持镜者站于手术部位的对侧。以腹腔镜阑尾切除术为例,患儿仰卧头低右侧抬高,术者站于患儿的左侧,助手站于术者的头侧,器械护士站于患儿的右侧。

三、建立气体操作空间与放置套管

内镜手术需要创造一个视野清晰、便于操作的宽广手术空间,同时需要经过体壁通道将手术器械安全地送达操作部位,这就要求建立一个良好气体充盈的操作空间(如气腹、气膀胱、气胸等)和放置准确部位的套管通道。小儿特别是新生儿和小婴儿,由于腹壁薄弱、相对腹胀、组织质嫩,后腹壁与前腹壁之间的距离又小,为保证安全,最好采取开放式建立气腹和放置套管;较大儿童可以采用气腹针式建立气腹。因此,下面以最常用的腹腔镜技术为例,介绍气腹建立与套管放置。

1. 气腹的建立

(1) 开放式建立气腹:一般选择脐窝处。根据置入套管大小,沿脐窝边缘弧形或脐中心切开皮肤及皮下组织,提起筋膜和腹膜继续切开直接进入腹腔,直视下放入套管,在切口两侧经皮下和筋膜用丝线缝合一针,再提起缝合线结扎固定在套管上以免漏气,连接气腹机注入 CO_2 建立气腹(图 1-1-7)。

(2) 气腹针式建立气腹:检查气腹针腔道是否通畅,弹簧推进是否正常。沿脐环弧形切开皮肤筋膜,以执笔式用拇指和示指捏住气腹针筒中下部,腕部用力捻转插入气腹针,滴入几滴生理盐水被吸入消失或连接气腹机显示负压,表明气腹针已在腹腔内,注入 CO_2 形成气腹,否则再调节针尖位置穿刺;形成气腹后,拔出气腹针,从原切口处穿刺置入第 1 个套管,连接气腹机维持气腹压力(图 1-1-8)。

2. 套管的放置 一般情况下采用以病变为中心的"菱形法则"放置套管,即镜头正对着病变中心,入镜点与病变点的连线为菱形的长轴,两个操作孔套管置于腹腔镜戳孔的两侧,术者分别插入左

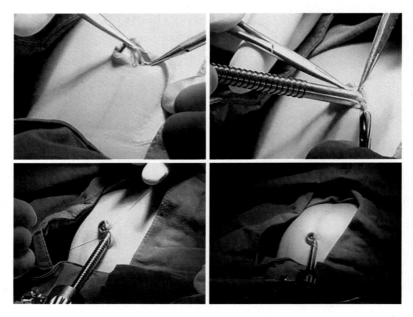

图 1-1-7　开放式放置第 1 个套管、建立气腹

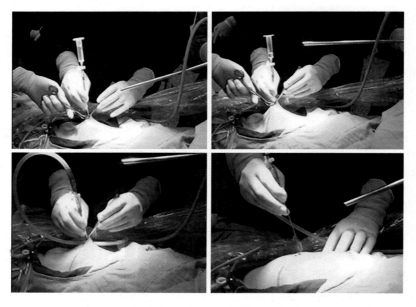

图 1-1-8　气腹针式建立气腹

手和右手的操作器械,其与中间腹腔镜戳孔的位置不宜靠得太近,以免阻挡视野和发生干扰;3 个套管位置最好不放在一条直线上,第 4 个套管为助手辅助手术控制,位置选择需要根据手术情况和目的而定(图 1-1-9)。

3. 套管置入注意事项

(1)小儿腹壁薄、弹性好、张力低,气腹针或套管容易穿透腹壁进入腹腔,但是这也易误伤腹腔或腹膜后器官。初学者最好通过开放式置入第 1 个套管,气腹形成后,在腹腔镜观察下置入第 2 个、第 3 个套管,使用尖端带保护装置的套管会增加手术的安全性。

(2)只有明确气腹或套管位于腹腔内,才能向腹腔内充气,如果误向大网膜和腹膜外脂肪间隙充气则很难再找到游离腹腔间隙。

（3）切口一定要严格密闭，漏气会导致气体过快流通，造成视野不佳和低体温。

（4）小儿腹壁薄，放置套管的切口的肌层或筋膜层如为5mm以上，则一定要缝合，以防切口疝发生。

四、悬吊技术

良好的手术视野暴露对完成小儿内镜手术极为重要，小儿虽体腔小、耐受气压低，但脏器也轻小，特别是采用经腹壁悬吊缝合方法可有效地起到组织牵引和手术视野暴露的目的，甚至可以代替辅助器械，此法简单易行，费用低廉；同时也可减少套管的放置数目，更能体现微创手术效果。

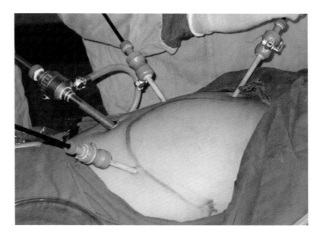

图 1-1-9　标准腹腔镜套管放置的菱形法则

在内镜监视下，用直式或雪橇缝合针线（2-0），从手术视野的正上方垂直穿透体壁进入体腔，然后从体腔内将针线拉入，而把线尾留在体外；在体腔内用持针器握针将其穿过所要牵引的组织或器官，再将针从体壁穿出，出针点根据需要选择；体外缓慢提拉线的两端，待牵引组织达到暴露所需手术视野后，暂时活扣结扎两端缝线，手术结束后将缝线剪断牵出。注意在提拉牵引缝线时，一定要在内镜监视下进行，避免过度用力使缝线撕裂组织或器官。该方法不适合用于怀疑恶性肿瘤切除术，因有引起肿瘤细胞播散的可能。下面简单介绍几种常用的腹腔镜手术悬吊技术。

1. 悬吊肝脏　用扳直的缝合针线，从剑突下肝镰状韧带的左侧垂直穿透腹壁进入腹腔，然后从腹腔内将针线拉入，而把线尾留在腹壁外；在腹腔内用持针器握针将其贯穿缝挂靠近肝脏的肝圆韧带，为避免牵拉力度不够，可再贯穿缝合一针，然后，持针从肝镰状韧带右侧的腹壁穿出，提拉缝线将肝脏悬起，暴露肝门（图 1-1-10）。

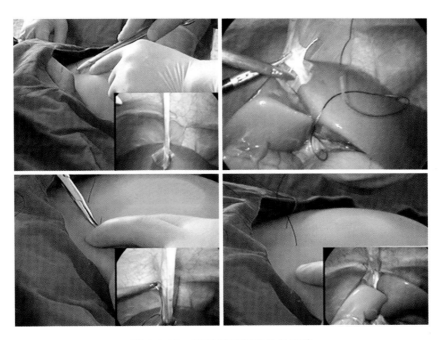

图 1-1-10　缝挂肝圆韧带悬吊肝脏

2. 悬吊肝左叶　同样先将缝合针线由剑突下肝镰状韧带的左侧垂直穿透腹壁,将针线拉入腹腔,推开左侧肝叶,钳夹缝针经肝左叶后方缝挂肝左三角韧带后再绕过肝左叶下方,持针贯穿缝挂靠近肝圆韧带,摆放好缝线在肝左叶下方的部位,最后持针从右侧锁骨中线季肋部腹壁穿出,提拉缝线将肝左叶悬起,暴露左膈下、贲门区(图 1-1-11)。

3. 悬吊肝右叶　将缝合针线先从右侧腋前线季肋部腹壁刺入腹腔,钳夹缝针经肝右叶外侧缝挂肝右三角韧带后绕过右肝叶和胆囊下方,再持针缝挂靠近肝脏的肝圆韧带根部,然后,将缝合针线从肝镰状韧带左侧的腹壁穿出,提拉缝线将肝右叶悬起,便于暴露肝门、幽门和十二指肠(图 1-1-12)。

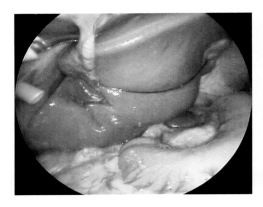

图 1-1-11　悬吊肝左叶

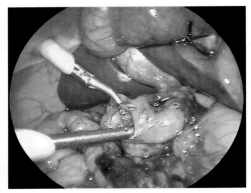

图 1-1-12　悬吊肝右叶

4. 悬吊固定十二指肠　游离梗阻的十二指肠后,明确梗阻部位及类型,分别自左、右侧腋前线肋缘下经腹壁穿入一根 5-0 带针缝合线,分别缝合十二指肠梗阻部位两侧的浆肌层,打结后将牵引线从体外牵引(图 1-1-13),调整十二指肠梗阻部位,同时可悬吊固定该处十二指肠段略高于腹腔内肠管平面,便于缝合吻合十二指肠。

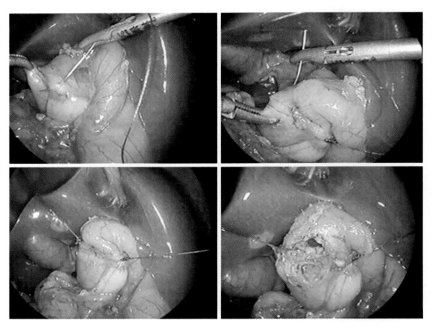

图 1-1-13　悬吊固定十二指肠

5. 悬吊阑尾 从右下腹麦氏点处将缝合针线垂直穿过腹壁,牵拉针线入腹,提起阑尾在其根部持针缝过系膜,钳夹针线绕过牵引线结扎阑尾根部,提拉缝线悬吊阑尾便于处理阑尾系膜(图 1-1-14)。该方法特别适用于单切口阑尾切除术。

6. 悬吊膀胱 男性患儿,从下腹部一侧经过腹壁穿入缝合针线,钳夹提起膀胱顶部或后壁,缝挂其浆肌层,再由另一侧下腹部经腹壁穿出缝线牵拉上提膀胱暴露盆底。适用于直肠游离、直肠尿道瘘解剖离断等(图 1-1-15)。

7. 悬吊子宫体部 女性患儿,从下腹一侧经过腹壁穿入缝合针线,牵拉针线入腹,先从前向后穿过同侧子宫阔韧带,再用持针由后向前穿过另一侧子宫阔韧带使缝线绕过子宫体后方,最后,钳夹缝针由下腹部经腹壁穿出缝线牵拉上提子宫暴露盆腔(图 1-1-16)。

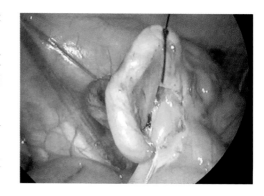

图 1-1-14 缝扎阑尾根部悬吊

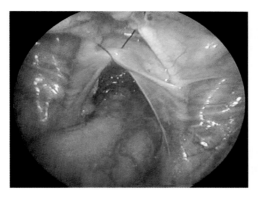

图 1-1-15 悬吊膀胱

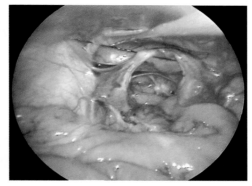

图 1-1-16 悬吊子宫体暴露盆底

8. 悬吊脾下极 经胸壁左腋中线季肋部穿入带针缝线入腹,绕过脾下极,然后经锁骨中线胸壁肋间隙穿出牵拉脾脏下极暴露脾门,有助于解剖脾门血管完成单切口脾切除术(图 1-1-17)。

9. 悬吊肾盂 经侧腹壁穿入带针缝线入腹,缝挂扩张肾盂近输尿管连接部悬吊固定,有助于肾盂输尿管成形术操作(图 1-1-18)。

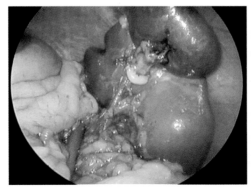

图 1-1-17 悬吊脾下极

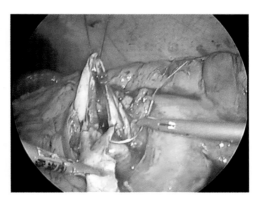

图 1-1-18 悬吊肾盂

五、分离技术

内镜手术与开放手术相同,分离技术是内镜外科手术中最基本的操作之一。通过分离将欲切除的病变组织与周围正常组织分开。

1. 钝性分离 钝性分离又称撕剥分离,分离钳是内镜手术最常用的组织分离器械,常用于脏器被膜、粘连和各种管道组织的分离,如胆囊切除术中可将 Calot 三角区的前后浆膜与疏松结缔组织撕开暴露出管状结构、隐睾手术中精索结构的松解、脾切除术中脾蒂血管的分离等。对于先天性肥厚性幽门狭窄可用内外兼有花纹的专用幽门分离钳进行(图 1-1-19),而对于化脓性阑尾炎腹腔或盆腔的炎性粘连可用吸引器头进行钝性分离(图 1-1-20),可尽量避免损伤脏器,还可及时清除分离创面的渗血。

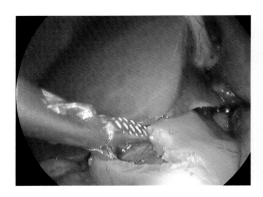 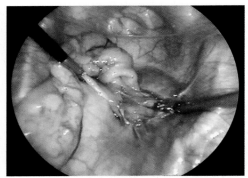

图 1-1-19 幽门分离钳分离幽门肌层　　图 1-1-20 吸引器钝性分离盆腔粘连

2. 锐性分离 内镜手术的锐性分离主要是用剪刀进行,常用于精细组织和病变的分离,如胆囊动脉和胆囊管的离断、肾盂输尿管成形术的离断和输尿管的剪开等(图 1-1-21)。一些粘连紧密或解剖精细的分离可用微型剪刀,因其前端尖细,必须在监视下进入体腔和手术视野,应特别注意勿误伤其他组织,不能盲目插入,不用时退出套管。

3. 电凝分离 内镜外科手术中分离组织的同时要解决止血的问题,因此,电凝分离是最常用的分离方法。电凝工具又分为单极和双极两种,单极电钩最方便、灵活,可通过钩、挑、压、推、拨等动作有效地分离各种组织,如胆囊的剥离(图 1-1-22)、粘连带的松解、肌层的切开、系膜的游离等都可用电钩分离操作。双极电凝钳主要用于管道凝结、血管止血或阑尾夹凝后剪开(图 1-1-23)。由于电凝分离会产生电热效应,容易损伤组织,使用时应注意:①在荧屏监视下确保要分离的组织无误后方可通电;②一次通电不可过长,以防电热辐射灼伤周围组织;③分离组织用力适度,避免电钩弹跳伤及附近脏器;④在解剖结构不清、靠近大血管或重要管道的部位,慎用电凝分离,以免发生意外损伤。

4. 超声刀分离 随着超声刀在内镜外科手术中的应用,分离效果更为安全、精确和有效。因其少烟、少焦痂使手术视野清晰,无能量导向机体或通过机体,可以在大血管附近进行分离,例如:可用于重要脏器如胰、十二指肠、肝、脾的切除。小儿巨结肠或阑尾切除手术时的系膜游离也常用超声刀分离(图 1-1-24),兼有切割、凝固止血等多种功能,直径 3mm 以下血管不需要结扎或夹闭,既减少了术中器械更换,又省时、省力。在使用超声刀时要注意凝固与切割的平衡,根据拟切割组织类型及其内血管的大小来正确选择能量输出,要在保证确切凝血效果的基础上追求速度。注意超声刀的操作面积较大,凡是被超声刀夹住的组织皆可被凝固切割,如凝固切割不准确也可造成内脏损伤,甚至发生穿孔或出血。

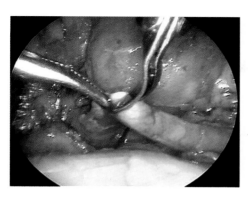

图 1-1-21　剪刀锐性分离剪开输尿管

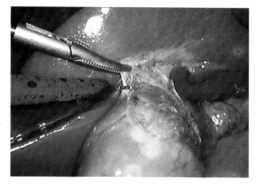

图 1-1-22　电钩剥离胆囊

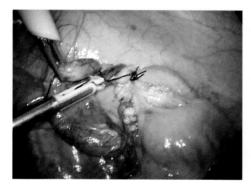

图 1-1-23　双极电凝钳封闭后离断阑尾

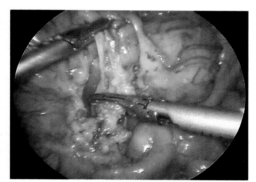

图 1-1-24　超声刀分离结肠系膜

六、止血技术

内镜手术要求无血操作,小出血可使手术视野暴露不清,出血较多不但影响操作且处理也较困难,甚至需要中转开放手术。因此,预防出血和及时止血尤为重要。一般处理原则是小血管先凝固后切断,大血管先夹闭后离断。

1. 电凝止血　电凝止血是最常用的凝固止血方法,常用于剥离和撕脱面的渗血、小血管出血的止血。常用器械有电钩、电铲、抓钳、分离钳等(图 1-1-25)。新型电凝器上有喷凝装置,喷洒电凝的优点是不解除组织,不易形成焦痂。电凝止血仅适用于小血管的出血和渗血,其最大缺陷是烧灼组织产生的烟雾会影响手术视野的清晰度,排除烟雾又要延长手术时间,因此,在电凝过程中一边充气一边放气可节省手术时间,弥补其不足。

2. 夹闭止血　不能用电凝止血的较大血管常用夹闭方法止血。目前临床上常用的止血夹有金属钛夹和带锁扣的生物夹或可吸收夹(图 1-1-26)。施夹器有单夹施夹器和连发施夹器两种,单夹施夹器每施一个夹后需拔出体外临时再安装一个止血夹;连发施夹器是一次性使用,内装有 10 个或 20 个结扎夹,使用方便,止血更及时,但价格昂贵。在施夹过程中术者的操作要稳、准,避免因施夹器活动幅度过大而切断或撕裂血管。

3. 超声刀止血　超声刀止血是目前临床上最为理想的切割止血器械(图 1-1-27),常用于脾切除、肠系膜游离及水肿炎症性胆总管囊肿的剥离,作用远高于电凝,并且对深部组织损伤小,适用于创面渗血及小血管出血,使用比较安全和方便,无电流作用,但不适用于较大血管的止血。

4. 压迫止血　幽门肌切开或胆总管囊肿切除时,毗邻黏膜或大血管,创面渗血时应用电凝止血比较危险,使用钛夹或结扎又很困难,此时可用浸有凝血酶或肾上腺素盐水的纱布条由套管送入腹内局部压迫止血,能起到良好的效果(图 1-1-28)。

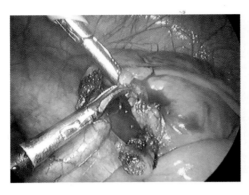 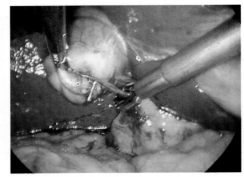

图 1-1-25 分离钳钳夹出血点电凝止血　　　　图 1-1-26 钛夹或生物夹夹闭血管止血

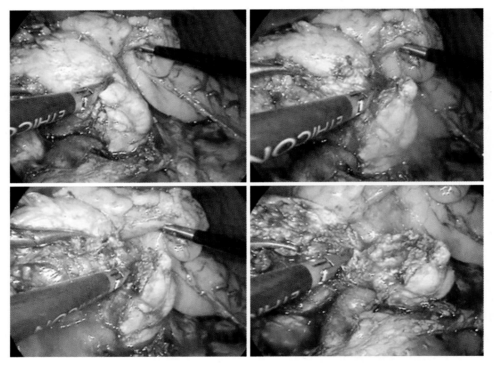

图 1-1-27 超声刀切割分离胰腺止血

5. 生物制剂止血　常用的生物制剂是生物蛋白胶,它包括凝血酶和冷沉淀物两部分,将生物蛋白胶喷洒在渗血创面上,即可有效止血。多用于肝叶切除、脾部分切除的创面,胆总管囊肿周围渗血、脾窝处渗血等。喷洒医用生物胶的方法是将装有生物胶的注射器连接一塑料管,另一端经套管插入接近渗血创面,将其喷洒在渗血床面上(图 1-1-29)。

七、结扎技术

结扎也是小儿内镜外科基本技术的重要组成之一,也是一种有难度的操作技巧,需要加强训练、熟练掌握。按打结操作部位分为腔外打结和腔内打结,腔外打结一般采用滑结技术推扎,腔内打结多用外科结。体外结扎有预制 Roeder 结套扎器、Roeder 外打结或渔翁结推扎等,但这种打结方法不利于精细地缝合或吻合后结扎,因此,要提高内镜技术,需要掌握腔内打结技术。

1. 双钳打结方法　与开放手术中的传统持针器打结方法一样。取长 8~10cm 的结扎线环绕管腔或 10~12cm 针线缝合组织后,左手用弯钳端夹住一端线尾或缝合针,线尾或针头位于弯钳的外弧侧,

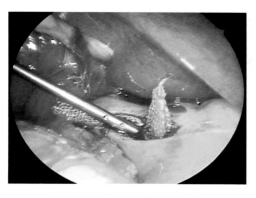

图 1-1-28 纱布条压迫止血

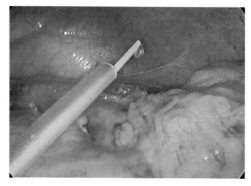

图 1-1-29 喷洒生物蛋白胶止血

右手握持针器用其尖端在左手弯钳的内弧侧环绕结扎线 1 周或 2 周后,用持针器夹住另一端线尾,向相反的方向拉紧缝线即成第 1 个单结;然后右手持针器放松线尾,再反方向环绕左手缝线 1 周后重复钳夹线尾拉紧成方结或外科结(图 1-1-30)。内镜手术中,由于立体视觉变为平面视觉、传统器械变为远距离操作器械等,致使这种打结技术需要较长时间的训练方能应用自如。

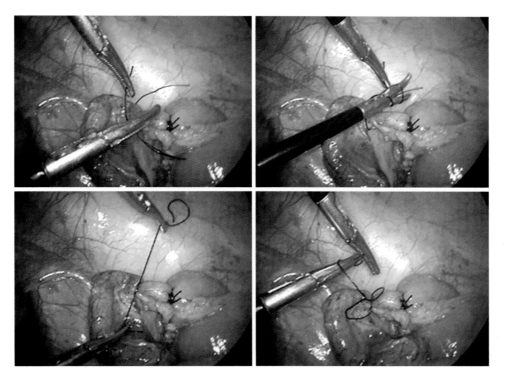

图 1-1-30 双钳内结扎打结方法

2. 单钳打结方法 将带线缝合针垂直穿过腹壁牵入腹腔,线尾留于腹壁外,缝合或环绕组织后,拉过缝线长度 5~8cm,牵拉缝线搭在缝合针线上呈"4"字,然后持针器夹持缝针中部,用针尾钩绕另一侧缝线 1 周或 2 周后放下缝针,绕过缝线夹住针尾将缝针牵出线圈,同时提拉腹壁外线尾,向反方向拉紧缝线结扎,再夹持缝针中部反方向用针尾钩绕另一侧缝线 1 周后牵出线圈收紧形成方结或外科结(图 1-1-31)。此法多用于单操作孔缝扎小儿腹股沟斜疝内环口或结扎阑尾。

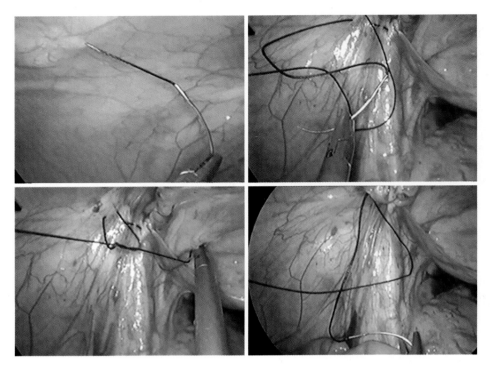

图 1-1-31 缝针单钳打结方法

结扎时,尽量将管道周围组织游离干净,第 1 个结环绕 2 周打外科结,这样可以保证结扎管道确切。结扎线粗细选择要合适,不可过粗以防结扎不实,最好选择摩擦力较大的多股编织线,这样线结不易松动。

八、缝合技术

缝合技术是内镜手术的重要环节。尽管成人开展的内镜消化道吻合手术广泛采用切割钉合器或环形吻合器,虽简便易行但价格昂贵,且常会出现吻合口僵硬和狭窄,造成排空障碍;相反,内镜下进行缝合吻合操作可以避免钉合器造成的这些合并症,特别是小儿处于生长发育期,目前尚无适合新生儿和小婴儿专用的吻合器材,因此,多数小儿需要采用可吸收线进行缝合吻合,吻合口径容易掌握,缝合线吸收后,吻合口柔软且随患儿生长需要可以扩大。然而,由于内镜下进行缝合吻合操作比较困难且费时费力,需要经过耐心的训练。

1. 间断缝合 将缝合针线经体壁穿入或持针器经对侧套管穿出体外,夹住缝合针线经套管导入腔内进行缝合,缝合中可用左手持弯钳夹住针体,两手配合,使右手持针器夹住缝针的后 1/3 处,将针尖以适当的角度刺入进针点,右手腕按顺时针方向旋转使缝针穿过组织,再用左手弯钳钳夹针尖拔出,按上述双钳打结方法完成体内结扎(图 1-1-32),剪断缝线,多余的线头经套管取出。再寻找缝针,持针器夹住缝针依次进行间断缝合结扎,最后钳夹剩余靠近针尾部的缝线连同较小缝针一起剪掉,经套管移出体外,经套管取出时一定夹牢,以防脱落在体腔内寻找困难。加大缝针可经体壁穿出。

2. 连续缝合 连续缝合的第 1 针与间断缝合一样,先缝合起始端予以双钳内结扎法进行结扎,然后右手持针器夹住缝针进行连续缝合,每缝合一针都要确保缝线拉紧,助手也可使用抓钳帮助拉紧缝合线,注意在缝合过程中持针器一旦夹紧缝针,缝针一定要保持在视野内活动,以免刺伤或撕伤周围组织,缝合时持针器一定要扣紧固定缝针,避免其针尖转动偏离缝合方向。连续缝合结束时助手牵拉前一针缝线,术者用左手弯钳端夹住缝合针,右手握持针器用其尖端在左手弯钳的内弧侧环绕线尾 2 周,用持针器夹住助手提拉的双折叠线,向反方向拉紧缝线打外科结(图 1-1-33)。

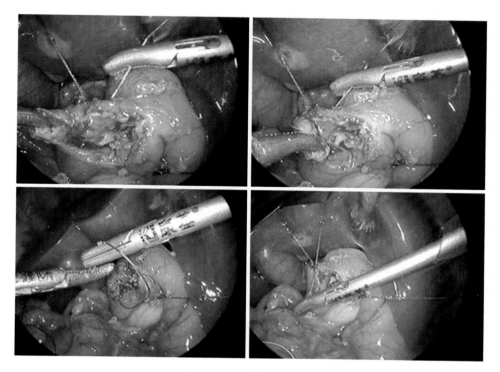

图 1-1-32　间断缝合方法

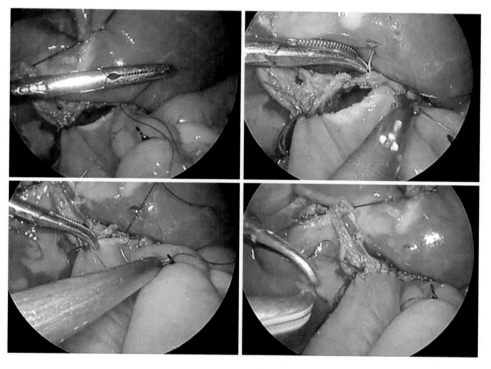

图 1-1-33　连续缝合方法

九、标本的取出

内镜外科采用小戳孔完成手术,如何从小戳孔取出腔内标本也是内镜外科手术基本技能之一。标本取出力求过程顺利,避免延长手术时间,同时要注意炎症或恶性病变组织污染戳孔。根据标本性状不同,可有不同的解决方法。

1. 直接经套管取出标本 活检取材的标本较小,可用抓钳夹紧标本组织直接经套管取出;较细阑尾也可用 5mm 抓钳经脐部戳孔直接推出体外获取标本(图 1-1-34)。

2. 扩大戳孔取出标本 如果标本稍大,可将套管拔出后用分离钳或切开扩大戳孔,再取出标本(图 1-1-35)。如胆囊切除后,可用抓钳夹住胆

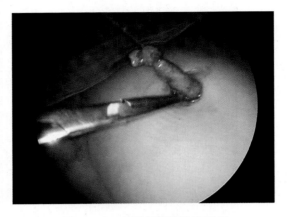

图 1-1-34 经脐部戳孔取出阑尾

囊颈部推入脐部扩大戳孔露出胆囊小部分后,穿刺吸出胆汁或切开取出结石使胆囊空虚便于取出。

3. 标本袋取出标本 被污染或感染组织和肿瘤标本需要放入标本袋取出,以免污染戳孔炎症扩散或肿瘤种植。化脓阑尾需装入指套,结扎套口后经扩大戳孔取出。脾脏、肝脏、畸胎瘤等较大实质脏器或组织,如延长较大切口取出则失去微创意义,一般将标本袋放入腹腔,将切下脏器或组织装入袋内收紧袋口,从扩大戳孔提出袋口,较脆组织可伸入手指粉碎后一块一块取出,坚硬组织可用剪刀或粉碎器分割后逐块取出,取完后随之将标本袋移出(图 1-1-36)。

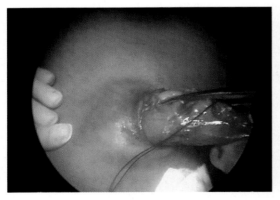

图 1-1-35 扩大经脐部戳孔取出胆囊

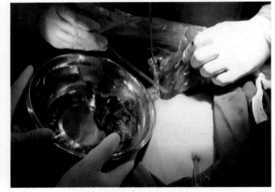

图 1-1-36 脾脏装入标本袋粉碎取出

十、冲洗与吸引

内镜外科手术中,为保持手术视野清晰、防止体腔内感染、减少并发症发生,应及时清除腔内积血和积液。内镜下冲洗与吸引有一定优势,如腹腔镜下可以冲洗腹腔的各个部位,操作比较精细,对腹腔深部、隐藏部位的各个角落冲洗效果都比较好,通过较长的冲洗管可以有效冲洗干净积脓、积血(图 1-1-37),同时对腹腔其他脏器干扰小,冲洗液体也不会污染腹壁的切口;但内镜外科手术的冲洗和吸引技术与传统开放手术也不尽相同,在吸引积血、积液的同时会将 CO_2 吸出,要求术者必须掌握好冲洗吸引技术。

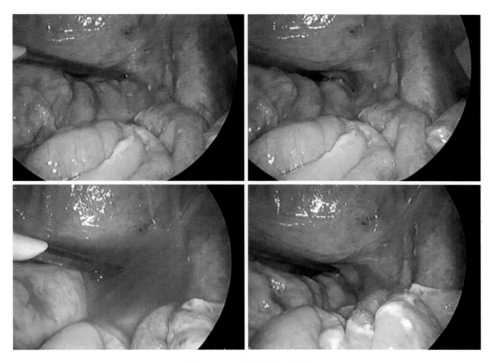

图 1-1-37　吸引与冲洗

1. 有效、有力地冲洗、吸引　确保有足够的正压冲力和足够的负压吸引。

2. 少量多次冲洗、吸引　先吸出积血、积液,再少量多次反复冲洗,做到冲洗干净、吸引彻底。不要一次大量冲洗造成腔内液体弥漫,不易吸引干净。

3. 尽量减少吸出 CO_2　吸引时将吸引器头浸入液体中,减少 CO_2 气体吸出,以免操作空间减小,影响手术操作。

4. 调整体位便于吸引　在荧屏监视下调整体位,将冲洗液集中到视野低处,便于吸引干净,避免残留。

十一、放置引流

内镜手术时渗血较多、止血不满意,病变炎症明显或有炎性液体溢出污染,空腔脏器切开修补后可能发生外漏,以及术中解剖不清、可能有误伤需要观察等情况时,需要放置引流。可在内镜监视下,将抓钳从放置引流管处的套管拔出时穿出体外,夹住已修剪好的引流管,拔出套管戳孔拉入体内(图1-1-38),摆放于合适位置,体外皮肤缝合固定。

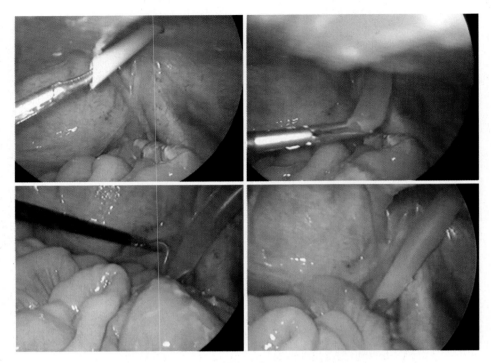

图 1-1-38 经腹壁戳孔放入引流管

（李索林）

第四节　小儿外科内镜手术特点及术前准备

小儿外科内镜手术通常指小儿胸腹腔镜手术和膀胱镜、输尿管镜、肾镜及胃镜下的手术操作，不同内镜涉及病种不同、专业不同，其手术特点和术前准备也完全不同。但其目的均是通过尽可能小的手术切口及手术创伤，完成传统需要一个开放大切口直视下才能完成的手术，达到微创、美观的目的。而膀胱镜、输尿管镜和胃镜下手术更是利用身体自然腔道完成镜下的手术操作。本节重点讨论小儿胸腹腔镜手术的特点及术前准备。

一、手术特点

1. 病例特点　不同于成人，大量的儿童手术集中于婴幼儿，甚至新生儿，这些患儿机体器官尚处于生长发育阶段，一些器官功能尚不完善，容易受到外界的干扰和影响。如过高压力或过长时间的 CO_2 气腹、气胸容易造成血电解质的紊乱和呼吸抑制。患儿组织脆嫩，镜下间接操作极易造成组织器官损伤。

2. 病种特点　小儿外科病种涉及先天畸形、肿瘤、创伤和炎症四大类，几乎均有涉及腔镜下的手术，但由于各种原因一些复杂的先天畸形、巨大的肿瘤及创伤仍受到限制。炎症或手术后的严重粘连仍属手术禁忌。不同于成人外科专业日益细化，小儿外科涉及病种范围宽广，相同病种短期内重复率低，对镜下操作的训练和医生的培养造成一定的困难。

3. 器械特点　虽然多数儿童腔镜手术器械可采用成人腔镜手术器械，尤其是大龄儿童，但对于小婴儿及儿童特殊的病种，需要配备专用的手术器械，如 3mm 以下的针式操作器械、幽门肥厚肌层切开刀和撑开器等。适合的器械不仅有助于手术的顺利完成，更能达到微创美容的效果。

4. 操作技术特点　与开放性手术比较，胸腹腔镜手术的优点是减少了手术对组织的创伤、减轻了手术对患者神经、内分泌代谢的不良影响,也减少了其他病理生理性改变的发生率,如术后疼痛、腹腔粘连,且术后恢复快。但也不可否认,目前多数胸腹腔镜手术较开放手术在腔内的操作仍较粗糙、不够精细。由于术中必须用间接的器械去处理所有组织,感觉反馈差。在结扎、关闭、缝合等技术上与传统开放手术中柔和的手法相比仍有一定差距。但镜下手术并不因其优点和客观上的缺陷而改变手术原则,对于某一疾病镜下手术操作的要求与开放手术是相同的。由于视镜、计算机和光源的帮助,镜下手术更具有开放手术不具备的特点:①手术视野暴露更清晰,由于视镜的深入和放大作用及光源的辅助,可获得满意的手术视野;②可兼顾多部位、多区域的手术探查和操作,由于视镜和器械的帮助,可同期进行上下腹或左右腹腔的手术操作,如胆囊和脾脏手术、幽门肌层切开和疝气手术;③术后疼痛轻、恢复快、缩短了术后住院时间,由于 Trocar 经腹壁小切口肌间隙进入腹腔,术中脏器避免了开放空气中的翻动推压,使患儿恢复更快、术后粘连更少;④手术切口更具美容效果;⑤手术辅助人员能获得与主刀医生相同的手术视野,使手术配合更默契,也便于手术临床教学。

二、手术准备

1. 患儿的选择

(1) 与开放手术相比,胸腹腔镜手术的患儿生理病理反应是否更小、术后恢复更快。

(2) 术中腔镜操作上的缺点是否对整个手术影响很大,并可能增加手术风险,相对而言腔镜的优点变得不突出时。

(3) 年龄不是腔镜手术的反指征,但通常会选择体重 2 000g 以上患儿进行腔镜手术。

2. 一般禁忌证

(1) 凝血异常,可导致穿刺部位出血的危险。

(2) 手术切口及周围胸腹壁蜂窝织炎或脓肿,可导致感染的加重和播散。

(3) 严重的心肺疾病,因心肺和血流动力学的改变可伴有 CO_2 吸收增加、膈肌抬高和静脉回流减少。

(4) 对于一些已知的腹部情况可视为相对禁忌证,如阑尾脓肿,腹腔镜已不可能进行阑尾切除术;严重胆囊炎和胆囊三角炎症,因腹腔镜术中误伤胆总管的风险很大而不被接受。

(5) 以往有腹部开放手术史,并可能存在严重粘连者。

3. 儿童肿瘤的镜下手术　如肿瘤患儿准备行腔镜下手术时应充分考虑以下问题:①所患恶性肿瘤腔镜下能否做到像开放手术一样彻底切除;②肿瘤是否浸润大血管,一旦浸润,腔镜下操作风险极大;③较大的肿瘤切除后能否完整地取出肿瘤。在小儿,并不提倡手动帮助下取标本。但一些良性肿瘤也可在腔镜下游离后再经皮纹切口取出,且符合美容的观点。

对于一些可疑恶性肿瘤的活检、孤立转移灶的切除,腔镜手术仍有其优点,并易被家属接受,也不因手术而影响整个治疗计划。

4. 术者能力的考虑　当进行腔镜手术准备时,要充分考虑到腔镜手术者的自身能力及开放手术的经验,一旦腔镜手术失败能及时中转开放手术。对腔镜手术的热情不应妨碍诊断治疗的原则,并充分考虑到治疗的决定和手术可能带来的后果。

5. 器械准备　除常规通用镜下手术器械外,根据不同手术也使用一些特殊器械,如幽门肌层肥厚性狭窄手术的肌层切开刀、肌层撑开器、十二指肠固定钳;贲门手术的镜下肝叶推开器、推结器;脏器切除或肿瘤切除后合适大小的镜下标本袋等。合适并使用熟练的镜下器械有助于手术的顺利完成并减少并发症的发生。

6. 患儿术前准备　同开放手术,术前需根据不同疾病及不同手术进行相关准备,并不因其"微创"而有所懈怠。常规有的血常规、出凝血功能检查、胸片、心电图检查、血电解质检查、肝肾功能检查。根据病种及手术要求进一步进行相关检查。由于儿童腹腔空间较小,腹腔手术对肠道准备的要求较高,尤其是消化道手术,充盈、胀气的肠道将影响镜下手术的进行。

随着腔镜设备和器械的不断改进及医生技能的提高,腔镜手术的适应证日益放宽,手术涉及范围已近乎所有脏器。腔镜辅助下手术的概念已经完全进入整个小儿外科领域。随着腔镜技术的普及,对技术的规范性和对术者是否具备不同等级手术的能力开始受到重视,一个完善的训练系统和准入制度已被提到议事日程。

(吴晔明)

第五节　小儿外科内镜手术常见并发症及防治

外科医生必须全面知晓将要进行的手术的潜在并发症及相关疾病,这对避免和预防手术相关并发症至关重要。一般来讲,手术并发症是由手术过程中的失误或适应证本身缺陷所致。因此,术前手术指征的严格把握、手术患儿及手术医生的充分准备可预防大多数并发症的发生。

腔镜手术相关的并发症可以大致分为四类:①与器械和设备相关的并发症;②与穿刺操作相关的并发症;③与创建手术空间相关的并发症;④与手术医生及手术团队相关的并发症。

如上所述,手术并发症有很多影响因素。早期的腔镜手术受技术和操作步骤等的限制,目前多数问题已基本得到解决。但与腔镜手术本身及穿刺技术相关的并发症仍然存在,并且新生儿及低龄儿童与年长儿童腔镜手术的常见并发症又有所不同。新生儿及低龄儿童的腔镜手术有其自身特点,如麻醉相关因素,包括潜在的动脉导管未闭;胸腹腔镜手术可使动脉导管重新打开;高腹压可降低左心收缩力和顺应性,进而降低心输出量,高流量CO_2降低患儿体温,甚至可致术后低体温。手术相关因素,包括手术空间狭小,穿刺组织损伤更易出现,穿刺针易滑脱,组织脆弱,切口疝更易出现。

一、与器械和设备相关的并发症

与传统手术相比,腔镜手术需要科技含量高、复杂的仪器设备。而这些设备的故障会影响手术进程,从而导致手术时间的延长。如气腹机的压力气流障碍将影响患儿呼吸及CO_2交换,严重者可危及生命;电凝器失去控制则会损伤器官。

1. 能量平台的使用　器械缺陷引起的严重并发症少见,常见并发症与单极电凝器使用相关。单极电凝器引起的并发症最常见的原因是接地不良或不确实,使得在切除或电凝部位与接地极板之间形成一个高阻通路,造成组织干燥和烫伤,这种电灼伤可能远离手术部位,如胆囊手术时损伤胆总管、十二指肠或结肠等。通电时如电凝器发出管状电弧常提示接地不良和有电灼伤,应立即停止使用并仔细检查和重新安装。

电凝器造成损伤并发症的另一原因是使用不当,如在一个狭小的范围内电凝器带电从一处移向另一处。这种操作很容易造成胆总管、输尿管、膀胱及小肠等脏器损伤。电灼伤的范围根据所使用的电凝器的种类而有很大的差别。双极电凝钳造成的损伤只限于两极之间;而单极电凝器造成的电灼伤范围往往较大,且常超出肉眼所见的损伤范围。如未能于术中及时发现,电灼伤可在术后18小时至2周才出现症状,最常见的是发热和腹痛等表现。预防这种并发症最有效的措施包括正确安装和使用电凝器,确保充分接地;手术中勿带电移动电凝器。基本原则是:如果看不见明确的出血灶则不能使用;电凝止血或分离时以在最短时间内达到效果为度,避免连续长时间通电使用,并调节电流至最低有效量。

超声刀瞬间焦点处组织的温度达70~100℃,刀头带热移动可灼伤周围组织。预防措施包括手术中勿带热移动超声刀;若无法避开周围组织,可在切割组织后及时体外冷却,再继续分离。热损伤组织器官的后果不仅在于损伤的严重程度,更在于是否及时发现并处理。

用于组织切割、凝血、组织封闭的能量器械还包括激光器和LigaSure等。合理地应用这些器械是非常安全的,但使用时要时刻注意这些器械的尖端有很高的温度,可以导致组织灼伤。

2. 冷光源 冷光源偶可于术中引起并发症。光源电缆的末端温度可升至极高,以致可使纸巾和布单燃烧。有时光缆可透过布单,引起皮肤严重烫伤。

3. 操作器械 近年来,各种型号、尺寸、直径的腔镜器械大量涌现,医生可根据不同手术及不同年龄患儿进行选择。最细的器械直径达 2mm,被推荐用于新生儿。但直径小不代表创伤小,如果用很小直径的抓钳牵拉新生儿脆弱的肠管,将导致比 5mm 器械更大的损伤,甚至导致局部缺血或穿孔。

4. 冲洗吸引器 在腹腔内,吸引器形成的负压可造成脆性大的不健康组织损伤,带负压拔出时还可在穿刺部位引起小肠或网膜的嵌顿疝。

5. 施夹器及缝合器 鉴于腔镜下打结及缝合操作困难、耗时,施夹器及缝合器被广泛使用。不同厂家器械操作流程不同,不同型号器械适用范围不同。施夹器钳夹血管时,应首先仔细辨认并游离血管,盲夹可致血管回缩或误夹,从而造成出血或误损伤等并发症。切缝器分环型和直线型,不同情况下还应选择合适钉仓,否则可能出现术后吻合口出血或吻合口瘘。如使用 Covidien 直线切缝器切割 3~6 岁患儿肠管,一般选用长 60mm 的蓝色钉仓。还应注意的是,腔镜内使用的切缝器对于低龄儿童偏大,并且需要 12mm 套管。有学者将腹腔镜巨结肠 Duhamel 拖出术加以改进,将直肠自直肠后拖出后体外切断,有效地规避了上述缺点。

二、与穿刺操作相关的并发症

腔镜手术与传统手术的最根本区别之一是器械通过小切口及套管进入腹腔、胸腔或胸膜外、腹膜外完成手术。套管针穿刺是其开始步骤。腔镜医生失去了 3D 视觉和直接触觉。尽管现在已有 3D 腔镜系统,但笔者在实际应用中发现 3D 成像系统与现实的 3D 视觉仍有差别。

1. 穿刺操作并发症 套管针进入体腔有盲穿及开放式穿刺两种方式。盲穿一般通过气腹针实现。但大型研究发现,任何一种盲穿方式都不如开放式穿刺安全。

气腹针和套管针的插入过程是腹腔镜手术最危险的步骤,其并发症的发生率为 0.05%~0.2%,死亡率为 0~0.1%。主要由不可直视条件下气腹针的刺入或第一套管针的插入而引起。由于余下套管针的插入是在可见腹腔内结构下进行,腹腔内脏器的损伤反而相对较少。在 274 例由气腹针和套管针引起的损伤报道中,109 例由气腹针引起,104 例由第一套管引起。

预防穿刺操作并发症的基本原则如下。

(1)术前留置胃管和导尿管以防止胃及膀胱的损伤。

(2)患儿采取适当的体位以使腹内游离脏器远离穿刺操作部位。

(3)选择合适的气腹针和套管针,并在使用前对其各部件全面检查。

(4)插入穿刺针时用力应适当,手腕稳重用力,防止插入过深。穿刺力度过猛可使腹壁塌陷,更贴近腹腔内脏器和血管,增加损伤的危险性。

(5)用布巾钳将腹壁尽量提起后再缓慢刺入第一套管针,其他套管针的插入应在直视下进行,用目镜光线照明腹壁可避免损伤腹壁浅表血管和腹内脏器。

(6)不作盲目穿刺,经脐或沿脐环作一小切口直接插入穿刺针,这一直接切开白线和腹膜的开放式腹腔镜操作可防止腹内脏器的损伤。当插入腹腔镜后即可在电视屏幕上观察其他套管针的插入情况。

(7)应用带弹簧的钝头气腹针(如 Veress 针)刺入腹内以避免锐性管壁损伤腹内脏器。特制气腹针可减少活动性内脏的穿孔,但对固定性脏器(如腹膜后血管)或黏附在腹壁的肠管无明显保护作用。

(8)穿刺造成的腹壁血管损伤出血多可自行停止,不需特殊处理。一旦发生腹腔内脏器的严重损伤应考虑及时中转开腹手术。

2. 血管损伤及出血 指气腹针或套管针穿刺腹壁或实施手术时由于使用器械不当或对组织辨认不清等技术性因素,引起体腔内血管被刺破、撕裂、灼伤或误切等所致的损伤,这种血管损伤是术中即刻中转或术后再次手术止血的重要原因之一,也是损伤脏器的原因之一(如止血中损伤胆管、结肠、十二指肠等),是一种致命性的技术并发症。常见损伤血管包括腹膜后大血管(腹主动脉、下腔静脉、髂动静脉),腹壁、肠系膜和网膜血管,以及手术区血管。Deziel 报道 77 604 例腹腔镜胆囊切除术(LC 手术)患儿中,发生血管损伤 193 例,直接与血管损伤相关的死亡 7 例,主要原因有气腹针或穿刺针进入时用力过猛、术中暴露手术视野时过度用力、局部炎症粘连或发育变异致解剖辨认不清。

小静脉损伤、气腹针造成的内脏损伤所致出血往往是自限性的,或可用压迫止血、电凝止血或圈套结扎等方法处理,很少需行开腹手术。较大血管损伤出血多可在腹腔镜下用钛夹夹闭或缝合结扎的方法止血。套管针造成的大血管损伤则多需立即开腹,在直视下修补。值得注意的是,某些静脉性出血在气腹压迫下仅表现为轻微出血,而在气腹消除后则会明显加重。因此,在结束手术前,应降低腹压后经腹腔镜仔细检查,以及时发现和处理。预防措施主要如下。

(1) 加强术前对手术难度的预测:全面了解患儿病史及检查结果。如行脾切除术,术前需了解脾脏大小、病变性质、是否有炎症粘连及程度。

(2) 避免暴力穿刺:任何一个穿刺点皮肤切口要略大于穿刺针周径,以防为克服皮肤阻力而用力过猛。穿刺时右手需快速旋转用力,而非使用暴力。除第一套管针外,其他都需在直视下穿刺,也可使用开放法放置第一套管针。

(3) 了解器械性能:出血可以由钳夹不牢、钳夹不全或大分支血管电凝止血后组织坏死脱落引起。如超声刀可确切封闭直径 5mm 以内的肠系膜血管,直径超过 5mm 则需加用钛夹或 Hem-o-lock 钳夹止血。

(4) 掌握血管走行及解剖特点:准确辨认纤维索带与血管,避免误伤。熟悉常见血管变异,以便术中应对。

(5) 一旦发生血管损伤,医生要冷静沉着,仔细辨认局部解剖学关系,找准出血点进行处理,不可盲目电凝,避免止血造成脏器副损伤,如变异胆囊动脉出血,止血时误伤胆管。

3. 内脏损伤　腔镜手术内脏损伤并不少见,大宗病例报道其总发生率为 0.1%~0.5%。多为空腔脏器损伤,少数为实质脏器损伤。按解剖部位包括小肠损伤(47%)、结肠损伤(17%)、十二指肠损伤(10%)、胃损伤(2%)、膀胱及盆腔脏器损伤(0.86%),膈肌、肾、肝脏等脏器损伤少见。内脏损伤如在术中未被确认,术后发生腹膜炎等的症状又常被认为是术后正常反应而延误诊断,可造成严重后果。内脏损伤主要原因包括穿刺针置入时用力过猛,腹腔脏器下垂,腹腔粘连,胃肠道胀气,手术器械使用不当(钳夹或牵拉过度、电钩反弹、超声刀热灼伤)等。预防处理措施如下。

(1) 术前准备:术前体格检查及辅助检查,了解重要脏器位置及粘连情况。胃肠胀气患者术前禁食及灌肠,术前置入胃管;需于下腹壁进穿刺针的患者术前预防性置入尿管。

(2) 穿刺孔皮肤切口大小合适,防止为克服皮肤阻力而暴力穿刺。对于肥胖或有手术史的患儿,采用小切口直视下置入套管针可避免此类并发症的发生。

(3) 正确使用器械:具有保护作用的双腔气腹针多可有效地预防活动度较大的脏器的损伤,但对固定的结构无效;时刻警惕电钩反弹作用及超声刀残余热效应可致邻近脏器的损伤;Veress 针损伤造成的胃肠穿孔多较微小,往往只伴有极少量的出血,尤其损伤部位在系膜缘时,常难以及时发现。持续少量的胃肠内容物漏出可能在术后数天才引起较明显的腹膜炎,对于这种情况一般也多需开腹进行修补或切除。

(4) 手术结束前彻底检查腹腔:尿液引流管及引流袋中有气泡出现常是膀胱损伤的首发表现。胃肠道损伤一般较易发现,一经证明即应立即开腹修补或切除。如果穿刺后套管中有血液流出,或置入腹腔镜发现前腹壁有粘连或肠管、系膜紧邻前腹壁,都应仔细检查有无胃肠道损伤。确定有损伤后,应留置套管,以便为开腹手术指示损伤部位。

4. 腹壁穿刺切口并发症

(1) 穿刺孔疝:套管针穿刺造成的筋膜缺损有引起继发性切口疝的风险。如果于手术结束后,在腹压尚未充分降低的情况下迅速拔出套管,网膜或小肠可随之膨出,形成穿刺孔疝。患儿腹壁肌肉过于松弛,或拔出套管时患儿咳嗽及作呕则更易发生这一并发症。危险因素包括先天性脐环过大、穿刺孔感染、腹水、术后肠梗阻等。预防处理措施如下。

1)>5mm 的穿刺孔术毕均应采用可吸收线将腹膜层对缝,或"8"字缝合。尽管很少但也有 3mm 穿刺孔发生疝的文献报道。

2)术前已存在的脐环过大或白线疝,术毕应按常规方法进行疝修补术。

3)拔套管前首先应充分放气降低腹压,然后在腹腔镜直视下逐一拔出套管。

4)若出现穿刺口疝,可将患儿适当镇静后,彻底清洗网膜或肠管后还纳,局部加压包扎或缝合。若网膜滞留超过 6 小时,可切除外露网膜,丝线结扎残端后还纳。

(2)穿刺孔出血:穿刺孔出血很少见,小血管出血均可由术中套管的压迫而自行停止。术毕套管拔出仍有出血为损伤腹壁血管所致,应给予缝合止血,必要时可全层缝合腹壁,3 天后即可拆除缝线。预防措施为腔镜进入后可自体腔外探查,选择无血管区作为套管切口;套管穿刺切口只需切开皮肤,切开过深有损伤血管风险。

(3)穿刺切口感染:腹腔镜手术后切口感染率较低,主要原因有皮肤切口过小,腔镜完成炎症性疾病手术,切口止血不彻底、血肿形成感染,异物存留切口(结石、炎症组织或异物),切口电灼伤,胸/腹腔内感染经切口流出等。预防处置措施有切口应稍大于套管针直径,感染性疾病腔镜手术的术毕应彻底冲洗胸/腹腔,切口出血应彻底止血,避免切口异物残留。

(4)穿刺切口部位恶性肿瘤种植转移:对腹腔内恶性肿瘤进行诊断性或治疗性腹腔镜操作时,肿瘤细胞可沿套管或手术器械播散至穿刺口部位的腹壁或皮下,造成恶性肿瘤种植转移。这种并发症在成人腔镜外科可见报道,但在小儿外科罕见,主要由于小儿外科腔镜手术谱中恶性肿瘤仅占很小一部分。预防措施包括使用标本袋及切口保护套,若确认肿瘤种植切口应及时行扩大切除术。

(5)穿刺口疼痛:穿刺口疼痛需要引起重视。可能原因有邻近神经损伤,局部粘连(肠管、肠系膜或网膜)。超声检查可确认粘连带,必要时可手术切除。

三、与创建手术空间相关的并发症

(一)与麻醉有关的并发症

1. 局部麻醉并发症　局部麻醉在术前镇静剂配合下能顺利完成某些操作简单和时间短的诊断性腹腔镜手术全过程。但若进行治疗性腹腔镜手术,则应改用其他麻醉方法。腹腔镜手术的常见局部麻醉并发症如下。

(1)药物过敏反应:严重者可引起血压下降和呼吸的变化,甚至死亡。

(2)全身毒性反应:因药物剂量过大或一次性注入血管内而引起。

(3)迷走神经反射:多发生于诱导气腹过程中患儿肌肉松弛不满意时,因操作刺激腹壁和肠系膜而引起严重的不适并激惹迷走神经,导致患儿恶心、大汗淋漓和心动过速。

2. 硬膜外腔阻滞麻醉并发症　下腹部和盆腔的手术、操作时间短的手术及一些不适合全身麻醉的患儿(如严重阻塞性肺疾病、心脏病等)可考虑用硬膜外腔阻滞麻醉。常见并发症如下。

(1)恶心、呕吐:是腹腔镜手术后最常见的并发症,可用适量止吐药进行预防。

(2)胃内容物反流:腹腔镜手术常需将患儿置于头低仰卧位以使盆腔内肠管移至上腹部,加之麻醉肌肉松弛药(简称"肌松药")的作用,将会增加胃内容物的反流、误吸风险,引起支气管痉挛、局限性肺炎等。过度的头低仰卧位还可影响膈肌运动使肺换气不足,引起高碳酸血症和代谢性酸中毒甚至心律失常。因此,对需使用头低仰卧位的患儿应术前禁食、禁水、留置胃管和给予组胺受体拮抗剂。

(3)呼吸麻痹:硬膜外间隙穿刺技术的失败有可能使麻醉药物进入蛛网膜下腔造成意外甚至呼吸麻痹,应特别注意。

3. 全身麻醉并发症　全身麻醉在麻醉中占有重要地位,是腔镜手术最好的麻醉方法。它不但能满足安全、无痛、肌肉松弛等要求,而且还可维持循环的稳定和进行良好的呼吸管理。因此,大多数腔镜手术均在全身麻醉下完成。但是,全身麻醉也较其他麻醉对患儿的生理状态影响最为显著,甚至可引发各种并发症。

(1) 心律失常:无论何种麻醉,均可能发生心律失常。全身麻醉患儿的心律失常发生率为 0.04%,主要发生于建立或消除气腹过程中。既往有心肌病伴心力衰竭和肺水肿的患儿,腔镜手术危险因素将明显增加。因此,术前应仔细询问病史和全面检查。

(2) 胃扩张:面罩全身麻醉可导致胃扩张,并增加气腹针和套管针对胃的损伤风险。若采用气管内麻醉、辅以正压通气、术前禁食和禁水、留置胃管等措施可避免该并发症的发生。

(二) 与气腹有关的并发症

1. 皮下气肿、气胸及纵隔气肿

(1) 发生机制:气体灌注至腹腔外其他部位的发生率约为 0.5%,主要原因为 Veress 针误置于皮下组织、肠系膜、网膜及腹膜后等部位。气腹针尖端未能穿透腹膜进入腹腔,使气体聚集于筋膜与腹膜之间也可导致这类并发症。皮下气肿还可因穿刺口过大,或套管周围气体漏出等原因引起。气腹机灌注流量过大或调节失灵也是一个因素。男性患儿行腹腔镜疝修补术时还可形成阴囊气肿,触诊可发现捻发音。气体进入肠系膜或腹膜后等间隙后向头侧扩散可导致纵隔气肿、心包积气或气胸。其可能的机制有:①气体经解剖学上的裂孔进入纵隔,再经主动脉根部继发的裂隙进入胸膜腔或扩散至颈部;②经胸膜、腹膜及心包膜等胚胎时期不全融合及先天缺损进入相应腔隙。气胸多位于左侧,但也可为双侧性。皮下气肿、纵隔气肿和气胸也可同时发生。偶尔还发生液气胸。

(2) 预防措施:刺入气腹针时,应同时向上提起前腹壁,气腹针进针的方向避开腔静脉,并与腹壁保持适当的角度。穿刺后应进行下述检查,以核实气腹针确在腹腔内:①检查气腹针内是否有血液、胆汁、尿液及肠内容物流出;②向气腹针内注入生理盐水,如能轻松、快速地注入,说明气腹针可能已进入腹腔;③观察腹压是否平稳上升,快速而无规律的变化说明气腹针不在腹腔内;④叩诊了解肝浊音界是否消失,观察气体是否已进入腹腔;⑤腹压不超过 2.0kPa。

(3) 处理措施:皮下气肿一般不需要特殊处理,待术后气腹解除,多可自行吸收消散;严重者可于术后用粗针头穿刺排气。气胸如不影响患儿的呼吸及循环功能,可待腹腔镜手术结束后行胸腔闭式引流;如患儿出现呼吸困难、缺氧、血压突然下降,多提示大量或张力性气胸,或合并有纵隔气肿,应立即停止手术,紧急处理气胸和纵隔气肿。

2. 心血管系统变化 建立气腹所致的腹压升高对中心静脉压、心输出量、血压和心率等均可产生影响。由于气腹使外周阻力增高,动脉舒张压上升,肺动脉压和肺毛细血管嵌压也有升高。腹内压升高还可使下腔静脉受压,减少回心血量。如果腹压不超过 2.0kPa,中心静脉压、血压和脉率均会增加;但当腹压超过 2.7kPa 时,中心静脉压、血压和心输出量都将下降,其原因可能与交感神经系统活性有关。但是,在通常的注气流量及压力下,上述变化对于心血管功能正常的患儿无实际意义。

3. 呼吸系统变化 CO_2 灌注建立气腹主要对呼吸系统产生机械性和化学性两个方面的影响。在机械性影响方面,腹压增高使呼吸肌活动受限和终末呼气量下降,导致呼吸无效腔增大及 CO_2 滞留。化学性影响则主要是 CO_2 吸收入血,使血液中 CO_2 含量增加。这两种机制均导致动脉血 CO_2 分压($PaCO_2$)升高,其处理方法有使用肌松剂、机械通气和辅助给氧。

4. CO_2 气体栓塞 一般情况下,经腹膜表面吸收的 CO_2 在静脉血中溶解。但是,穿刺损伤腹内血管可使气体直接进入动脉或静脉系统。如果有大量气体直接进入血管,可引起罕见的致命性气体栓塞,发生率为 0.002%~0.016%。气体进入静脉后,栓子很快被带至腔静脉和右心房,在此形成气体阻塞物阻碍静脉回流,如气泡不能及时消散,将使心输出量和血压急速下降。腹腔镜手术中气体栓塞的体征包括血压骤然大幅下降、发绀、心动过速、心脏节律异常及听诊器提示心脏音调改变等。少见情况下,肺水肿或迟发性猝死是首发表现。小的 CO_2 气体栓子大多被迅速吸收,一般无临床表现。但一旦发现有气体栓塞的征象,应立即将患儿置于头低左侧卧位并密切观察。

5. 低体温 易发生于新生儿、低龄儿童、时间较长的手术。预防措施包括使用加温气腹机、术中实施保暖措施。

6. 局部和远处并发症 与建立气腹有关的局部和远处并发症还包括视网膜出血、反流性食管炎和小肠缺血等。

四、与手术医生及手术团队相关的并发症

手术风险与手术医生及其团队的经验和技巧直接相关。即使对传统手术非常有经验的小儿外科医生进行腔镜手术也应像一个初学者一样循序渐进(不同点包括非直视、在一定的距离外使用器械、无法手触、缺乏触觉反馈、打结缝合技巧的不同)。一些学者认为,小儿外科腔镜手术的学习曲线约为100例,学习应首先从诊断性腔镜手术开始。常见的与手术医生经验不足相关的并发症包括非直视下导入器械引起的组织损伤、能量设备的误损伤。因此,应遵循以下规则:①手术团队所有成员必须熟悉手术步骤;②手术开始前必须检查手术器械、设备,掌握其使用方法;③手术医生必须熟练应用手术器械,特别是能量设备;④即使手术医开放手术经验丰富,第1例手术也必须在有经验的小儿腔镜外科医生指导下进行;⑤腔镜手术及其并发症必须在术前告知患儿家长;⑥应有中转开放手术的准备。

五、其他并发症

(一)与体位有关的并发症

1. 神经损伤 当腹腔镜手术患儿采用截石位时,若髋关节过度外展外旋,可因下肢缺血或神经过度被牵拉而发生股神经损伤。

2. 胃内容物反流和误吸 头低仰卧位、高腹压及患儿尚未完全清醒时突然改变体位,均可导致胃内容物反流和误吸,引起严重后果。

3. 直立性低血压 低血压可发生于腹腔镜手术操作过程中的许多环节。当患儿采取头低仰卧位时可因腹腔内脏器向头侧移位、膈肌抬高、潮气量减少而发生。

4. 高碳酸血症和低氧血症 腹腔镜手术患儿采取头低仰卧位可使膈肌抬高、肺底部受压、肺顺应性下降,通气功能受到影响、通气换气比例失调,导致轻度高碳酸血症和低氧血症。主要发生在患儿术前有心肺功能障碍和腹腔镜手术时间较长的情况下。

(二)与患儿特殊情况有关的并发症

1. 肥胖 在腹腔镜手术开展的早期,肥胖被认为是这类手术的相对禁忌证。因其腹腔内视野较小并导致操作困难。但现在认为与正常体重的患儿相比,肥胖患儿严重并发症的发生率无明显差异,仅轻微并发症的发生率可能略高,尤其是盆腔手术。

2. 糖尿病 糖尿病对于腹腔镜手术而言是一个危险因素,但不是手术禁忌证。糖尿病常伴有动脉粥样硬化、肾脏微血管病变及免疫功能低下,使患儿耐受手术应激的能力下降。此外,糖尿病患儿与正常人相比,更易发生致命性并发症,如坏死性筋膜炎。糖尿病患儿接受腹腔镜手术的术前准备与其他开腹手术类似,需先适量静脉注射胰岛素,控制血糖水平。

3. 腹部疝、手术瘢痕和粘连 巨大的腹壁疝或膈疝是腹腔镜手术的禁忌证,但小的可复性疝不作为手术禁忌。如有腹壁疝存在,术前应还纳疝内容物并压迫疝门以避免并发症的发生。值得注意的是,腹壁疝和手术瘢痕都提示腹内可能有粘连,气腹针和套管针的穿刺部位应距疝环和切口2cm以上。注气时如气腹机显示腹压大幅波动或腹部局限性隆起,则表示可能发生肠损伤穿孔或有粘连包裹。如果确定腹内有粘连,最好在小切口直视下置入气腹针及腹腔镜,然后在电视直视下置入其余套管针,以避免盲目穿刺可能造成的损伤。一般而言,有上腹部手术史的患儿其并发症发生率高于其他患儿。

4. 凝血功能异常 凝血功能异常使腹腔镜手术的轻微及严重并发症的发生率增高,因而,一般认为是腹腔镜手术的禁忌证。对于伴有血液系统疾病或肝硬化的患儿,术前应全面了解其凝血功能,

并纠正凝血酶原时间及血小板计数等异常。如果术前凝血功能的异常得以纠正,则仍可施行腹腔镜手术。

5. 腹水 如果有中量以上的腹水,胀气的肠管可漂浮于腹水表面,而恶性肿瘤更可能使肠管粘连于腹壁,均使发生穿刺损伤的风险增大。此外,腹腔镜手术后还可能发生腹水继发感染和腹水自穿刺切口部位外漏。因此,有腹水的患儿手术结束后应严密缝合穿刺切口。

6. 腹内脏器肿大和扩张 如有腹内实质性脏器肿大或空腔脏器扩张等异常,腹腔镜手术的轻微和严重并发症的发生率将增加至 10% 和 2%,包括腹壁血肿、空腔脏器穿孔、腹腔内出血和穿刺部位出血等。因此,此类患儿术前应严格禁食 12 小时以上,术前常规灌肠,置胃管及导尿管,以排空肠道、胃及膀胱,穿刺部位避开已知肿大的脏器边缘 5cm 以上,必要时应直视下置入气腹针和套管针,以尽可能避免并发症的发生。

（三）术后发热

国内一项纳入 3 986 例接受小儿腹部外科手术患儿的报道显示,术后第 1~2 天低热（<38℃）最常见,少数患儿发热可持续至术后第 4 天,可达 39.5℃以上。术后发热主要由术中出血或渗血形成的血凝块未能及时清除而引起。因此,腹腔镜手术结束时应尽量反复冲洗腹腔,清除血凝块。对不能吸出的血凝块可用 1 000ml 生理盐水加 5 000U 肝素冲洗后再吸出,术后发热不必特殊处理,但对持续数天仍然发热者应全面检查,寻找病因。

（四）腹腔内感染

腹腔镜手术中标本污染腹腔（如胆囊破裂胆汁流入腹腔、结石残留于腹腔内）或未彻底冲洗腹腔常可发生术后腹腔内感染。

目前,腹腔镜技术已发展成为常见的外科手术。回顾近 20 年来有关腹腔镜手术并发症的文献报道可知,各种腹腔镜手术总的并发症发生率为 1%~3%,死亡率为 0~0.01%。然而,诊断性和治疗性腹腔镜不同,简单和复杂腹腔镜手术不同,各种腹腔镜手术并发症发生率又有较大差异。此外,在初学者开始施行腹腔镜手术时其并发症的发生率较高,而随着术经验的不断积累,并发症的发生率逐渐降低。但是,若有经验的术者思想麻痹、放宽手术指征,也可能接连发生各种并发症。因此,术者只有在保持对患儿负责的良好态度和不断提高技术水平的前提下,才能使各种腔镜手术并发症的发生率进一步下降。

（汤绍涛）

第六节 腹腔镜手术对小儿机体的影响

腹腔镜技术自 20 世纪应用于胆道系统疾病以来,由于腹腔镜独特的手术时间段、操作直观、术后恢复快等优势,已在世界范围内得到快速推广和广泛应用,其范围涉及外科、妇科等多学科、多病种,也包括肿瘤性疾病和感染性疾病。在腹腔镜技术不断发展的同时,人们开始逐渐关注腹腔镜手术对机体的影响,特别是对机体免疫功能、神经内分泌及代谢方面的影响。

一、腹腔镜手术对机体体液免疫功能的影响

1. 腹腔镜手术与免疫球蛋白 B 细胞受抗原刺激后产生特异性免疫球蛋白（Ig）,其表面的 Ig 分子能够识别 B 细胞周围环境中相应的抗原分子,并与之结合,从而阻止病原体与细胞结合。在正常生理状态下,机体血清中 Ig 的浓度维持在一个相对稳定的状态,当机体遭受创伤时,血清 Ig 浓度降低,其降低程度与创伤严重程度密切相关。IgG 可以固定补体,结合巨噬细胞,促进吞噬和调理,也可促进其他细胞对靶细胞的杀伤作用;IgM 激活补体和调节吞噬的功能较强,并可通过补体介导促进吞噬作用;IgA 是机体黏膜防护的重要因素。研究显示,在腹腔镜胆囊切除术后,IgG 有虽明显降低,但在正

常范围内。

国外学者在研究腹腔镜手术对机体体液免疫时发现,该手术对机体 IgE、IgM 和 IgA 无明显影响,而开腹手术的 Ig 在创伤早期就明显减少。Ig 是体液免疫应答中发挥免疫功能最重要的免疫分子,众多研究显示腹腔镜手术对其浓度及功能影响较小。

2. 腹腔镜手术与细胞因子　细胞因子(CK)是由免疫细胞或非免疫细胞合成和分泌的小分子多肽,当机体处于手术、感染、组织损伤等应激状态时,机体即产生大量炎性细胞因子,按其与炎症的关系,可分为促炎性细胞因子[白介素 1(IL-1)、白介素 2(IL-2)、白介素 6(IL-6)、白介素 8(IL-8)、肿瘤坏死因子 α(TNF-α)等]和抗炎性细胞因子[白介素 6(IL-4)、白介素 10(IL-10)等]。其中 IL-1、IL-6、TNF-α 仅被称为前炎症因子,是启动抗炎反应的重要物质。IL-1 是重要的细胞因子,并与 TNF-α 协同激活全身急性炎性反应,通过与靶细胞表面的受体结合,促使机体产生大量炎症介质,从而活化白细胞。

有研究显示,腹腔镜胆囊切除术后 IL-1 轻度升高,特别是术后 6 小时测得的 IL-1 较开腹手术显著增高。IL-2 主要是由 T 淋巴细胞产生,参与多种免疫调节。IL-2 合成能力与患儿耐受创伤的能力成正比,即 IL-2 合成越少,对创伤的耐受性越弱,最终创伤后脓毒血症的发生率也明显上升。目前许多体内外研究证明,IL-6 和 IL-8 参与机体组织损伤的修复作用,其中 IL-6 作为非特异性调理素既能增强细胞对细菌的吞噬作用,又能促进肝细胞分泌急性期 C 反应蛋白(CRP),可很好地反映机体的应激状态和手术损伤的程度,是早期较敏感的指标之一。目前普遍观点认为,与开腹手术相比,腹腔镜手术引起 TNF-α、IL-6、IL-8 等炎性细胞因子分泌减少,全身免疫应答反应较轻,免疫功能的改变较轻,减轻了组织和器官损伤,降低了手术并发症和死亡的风险,这可能与术后患儿恢复较快有关。

IL-10 作为抗炎细胞因子,主要来源于单核巨噬细胞和 T 辅助细胞,IL-10 有抑制 IL-2、α 干扰素(IFN-α)等分泌的作用,同时还可降低巨噬细胞表面主要组织相容性复合体 I(MHC-I)类分子的表达水平,削弱其抗原递呈能力。研究发现,创伤患儿血浆 IL-10 明显增高时易出现感染并发症。IL-10 的释放调节单核细胞人类白细胞抗原(HLA)-DR 表达,并在脓毒症患儿或危重患儿面临继发感染的危险时,参与抗炎反应和脓毒症的发生,进行免疫调节。与此相类似,研究发现,在手术应激开始后,血浆 IL-10 浓度明显增加,但 LPS 诱导的 TNF-α 分泌明显降低,它们的浓度在手术结束时最低,术后第 1 天恢复。由此可知,IL-10 和 TNF-α 的改变均发生在手术早期,手术应激引起的这些细胞因子早期变化与免疫系统功能的损伤有关,也是术后并发症如败血症和多器官衰竭的原因。

3. 腹腔镜手术与急性反应蛋白　感染、炎症、组织损伤等应激原作用于机体后数小时至数天内,即可出现急性期反应。急性反应蛋白是研究机体应激时最常观察的指标,代表了体内一系列激素、代谢和免疫变化,CRP 是其中最重要的急性反应蛋白,也是腹腔镜术后最常被研究的急性期蛋白。CRP 由 IL-6 诱导肝细胞合成,并和 IL-6 共同反映创伤应激反应程度,是组织损伤后唯一恒定升高的细胞因子,其含量与所受到的创伤成正比。创伤越严重,血 CRP 的升高越明显。故分析 CRP 浓度升高,是证明创伤程度较为理想的方法之一。CRP 通常术后 4~12 小时升高,24~72 小时达到高峰,2 周后恢复正常。有学者对比研究了腹腔镜手术和开腹手术两组患儿手术前后 CRP 的变化,发现开腹手术后 CRP 显著升高,与术前相比有显著差异(图 1-1-41);腹腔镜手术后 CRP 轻度升高,术后第 2 天与术前无明显差异,第 4 天已恢复正常。众多研究表明,腹腔镜手术作为一种应激亦激活机体急性炎症反应,但产生的急性期蛋白少,对机体免疫功能的创伤打击小,可促进患儿术后恢复并降低手术并发症。

4. 腹腔镜手术与补体系统　补体是存在于正常人或动物血清中具有酶活性的一组球蛋白,它作为免疫反应中的效应因子,可被抗原与抗体形成的复合物所活化,产生溶菌和溶细胞现象,进而在组织损伤、急性炎症中起重要作用。血清中的 C3、C4 及 CH50 可以反映机体的补体水平,并能代表机体免疫功能状态。其中 C3 在经典和替代两条激活途径中占重要地位,C4 则可以增强抗体的中和作用,CH50 反映机体急性炎症期间的状态。腹腔镜手术对机体体液免疫的损伤及组织、器官损伤较开腹手术明显轻微,免疫抑制作用相对较弱,并恢复迅速,有效地保护了机体的免疫功能,从而降低了手术并发症和感染率。

二、腹腔镜手术对机体细胞免疫功能的影响

1. 腹腔镜手术与T细胞及其亚群 T细胞介导的免疫应答是机体抗感染的主要防御机制。在机体受到创伤应激后启动可逆的特异性细胞免疫应答,主要表现为T细胞总数减少、亚群比例失调,增殖反应能力及抗菌活性降低。CD3是外周血中成熟T淋巴细胞的主要标志,代表细胞免疫的总体水平,其中CD4细胞为辅助诱导性T细胞,CD8细胞为细胞毒性T细胞,可特异性杀伤靶细胞,CD4/CD8比值反映机体免疫平衡,比值下降表示免疫功能紊乱,若显著下降或倒置多作为疾病严重和预后差的指标。有研究发现,腹腔镜手术后T淋巴细胞亚群(CD2、CD3、CD8、CD4/CD8比值和CD71)下降程度较开腹手术小,手术创伤可抑制T细胞的增殖,并降低其抗菌活性。此外,T细胞相关的免疫功能还可通过对迟发型超敏反应(DTH)的检测来体现,通过观察腹腔镜和开腹结肠切除术中手术前后DTH水平,发现开腹手术后DTH较术前明显减弱,腹腔镜手术则无明显改变。众多资料表明,腹腔镜手术对T细胞功能有抑制作用,但损伤较小。

2. 腹腔镜手术与单核巨噬细胞 单核巨噬细胞来自骨髓单核细胞系统,在手术、创伤及病原微生物入侵时迅速激活,分泌大量细胞因子和炎性介质,及时发挥吞噬、杀菌及抗原递呈作用。HLA-DR是单核巨噬细胞表面特异性标记物,是评价单核巨噬细胞功能的有效指标,与术后感染性并发症有关。当手术应激单核巨噬细胞的杀菌能力受到抑制时,HLA-DR表达即下降,术后感染发生率上升,并与手术和创伤后患者的预后直接相关,单核细胞表面HLA-DR的表达在术后降低,腹腔镜手术后下降幅度小,恢复至正常水平也较开腹手术早。单核细胞表面HLA-DR的表达在开腹手术后长时间持续降低,而腹腔镜手术后无明显改变。通过单一检测单核细胞产生细胞因子的能力就能更可靠地反映机体遭受手术创伤所致的急性炎性免疫应答。腹腔镜手术有效地保留了单核巨噬细胞的功能,从而防止感染并发症的发生。

Toll样受体4(TLR4)、MD-2及CD14作为单核细胞表面脂多糖(LPS)受体,手术创伤后下调了单核细胞CD14、TLR4和MD-2的表达水平,降低了机体的受体反应性,削弱了单核细胞的免疫功能,降低了机体的防御能力,增加了患儿感染率和手术并发症。开腹手术可下调单核细胞表面CD14、MD-2及TLR4的表达水平,腹腔镜手术可在一定程度上保留单核细胞的免疫功能。

3. 腹腔镜手术与粒细胞功能 中性粒细胞为固有免疫系统的一部分,在手术应激后快速活化而清除病原微生物,参与局部炎症反应。手术创伤后机体中性粒细胞的吞噬功能降低;并且作为中性粒细胞表面的可溶性因子,弹性蛋白酶在腹腔镜手术和开腹手术后都升高,但腹腔镜手术后3天即可基本恢复正常,而开腹手术同期仍维持在较高水平。比较开腹手术和腹腔镜手术在术后外周血多形核白细胞(PMN)在杀伤和吞噬等功能,发现开腹手术PMN在杀伤和吞噬方面功能呈下降趋势,腹腔镜手术则没有明显变化。由此而知,腹腔镜手术后炎性细胞的激活程度较开腹手术轻,可以显著降低术后并发症发生率。

4. 腹腔镜手术与其他细胞功能 红细胞和血小板具有多种免疫功能,如有识别、黏附、浓缩抗原、加速清除循环免疫复合物和促进吞噬细胞吞噬等,参与机体免疫调控,并有完整的自我调控系统。手术创伤后红细胞表面C3R表达减少,提示红细胞免疫功能降低。有研究显示,在不同疾病腹腔镜手术前后红细胞免疫功能没有明显差异,但开腹手术抑制机体红细胞免疫功能,影响机体恢复。自然杀伤细胞(NK细胞)是具有天然杀伤能力的淋巴细胞,在机体发挥免疫监视功能,NK细胞的水平反映了机体非特异性免疫情况,其抗体介导细胞毒性作用极易受手术创伤影响。研究显示,开腹手术后NK细胞数量下降,术后3天仍低于术前,而腹腔镜手术对NK细胞数量无明显影响,腹腔镜手术与开腹手术后1天NK细胞数量相比有显著的差异,并持续至术后30天,但腹腔镜手术对NK细胞活性影响小或无影响。

三、腹腔镜手术对神经内分泌的影响

1. 腹腔镜手术与蓝斑 - 交感 - 肾上腺髓质系统　当机体受到刺激时,蓝斑 - 交感 - 肾上腺髓质系统变化最迅速,使血浆儿茶酚胺浓度迅速升高,其中交感神经兴奋主要释放去甲肾上腺素,肾上腺髓质兴奋主要释放肾上腺素。因此,血浆儿茶酚胺水平的改变是反映机体应激反应的重要指标之一。儿茶酚胺释放增加可使分解代谢亢进,增加血糖含量,对机体尤其心血管系统有明显影响。在麻醉和手术开始后,血浆去甲肾上腺素和肾上腺素水平很快升高,其升高水平与创伤大小密切相关。研究表明,腹腔镜手术组开始时这两项指标的血浆浓度即低于开腹手术组,并从术后 4 小时至术后 1~2 天,逐渐恢复至术前水平,而开腹手术组仍保持增高,同时,腹腔镜手术组与开腹手术组在增高的肾上腺素和去甲肾上腺素恢复时相上也不同步。由此可知,腹腔镜手术后应激反应的峰值和恢复时间较开腹手术有明显改善。

2. 腹腔镜手术与下丘脑 - 垂体 - 肾上腺皮质系统　腹腔镜手术时,如腹压增高、腹膜伸展、腹内容量血管受压及肾血流量减少等变化,均可刺激相应腺体,引起较显著的应激反应,激活下丘脑释放皮质醇、催乳素、生长激素等激素水平增高,促卵泡激素水平则不变或降低。其中皮质醇是创伤应激反应中唯一的抑制性反馈调节因子,其升高的幅度和持续时间与手术创伤大小成正比,临床上常将其作为判断创伤反应强度的主要指标,创伤后 15~20 分钟血中浓度即可升高,其峰值期多出现在手术后第 1 天。众多研究已显示,腹腔镜手术组皮质醇变化趋势较为缓和;腹腔镜组和开腹手术组两者间变化趋势一致,而且变化的程度和恢复的时间比开腹手术组有明显的优势。

3. 腹腔镜手术与甲状腺激素　机体在受到外界刺激时会启动保护机制,对能量代谢进行重新调节。甲状腺激素作为机体代谢重要的调节激素在创伤和手术后反应迅速,涉及的激素主要是三碘甲状腺原氨酸 (T_3)、甲状腺素 (T_4) 和促甲状腺激素 (TSH)。T_3 的生物活性较 T_4 强,对应激反应也较 T_4 敏感,主要由 T_4 代谢产生,少部分由甲状腺分泌,TSH 调节 T_3、T_4 释放。创伤后机体处于高分解状态,目前的研究表明,甲状腺激素水平下降幅度与创伤程度相平行。腹腔镜手术组手术前后激素水平无任何变化,开腹手术组 T_3、游离 T_3 水平下降,T_4、游离 T_4 水平增高,TSH 浓度也增高。

四、腹腔镜手术对机体局部免疫及肿瘤免疫功能的影响

1. 腹腔镜手术对机体局部免疫功能的影响　目前研究较多的是 CO_2 气腹对腹膜局部免疫功能的影响,主要表现为较强的抑制作用。对腹膜免疫功能的研究主要集中在巨噬细胞。腹膜间皮细胞可作为腹腔巨噬细胞相关性细胞因子作用的靶细胞,通过自 / 旁分泌功能,主动参与腹腔内免疫过程。在腹腔镜手术中,CO_2 气腹可降低血浆中细胞因子 (CK) 水平,减弱急性期反应,保护全身免疫功能,同时也改变了腹腔的微循环,抑制了腹膜嗜中性多形核白细胞 (PMN) 和巨噬细胞的代谢反应,降低了机体清除腹膜内感染的能力。而巨噬细胞代谢变化将导致其吞噬能力下降。多项研究表明,CO_2 气腹改变腹膜微环境,造成腹腔各种细胞内 pH 显著下降,使巨噬细胞吞噬肿瘤细胞及病原菌、分泌细胞因子的能力下降。

2. 腹腔镜手术对肿瘤免疫功能的影响　手术应激影响肿瘤细胞的生长和转移,可能与手术抑制免疫功能有关。因为腹腔镜手术对机体免疫功能影响较小,曾一度被推荐应用于恶性肿瘤的手术。但随着肿瘤种植转移及复发病例的报道,对腹腔镜手术应用于恶性肿瘤提出了质疑,不少学者仍然认为腹腔镜手术有增加肿瘤细胞扩散和生长的危险。同时,研究发现 CO_2 气腹可引起腹膜透明质酸分泌增加,并可促进恶性肿瘤腹腔镜手术后腹壁穿刺针道肿瘤种植转移的发生,并认为恶性肿瘤腹腔镜诊治中以低压气腹或无气腹腔镜操作为佳。肿瘤内巨噬细胞暴露于缺氧环境时细胞表型会发生明显变化,可加快肿瘤生长、血管生成、肿瘤转移。腹腔镜手术对腹膜局部免疫功能影响较大,可减弱腹腔局部抗肿瘤免疫功能,有促进肿瘤细胞转移的风险,使其在恶性肿瘤的治疗方面受到很大限制,但还尚需更深入的研究。

五、腹腔镜手术应激的处理对策

腹腔镜手术会引起全身性免疫反应和代谢改变,但其反应与常规开腹手术不同。大多数研究认为,腔镜手术引起的应激反应较开腹手术轻,其对机体体液免疫的影响不大,对机体细胞免疫有抑制,但抑制程度低于开腹手术,且可在较短的时间内恢复正常。

腹腔镜手术对机体免疫功能的影响除与药物、麻醉及手术创伤有关之外,与气腹也密切相关。腹腔镜手术时 CO_2 气腹一方面引起腹压升高,减少腹腔内脏器官的血液灌流;另一方面气腹时 CO_2 吸收引起高碳酸血症,酸中毒又会导致机体神经内分泌的变化,如儿茶酚胺、抗利尿激素分泌增加,导致周围血管阻力增加,造成机体处于低氧低灌注状态。如何减轻气腹所致的应激损伤成为处理腔镜手术应激研究的重中之重。目前国内外研究总结有以下几个方面。

1. 改善血流,减轻机体器官低灌注 包括低气压灌注;熟练操作,缩短手术时间,缩短气腹充气时间;小剂量血管活性药物的应用;混合气体气腹,有研究表明充入含有亚硝酸乙酯(ENO)的混合 CO_2 气腹能改善气腹引起的内脏血流减少,从而减轻手术应激。

2. 药物的使用 如钙通道阻滞剂、免疫增强剂、抗氧化剂清除自由基,包括褪黑素、白藜芦醇、丹参等。

3. 缺血预处理及后处理 最早在 1986 年,研究人员在实验中使犬心脏缺血 5 分钟再灌注 5 分钟,共四个周期,再持续缺血 40 分钟后再灌注,发现这样处理后心肌梗死面积比对照组减小了 70%,并将这种现象定义为缺血预处理(IP)。此后,IP 效应在不同的动物及不同的组织器官中都得到了证实。IP 的保护机制是多方面的,可能与调动机体内源性抗损伤机制有关,使机体或肝脏对缺血再灌注损伤产生主动性适应反应。基础研究认为 IP 诱导了一个由启动因子、介质和效应因子共同参与的、针对缺血再灌注损伤的保护作用。

1996 年研究人员首次在猫的心肌缺血再灌注模型中发现,间断再灌注可以降低心室纤颤的发生率,于是提出缺血后处理这一概念。国内外学者研究认为缺血后处理对再灌注损伤的保护机制主要有以下几个方面:抑制再灌注时氧自由基的堆积;抑制中性粒细胞活化;减少氧化剂介导的细胞损伤;抑制细胞内及线粒体内钙超载。在随后的研究中发现,缺血后处理的保护作用甚至比预处理更强。

总之,目前的众多研究从细胞免疫、体液免疫和肿瘤免疫等方面证实腹腔镜手术比开腹手术在促进术后恢复、降低并发症发生率方面有改善,更在应激保护与免疫功能保护方面具有优势,推动了医学界对腹腔镜技术的改进和基础研究的发展。研究腹腔镜对机体免疫系统的影响及其机制,有助于评价其在感染及肿瘤性疾病中的应用价值,进一步拓宽其应用范围,改进手术技巧,最大限度地提高治疗效果。

(孙庆林)

第七节 小儿外科腹腔镜的培训

腹腔镜手术作为治疗小儿外科疾病的新技术,因其创伤小、疼痛轻、恢复快、瘢痕美容效果佳、手术预后好,越来越受到患儿及其家属的欢迎。由于小儿腹腔镜手术对手术器械设备的高度依赖,以及受手术技巧和手术人员的配合熟练程度等因素的制约,技术操作困难,迅速掌握技巧为难点。国外已有对于小儿外科医生微创手术基础培训的报道,并建立了小儿腹腔镜外科准入制度,培训方法多从主治医师开始,分系统(小儿胃肠、肝胆、泌尿等)周期性定期培训,但是培训周期长,费用昂贵。我国小儿腹腔镜外科起步较晚,1981 年,美国著名儿外科医生 Steven Gans 访问我国,并赠送了我国第一台小儿腹腔镜。以后由于受到仪器、设备等因素的限制,我国小儿腹腔镜外科技术一直没有大的发展。但从 1998 年至今,特别是在过去的几年中,我国小儿腹腔镜外科水平有了飞跃发展,并正在缩短与世界先进水平的差距。目前在我国已经有包括先天性胆总管囊肿根治手术在内的 50 多种小儿外科疾病采用腹腔镜技术治疗的报道,有些中心腹腔镜手术已经占整个手术的 70%。小儿腹腔镜外科已经成为我国现代小儿外科的标志。我国小儿外科学者已经探索和总结出符合我国国情的小儿腹腔镜手术基础培训经验和模式。

在培训方式上,通常教学组成员由副主任医师以上职称和高年资主治医师组成,他们腹腔镜外科技术娴熟,均有良好的腹腔镜手术经验和独立处理腹腔镜手术围手术期问题的能力,另外还包括手术室主管护师 1 名,教学组成员保持固定。最常采用的训练设备包括教学用的电脑、投影仪、DVD、DV 机;6~16 套模拟训练仪;腹腔镜仪器设备 6~8 套,包括高频电刀、手术现场转播设备等。在培训方式方面,采用短期小型培训班。每期 1 周 44 学时。每班 29~50 人,平均 35 人。每 2 人一台训练仪,4 人一台动物实验。具体安排见表 1-1-1。

表 1-1-1　小儿腹腔镜培训内容

项目	内容	学时
理论学习	基本操作技术和要点	4
基本技能训练		
模拟训练仪操作	系统了解	2
	钳夹(抓线)和分离	8
	打结	10
	缝合	8
动物手术训练	Trocar 置入和气腹建立	1
	探查方法和扶镜	1
	游离结肠,直肠和膀胱	2
	结扎止血	2
	切除、缝合、吻合	2
临床实践	观摩手术和参与手术	4

在教学课时分配方面,通常理论学习占 4 个学时,目的在于让学员熟悉和掌握小儿腹腔镜手术的基本理论知识。教学组成员采用幻灯或手术录像等形式,系统讲授腹腔镜手术理论知识,包括:①小儿腹腔镜手术仪器设备的组成、手术器械的工作原理和使用方法;②小儿腹腔镜操作的基本技能和基本技术、操作方法和技能演示;③常见小儿腹腔镜手术的操作方法和手术并发症的防治等;④小儿腹腔镜手术的围手术期处理,手术适应证、禁忌证。

基本技能训练占 36 个学时,由模拟训练仪操作和动物手术训练两部分组成,旨在熟练和提高学员的小儿腹腔镜操作常规技能。

(1)模拟训练仪操作:在监视器显像下,于空置的纸箱内进行模拟手术操作训练。训练内容包括手眼协调和定向适应训练、钳夹、组织分离和切割训练、打结、缝合训练等。可以采用小块布头进行模拟钳夹、切割和打结,待相对熟练之后进行缝合打结训练,依次进行操作训练。

(2)动物手术训练:采用的实验动物为猪或犬,4 人一组,轮流担任术者、助手、持镜者和器械护士。训练内容包括:①Trocar 置入、建立人工气腹、仪器调试;②探查方法,不同部位行镜下解剖,了解器官暴露与体位影响;③扶镜,不同角度暴露与术者配合;④游离结肠、直肠和膀胱等,结扎乙状结肠和小肠系膜血管;⑤止血,电刀,超声刀的游离结扎血管和止血方法;⑥缝合,内环处荷包缝合结扎;⑦术式包括脾切除、肠管切除、胆囊切除、膀胱切除、食管胃底折叠术、胃空肠吻合术等。

临床实践一般占 4 个学时,通过从动物手术向临床手术过渡,让学员熟悉小儿腹腔镜手术环境,将操作技能应用于临床手术。分为 3 部分:①观摩临床手术,包括观看小儿腹腔镜手术光盘、手术现场转播和进入手术室参观手术操作。了解各种仪器设备和手术器械的使用方法,小儿腹腔镜手术的过程、操作技术、手术方法及手术人员之间的相互配合;②助手阶段,挑选操作技术好的学员与教师进行手术配合,为学员提供实践操作机会;③在有熟练小儿腹腔镜手术经验医生的指导下,进行阑尾切除、疝囊结扎和精索静脉结扎手术。合格标准:完成一次抓线动作 30 秒;方结 60 秒;完成一次提线和缝合 60 秒。

小儿腹腔镜手术与传统手术方式截然不同,主要体现在:①手术器械差异,腹腔镜手术需要特殊的手术器械,此外,各 Trocar 位置的选择关系到器械到达目标器官的距离和方向,以及器械与器械、人与器械之间的协调配合;②触觉差异,腹腔镜手术中,术者通过腔镜器械传递的间接触觉完成手术,而不是灵敏的手指触觉;③视觉差异,传统手术为三维立体视野,而腹腔镜手术术者看到的是彩色显示屏幕下的二维平面图像;④手眼协调差异,上述差异要求术者重新建立手眼的协调性和随意性,包括平面图像下的纵深距离感和方向感、对器官和组织的间接触觉感等;⑤手术人员配合差异,腹腔镜手术术者和助手的视野完全由扶镜者来掌握,扶镜者控制着手术视野的远近、方向和范围。腹腔镜手术的顺利完成,与医生对镜下解剖、腹腔镜器械的熟练操作程度、手术人员的配合和术式的熟悉等因素密切相关,因此对医生进行专业腹腔镜手术培训是十分必要的。

短期小型培训班的优点:①充分而有效地利用术中留取的资料进行教学,真实而直观,使学员能快速掌握腹腔镜理论知识和技术要领。②由于学员人数相对少,教师在理论和实践操作中能给予更充分指导,在较短的时间内教学效果明显。③学员在训练仪训练、动物手术和观摩手术方面机会多,可充分适应二维视觉下手眼分离的操作和器械所传导的间接触觉。④对培训人员进行分组,轮流学习操作,能节省教学用具(如腹腔镜手术设备、手术器械、实验动物等),可充分发挥手术设备的作用。⑤理论与实践相结合。安排学员进行 4 个学时理论课学习,使其掌握小儿腹腔镜手术的适应证、禁忌证和围手术期处理;40 个学时进行训练仪训练、动物手术、观摩手术和模拟手术训练,通过短期培训学习,从理论、技术上为学员打下开展小儿腹腔镜手术的基础。⑥我国人口众多,小儿腹腔镜手术医师缺乏,而短期小型培训班周期短,见效快,符合我国国情,学员返回原单位后可陆续开展腹腔镜手术,并带动同行开展和普及微创手术,对提高我国小儿微创手术质量和促进腹腔镜手术的快速发展有积极作用。⑦通过国内外知名腹腔镜医生的教学演示,进行交互式教学和培训,并积累大量的教学素材和资料。

国外腹腔镜医师的培训已经形成常规,而我国尚缺乏正规的培训体制。笔者查阅国外相关的文献,我国与国外的小儿腹腔镜培训存在不同,主要表现在以下方面。

(1) 培训教程和资质认证:国外已为从事腹腔镜手术的医生制定了严格的培训大纲和资质认证,以美国为例,美国胃肠道内镜外科医师协会(SAGES)和消化道外科医师协会(SSAT)对腹腔镜手术医师的培训和资格认证提出了具体要求和规定:①必须完成住院医师培训,取得主治医师资格;②已获得诊断性腹腔镜手术操作证书;③参加得到 SAGES 和 SSAT 认可的培训课程,包括理论讲解、仪器和器械的原理和使用、徒手训练箱训练和某些类型动物实验;④已获得资格认证的腹腔镜医师需担任第一助手 5~10 例;⑤在有经验的腹腔镜医师指导下进行腹腔镜手术 10~15 例,由上级医师对其能力进行评估,合格后获得证书,方可独立实行腹腔镜手术。

国内目前尚无统一的小儿腹腔镜培训教程,此外,由于腹腔镜手术操作难度大,对医师要求高,加之我国人口众多、小儿微创外科医生缺乏等因素,使得国内内镜医学的资质认证和质量控制标准尚处于起步阶段。目前,原卫生部已授权中国医师协会推行《内镜诊疗技术培训与准入制度》,以期建立完善、统一、规范的内镜医师培训考核制度,促进内镜医师专业化、职业化进程,保证我国内镜医学的健康、稳步发展。

(2) 学员年资:国外参加腹腔镜手术培训的人员为完成住院医师培训并取得主治医师资格的医师。从我国接受小儿腹腔镜培训的医师来看,多为从事临床工作 5 年以上、取得主治医师、熟练掌握外科手术技术、临床经验较丰富的外科医生。

（3）分系统进行培训：国外对小儿腹腔镜的培训多为分系统进行，如小儿泌尿、小儿胃肠、小儿肝胆等。曾有学者对参加小儿腹腔镜手术培训的学员进行分组对照研究，发现高年资与低年资医生在接受培训后，操作速度均有提高，且低年资医生的操作速度和手术效果显著高于高年资医生，提示模式化训练对于提高外科医生的腹腔镜操作技能是行之有效的。也有学者通过泌尿系统微创手术的培训发现，模式化训练可显著提高微创手术的学习效果。国内小儿腹腔镜外科尚处于推广阶段，尚未普及，因此，培训以基本操作和观摩手术为主。

（4）实验室动物手术的训练比例：国外腹腔镜医师重视模拟手术训练，在动物实验室的训练比例为总学时的40%。从我国的培训来看，实验室的训练时间占总学时的18.1%，因此，应努力加大对实验室模拟手术的投入。

近年来，小儿腹腔镜手术在我国有了飞速发展，手术范围不断拓宽，手术经验不断积累，随着腹腔镜手术技术的推广和普及，微创手术将成为未来外科治疗的主流。笔者认为，规范的定期培训制度、统一的腹腔镜培训教程、完善的资质认证和质控标准及加强交流与合作，是实现我国小儿腹腔镜医生规范培训的关键所在。

（刘雪来　周辉霞）

推荐阅读资料

［1］陈新国.小儿腹腔镜手术并发症.中华小儿外科杂志，2004，25（4）：364-365.

［2］蒋细英，刁均民，许卓明，等.腹腔镜手术的基础培训.中国微创外科杂志，2004，4（4）：353-354.

［3］嵇武，陈训如.腹腔镜手术对机体免疫功能的影响.世界华人消化杂志，1998，6（6）：532-534.

［4］李龙，李索林.小儿腹腔镜手术图解.上海：第二军医大学出版社，2005.

［5］李索林，徐伟立，韩新峰.腹腔镜技术在新生儿和小婴儿外科中的应用.中国微创外科杂志，2004，4（5）：370-372.

［6］李索林.以人为本发展小儿腔镜外科.临床小儿外科杂志，2008，7（3）：1-2.

［7］张苗苗，邓绍庆.妇科腹腔镜手术医师的培训与资格制度.中华妇产科杂志，1997，32（5）：315-316.

［8］刘树立，李龙.我国小儿腔镜外科的现状与展望.中华小儿外科杂志，2009，30（9）：635-637.

［9］潘凯.腹腔镜胃肠外科手术图谱.北京：人民卫生出版社，2009.

［10］秦鸣放.腹部外科腹腔镜与内镜治疗学.北京：人民军医出版社，2010.

［11］王存川.关于腹腔镜外科手术教学方法的探讨.中国内镜杂志，2003，9（6）：93-94.

［12］王果，李振东.小儿外科手术学.2版.北京：人民卫生出版社，2010.

［13］王正，林少霖，李标，等.电视胸腔镜围手术期并发症的回顾性分析.中华外科杂志，2001，39（5）：359-361.

［14］郑民华.普通外科腹腔镜手术操作规范与指南.北京：人民卫生出版社，2009.

［15］周欣，阮庆兰，郭筱兰.小儿腹腔镜围手术期 CO_2 气腹对机体酸碱平衡、体液免疫和蛋白质代谢的影响.中华小儿外科杂志，2004，25（1）：38-40.

［16］朱杰，孙庆林.缺血预处理及后处理对大鼠肝脏缺血再灌注损伤的保护作用.中华小儿外科杂志，2008，29（11）：702-704.

［17］ALI M R，MOWERY Y，KAPLAN B，et al. Training the novice in laparoscopy. More challenge is better. Surg Endosc，2002，16（12）：1732-1736.

［18］BERCI G. Complications of laparoscopic surgery. Surg Endosc，1994，8（3）：165-168.

［19］BROWN S I，WHITE G，WITPAT K，et al. Improving the retention of suturing needles in surgical graspers. Surg Endosc，2004，18（11）：1605-1607.

［20］CHAMPAULT G，CAZACU F，TAFFINDER N. Serious trocar accidents in laparoscopic surgery：a French survey of 103 852 operations. Surg Laparosc Endosc，1996，6（6）：367-370.

［21］COOK A，KHOURY A，BAGLI D，et al. The development of laparoscopic surgical skills in pediatric urologists：longterm outcome of a mentorship-training model. Can J Urol，2005，12（5）：2824-2828.

［22］CRISTALDI M，ROVATI M，ELLI M，et al. Lymphocytic subpopulation changes after open and laparoscopic cholecystectomy：a prospective and comparative study on 38 patients. Surg Laparosc Endosc，1997，7（3）：255-261.

［23］CROCE E，OLMI S. Intracorporeal knot-tying and suturing techniques in laparoscopic surgery：technical details. JSLS，

2000,4(1):17-22.

[24] DE UGARTE D A,ETZIONI D A,GRACIA C,et al. Robotic surgery and resident training. Surg Endosc,2003,17(6):960-963.

[25] DE WAAL E E,KALKMAN C J. Hemodynamic changes during low-pressure carbon dioxide pneumoperitoneum in young children. Paediatr Anaesth,1999,13(1):18-25.

[26] DEZIEL D J,MILLIKAN K W,ECONOMOU S G,et al. Complications of laparoscopic cholecystectomy:a national survey of 4292 hospital and an analysis of 77604 cases. Am J Surg,1993,165(1):9-14.

[27] FUJIMOTO T,SEGAWA O,LANE G J,et al. Laparoscopic surgery in newborn infants. Surg Endosc,1999,13(8):773-777.

[28] KLOOSTERMAN T,VON BLOMBERG B M,BORGSTEIN P,et al. Unimpaired immune functions after laparoscopic cholecystectomy. Surgery,1994,115(4):424-428.

[29] KRAVARUSIC D,DLUGY E,STEINBERG R,et al. Two year experience with minimal access surgery at Schneider Children's Medical Center of Israel. Isr Med Assoc J,2005,7(9):564-567.

[30] MORGAN B P,HARRIS C L. Complement therapeutics:history and current progress. Mol Immunol,2003,40(2-4):159-170.

[31] NAKAJIMA K,WASA M,TAKIGUCHI S,et al. A modular laparoscopic training program for pediatric surgeons. JSLS,2003,7(1):33-37.

[32] NUZZO G,GIULIANTE F,TEBALA G D,et al. Routine use of technique in laparoscopic operations. J Am Coll,1998,186(4):490-491.

[33] POULAKIS V,WITZSCH U,DE VRIES R,et al. Intensive laparoscopic training:the impact of a simplified pelvic-trainer model for the urethrovesical anastomosis on the learning curve. World J Urol,2006,24(3):331-337.

[34] ROMEO C,IMPELLIZZERI P,ANTONUCCIO P,et al. Peritoneal macrophage activity after laparoscopy or laparotomy. J Pediatr Surg,2003,38(1):97-101.

[35] SCHMEDING M,SCHWALBACH P REINSHAGEN S,et al. Helium pneumoperitoneum reduces tumor recurrence after curative laparoscopic liver resection in rats in a tumor-bearing small animal model. Surg Eodosc,2003,17(6):951-959.

[36] URE B M,BAX N M,VAN DER ZEE D C. Laparoscopy in infants andchildren:a prospective study on feasibility and the impact on routine surgery. J Pediatr Surg,2000,35(8):1170-1173.

[37] WALKER C B J,BRUCE D M,HEYS S D,et al. Minimal modulation of lymphocyte and natural killer cell subsets following minimal access surgery. Am J Surg,1999,177(1):48-54.

[38] WILDBRETT P,OH A,NAUNDORF D,et al. Impact of laparoacopic gases on peritoneal microenvironment and essential parameters of cell function. Surg Endosc,2003,17(1):78-82.

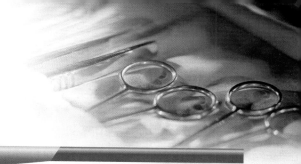

第二章
小儿外科内镜相关麻醉

第一节　小儿外科内镜手术的麻醉选择和要求

（一）麻醉选择

1. 全身麻醉　全身麻醉是小儿外科内镜手术的标准麻醉方法，术中通常采用气管插管控制通气。胸腔镜手术采用肺隔离技术和单肺通气（one lung ventilation，OLV），可为手术操作提供良好视野，同时避免术中出血和分泌物阻塞健侧气道。短小腹腔镜手术也可在喉罩（laryngeal mask airway，LMA）通气下完成。

2. 全身麻醉联合椎管内麻醉　全身麻醉联合硬膜外阻滞麻醉用于复杂腔镜手术，可减少全身麻醉药物用量，缩短术后苏醒时间，提供良好术后镇痛，并可促进胃肠功能早期恢复。但由于小儿硬膜外阻滞（尤其是胸段硬膜外阻滞）对技术操作的要求较高，仅限于经验丰富的麻醉医师生操作。全身麻醉联合骶管阻滞可用于小儿腹部和盆腔手术，婴儿和新生儿经骶管穿刺置管至胸段可用于胸部手术。

3. 监测下的麻醉管理（monitored anesthesia care，MAC）　适度镇痛和深度镇静条件下，保留患儿自主呼吸，可用于小儿外科软镜检查等短小操作。

（二）麻醉要求

1. 消除或减轻腔镜手术对生理功能的影响　腔镜手术时采用 CO_2 气腹、气胸和特殊体位（头低位、头高位、侧卧位）均可对机体生理功能带来显著影响。消除或减轻腔镜手术对患儿生理功能的影响是麻醉管理的重点。

（1）呼吸系统：CO_2 气腹使腹压（IAP）升高，导致膈肌上抬、功能残气量（FRC）减少、肺顺应性降低和通气血流比例（V/Q）失调，患儿容易发生肺不张和气管导管误入支气管。胸腔镜手术时采用单肺通气和 CO_2 气胸均直接影响手术侧肺的通气功能，导致 V/Q 比例失调和低氧血症。CO_2 透过腹膜或胸膜经机体吸收入血可导致高碳酸血症。术中采用头低位或侧卧位均可进一步加重 CO_2 充气对呼吸功能的影响。

新生儿接受腔镜手术，半数以上患儿出现氧饱和度（SO_2）降低，胸腔镜手术（如食管闭锁手术）时 SO_2 降低幅度可能超过 20%；大多数患儿呼气末二氧化碳分压（$PetCO_2$）升高，升高幅度与 CO_2 充气压力和手术时间显著相关，半数以上患儿对过度通气无反应。

（2）循环系统：CO_2 气腹或气胸妨碍静脉回流，增加外周血管阻力，导致心脏前负荷减小而后负荷增加。术中采取头低位可增加静脉回流，而头高位减少静脉回流。腹腔镜手术患儿心排出量降低可达 30%，但由于全身血管阻力增加，患儿血压仍可能维持正常。胸腔镜手术对心脏前后负荷的影响更大，无论采取单肺通气还是人工 CO_2 气胸，均可导致收缩压、舒张压和平均动脉压显著降低。心血管功能正常的患儿通常能耐受这些变化,而心肌功能受损患儿通常难以耐受腔镜手术对循环系统的干扰。小婴儿和新生儿心肌纤维发育不完善,不能通过增强心肌收缩力来增加心排出量,腔镜手术时必须尽可能采用最低充气压力和最低限度体位改变。

(3)中枢神经系统、泌尿系统和体温调节:胸腔、腹腔压力增大和动脉血二氧化碳分压(PaCO$_2$)增高均可导致颅内压(intracranial pressure,ICP)上升。由于脑灌注压(CPP)为平均动脉压(MAP)–ICP与颅内压的差值,腔镜手术患儿 CPP 降低。胸腔压力升高直接影响头颈部静脉回流,头低位进一步加重这一变化。腹腔镜手术患儿术中尿量减少,并可产生轻度肾脏损害,通常在排空气腹后早期恢复。使用常温 CO$_2$ 充气可导致患儿术中低体温,尤其存在 Trocar 周围漏气时更严重,体温下降的幅度与充气和手术时间有关。新生儿腔镜手术后体温下降速度可达 0.01℃/min,半数以上患儿体温 <36℃,部分患儿体温 <34.5℃。长时间使用电刀灼烧局部组织也可能使腔镜手术患儿体温升高。

2. 良好的肌肉松弛和完善的围手术期镇痛 良好的肌肉松弛条件可为腔镜手术提供满意的操作空间,降低术中通气压力,减轻对肺脏的损伤。腔镜手术具有创伤小、术后功能恢复快等优点,但术中应激反应和术后早期的疼痛水平与相应的开放手术类似。完善的术中和术后镇痛可有效控制腔镜手术伴随的伤害性刺激。

3. 术后平稳苏醒和早期功能恢复 保障患儿术后平稳快速苏醒和早期功能恢复才能充分体现微创手术的优势。促进患儿早期功能恢复和长期病情转归是小儿腔镜手术围麻醉期管理的终极目标。

(潘守东)

第二节 小儿外科内镜手术的麻醉管理

(一)麻醉前评估

麻醉前评估的目的是通过询问病史、体格检查和辅助检查,识别可能影响麻醉计划的患儿情况。这些情况既包括先天畸形、困难气道、气管受压等潜在风险,也包括外科疾病伴发的吸入性肺炎、肺不张、肾功能不全和全身感染等合并症。术前检查项目应根据患儿病史、拟行手术和体格检查所见等具体情况确定。预计出血较多的手术需进行交叉配血,尤其在新生儿和小婴儿,即使少量出血也可能占血容量较大比例。新生儿低体温和高浓度吸氧是麻醉并发症增加的独立危险因素。

前纵隔肿物患儿进行任何手术操作前都需要进行仔细评估。根据肿物的大小和生长部位不同,可能对气管、上腔静脉、肺动脉和心脏等重要脏器造成压迫。术前胸部 CT 和心脏超声检查有助于评价气管、心脏和大血管的受压情况。气管横截面受压超过 50% 是自主呼吸消失后发生气道完全梗阻的高危因素。这类患儿的处理措施包括术前放疗和/或化疗使肿物缩小后再行手术,以及麻醉诱导时保留自主呼吸。麻醉诱导后一旦发生气道完全梗阻,可能无法通过面罩或气管导管进行通气,置入硬式支气管镜有可能挽救患儿生命。

由于人工气腹、气胸和体位改变均可明显影响患儿的呼吸、循环、中枢、肾脏和体温调节等功能,存在重要脏器功能不全的患儿可能不适合接受腔镜手术。这些情况包括术前低体温、心功能不全、使用正性肌力药物、难治性心律失常、严重呼吸系统疾病、颅内压增高和胃肠道灌注不良(如休克状态)等。

(二)麻醉前用药

年长儿和 9 个月以下婴儿通常不需要麻醉前用药。对于精神高度紧张和难以与家长分离的患儿,麻醉诱导前 10~30 分钟经口服、滴鼻或直肠给予咪达唑仑,具有较好的抗焦虑作用,而对呼吸无明显抑制。对于术前已在病房开放静脉通路的患儿,经静脉给予咪达唑仑 0.05~0.1mg/kg,通常 3~5 分钟即可起效。

抗胆碱药(如阿托品、格隆溴铵)不仅可减少呼吸道分泌物,还可防止腔镜手术过程中的迷走神经反射,既可与术前抗焦虑药合用,也可在进入手术室开放静脉通路后经静脉给药。

(三)麻醉诱导

多数患儿既可采用静脉麻醉诱导,也可采用吸入麻醉诱导。急诊、困难气道和心功能储备受限患儿,通常不宜选择负性肌力作用和血管扩张作用较明显的静脉麻醉药。

腹腔镜手术患儿使用带套囊气管导管可避免导管周围过度漏气。为对抗充气压力和头低位对呼吸功能的影响,可采用呼气末正压通气(positive end-expiratory pressure,PEEP)。置入胃管有助于胃肠减压和改善手术视野,长时间手术需要留置导尿管。小儿胸腔镜手术既可在单肺通气也可在双肺通气下完成。双肺通气对呼吸功能影响较小而循环波动较大,手术侧肺的呼吸运动可能影响手术视野和操作。可用于小儿单肺通气的导管包括单腔气管导管选择性支气管插管、支气管阻塞器、Univent管和双腔支气管导管(表1-2-1)。

表 1-2-1　小儿单肺通气导管选择

年龄/岁	单腔气管导管(内径/mm)	支气管阻塞器/Fr	Univent 管	双腔支气管导管/Fr
0.5~1	3.5/4.0	5		
1~2	4.0/4.5	5		
2~4	4.5/5.0	5		
4~6	5.0/5.5	5		
6~8	5.5/6.0	5	3.5	
8~10	6.0	5	3.5	26
10~12	6.5	5	4.5	26/28
12~14	6.5/7.0	5	4.5	32

(四)麻醉维持

腔镜手术麻醉维持可选择静脉吸入复合全身麻醉或全凭静脉麻醉(total intravenous anesthesia,TIVA)。七氟烷、异氟烷等吸入麻醉药用于胸腔镜手术时吸入浓度宜维持在 1.0 MAC 以下,以最大限度降低对低氧性肺血管收缩(hypoxic pulmonary vasoconstriction,HPV)的抑制作用。氟烷可增加高碳酸血症状态下心律失常的发生率,氧化亚氮易引起胃肠胀气,影响腔镜手术操作,均不宜用于腔镜手术麻醉。多数腔镜手术需要使用肌松药,肌松药的种类和剂量可根据手术时间和患儿情况综合确定。为避免腔镜手术过程中的迷走神经反射,可预防性使用抗胆碱药。

(五)呼吸管理

小儿腔镜手术呼吸管理具有一定挑战性。新生儿和小婴儿气管内径较小,呼吸回路无效腔量(dead space)相对较大,胸腔和腹腔对 CO_2 的吸收速度快,术中 $PetCO_2$ 升高幅度明显高于年长儿和成人。提高充气压力和延长充气时间均可使 $PetCO_2$ 明显升高,增加围手术期并发症的发生率。

CO_2 充气前后都必须监测患儿潮气量(tidal volume,Vt)和气道峰压(PIP)。为使 $Pet_{et}CO_2$ 维持正常水平,通常需要提高呼吸次数和通气压力,使分钟通气量(minute ventilation,MV)增加 25%~30%。将呼吸回路过滤器(人工鼻)安装在螺纹管与麻醉机进出气口之间,可明显降低婴儿和新生儿的无效腔量。为减轻气道压力对肺实质造成的损害,通常可接受中等程度 CO_2 分压升高(允许性高碳酸血症)。若通过采取调节通气参数、消除无效腔量等处理后 $Pet_{et}CO_2$ 仍继续升高,需排除气管导管阻塞、气胸、肺不张、心排出量降低、机械故障、恶性高热等其他原因,必要时暂停 CO_2 充气和手术操作。

胸腔镜手术时手术侧肺萎陷,明显影响患儿的正常通气和氧合功能。单肺通气期间维持潮气量8~10ml/kg,适当增加呼吸次数,使 $Pet_{et}CO_2$ 维持在正常范围。SO_2 降低时可采取以下措施:吸入纯氧,使用 PEEP,手术侧肺使用低流量(1L/min)持续气道正压(CPAP)。若经上述处理 SO_2 仍不能维持正常,则需要暂时恢复双肺通气。

气胸和 CO_2 气体栓塞是腔镜手术的严重并发症。胸腔镜手术时非手术侧肺过度通气,以及上腹部手术(如 Nissen 胃底折叠术)时 CO_2 沿纵隔筋膜进入胸腔,均可导致气胸发生。CO_2 气体栓塞的相关因素包括腹压升高、自主呼吸(静脉系统负压)和静脉破裂。气体栓塞的严重程度与气体种类(CO_2 溶解度高,最为安全)、气体量、输送速度和患儿的血流动力学及容量状态有关。当栓塞气体的输送速度超过肺的排出能力时,肺动脉压力升高,最终导致右心功能衰竭。

处理 CO_2 气体栓塞的关键是早期识别。经食管超声心动图(transesophageal echocardiography,TEE)和经胸超声多普勒(precordial Dopplar)分别可探测到 0.1ml 和 0.5ml 的气体栓子,均可在心血管系统发生变化前识别气体栓塞的存在。术中 $Pet_{et}CO_2$ 监测只有在气体栓塞影响到心排出量,导致 $Pet_{et}CO_2$ 显著降低时才有助于气体栓塞的诊断,其敏感性相对较低。发生 CO_2 气体栓塞后应立即停止 CO_2 充气,排空气腹(或气胸),纯氧通气,停用所有负性肌力药物(如吸入麻醉药),快速输液并使用正性肌力药,以重建或增加心排出量。通常情况下 CO_2 的溶解性较高,除大量气体栓塞外对患儿长期预后无明显影响。

(六) 循环、中枢、肾功能和体温管理

由于人工气胸和气腹都会对患儿的心血管系统造成影响,在建立气胸或气腹前必须确保患儿循环血容量充足。这对心肌收缩力相对固定的新生儿和小婴儿尤其重要。通常小婴儿的心血管系统对 CO_2 气胸和气腹的耐受性较好,但需对术中液体出入量进行精细化管理。人工气腹的充气压力不应超过 13mmHg,更高的充气压力对小儿循环系统的影响尚不明确。胸腔镜手术人工气胸时使用的 CO_2 气体流量应低于 2L/min;胸腔内压力(ITP)在 1 岁以下患儿应限制在 4mmHg 以下,1~8 岁患儿限制在 6mmHg 以下,8 岁以上患儿限制在 8mmHg 以下;单肺通气患儿 ITP 维持在 1~2mmHg 即可。术中应将 CO_2 充气压力调至满足手术需要的最低水平,良好的肌肉松弛有助于改善手术视野和降低 CO_2 充气压力。腔镜手术麻醉需要常规监测患儿的核心体温,使用新型加温式 CO_2 充气机有助于避免发生术中低体温。

(七) 术后管理

腔镜手术操作结束后应排空腹腔或胸腔内的 CO_2 气体,以减轻术后疼痛,并降低术后恶心、呕吐的发生率。胸腔镜手术操作完成后应吸净气管内出血和/或分泌物,并使用 $30cmH_2O$ ($1cmH_2O=0.098kPa$)以下压力膨肺,以使肺不张区域复张。术毕拔除气管导管前需确保肌肉松弛作用已完全恢复,必要时使用肌肉松弛拮抗剂。所有 Trocar 和伤口部位均应使用局部麻醉药进行局部浸润,联合非甾体抗炎药(nonsteroidal anti-inflammatory drug, NSAID)和阿片类药物为患儿提供多模式术后镇痛。使用阿片类药物进行术后镇痛时须具备良好的监护条件,以及时发现和处理呼吸抑制等严重不良反应。

(潘守东)

第三节 小儿外科内镜术后镇痛

与开放手术相比,腔镜手术的优势之一是术后疼痛的程度整体减轻,但在术后早期的镇痛药物需要量通常与开放手术相当。腔镜手术后疼痛主要来源于伤口局部损伤,体腔充气导致的腹膜和胸膜膨胀,以及器械操作、手术体位和残留 CO_2 气体对膈神经的刺激。

（一）术后疼痛的评估

新生儿、婴幼儿和小龄儿童通常不能对疼痛情况进行清楚表达，可采用行为和/或生理测量方法进行疼痛评估，如 FLACC 行为疼痛评分，包括面部表情（facial expression）、腿的动作（leg movement）、活动（activity）、哭闹（crying）、可抚慰性（consolability），表 1-2-2。3 岁以上儿童可利用面部表情疼痛量表如 Wong-Baker 面部表情量表表述疼痛程度。8 岁以上儿童可使用成人数字评分或视觉模拟评分法进行疼痛评估。通常疼痛评分 4 分或 10 分以上需要积极处理。

表 1-2-2　FLACC 行为疼痛评分

项目	0分	1分	2分
面部表情（facial expression）	无特殊表情或微笑	偶尔出现痛苦表情或皱眉，不愿交流	经常或持续出现皱眉、下颌颤抖或紧咬牙关
腿的动作（leg movement）	放松或正常体位	不安，肌肉紧张，维持于不舒服的姿势	踢腿或腿部拖动
活动（activity）	安静平躺，正常体位，轻松活动	扭动，翻来覆去，肌肉紧张	身体蜷曲，僵硬或痉挛
哭闹（crying）	无哭闹（清醒或睡眠）	呻吟，偶尔诉痛	一直啼哭，尖叫，频繁诉痛
可抚慰性（consolability）	满足、放松	偶尔抚摸、拥抱和交流，可安慰	难以安慰

（二）多模式镇痛

腔镜手术后最适合采用包括局部麻醉药、NSAID 类药物和阿片类药物在内的多模式镇痛。局部麻醉药（如 0.25%~0.5% 罗哌卡因，总量不超过 2.5mg/kg）可用于所有 Trocar 和伤口部位局部浸润，也可注入腹腔或胸腔提供腹膜或胸膜内镇痛。NSAID 类药物可显著减少阿片类药物用量，根据药物剂型和患儿情况可选择口服、直肠或静脉途径给药。多数腔镜手术患儿可在术后 24 小时转换为口服 NSAID 类药物镇痛。

骶管阻滞可为脐及脐部以下手术患儿提供良好的术后镇痛。在行腹腔镜疝修补术的患儿中，骶管阻滞的镇痛效果优于伤口局部浸润和髂腹股沟/髂腹下神经阻滞。有研究显示，双氯芬酸栓剂（3mg/kg）联合布比卡因（0.5%）伤口浸润用于 3 岁以上患儿腹腔镜术后镇痛的效果与骶管阻滞（0.2% 布比卡因 1ml/kg）相当。腰段或胸段连续硬膜外术后镇痛是复杂腔镜手术的备选方案。

（三）患儿自控镇痛

患儿自控镇痛（patient-controlled analgesia，patient controlled analgesia，PCA）是指患儿根据自身对疼痛的感受，按压启动给药装置以满足个体化镇痛需求的镇痛方式，按照给药途径可分为静脉自控镇痛（PCIA）（表 1-2-3）和硬膜外自控镇痛等。

表 1-2-3　常用小儿静脉自控镇痛处方

药物	负荷剂量/（$\mu g \cdot kg^{-1}$）	背景剂量/（$\mu g \cdot kg^{-1} \cdot h^{-1}$）	单次剂量/（$\mu g \cdot kg^{-1}$）	锁定时间/min	剂量限制/（$\mu g \cdot kg^{-1} \cdot h^{-1}$）
曲马多	500~1 000	100~200	100~200	5~10	300~400
吗啡	50~200	10~20	10~20	5~10	100~200
氢吗啡酮	1~4	2~3	2~3	5~10	30~40
芬太尼	0.5~2	0.2~0.4	0.2~0.4	5~10	3~4
舒芬太尼	0.05~0.1	0.02~0.05	0.01~0.02	5~10	0.1~0.2

硬膜外自控镇痛所使用的局部麻醉药/阿片类药物一般为罗哌卡因 0.065%~0.12%、布比卡因 0.065%~0.1%、左旋布比卡因 0.065%~0.2%、吗啡 10μg/ml、芬太尼 2μg/ml、舒芬太尼 0.5μg/ml。硬膜外自控镇痛方案首次剂量 0.1~0.3ml/kg，维持剂量 0.1~0.3ml/(kg·h)(胸段硬膜外最大剂量 8~10ml/h，腰段硬膜外最大剂量 12~15ml/h)，冲击剂量 0.1~0.3ml/(kg·h)，锁定时间 20~30 分钟；局部麻醉药最大剂量婴儿 0.2mg/(kg·h)，儿童 0.4mg/(kg·h)。

通常 5 岁以上患儿可正确理解和使用自控镇痛装置。对于小于 5 岁或智力发育迟缓的患儿可采用家长或护士控制镇痛(parent/nurse controlled analgesia，PNCA)(表 1-2-4)。采用 PNCA 时需要更加严密观察患儿，防止出现过度镇静和呼吸抑制。

表 1-2-4　不同镇痛方式下常用小儿家长或护士控制镇痛处方

镇痛方式	处方	
局部麻醉药/阿片类药物	罗哌卡因 0.065%~0.12%	吗啡 10μg/ml
	布比卡因 0.065%~0.1%	芬太尼 2μg/ml
	左旋布比卡因 0.065%~0.2%	舒芬太尼 0.5μg/ml
PCEA 方案	● 首次剂量 0.1~0.3ml/kg	
	● 维持剂量 0.1~0.3ml/(kg·h)(胸段硬膜外最大剂量 8~10ml/h，腰段硬膜外最大剂量 12~15ml/h)	
	● 冲击剂量 0.1~0.3ml/(kg·h)	
	● 锁定时间 20~30min	
	● 局部麻醉药最大剂量婴儿 0.2mg/(kg·h)，儿童 0.4mg/(kg·h)	

(四) 术后镇痛常见不良反应

阿片类药物最严重的不良反应是呼吸抑制，主要表现为呼吸次数减少和低氧血症，严重时出现心动过缓和心搏骤停。阿片类药物的其他不良反应还包括过度镇静、恶心呕吐、皮肤瘙痒和尿潴留等，临床处理措施见表 1-2-5。按推荐剂量短期使用 NSAID 类药物的严重不良反应较少。使用局部麻醉药必须警惕药物过量或误入血管引起的此类药物中毒。

表 1-2-5　常见阿片类药物不良反应的处理

不良反应	处理策略
呼吸抑制	早期发现，辅助呼吸，使用纳洛酮拮抗，必要时心肺复苏
过度镇静	降低药物剂量，必要时使用纳洛酮拮抗
恶心呕吐	静脉给予 5-羟色胺(5-HT$_3$)受体拮抗剂、地塞米松、甲氧氯普胺或氟哌利多，必要时联合用药
皮肤瘙痒	皮肤护理，局部使用止痒膏，必要时静脉给予苯海拉明
尿潴留	诱导排尿，膀胱区按摩，必要时导尿

(潘守东)

推荐阅读资料

[1] BORKAR J，DAVE N. Analgesic efficacy of caudal block versus diclofenac suppository and local anesthetic infiltration following pediatric laparoscopy. J Laparoendosc Adv Surg Tech，2005，15(4):415-418.

[2] GENTILI A，LIMA M，DE ROSE R，et al. Thoracoscopy in children:anaesthesiological implications and case reports. Minerva Anestesiol，2007，73(3):161-171.

[3] HAMMER G B. Single-lung ventilation in infants and children. Paediatr Anaesth，2004，14(1):98-102.

［4］HICKLING K G. Permissive hypercapnia. Respir Care Clin N Am,2002,8(2):155-169.

［5］KALFA N,ALLAL H,RAUX O,et al. Tolerance of laparoscopy and thoracoscopy in neonates. Pediatrics,2005,116(6):e785-e791.

［6］LASERSOHN L. Anaesthetic considerations for paediatric laparoscopy. S Afr J Surg,2011,49(1):22-26.

第二篇

胸腔镜手术

第一章
胸腔镜手术治疗先天性食管闭锁

一、概述

先天性食管闭锁是新生儿严重先天畸形,活产儿中其发生率约为1/4 000,本病常伴发其他系统畸形,如肛门直肠、泌尿、脊柱及心血管等畸形,手术是该病唯一有效治疗方法。1941 年,Haight 首次成功实施一期修补食管闭锁 + 食管气管瘘,近年来随着手术技术的改进、麻醉及围手术期管理技术的提升,该病的治疗成功率大大提高。1999 年 Lobe 首次成功实施胸腔镜手术治疗 1 例 I 型先天性食管闭锁后,2005 年 Holcomb 等组织多中心报道胸腔镜手术治疗先天性食管闭锁伴食管气管瘘 104 例,结果发现虽然术后并发症的发生并无明显升高,但胸腔镜微创手术治疗先天性食管闭锁安全有效,与开放手术比较,切口更美观、手术对肺的影响小、胸壁损伤小、术后无胸廓畸形后遗症,此后该术式在国外得以迅速推广应用。

二、相关解剖

多数学者习惯按照五型分类法对先天性食管闭锁进行分类:①食管闭锁不伴食管气管瘘;②食管闭锁伴近端食管气管瘘;③食管闭锁伴远端食管气管瘘;④食管闭锁,两盲端各存在食管气管瘘;⑤食管气管瘘不伴食管闭锁。其中先天性食管闭锁伴食管气管瘘(即Ⅲ型食管闭锁)发生率占所有食管闭锁的 85%~90%,依据食管缺失距离长短又将该型食管分为Ⅲa 型(≥2cm)和Ⅲb 型(<2cm)。

三、适应证与禁忌证

由于新生儿胸腔空间小、组织脆嫩,手术需要进行食管分离、吻合操作,操作技术要求高,而且术中患儿易受 CO_2 气胸影响导致高碳酸血症、pH 下降、血氧饱和度降低等麻醉不耐受情况,因此对于初学者而言,在实施手术时应严格把握适应证:①体重在 2 500g 以上;②无严重肺实变;③不合并严重心血管畸形,如法洛四联症等;④一般情况尚稳定,无严重腹胀、呼吸困难、严重内环境紊乱等。

胸腔镜手术治疗先天性食管闭锁无禁忌证。

四、术前准备

1. 一般准备 详细了解孕期及分娩史、全身情况。采取半坐卧位、保温、保湿、经口腔置入胃管至近侧盲端处连续低负压吸引口腔分泌物、预防及治疗肺炎、纠正水及电解质紊乱,必要时气管插管、机械辅助呼吸。

2. 血液学相关检查 血常规、肝肾功能、凝血全项、血气分析等。

3. 食管造影、胸腹部 X 线摄片 可明确食管闭锁类型、食管两盲端距离、心脏及肺的一般状况、脊柱及腹腔肠管充气情况,必要时可行 CT 食管三维重建,清晰显示近端和远端食管状况,并同时测量两盲端距离。

4. 超声检查　检查是否存在先天性心脏畸形,同时明确主动脉弓是左位还是右位,如为右位主动脉弓则需采取左胸入路手术。同时腹部超声检查明确是否合并泌尿系统、肝、脾及胰腺等畸形。

五、手术步骤

(一)麻醉、体位及切口设计

1. 麻醉　静脉-吸入复合麻醉,因新生儿左、右侧支气管之间距离很短,常难以做到单肺通气。

2. 体位　将患儿置于手术床左侧边缘,取30°~45°左侧前倾俯卧位,根据患儿体重、胸廓外形进行小角度调整,右上肢向头侧上抬固定,采取此体位目的在于术中建立人工气胸后随着肺组织萎瘪下沉正好可显露后纵隔食管部位(图2-1-1)。主刀医生站于手术床左侧。

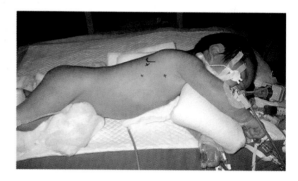

图2-1-1　常规体位及切口位置

3. 切口　采用三孔法。观察镜Trocar置于肩胛下角前内侧第5肋间隙,2个操作孔分别位于腋中线第3、6(或第7)肋间隙,与观察镜孔形成近似等腰三角形,因三孔之间的间距较小,按三角形排列可尽量避免术中操作钳与观察镜相互干扰,按照上述体位和Trocar摆放的位置,一般可获得较为满意的后纵隔暴露。

(二)操作步骤

1. 在上述观察镜位置依皮纹取小切口长约5mm,蚊式钳分离皮下各层至胸膜,麻醉医生人工萎缩肺组织后撑开胸膜,直视下将5mm Trocar置入右侧胸腔,导入CO_2气体,压力维持在4~6mmHg,按上述部位分别切开另2处皮肤切口置入3mm Trocar建立2条操作通道,观察镜监视下向下推开肺脏暴露后纵隔及奇静脉,胸腔镜下仔细探查了解病变位置,依据麻醉机通气节律辨认食管气管瘘及其与周围组织关系,尤其注意观察迷走神经与食管气管瘘的关系并予以保护(图2-1-2)。撑开纵隔胸膜游离奇静脉后4-0丝线结扎2个通道,在结扎线结中间剪断奇静脉(图2-1-3)。

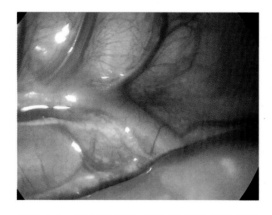

图2-1-2　观察奇静脉、迷走神经与食管气管瘘的关系

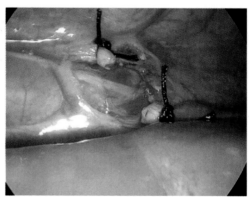

图2-1-3　结扎、剪断奇静脉

2. 奇静脉剪断后,从其断端中间向两侧切开纵隔胸膜,依据呼吸节律寻找、暴露远端食管气管瘘,远侧食管发育纤细、肌层薄,游离时切勿用力钳夹,否则易致肌层剥脱,尽可能用分离钳钳身做上挑、下压等动作牵引、辅助暴露远侧食管并进行钝性游离,分离食管气管瘘周围组织,游离食管气管瘘直至与气管交界部,靠近气管端用3-0线结扎或缝扎瘘管(图2-1-4、图2-1-5)。

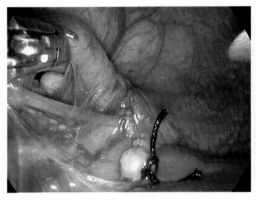
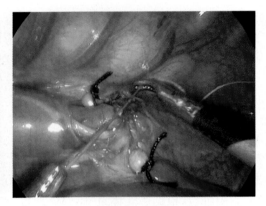

图 2-1-4　游离食管气管瘘　　　　　　　　图 2-1-5　缝扎或结扎食管气管瘘

3. 向上电刀切开纵隔胸膜,麻醉医生推送放置于近侧食管盲端处的胃管作为引导,以此方便寻找近侧食管盲端并游离,游离近侧食管盲端时注意食管与气管间隙,仔细分离,切勿损伤气管(图 2-1-6)。

4. 测量食管缺失距离,估计可一期吻合时用去顶法剪开近侧食管盲端(图 2-1-7),同时,在食管气管瘘结扎线远侧 0.5cm 处剪断瘘管(图 2-1-8)。

5. 用 5-0 可吸收线将远侧、近侧食管后壁间断缝合 3~4 针后,将鼻胃管通过吻合口置入胃内(图 2-1-9)。

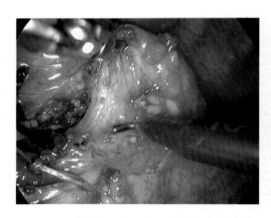
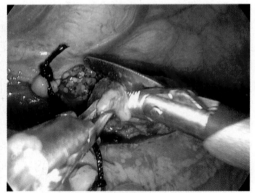

图 2-1-6　游离近侧食管、注意与气管间隙　　图 2-1-7　去顶法剪开近侧食管盲端

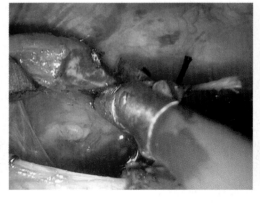
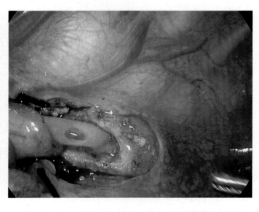

图 2-1-8　瘘管结扎线远侧 0.5cm 剪断食管气管瘘　　图 2-1-9　后壁缝合 3~4 针后置入鼻胃管

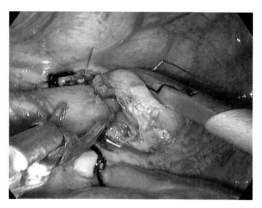

图 2-1-10　缝合食管

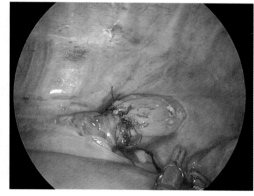

图 2-1-11　食管吻合完成

6. 再用 5-0 可吸收线间断或连续缝合食管完成吻合（图 2-1-10、图2-1-11）。

7. 将左手操作通道器械及 Trocar 撤出，切口稍稍撑开后置入 16 号胸腔镜引流管留置胸腔负压引流，退出其他 Trocar、膨肺后缝合皮肤切口（图 2-1-12）。

六、术中注意事项

1. CO_2 气胸对患儿内环境影响较大，术中应定时进行动脉血气分析，当呼吸末 CO_2 分压（$PetCO_2$）达到 40~50mmHg、血 pH 接近 7.2 时需中止手术，待患儿情况稳定后再继续。

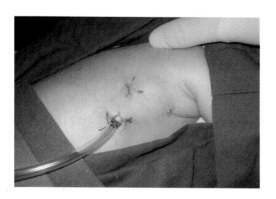

图 2-1-12　术毕留置胸腔引流管

2. 远侧食管气管瘘可在镜下观察到随呼吸机呼吸节律的起伏，比较方便辨认，且在胸腔内走行暴露清晰、易游离，但是对管径纤细、管壁菲薄处食管游离时切忌用分离钳钳夹，否则易致肌层剥脱造成吻合困难。

3. 因颈胸入口处狭窄限制，且操作器械方向与食管纵轴存在一定夹角，近侧食管暴露及游离较远侧困难，可用抓钳抓住近侧食管盲端边卷曲边向下牵拉、游离，游离时需注意食管与气管间隙，勿损伤气管。如果术中气管不慎破裂，可用 6-0 可吸收线缝合气管裂口，术后予以呼吸机支持数日一般可痊愈。

4. 对于在两侧食管充分游离后吻合仍有张力的患儿，可将近侧食管盲端尽量下拉，在靠近远侧食管处缝合一针固定在椎前筋膜上，可减小吻合张力，但因为下拉食管有张力，这一针缝合后不易打结，此时用推结器送结或体外滑结技术可解决打结困难的问题。

5. 在不增加吻合口张力的情况下，采用去顶法横行剪断近侧食管盲端，与远侧食管开口端端吻合，可降低术后吻合口狭窄发生概率。

七、术后处理

1. 可采取半坐卧位或平卧位、保温、呼吸机辅助呼吸、胃肠外营养支持及抗生素、补液治疗。

2. 术后护理、换药、X 线检查等操作时需注意固定患儿头部，切勿过度后仰等活动，以免牵拉食管吻合口影响愈合，甚至造成吻合口裂开。

3. 定时监测血气和血常规、拍摄胸片，并依据监测结果调整呼吸机参数至撤离呼吸机。

4. 注意观察胸腔引流管引出液，如果出现含泡沫状黏稠液时需怀疑存在吻合口瘘。

5. 术后 7 天左右依据患儿情况进行食管造影,如确定无吻合口瘘,可予以经口进食。

八、术后并发症及处理

1. **吻合口瘘**　文献报道食管闭锁术后吻合口瘘发生率为 14%~16%,主要原因与吻合技术、两食管盲端相距较远、吻合张力大、血供差有关,多数吻合口瘘并不严重,经过禁食、充分引流、上段食管或口腔分泌物吸引、肠外营养支持治疗瘘口常可闭合而自愈,少部分大的吻合口瘘常出现在术后早期(24~48 小时内),如果经上述保守治疗无效或出现张力性气胸者,可能需要再次手术进行胸腔引流、修补吻合瘘口。

2. **吻合口狭窄**　吻合口狭窄是食管闭锁术后较常见的并发症。由于相关学者对食管闭锁术后吻合口狭窄判定的标准尚未形成一致意见,故文献报道食管闭锁术后吻合口狭窄发生率差异较大,低者在 15% 左右,高者几乎达到 80%。其发生原因可能与手术缝合技术、缝线材料、吻合口张力、血供、吻合口瘘及胃食管反流等因素有关,多数患儿可通过球囊或探条扩张数次获得治愈,如果反复扩张无效、节段性狭窄则需要再次手术切除狭窄段、重新食管吻合。

3. **食管气管瘘复发**　食管气管瘘复发是食管闭锁术后严重并发症,发生率 1.9%~14%。食管气管瘘复发通常是由于先前食管气管瘘修补部位的吻合口瘘伴发局部炎症感染所致,平均出现时间为术后 20 周。患儿临床表现主要为进食奶水时出现呛咳、咳嗽、腹胀、肠鸣音活跃、肛门排气多、烦躁不安等。可靠的诊断方法为支气管镜检查法,即支气管镜检查时向插至食管中段的胃管内注入亚甲蓝,如果支气管镜下观察到从瘘口有蓝色液体溢出至气管内即可得出诊断。复发的食管气管瘘很少自行愈合,需再次手术修补,手术方式可选择传统开胸或胸腔镜手术修补,注意在瘘管离断、修补后需在两处修补之间置入胸膜、肋间肌或心包组织,以预防食管气管瘘复发。

4. **胃食管反流**　从国外文献报道来看,先天性食管闭锁术后并发胃食管反流存在较高的发生率,为 30%~70%。对于存在病理性反流的患儿可行体位、药物治疗,如保守治疗失败则需要行抗反流手术。

5. **气管软化**　气管软化为食管闭锁伴食管气管瘘术后较为常见的并发症,发生率为 10%~25%,为部分气管壁较薄弱导致呼气或咳嗽时气管前、后壁靠拢,可引起呼吸困难。多数气管软化患儿不需要治疗,随着年龄增长而逐渐缓解,部分严重患儿需实施主动脉固定手术治疗。

(黄金狮)

推荐阅读资料

［1］黄金狮,陈快,陶俊峰,等. 胸腔镜手术治疗先天性食管闭锁并食管气管瘘 69 例报告. 中华小儿外科杂志,2014, 35(6):414-418.

［2］GROSFELD J L. Pediatric surgery. 6th ed. Philadelphia:Elsevier,2012.

［3］HOLCOMB G W 3rd,ROTHENBERG S S,BAX K M,et al. Thoracoscopic repair of esophageal atresia and tracheoesophageal fistula:a multi-institutional analysis. Ann Surg,2005,242(3):422-430.

［4］LOBE T,ROTHENBERG S S,WALDSCHMIDT J,et al. Thoracoscopic repair of esophageal atresia in an infant:a surgical first. Pediatr Endosurg Innov Tech,1999,33:141-148.

［5］ROTHENBERG S S. Thoracoscopic repair of esophageal atresia and tracheo-esophageal fistula in neonates:evolution of a technique. J Laparoendosc Adv Surg Tech,2012,22(2):195-199.

［6］VAN DER ZEE D C,TYTGAT S H,ZWAVELING S,et al. Learning curve of thoracoscopic repair of esophageal atresia. World J Surg,2012,36(9):2093-2097.

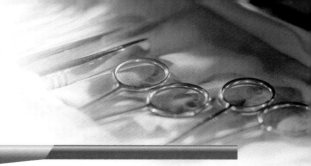

第二章
胸腔镜手术治疗先天性食管气管瘘

一、概述

先天性食管气管瘘为先天性食管闭锁第Ⅴ型,是较罕见的先天畸形,其发生率约占全部食管闭锁患儿的4%。本病主要临床表现为进食奶、水后出现呛咳、发绀、呼吸困难、反复肺部炎症等。近年来随着腔镜手术技术的进步、适宜器械的开发应用、麻醉及围手术期管理技术的提升,胸腔镜下手术修补先天性食管气管瘘已有报道,与胸腔镜手术治疗先天性食管闭锁并食管气管瘘相同,经胸腔镜手术修补食管气管瘘具有切口美观、手术对肺影响小、胸壁损伤小、术后无胸廓畸形后遗症等优点。

二、相关解剖

单纯性食管气管瘘为先天性食管闭锁第Ⅴ型,其中约2/3的病例瘘管位于T_1及以上,需要从颈部入路进行手术修补,约1/3的病例瘘管位于T_2及以下,需经胸腔入路手术修补,多数瘘管呈窗型结构而非管样结构。

三、适应证与禁忌证

本症胸腔镜手术适应证与Ⅲ型食管闭锁一样,对于初学者而言,宜选择体重在2 500g以上、不合并严重心血管畸形、一般情况尚稳定者实施手术,如肺实变严重,可先予以禁食、胃肠减压或置空肠喂养管肠内营养、吸痰、抗感染等对症处理,待肺部情况改善后再实施手术。

胸腔镜手术治疗先天性食管气管瘘无禁忌证。

四、术前准备

1. 一般准备 仔细了解孕期及分娩史、全身情况。患儿采取半坐卧位,对其保温、保湿,腹胀严重者置鼻胃管行胃肠减压、预防及治疗肺炎、纠正水及电解质紊乱,必要时气管插管、机械辅助呼吸。

2. 影像学检查 俯卧位碘油食管造影存在约50%的漏诊率,而且患儿出现呛咳导致造影剂经咽部反流入气管时易造成误诊,建议有条件单位采用支气管镜检查:支气管镜检查时向留置在食管中下段的鼻胃管内注入亚甲蓝溶液并逐渐向外拔胃管,此时可从气管镜下观察到亚甲蓝从瘘管气管内开口溢出,即可确诊。必要时可行CT食管三维重建。

3. 血液学相关检查 血常规、肝肾功能、凝血全项、血气分析等。

4. 超声检查 检查是否存在先天性心脏畸形,同时明确主动脉弓是左位还是右位,如是右位主动脉弓则需采取左胸入路手术。同时腹部超声检查明确是否合并泌尿系统、肝、脾及胰腺等部位畸形。

五、手术步骤

(一)麻醉、体位及切口设计

1. 麻醉 静脉-吸入复合麻醉,肺炎不严重者维持术中 CO_2 气压在 4~8mmHg 时可使手术侧肺脏萎瘪获得满意的手术空间而不需单肺通气。

2. 体位及切口位置与先天性食管闭锁并食管气管瘘胸腔镜手术相同(图 2-2-1),采用三孔法(见本章第一节)。

(二)操作步骤

1. 在右侧肩胛下角内下缘取 5mm 小切口直视下置入 5mm Trocar,导入 CO_2 气体,压力维持在 4~6mmHg,置入观察镜,另于右侧腋中线第 3、6(或第 7)肋间隙切两处皮肤切口置入 3mm Trocar 建立两条操作通道,观察镜监视下向下推开肺脏暴露后纵隔及奇静脉,依据麻醉机通气节律辨认食管、气管及其与周围组织关系,注意观察迷走神经走行并予以保护(图 2-2-2)。瘘管位置较高者不需游离、结扎离断奇静脉。

2. 撑开纵隔胸膜,依据呼吸节律寻找、暴露食管气管瘘,游离食管气管瘘时尽可能钝性分离,注意食管气管瘘背侧组织及其与气管交界部分离时需小心谨慎,切勿损伤气管(图 2-2-3、图 2-2-4)。

3. 依据瘘管与气管交界向上寻找瘘管上缘并游离,仔细分离(图 2-2-5)。

4. 游离瘘管后壁(图 2-2-6)。

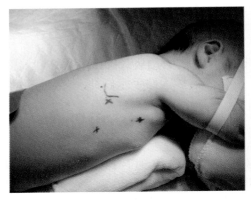

图 2-2-1 常规体位及切口位置

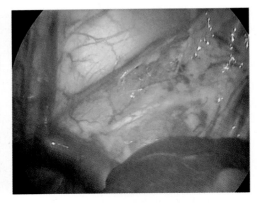

图 2-2-2 观察奇静脉、迷走神经与食管气管瘘的关系

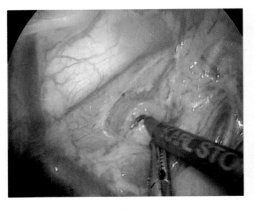

图 2-2-3 寻找食管与气管间隙

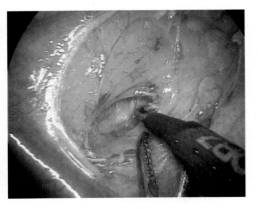

图 2-2-4 游离瘘管下缘

5. 完整游离瘘管(图 2-2-7)。

6. 用 3-0 不可吸收线靠近气管侧缝扎瘘管(图 2-2-8)。

7. 在缝扎线食管侧剪断瘘管(图 2-2-9)。

8. 用 5-0 可吸收线间断或连续缝合食管裂口,完成吻合后在食管、气管修补吻合口之间置入胸膜或其他筋膜组织预防食管气管瘘复发,术毕留置胸腔引流管后撤出操作器械及 Trocar,缝合关闭胸壁伤口(图 2-2-10)。

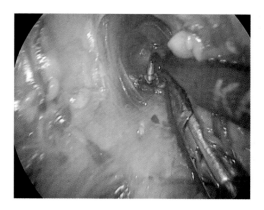

图 2-2-5　游离瘘管上缘

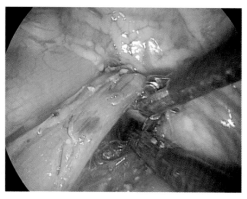

图 2-2-6　游离瘘管后壁

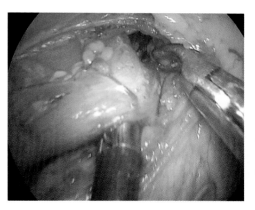

图 2-2-7　完整游离瘘管

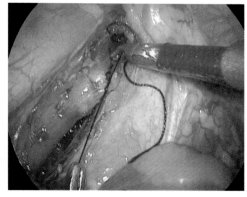

图 2-2-8　靠近气管侧缝扎瘘管

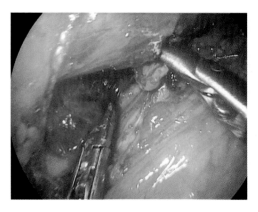

图 2-2-9　剪断瘘管

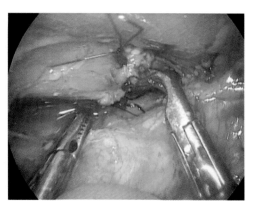

图 2-2-10　缝合食管裂口

六、术中注意事项

1. 本症瘘管位置常较高,依据术前检查初步判断瘘管位置,常不必结扎、离断奇静脉。

2. 食管及瘘管均为肌肉组织,质地较软,气管有软骨质地较硬,两者存在明显手感区别,仔细分辨,注意寻找食管、气管间隙,游离瘘管时切勿损伤气管和/或食管。

3. 瘘管游离后在气管侧缝扎关闭瘘管后再在结扎线外侧剪断瘘管,注意勿过度贴近气管以免造成气管狭窄,食管裂口可以间断或连续缝合。

4. 两吻合口之间需置入胸膜或其他筋膜(如椎前筋膜),以防术后食管气管瘘复发。

七、术后处理

与本篇第一章相同。

八、术后并发症及处理

1. 吻合口瘘 主要原因与吻合技术及术中盲目、暴力分离瘘管造成食管损伤有关,一般并不严重,经过禁食、充分引流、上段食管或口腔分泌物吸引、肠外营养支持治疗瘘口常可闭合而自愈。

2. 食管气管瘘复发 本症术后食管气管瘘可能复发,复发的食管气管瘘通常需再次行手术修补。本并发症重在预防,术中瘘管离断后,在食管、气管两处吻合口之间需置入胸膜、肋间肌、其他筋膜或心包组织。

(黄金狮)

推荐阅读资料

[1] 黄金狮,陈快,陶俊峰,等. 胸腔镜手术治疗先天性食管闭锁并食管气管瘘69例报告. 中华小儿外科杂志,2014,35(6):414-418.

[2] CORAN A G. Redo esophageal surgery:the diagnosis and management of recurrent tracheoesophageal fistula. Pediatr Surg Int,2013,29(10):995-999.

[3] GROSFELD J L.Pediatric surgery. 6th ed. Philadelphia:Elsevier,2012.

[4] ROTHENBERG S S. Thoracoscopic repair of esophageal atresia and tracheo-esophageal fistula in neonates:evolution of a technique. J Laparoendosc Adv Surg Tech,2012,22(2):195-199.

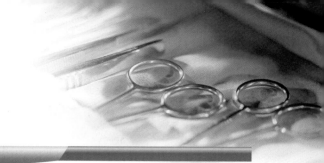

第三章
胸腔镜食管吻合术

一、概述

儿童期需要行食管吻合的病例较少,病种与成人也大不相同。成人多见于食管肿瘤,而在儿童肿瘤十分罕见,多因食管狭窄或闭锁需要手术治疗。食管闭锁作为新生儿期常见疾病已单独叙述。

儿童期的食管狭窄一般分为先天性食管狭窄和获得性食管狭窄。先天性食管狭窄是指出生后即已存在的因食管壁结构内在狭窄的畸形,在临床上十分罕见,发生率为 1/(2.5 万 ~5 万新生儿)。先天性食管狭窄伴发其他畸形者占 17%~33%,主要伴发畸形有心脏畸形,肠闭锁,中肠扭转,肛门直肠畸形,尿道下裂,头、面、四肢畸形和染色体异常。先天性食管狭窄中一部分病例在食管下端有异位的气管软骨,气管软骨残留由胚胎发育畸形引起,治疗时必须将异位的气管软骨切除。获得性食管狭窄是指各种原因导致的食管损伤继发的狭窄,常见的原因包括化学烧伤、外伤、反流性食管炎继发食管下端狭窄等。

食管狭窄的治疗包括非手术疗法如食管扩张、支架等。内镜下手术治疗是经胃镜行黏膜下瘢痕或食管肌层环肌切开。经上述治疗症状不能缓解者需要手术治疗。由于食管缺乏弹性,只有切除食管在 1~2cm 时可以直接进行食管吻合。切除食管过长时需考虑食管替代,常用的方法包括胃上提食管吻合和结肠代食管等。

二、相关解剖

胸腔内食管走行于后纵隔,位于气管的左后方。经食管裂孔进入腹腔。腹腔段食管很短,延续于贲门。食管的血液供应较丰富。颈段食管由甲状腺下动脉的分支供血;胸部上段食管由支气管动脉及降主动脉的食管支供血;胸部下段由胸主动脉或肋间动脉的小支供血;腹段则由腹主动脉的膈动脉终支供血。

食管本身的静脉有黏膜下静脉丛及周围静脉丛,黏膜下静脉丛穿过肌肉至食管周围丛。食管上段静脉通过甲状腺下静脉汇入上腔静脉,食管下段静脉直接汇入奇静脉系统。

食管主要由迷走神经的分支及部分喉返神经的分支所形成的交感神经和副交感神经支配:颈段食管由上、下颈交感神经节支配;胸段食管由第 4 及第 5 胸结节和大小内脏神经节支配;胸段食管下部由大内脏神经分支支配;腹段食管由腹腔丛的分支支配。

食管的前方自上而下有气管、气管隆嵴、左喉返神经、主动脉弓、左主支气管、右肺动脉、心包、左心房和横膈。后方有颈椎、胸椎及胸椎与食管间的食管后隙,该后隙内有奇静脉、半奇静脉、胸导管和右肋间后动脉。食管的两侧为胸腔,食管右侧除奇静脉弓外,皆与胸膜相贴,在右肺根以下,胸膜突至食管后方,形成食管后隐窝。右侧尚有奇静脉弓及右迷走神经。左侧食管在主动脉弓以下段及 T_7 以下段与胸膜相贴外,中间段则不相贴。食管左侧自上而下尚有左颈总动脉、左锁骨下动脉、主动脉弓末段、胸主动脉、胸导管上段及左迷走神经。

食管在无粘连的情况下容易游离,但要注意伴行的迷走神经。胸腔镜下食管吻合术可以选择俯卧位或侧卧位,多选择经左侧进胸。麻醉常规选择气管插管全身麻醉。较大儿童可以采用单肺通气,但在婴幼儿单肺通气困难时双肺通气下也可完成手术。

三、适应证及禁忌证

(一) 适应证

食管狭窄影响吞咽,保守治疗无效;病变段较短,预计可以直接进行食管吻合者。

(二) 禁忌证

1. 一般情况差,重要脏器功能不全,难以耐受麻醉。
2. 既往有胸腔或食管周围手术史,估计胸腔内粘连严重。
3. 胸腔严重感染。
4. 难以纠正的贫血及凝血功能障碍。
5. 其他不宜行该手术的情况。

四、术前准备

1. 详细了解病史及全身情况。对部分病例要与贲门失弛缓症鉴别。
2. 血液学相关检查,包括血常规、肝肾功能、凝血全项等。
3. 食管造影,确定狭窄位置(图 2-3-1)。
4. 必要时进行胸部 CT 等影像学检查,以了解食管毗邻的异常解剖情况。

五、手术步骤(以右后入路为例)

(一) 麻醉、体位及切口设计

1. 麻醉 静脉 - 吸入复合麻醉,双腔或气管插管。
2. 体位 手术体位依个人习惯。一般小婴儿选择经右胸俯卧位,类似先天性食管闭锁手术入路。较大儿童经左胸平卧位,将左侧垫高 30° 左右,左上肢外展固定。
3. 切口 选择依个人习惯,一般采用 3 个切口(图 2-3-2)。推荐观察孔在腋中线第 5 肋间隙;操作孔在腋前线第 3 肋间隙和腋后线第 6 肋间隙。

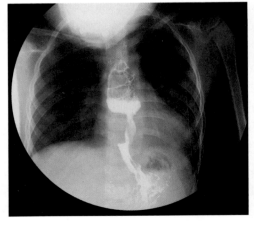

图 2-3-1 食管造影检查确定狭窄部位

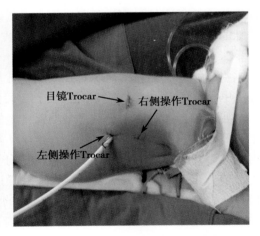

图 2-3-2 体位选择及 Trocar 部位选择

（二）操作步骤

1. 打开纵隔胸膜，找到食管（图 2-3-3）。

2. 小心游离食管，找到需切除部分。如位置不易确定，需要靠术中胃镜引导并标记（图 2-3-4）。

3. 充分游离食管至浆膜暴露清晰后切除病变食管（图 2-3-5）。必要时术中送冰冻病理以确认异位气管软骨。近远端食管要多游离一些，以便吻合时尽量减少张力。

4. 全层缝合食管后壁（图 2-3-6、图 2-3-7）。如果张力偏高选择间断缝合。

5. 选择合适的胃管置入吻合口（图 2-3-8）。

6. 吻合食管前壁（图 2-3-9）。

7. 检查吻合口，后纵隔放置引流管（图 2-3-10）。

8. 取出标本，关闭创口。

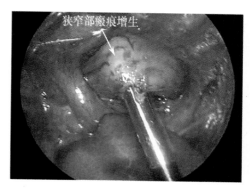

图 2-3-3　胸腔探查，寻找食管及狭窄部位

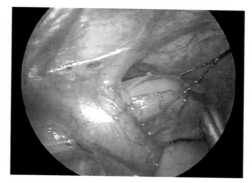

图 2-3-4　游离食管，牵引线牵拉

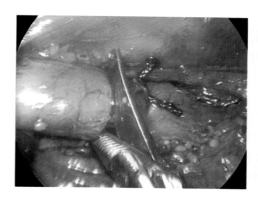

图 2-3-5　切除病变食管

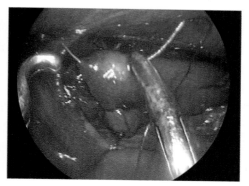

图 2-3-6　吻合后壁前手术视野

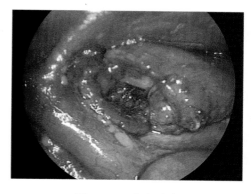

图 2-3-7　吻合后壁

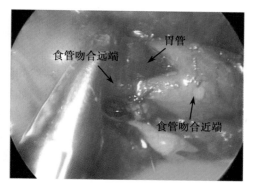

图 2-3-8　吻合前将胃管在直视下经吻合口置入远端食管

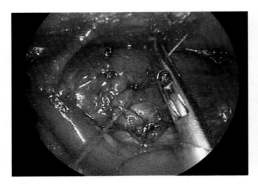

图 2-3-9 吻合食管前壁

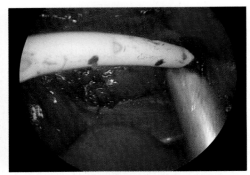

图 2-3-10 检查后,放置后纵隔引流管

六、术中注意事项

1. 儿童期食管吻合的病例很多存在胸腔内粘连,如食管化学性烧伤、食管闭锁吻合后狭窄或继发食管气管瘘等。在游离食管的时候通常层次不清楚。但大多数患儿食管的肌层很厚,游离时应尽量靠近食管肌层。食管中上段吻合时注意勿伤及气管;而在食管中下段游离时要注意膈神经。由于迷走神经全程伴行于食管两侧,游离食管时尽可能予以保护。但在粘连严重的病例几乎无法暴露。

2. 狭窄段必须切除充分。在操作时由于狭窄段以上的食管多有明显扩张,故切除的上界比较容易确认;下界由于扩张不明显,术中无法用手触摸,所以有时确定下界的切除位置有困难。对于术者而言,如食管切除过长则无法实现端端吻合,会倾向于少切食管,所以可以选择分次少量切除狭窄部分或纵行剖开来确定下界切除范围的方法。

3. 根据食管两个断端自然状态下的距离决定食管近端和远端继续游离的程度。由于食管血运的特点,尽量少游离,有利于吻合口血运的保护,但如果不做充分的游离则吻合口张力过大,这是术者会担心的情况。所以游离食管时要选择二者间的平衡。在食管两断端距离 2cm 时吻合一般不困难,4cm 时尽管张力大,也还可以缝合,距离再远时则缝线容易撕脱。在游离食管时,中下段的吻合需要多游离下段食管,有时需要打开部分食管裂孔;中上段吻合时要尽量游离上端食管,特别要分开食管与气管间粘连。

4. 缝线的选择与食管间距离有关。张力不大时 5-0 可吸收线就足够,张力增加时缝线相应加粗。张力大时,缝合前可以在两端食管浆肌层加做减小张力线,如果食管全层不够厚可以将食管浆肌层缝线与对端的椎前筋膜牵引以减小张力。另外,与张力相关的问题是食管吻合两端的口径。由于近端常处于较为扩张状态,口径相差较大时远端需要相应在背侧切开,此时要考虑缝合前壁时张力增加。

5. 缝合第一针时要注意打结力度,常需要打外科结以避免松脱。缝合后壁时推荐间断缝合。尽管在腔内间断缝合费时,但缝合时较易控制力度。牵拉时一旦缝合线将食管切割撕开,则补救十分困难,甚至因此要中转开胸及改变术式。

6. 后壁吻合后放置的胃管不宜过粗,以免增加吻合口张力。

7. 前壁吻合采用连续或间断缝合均可。

8. 一般单层吻合即可。但针距要密,一般间隔 2mm 左右。

9. 食管周围血管少,手术视野很少出血。如果有活动性出血应检查是否误伤肺脏或肋间血管。

10. 应准备好预案。术中如果食管断端距离远或缝合时食管壁缝线撕脱需考虑开胸、开腹改做食管替代手术。一般中下段食管选择胃上提,中上段食管选择结肠代食管。

11. 慎重选择食管纵切横缝术式。一般仅在食管气管瘘时考虑此术式。

七、术后处理

1. 麻醉恢复后可拔出气管插管。

2. 纵隔引流管一般留置 5~7 天。

3. 术后 2 天左右复查胸部 X 线片。

4. 术后 7 天左右恢复饮食。如果引流管干净,没有感染迹象可以不再造影。

八、术后并发症及处理

胸腔镜手术常见并发症基本同开胸手术。处理也大致相同。

1. 术后气胸　一般是术中肺组织的副损伤所致。早期纵隔引流管可以引出气体。如果是迟发性气胸应怀疑吻合口瘘。

2. 吻合口瘘　是食管吻合的常见并发症。在充分引流的情况下多数可自愈。如果长时间不能愈合,则需考虑再次手术。

3. 远期并发症　食管狭窄和反流多见。吻合口狭窄一般经数次扩张治疗后可缓解。反流可以药物治疗或加做胃底折叠。

(黄柳明)

推荐阅读资料

[1] 谷奇,李旭,李龙,等. 胸腔镜食管吻合治疗小儿先天性气管软骨食管异位症. 中华小儿外科杂志,2011,32(12):887-889.

[2] 赵英敏,李龙,叶辉,等. 胸腔镜在婴幼儿食管吻合术中的应用. 北京医学,2007,29(3):188.

[3] CHOWDHARY S K,KANDPAL D K,AGARWAL D,et al. Endoscopic esophageal substitution for pure esophageal atresia and wide gap esophageal atresia:a report of five cases with minimum follow-up of twelve months. J Pediatr Surg,2015,51(3):360-363.

[4] DAVENPORT K P,MOLLEN K P,ROTHENBERG S S,et al. Experience with endoscopy and endoscopy-assisted management of pediatric surgical problems:results and lessons. Dis Esophagus,2013,26(1):37-43.

[5] ISHIMARU T,IWANAKA T,KAWASHIMA H,et al. A pilot study of laparoscopic gastric pull-up by using the natural orifice translumenal endoscopic surgery technique:a novel procedure for treating long-gap esophageal atresia(type a). J Laparoendosc Adv Surg Tech A,2011,21(9):851-857.

[6] NG J,LOUKOGEORGAKIS S P,PIERRO A,et al. Comparison of minimally invasive and open gastric transposition in children. J Laparoendosc Adv Surg Tech A,2014,24(10):742-749.

[7] PARILLI A,GARCÍA W,MEJÍAS J G,et al. Laparoscopic transhiatal esophagectomy and gastric pull-up in long-gap esophageal atresia:description of the technique in our first 10 cases. J Laparoendosc Adv Surg Tech A,2013,23(11):949-954.

[8] URUSHIHARA N,NOUSO H,YAMOTO M,et al. Thoracoscopic and laparoscopic esophagoplasty for congenital esophageal stenosis. J Pediat Surg Case R,2013,1(12):434-437.

[9] VAN DER ZEE D C,BAX K N. Thoracoscopic treatment of esophageal atresia with distal fistula and of tracheomalacia. Semin Pediatr Surg,2007,16(4):224-230.

[10] WORKUM F V,FRANKEN J,POLAT F,et al. Laparoscopic esophageal resection with intrathoracic anastomosis-functional and safe. Eur J Surg Oncol,2012,38(9):869-870.

第四章
胸腔镜下肺叶切除术

一、概述

胸腔镜肺叶切除术具有创伤小、术中视野好、术后并发症少、住院时间短、美容效果确切等优点，现已广泛应用于成人胸外科手术治疗各种肺部疾病。1979年，Rodger等首次报道了儿童胸腔镜的应用，但由于儿童肋间隙狭窄、胸腔空间相对狭小、术中单肺通气困难等原因，影响术中手术视野的暴露和器械操作活动度，极大地增加了手术难度，使得儿童胸腔镜仅局限于进行肺、胸膜活检等简单手术，肺叶切除等技术要求较高、操作较复杂的手术开展较困难，即使在发达国家，胸腔镜肺叶切除术仍然处于探索阶段。近年来，随着儿童微创技术与腔镜设备的发展，儿童胸腔镜肺叶切手术逐步开展，并证实该技术用于儿童同样具有较好的可行性。

二、相关解剖

肺位于胸腔内纵隔两侧，被脏层胸膜所包绕，胸膜在肺门下方转折并交会融合形成下肺韧带。左肺被斜裂分为上叶和下叶，右肺被斜裂和水平裂分为上叶、中叶、下叶。

血管处理是完成肺叶切除的关键。肺叶静脉位置相对固定，下肺静脉位于下肺韧带顶端下叶肺根部下份；左侧上肺静脉常位于斜裂前端，右侧上肺静脉一般位于斜裂靠外侧处，中叶静脉一般位于中叶前面靠近斜裂处。肺叶动脉位置相对多变，下叶动脉为肺动脉终末主干，左侧常位于斜裂后上份，右侧位于水平裂中份；上叶动脉往往为肺动脉主干的2~4个分支，左侧较右侧分支多，依次分布于肺叶根部纵隔侧至斜裂靠内侧。中叶动脉分支常位于斜裂前方或纵隔胸膜内（图2-4-1、图2-4-2）。

三、适应证与禁忌证

（一）适应证

1. 叶内型隔离肺症。
2. 肺囊性腺瘤样畸形。
3. 肺肿瘤。
4. 严重支气管扩张症。
5. 先天性叶性肺气肿。

（二）禁忌证

主要与胸腔内操作空间不足有关，如弥漫性肺气肿术中肺叶无法塌陷、反复感染胸腔严重粘连、肺部病灶急性感染期、肺部巨大肿瘤等。遇到该类情况，建议转为开放或直接采用开放手术方式。

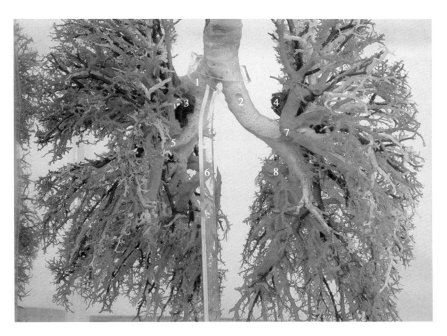

图 2-4-1 肺血管支气管解剖正面观

1. 右主支气管;2. 左主支气管;3. 右肺动脉干;4. 左肺动脉干;5. 右上肺静脉;6. 右下肺静脉;7. 左上肺静脉;8. 左下肺静脉。

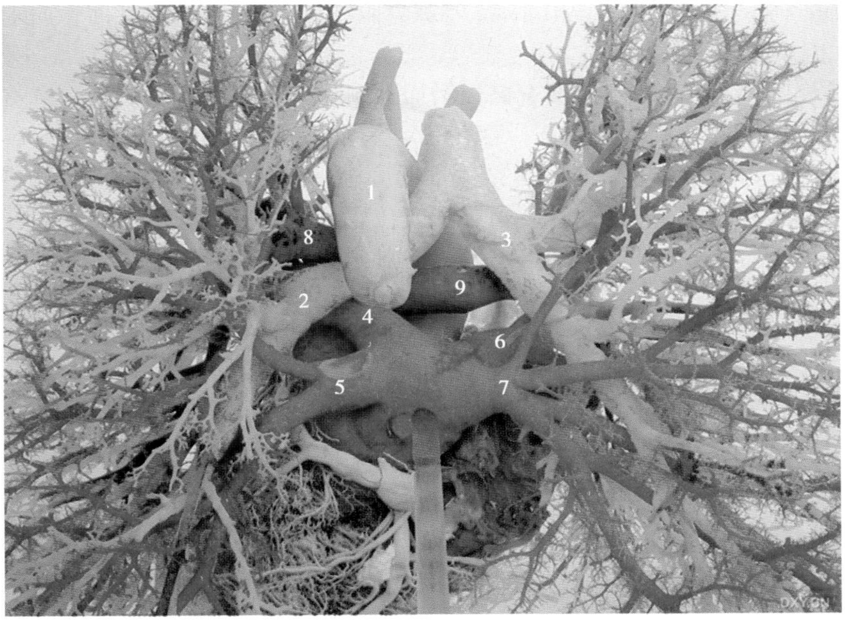

图 2-4-2 肺血管支气管解剖背面观

1. 主动脉;2. 左主支气管;3. 右主支气管;4. 左上肺静脉;5. 左下肺静脉;6. 右上肺静脉;7. 右下肺静脉;8. 左肺动脉干;9. 右肺动脉干。

四、术前准备

1. 详细了解病史及全身情况,应重点了解是否发生肺部感染病史。

2. 血液学相关检查,包括血常规、肝肾功能、凝血功能等。术前常规配型备血。

3. 胸部普通 CT 可以明确病变的部位、大小、与周围血管及组织的关系,增强 CT 对叶内型隔离肺症有诊断意义,并能详细了解隔离肺来自主动脉的独立供血动脉(图 2-4-3)。

4. 有肺部感染时,应积极使用抗生素控制感染,感染彻底控制后再行手术。

5. 胸腔镜手术仪器和手术器械准备

(1) 手术仪器:胸腔镜,光源,气腹机。

(2) 普通胸腔镜手术器械:Trocar,电钩,腔镜抓钳、分离钳、剪刀,腔镜持针器,腔镜吸引器,推结器。

(3) 胸腔镜胸腺切除术特殊手术器械:胸腔镜双关节卵圆钳。

(4) 机械缝合器械:合成夹或 Hem-o-lok,超声刀或 LigaSure,Endo-GIA。

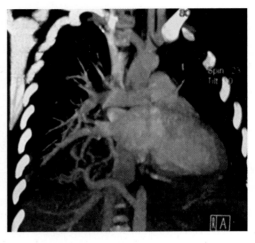

图 2-4-3　来自腹主动脉的隔离肺独立血供

五、手术步骤

(一) 麻醉、体位及切口设计

1. 麻醉　静脉 - 吸入复合麻醉,气管插管。单肺通气:10 岁或体重 30kg 以上患儿可用双腔气管插管,10 岁或体重 30kg 以下患儿可用 Univent 管球囊阻塞器,或直接将气管插管插入健侧主支气管。当单肺通气操作困难时也可双肺通气。

2. 体位　健侧卧位,尽量将腰肋部垫高,以增加术侧肋间隙宽度(图 2-4-4)。

3. 切口　在不同的医疗单位切口选择存在一定差异。一般采用 3 个切口(图 2-4-5):观察孔,腋中线第 7 肋间隙;操作孔,腋前线偏前第 4 或第 5 肋间隙;辅助操作孔,腋后线偏后第 9 肋间隙。若术中操作较困难,特别是未行单肺通气者,可在适当位置加做切口帮助牵引肺叶。有单肺通气者,操作孔可直接做成 1~2cm 小切口以便于操作;若无单肺通气,因需维持人工气胸,所有操作孔均需用 Trocar 以保持胸腔密闭。

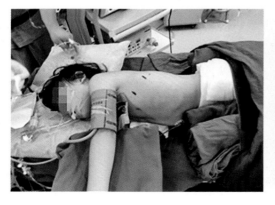

图 2-4-4　常规体位

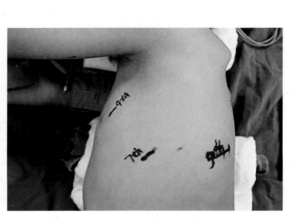

图 2-4-5　切口的选择

（二）操作步骤

上叶及中叶肺切除与下叶肺切除流程基本类似,仅因血管位置不同而有差异。

1. 下叶肺切除

（1）胸腔镜仔细探查辨认肺叶结构、叶间裂发育情况,了解病变位置及胸腔内是否有粘连（图2-4-6）。无单肺通气者需先建立人工气胸,维持压力 4mmHg,流量 1L/min,待肺逐渐塌陷、赢得操作空间后再行探查。

（2）提起并牵引肺下叶,暴露下肺韧带,从下肺韧带开始,向上用电钩切开下肺韧带直至肺门处,暴露下肺静脉,将其游离、夹闭并切断（图2-4-7、图2-4-8）。对于部分小婴儿,为避免先离断静脉、后离断动脉导致肺淤血肿大影响操作,可先游离肺静脉,在离断肺动脉后再将静脉离断。

（3）继续从后面切开纵隔胸膜,从前面向后上方切开叶间裂脏层胸膜,左侧在叶间裂靠后上方,右侧在斜裂与水平裂交接处稍前方处暴露下肺动脉（图2-4-9）。下肺动脉一般为该侧肺动脉主干的终末支,大部分在入下肺之前已分为 2~3 支,可将其逐一离断（图2-4-10）。

（4）用电钩仔细分离切断肺门处下叶与纵隔之间的连接组织,暴露出位于下肺静脉前上方、下肺动脉前下方的支气管,在紧靠肺叶处将其离断并封闭断端（图2-4-11）。

（5）剩余发育不全的叶间裂用 Ligarsure 或 Endo-GIA 离断并封闭（图2-4-12）。

（6）切除肺叶后,将第 9 肋间隙切口扩大,伸入 Endo-bag 将切除肺叶装袋后取出。

（7）胸腔冲洗,检查创面有无出血和漏气,吸净后从第 7 肋间隙切口安放胸腔闭式引流管,膨肺后关闭切口（图2-4-13、图2-4-14）。

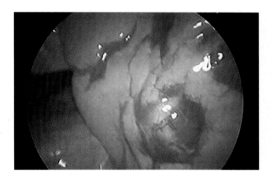

图 2-4-6　辨明肺叶病变位置

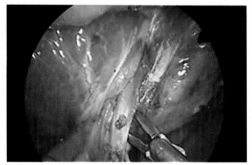

图 2-4-7　游离下肺静脉

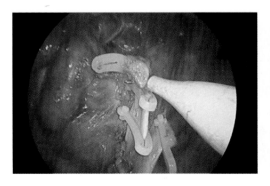

图 2-4-8　夹闭并切断下肺静脉

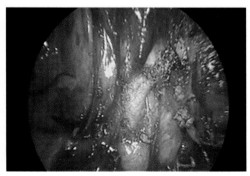

图 2-4-9　游离下肺动脉

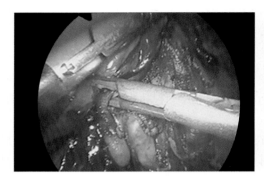

图 2-4-10 游离肺动脉后将其夹闭切断

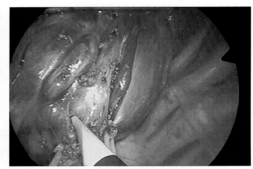

图 2-4-11 游离并处理肺叶支气管

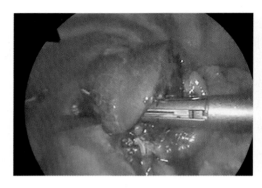

图 2-4-12 用 Endo-GIA 离断支气管及发育不全的叶间裂

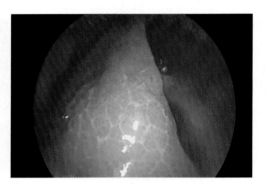

图 2-4-13 冲洗胸腔,观察残端有无漏气及渗血

2. 上叶肺切除

(1)从肺门顶部开始,向下用电钩切开前面纵隔胸膜,直至叶间裂处,沿叶间裂向后继续切开脏层胸膜,逐一游离出肺动脉主干到上叶的分支。肺动脉到上叶的主要分支一般有 2~4 支,左侧较右侧分支多,常分布在上叶肺根的前面中分和叶间裂的靠前分,游离后将其逐一夹闭、切断。

(2)从后方继续切开纵隔胸膜,右侧在斜裂的后份,接近斜裂肺胸膜与后方纵隔胸膜交界处,左侧在斜裂前份,接近斜裂与前方纵隔胸膜交界处,游离出上肺静脉,将其夹闭、切断。

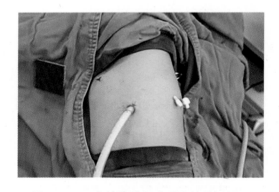

图 2-4-14 安放胸腔闭式引流并关闭切口

(3)继续向上游离切断肺上叶与纵隔间相连的结缔组织,暴露后方上叶支气管,游离后切断,并封闭断端。

(4)切除剩余发育不全的叶间裂,取出切除的上叶肺,冲洗胸腔并安放胸腔闭式引流管,关闭切口。

3. 中叶肺切除

(1)电钩打开中叶前面纵隔胸膜,并向后下打开叶间裂内的脏层胸膜,在中叶根部靠下方暴露肺动脉到中叶的分支,将其游离、夹闭、切断。

(2)从前向后切开中叶与下叶之间斜裂内的肺胸膜,在水平裂靠后侧暴露中叶静脉,将其离断。

（3）继续切开中叶与上叶叶间裂胸膜及后方纵隔胸膜,游离切断肺中叶与纵隔间相连的结缔组织,暴露中叶支气管,游离后切断,并封闭断端。

（4）切除剩余发育不全的叶间裂,取出切除的上叶肺,冲洗胸腔并安放胸腔闭式引流管,关闭切口。

六、术中注意事项

（一）胸腔操作空间的获得

一定的视野和操作空间是所有腔镜手术能够进行的前提,术中建立健侧单肺通气为其创造了有利条件,同时也使肺门处结构尤其是血管暴露更加清晰。双腔管插管是目前应用最广泛也最成熟的一种方式。但最小型号的双腔管直径为28F,不能用于体重30kg(10岁左右)以下儿童,故在儿童病例中常选择另外两种方法:一种是将气管插管直接插入健侧主支气管;另一种则是在儿童中得到广泛应用的 Univent 管球囊阻塞器阻断患侧支气管。

在建立单肺通气困难的小婴儿病例中,通过建立人工气胸同样可以顺利完成手术。维持气胸压力 4mmHg,流量 1L/min,使肺初步萎陷;然后与麻醉医师配合,尽量降低潮气量和通气压力峰值,加大通气频率,同时用操作钳轻轻挤压肺叶,使肺完全萎陷和不张来获得操作空间。

（二）血管的处理

镜下肺叶血管的处理是该手术的重点。成人病例因肺叶血管粗大,难以用血管夹夹闭,一般采用线性切割闭合器进行处理。儿童病例中,目前常用的处理方式包括缝线结扎、血管夹夹闭、LigaSure 闭合等。

对于叶内型肺隔离症病例,应先找到来自主动脉的隔离肺独立血供,将该动脉处理后再进行常规肺叶切除(图 2-4-15、图 2-4-16)。

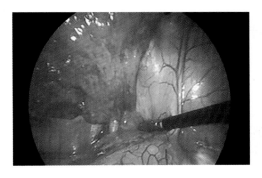 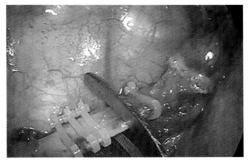

图 2-4-15　找到病变肺叶及其异常独立供血动脉　　　　图 2-4-16　处理异常供血动脉

（三）支气管的处理

处理支气管的方法主要有两种:①用线性切割闭合器进行处理;②在新生儿和低龄婴幼儿中常用的方法是将其切断后缝合,或将主干游离至远处分支,分别夹闭其分支。

（四）发育不全的叶间裂的处理

发育不全的叶间裂的处理方法目前有两种:①线性切割闭合器,具有处理速度快、效果确切等优点;②在小婴儿甚至新生儿病例中可使用 LigaSure 逐一封闭叶间裂内肺泡和小血管后切断发育不全的叶间裂。

（五）胸腔粘连的处理

胸腔粘连是影响手术时间和手术能否顺利完成的主要因素。肺与胸壁间的粘连易于松解,与纵隔侧间的粘连因有损伤大血管和神经的风险,松解较困难,操作困难时,应考虑中转开放手术。

七、术后处理

1. 常规术后处理

(1) 拔除气管插管后返回麻醉复苏室或病房观察生命体征及引流情况。

(2) 吸氧、心电监护。

(3) 必要时人工辅助排痰(包括呼吸训练、雾化吸入、支气管镜吸痰)。

(4) 术后第 2 天或第 3 天复查胸部 X 线片或 CT。根据影像学结果及胸腔引流情况决定何时拔除胸腔引流管。

2. 术后止痛 可予以止痛治疗,减轻患者痛苦,并加强深呼吸、咳嗽等术后呼吸功能锻炼和排痰。

八、术后并发症及处理

1. 术后常规吸氧、心电监护 24 小时,注意观察生命体征是否平稳。

2. 保持胸腔闭式引流管通畅,注意记录引流情况、引流量和引流物性状,重点了解有无术后出血和漏气发生。

3. 注意加强患儿术后拍背、咳嗽、咳痰、深呼吸等训练,并辅以抗生素预防感染,雾化吸入帮助痰液排出,避免术后发生肺不张、肺部感染等并发症。

4. 术后 2~3 天复查胸部平片或 CT,结合胸腔闭式引流的引流量,决定是否拔除引流管。

5. 若术后胸腔闭式引流管持续有气体漏出,可暂予以观察,小的肺泡性漏气一般 1~3 天后可自行愈合。若持续有大量气体漏出,或考虑有支气管胸膜瘘发生,应注意保持胸腔闭式引流管通畅,并加强观察病情变化,根据患儿后续情况,决定下一步处理方式。

6. 若引流管内有持续较大量鲜红液体引出,应考虑术后出血可能,根据引流量的多少、变化情况及患儿的一般情况及生命体征,决定保守治疗或再手术治疗。

(徐 畅)

推荐阅读资料

［1］徐畅,罗启成,杨晓东等.儿童胸腔镜下肺叶切除术 8 例.临床小儿外科杂志,2013,12(2):117-119.

［2］BIGNON H,BUELA E,MARTINEZ-FERRO M. Which is the best vessel-sealing method for pediatric thoracoscopic lobectomy? J Laparoendosc Adv Surg Tech A,2010,20(4):395-398.

［3］KAMAYA H,KRISHNA P R. New endotracheal tube (Univent tube) for selective blockade of one lung. Anesthesiology,1985,63(3):342-343.

［4］KOONTZ C S,OLIVA V,GOW K W,et al. Video-assisted thoracoscopic surgical excision of cystic lung disease in children. J Pediatr Surg,2005,40(5):835-837.

［5］TANAKA Y,UCHIDA H,KAWASHIMA H,et al. Complete thoracoscopic versus video-assisted thoracoscopic resection of congenital lung lesions. J Laparoendosc Adv Surg Tech A,2013,23(8):719-722.

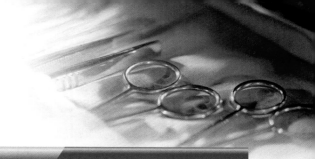

第五章
胸腔镜下纵隔肿瘤切除术

一、概述

纵隔是两侧胸膜腔之间器官的总称,纵隔内有主动脉、气管、心脏、食管、胸腺等许多重要脏器,由于先天发育异常或后天性原因,形成占位病变,称为纵隔肿瘤。原发肿瘤中以良性多见,但也有相当一部分为恶性。纵隔内组织器官丰富,由三个胚层发育而成,因而可发生多种相应组织来源的肿瘤,如前上纵隔肿瘤多为畸胎瘤、淋巴瘤、胸腺瘤、淋巴管瘤等;中纵隔肿瘤多为心包囊肿、支气管囊肿等;后纵隔肿瘤多为神经源性肿瘤,如神经母细胞瘤、神经节细胞瘤、神经纤维瘤及肠源性囊肿等。儿童后纵隔恶性肿瘤发生率约占 30%。

(一)常见纵隔肿瘤

1. **畸胎瘤** 可发生于纵隔的任何部位,多位于前纵隔,分为囊性、实性及囊实性,由外、中、内三胚层组织构成,可有软骨、平滑肌、支气管、肠黏膜、神经血管等成分。体积小者,常无症状,多在体检 X 线检查中发现。若瘤体增大压迫邻近器官,则可产生相应器官的压迫症状。胸部 X 线片及 CT 见肿物位于前纵隔,并突向一侧胸腔,内含脂肪、骨骼、牙齿等多胚层组织结构;侧位片气管及心影向后移位。甲胎蛋白阳性,β- 人绒毛膜促性腺激素水平增高。肿瘤增大可占据一侧胸腔,压迫气管,并有胸腔积液;患侧胸廓饱满,心音低钝或遥远。肿瘤起源于心包内者,与主动脉外膜紧密粘连,营养血管可直接来自主动脉。婴儿期可有心包压塞表现。源于后纵隔者与食管粘连,不易分离。

2. **淋巴瘤** 儿童恶性淋巴瘤常见为非霍奇金淋巴瘤,肿大淋巴结融合成巨大分叶状肿块,突向两侧肺野,可伴有肺门淋巴结肿大,也可侵入肺组织形成浸润性病变、胸腔积液或心包积液。本病病程短,症状进展快,常伴有周身淋巴结肿大、不规则发热、肝脾肿大、贫血等。影像学检查示肿大淋巴结位于气管两旁及两侧肺门,可侵犯前中纵隔。患儿常因支气管受压变窄而出现呼吸困难。

3. **胸腺瘤** 胸腺位于前上纵隔,心包前上方,可异位至颈部及后纵隔。良性胸腺增生常不影响呼吸,短期激素如泼尼松治疗可使之缩小。结节性胸腺增生常偶然发现。约 15% 胸腺瘤患儿有重症肌无力表现,而重症肌无力发现胸腺瘤者占 80% 左右。胸腺瘤占原发性纵隔肿瘤的 1/5~1/4,男女发病相当。肿瘤 30% 为恶性,30% 为良性,40% 为潜在或低度恶性。良性者常无症状,偶在 X 线检查时发现。若肿瘤体积较小,密度较低,紧贴于胸骨后,X 线检查较难发现。胸腺瘤多邻接升主动脉,故可有明显的传导性搏动。按组织学特点可分为淋巴细胞型、上皮网状细胞型、上皮细胞和淋巴细胞混合型等。良性者轮廓清楚光滑,包膜完整,并常有囊性变;恶性者轮廓粗糙不规则,可伴有胸膜反应。胸腺瘤手术切除效果良好。但若手术切除不彻底,有复发和浸润转移的可能。必要时需进行骨髓穿刺检查。

4. **心包囊肿** 多位于中纵隔右侧心膈角处,构成心包膨出的一部分,可与心包腔相通或不相通,为由间皮细胞组成的薄壁含液囊肿。心包囊肿属良性,患儿常无症状,多为偶然发现。

5. **支气管囊肿** 属先天性,10岁以下儿童多见,多位于气管、支气管旁或气管隆嵴、肺门周围或肺实质内,可导致咳嗽、哮喘、反复肺炎甚至肺气肿。病理检查见软骨、平滑肌及呼吸道上皮组织。具有支气管上皮或软骨形成的薄壁、含黏液肿物,呈灰色或粉红色,可单发或多发。胸部X线显示阴影位于气管隆嵴下方,或肺门处,若囊肿与支气管相通,可见液平面。CT对本病或小儿原因不明的气道梗阻可明确诊断。囊肿与周围疏松含气组织附着较松,易于分离,但与气管及支气管粘连紧密,甚至有蒂直接相连,应结扎切断。必要时遗留小部分,并电灼破坏囊壁上皮,以免引起气管损伤。

6. **神经源性肿瘤** 起源于交感神经节(神经节细胞瘤、神经节母细胞瘤和神经母细胞瘤等)、肋间神经(神经纤维瘤、神经鞘瘤、神经肉瘤等)和副神经节细胞(副神经节瘤)等;儿童恶性者以神经母细胞瘤最为多见。多数病例无症状,于胸部X线检查时偶然发现。小婴儿肿物突然增大可引起呼吸道症状、霍纳综合征或脊索压迫、下肢逐渐无力、肌萎缩,可有突然下肢瘫痪。良性者影像学显示肿瘤边缘清楚,压迫椎间孔使其扩大,肋骨和脊椎产生光滑压迹;恶性者常引起骨质破坏,肿块较大分叶,神经母细胞瘤可见肿瘤钙化。CT和MRI可以显示脊柱内的病变。尿香草扁桃酸(VMA)阳性。肿瘤的营养血管常来自主动脉或肋间血管,有时需结扎肋间血管,或切除瘤体紧密相连的肋骨。肿瘤多与神经相连,以肋间神经居多,其次为交感神经链、臂丛和迷走神经。术前发现肿瘤已延伸至椎管内,或呈哑铃状,完全摘除有可能损伤神经根和脊髓,且难以止血,可由神经外科与胸外科医生分期或协同手术。

7. **肠源性囊肿** 位于后纵隔或颈部,与食管相连或相通,囊内衬食管或胃上皮细胞,囊外为平滑肌。肿物小者无症状,一旦增大压迫气管引起呼吸梗阻或反复肺炎。囊肿黏膜出现胃上皮细胞成分时,有溃疡形成。囊肿一旦穿破至食管或肺,则可发生呛咳、咯血。胸部X线、超声及CT是重要诊断方法。必要时亦可应用MRI和同位素检查。当肠囊肿与脊柱畸形同时出现时,称为神经源性肠囊肿。

(二)临床表现

由于纵隔肿瘤包括多种不同的肿瘤,根据肿瘤的部位、性质及反应而表现各异。儿童胸腔容量小,故较成人易出现症状和体征。但大体临床表现可分为三类。

1. **无症状** 不少肿瘤无症状,只在X线检查时偶然发现。

2. **常见症状** 胸痛,如有剧烈疼痛的患儿,大部分因肿瘤侵入骨骼或神经,为恶性肿瘤的常见症状。肿瘤若压迫气道,早期即可发生咳嗽、喘鸣、呼吸困难等。

3. **局部症状**

(1)剧烈疼痛。

(2)上纵隔肿瘤可压迫上腔静脉,引起颈部静脉怒张及面颈和上胸部水肿。

(3)交感神经受压时可有霍纳综合征。

(4)迷走神经受压或被侵犯时可发生声音嘶哑。

(5)位于脊椎椎间孔部的哑铃形肿瘤可引起脊髓压迫,而出现下肢麻木或瘫痪。

(6)食管受压发生咽下困难。

(三)治疗原则

因肿瘤或囊肿有发生恶变的可能,囊肿还可发生感染,绝大多数患儿应行外科手术治疗,如无症状的良性肿瘤和囊肿,在无手术禁忌证的情况下,也应手术切除。部分纵隔肿瘤,如胸腺瘤,在术前难以确定其为良性还是恶性,如不及时手术,有贻误治疗时机的可能。明确诊断后应及时手术治疗。部分远距离广泛转移者,或估计难以切除,或与重要器官相连的恶性肿瘤患儿,必要时可考虑先行肿瘤活检,根据病理结果应用化疗或放疗,待肿瘤缩小后再行手术治疗。恶性肿瘤切除后,应按其病理种类,加用化疗或放疗。

二、相关解剖

纵隔是指上界为胸廓入口,下界为膈肌,前界为胸骨,后界为脊柱的两侧胸膜腔之间的器官总称。

纵隔内组织器官丰富,由三个胚层发育而成,因而可发生多种肿瘤,且多具有其好发部位一定的组织来源,为便于确定纵隔疾病的起源,人为地将纵隔划分区域,常用的有四分法和九分法。上纵隔位于T_4与胸骨柄下缘平面以上,此区主要包含大血管、气管、部分胸腺及淋巴,因此易发生胸腺瘤、淋巴瘤、支气管囊肿等;前纵隔位于上纵隔与膈肌之间,前界为胸骨,后界为心包,其内主要有疏松含气组织和胸腺,易发生淋巴瘤、胸腺瘤、畸胎瘤、精原细胞瘤、淋巴管瘤;后纵隔为心包后的所有组织,包括脊椎旁沟,内有降主动脉、食管、迷走神经、交感神经链、胸导管、奇静脉和半奇静脉系统,易发生神经源性肿瘤、支气管囊肿及肠源性囊肿;中纵隔为心包前缘与胸椎前缘之间,内有心脏、心包、升主动脉、气管、主支气管和淋巴结,易发生心包囊肿、支气管囊肿。畸胎瘤也可发生于心包内或后纵隔。临床上也常将纵隔分为前上纵隔、中纵隔、后纵隔三部分。前上纵隔位胸廓入口至膈肌,前界为胸骨,后界为心包前壁。后纵隔为椎体前缘向后至肋骨,上界胸廓入口,下界为膈肌。中纵隔包括前上纵隔和后纵隔之间的所有组织结构。

三、适应证与禁忌证

(一) 适应证

纵隔内囊性、实性或囊实相间性肿物。

(二) 禁忌证

1. 既往有患侧胸部手术史或胸膜腔感染史,胸膜肥厚粘连严重。
2. 心肺功能严重损害、恶病质,不能耐受手术和麻醉者。
3. 可能为血管瘤、动脉瘤的囊性肿物。
4. 巨大实性为主的肿物。
5. 怀疑恶性,同时已有胸膜或其他部位转移的纵隔肿瘤。

四、术前准备

(一) 常规检查

血常规、血生化、凝血功能、肿瘤标记物及手术相关常规检查,如血型、乙型肝炎五项等;术前常规胸片、心电图、心脏彩色多普勒超声检查;术前重要检查,如纵隔超声、胸部增强 CT 检查,有助于了解病变大小、位置及与周围组织关系等信息。

(1) 超声检查:是一项无创检查,可作为首选和常规的检查方法。超声检查可以了解病变的范围、位置及与纵隔内及周围大血管关系,对于有经验的超声科医生,常能提示肿瘤可能的性质及能否应用细针穿刺方法进行活检。

(2) 增强 CT 扫描及三维重建:可以明确肿瘤大小、位置及与肺组织、胸腔内大血管等重要组织的关系,根据肿瘤位置、来源及 CT 值等信息可以大致对肿瘤的性质进行分析判断,指导手术入路。利用三维重建技术,能更加直观地了解肿瘤与周围大血管等组织的关系,有助于手术方式的选择,是最常用的诊断方法之一。

(二) 其他相关准备

术前留置胃管,用于排空胃内容物,了解肿瘤与食管关系,留置导尿管用于术中了解尿量,监测液体出入量,建立至少 2 条外周静脉通路,必要时开放深静脉通路及动脉血压监测。术前备血。

五、手术步骤

(一) 麻醉方式与体位

气管插管全身麻醉,健侧卧位。如为大年龄患儿,可考虑采用双腔气管插管,单肺通气。

(二) Trocar 位置

根据肿瘤在胸腔内位置高低,常可选取腋中线第 7 或第 8 肋间隙切口,气腹针建立人工气胸后,放置第 1 个 Trocar,置入胸腔镜观察胸腔。放置第 2 个、第 3 个 Trocar 可在胸腔镜监视下操作,切口的位置可呈扇形或倒三角形分布,用于放置抓钳、电钩、吸引器、超声刀等。

（三）肿瘤的分离

电钩打开肿瘤外壁层胸膜后,钝性和锐性交替分离肿瘤。分离至肿瘤仅剩基底部时,电钩或超声刀等处理基底部,完整切除肿瘤。分离过程中对于细小血管,可用电凝直接凝固,对于直径较粗的血管,需使用超声刀、钛夹等止血。如肿瘤为囊性且范围较大,基底暴露不清时,可打开囊壁,吸净囊内液,抓钳提起囊壁后小心分离,直至基底部。必要时亦可增加第 4 个 Trocar 用于辅助暴露肿瘤,或于胸壁进针带牵引线缝合并提起囊肿。

（四）肿瘤的取出

肿瘤切除后,一般采用一次性标本袋取出,避免造成切口污染或肿瘤细胞种植转移。如为实性肿物取出困难时,可将腋前线附近切口扩大 1~3cm,于标本袋内,剪碎肿物分块取出或粉碎机粉碎后取出。

（五）关胸

彻底止血,温灭菌蒸馏水冲洗胸腔及手术切口,如肿瘤与食管、气管、肺等组织关系密切,应检查有无漏气。清点器械物品无误后,逐层缝合伤口。常规放置胸腔闭式引流管。

六、术中注意事项

1. 术中需要注意肿瘤与周围组织关系,特别是与食管、气管、神经及大血管的关系。

2. 囊肿如未发生过感染,一般与周围组织少有致密粘连,剥离时比较容易。

3. 如有出血,可先进行压迫止血,吸引器吸净视野中的出血,电凝止血或缝扎止血。如仍有活动性出血,应立即在邻近出血部位行小切口辅助或中转开胸。

4. 术中如肿瘤与肺组织粘连紧密,并考虑肿瘤为恶性情况下,必要时可应用切割缝合器对局部肺组织进行裁剪切除。

5. 对于巨大胸腔内占位,对肺组织压迫明显,在切除肿瘤后,应注意防止复张性肺水肿的发生并及时处理。

6. 前纵隔肿瘤要注意与无名静脉的关系,勿损伤无名静脉。后纵隔神经源性肿瘤,有时基底大,游离时要注意止血。对肿瘤的供应血管可用钛夹或超声刀等夹闭。

七、术后处理

1. 术后当天需禁食、禁水,术后需根据肿瘤与食管关系情况逐渐过渡饮食。

2. 胸腔闭式引流管在术后 2~3 天根据引流量情况决定是否拔除,拔除前行胸片检查。术后 5~7 天出院。

3. 对于胸腔内巨大占位病变,术后常不能顺利拔除气管插管,必要时转监护室或 ICU 呼吸支持。

八、并发症及处理

1. 出血 如有出血,可先压迫,吸净后电凝、钛夹或缝扎止血。如仍不能止血应立即在出血部位附近做小切口辅助或中转开胸手术。术后需注意观察胸腔引流液量及颜色等情况。

2. 淋巴漏、乳糜胸 淋巴管瘤、食管囊肿等术后常易发生,切除囊肿过程中需注意结扎与其相连的细管状物,尤其囊肿位于左上纵隔或右后纵隔时。如出现淋巴漏、乳糜胸经保守治疗无好转,应考虑行胸腔镜下乳糜管结扎术。

3. 食管瘘 前肠囊肿常与食管关系密切,甚至与食管共壁,术中易损伤食管黏膜。术中离断肿瘤根部时视野暴露一定要清楚。术中发现食管瘘时可于胸腔镜下进行修补。如修补困难,在瘘口附近做小切口辅助或中转开胸手术。术后密切观察胸腔引流情况。

4. 气管瘘 气管囊肿常与气管关系密切,有时有骨性物与气管连接融合,游离囊肿基底时一定要小心。如有骨性物与气管连接可残留融合部分,电灼黏膜或用碘等烧灼。术毕胸腔内注水检查,如有漏气,立即修补。

5. 术后呼吸、循环衰竭 部分肿瘤巨大造成心、肺受压影响呼吸、循环功能,一般情况差,术后呼吸衰竭发生率较高。

九、手术难点分析

1. 小心分离周围大血管、食管、气管、神经等重要组织;如有出血及时处理,保持手术视野暴露清楚。

2. 如腔镜下止血效果欠佳,及时辅助小切口或中转开胸。

3. 对于囊肿与气管或食管共壁情况的处理,需防止损伤气管或食管,引起气管瘘或食管瘘,术中应仔细检查,如出现瘘的情况,及时修补。

(曾 骐)

推荐阅读资料

[1] 陈鸿义,王俊. 现代胸腔镜外科学. 北京:人民卫生出版社,1997.

[2] 曾骐,张娜,贺延儒. 电视胸腔镜在小儿胸部外科手术中的应用. 中华小儿外科杂志,2007,28(10):512-514.

[3] 赵凤瑞. 普通胸部外科学. 沈阳:辽宁教育出版社,1999.

[4] 周乃康,崔忠厚,梁朝阳. 胸部微创外科手术学. 北京:人民军医出版社,2005.

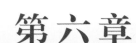

第六章
先天性膈疝修补术

一、概述

先天性膈疝（CDH）是由于单侧或双侧膈肌缺损，导致腹腔内脏器官疝入胸腔，从而引起一系列病理生理变化的先天性疾病，常伴有其他畸形和心肺发育异常。膈疝可对心肺功能及全身状况造成不同程度的影响，是新生儿外科危重症之一。目前其病因及发病机制尚未明确，有研究认为本病的发生与遗传因素和环境有害因素共同作用有关，其发病率为 $1:5\,000{\sim}1:2\,500$，病死率高达 50%~60%。目前基础和临床的研究已明确，虽然膈肌缺损是 CDH 的基础病理特征，但患儿存活率不能根本改变的关键原因却是其合并的肺发育不良和肺动脉高压，因此对 CDH 合并肺发育异常的研究已成为一个热点。

虽然近年来胎儿外科技术有了很大进步，但外科膈肌修补术治疗仍然是从根本上治疗 CDH 的主要手段。目前 CDH 外科手术方式包括开放手术和腔镜手术两种。尤其 2003 年报道首例新生儿膈疝微创手术后，随着微创外科的快速发展，越来越多的中心开始对新生儿 CDH 行腔镜下膈疝修补术治疗。

二、相关解剖

CDH 的膈肌缺损位于后外侧，多为左侧。缺损范围大小不一，形状各异。多数病例前侧膈肌发育尚好，后侧发育不良或缺如；少数病例一侧膈肌几乎完全缺如，只有胸肋部残存一些膈肌组织。部分膈疝有疝囊，呈薄膜状，由胸膜和腹膜两层浆膜构成。在有疝囊者，进入胸腔的腹腔脏器数量受到限制，因而胸腔脏器受压的程度也较轻。相反，在没有疝囊的病例，大量肠管等腹腔脏器位于患侧胸膜腔，胸腔脏器受压程度较重。CDH 最常见的疝入脏器是小肠。由于在胎儿发育时期，肠管疝入胸腔导致肠固定或旋转不良，盲肠和阑尾亦可进入胸腔；胃、脾和肝的一部分在有的病例中亦可见到。膈疝疝孔大者一般不致嵌顿。疝环较小者则可发生钳闭，使胸内肠管膨胀扩大，加重肺和心脏受压，甚至发生胸内肠祥绞窄、坏死。

三、适应证与禁忌证

1. 适应证　对于婴幼儿及年长儿 CDH 采用两种微创手术途径均可进行修补治疗，但对于新生儿病例则建议采用胸腔镜途径。腔镜手术治疗 CDH 具有暴露清楚、损伤小、恢复快、切口美观等优点，术中可同时对全腹及盆腔进行探查，实行多病联合治疗。但是术中如果发现膈肌裂孔较大需要补片修补时，应考虑中转开放手术，以降低术后复发率。

2. 禁忌证　合并严重的心肺功能不良者。

四、术前准备

一旦诊断明确,即予禁食、补液、胃肠减压、吸氧,必要时予气管插管辅以机械通气管理呼吸,维持适当温度、调节葡萄糖稳态,适当镇静,根据病情变化对症处理,争取手术机会。机械通气指征:①吸入气中的氧浓度分数(FiO_2)为 0.6,动脉血氧分压(PaO_2)<50mmHg 或经皮血氧饱和度 <85%(发绀型先天性心脏病除外),pH<7.25;②动脉血二氧化碳分压($PaCO_2$)>60.70mmHg 伴 pH<7.25;③严重或药物治疗无效的呼吸暂停;具备任意一项者即应用机械通气。

五、手术步骤

1. 胸腔镜入路

(1) 体位和 Trocar 位置:将患儿置于手术床头右侧,右侧卧位,左上臂上抬使肩胛下角抬高至第 5 肋间隙平面。监视仪置于手术床尾左侧,主刀医生站于手术床头侧,取肩胛下角第 6 肋间隙皮纹小切口长约 5mm,依次分离皮下各层至胸膜,麻醉医生使肺萎陷后撑开胸膜,直视下将 5mm Trocar 置入胸腔,导入 CO_2 气体,压力维持在 4~8mmHg,置入 30° 观察镜,再于第 5~7 肋间隙肩胛下角线与脊柱连线中点和第 5~7 肋间隙与左腋前线交点分别取 3mm 小切口,戳孔置入 3mm Trocar,建立操作通道(图 2-6-1)。

(2) 还纳疝内容物:在气胸压力及操作钳辅助下,将疝内容物复位至腹腔,暴露膈肌缺损,观察膈肌缺损大小(图 2-6-2)。

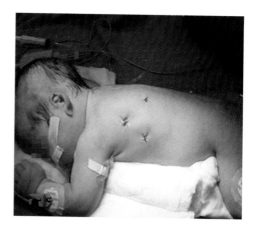

图 2-6-1　体位与 Trocar 位置

(3) 修补膈肌:如直接缝合缺损,将疝囊(如有)推向腹腔侧,用 2-0 带针不可吸收线间断缝合缺损膈肌,从张力小的缺损两侧开始向中间缝合(图 2-6-3),如行膈肌折叠,则将疝囊或菲薄的膈肌拉向胸腔侧并展开,行褥式缝合并折叠,缝合完成后,拔除操作器械,缝合切口,待麻醉清醒、患儿情况平稳后可拔除气管插管。

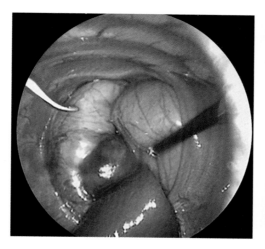

图 2-6-2　还纳疝内容物

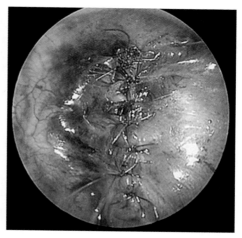

图 2-6-3　修补缝合膈肌裂孔

2. 腹腔镜入路

（1）体位和 Trocar 位置：患儿为头高足低位。于脐正中、左上腹、右上腹分别放置 3 个 Trocar，放入操作器械（图 2-6-4），置镜观察膈肌病变类型、部位、程度及有无合并病变。

（2）还纳疝内容物：用无损伤钳将疝内容物（如肠管和脾脏）还纳入腹腔（图 2-6-5），然后在疝囊颈水平用剪刀切开疝囊内层的腹膜（图 2-6-6），将其游离切除（图 2-6-7）。

（3）修补膈肌：以 2-0 带针丝线穿腹壁并导入腹腔，线尾留于腹壁外以便于缝合后提拉牵引。由左后向右前方向连续全层或间断缝合疝环膈肌裂孔，针距 0.8cm，不放置胸腔闭式引流管（图 2-6-8）。

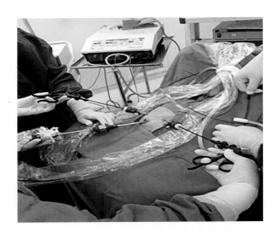

图 2-6-4　Trocar 位置

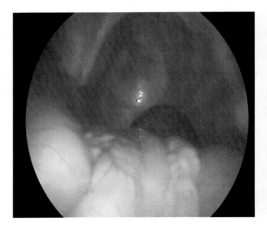

图 2-6-5　还纳疝内容物，见膈肌缺损

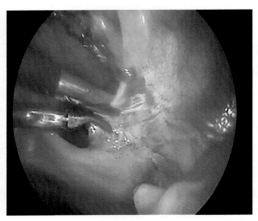

图 2-6-6　疝囊颈水平用电剪刀切开疝囊内层的腹膜

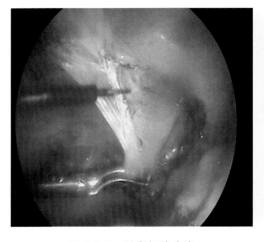

图 2-6-7　游离切除疝囊

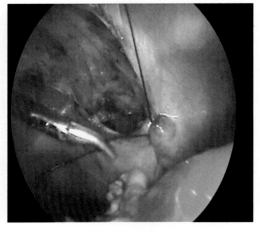

图 2-6-8　修补缝合膈肌裂孔

六、术中注意事项

1. 术中体位要保持头高位,使肝、脾及肠管下垂,腹腔低压气腹状态下即可清晰暴露膈下区域。

2. 腹腔镜入路,选择 Trocar 置入部位时,要靠近肋缘,不可像其他上腹部手术将 Trocar 置于中下腹部,这样会使器械距离病变过远,造成操作不便。

3. 新生儿食管壁、胃壁、膈肌相对较薄,手术钳夹和牵拉时,必须轻柔缓慢,避免引起组织损伤。

4. 气腹压力大小对判断膈肌发育程度非常重要,对膈肌发育较差者,适当降低气腹压力可减小膈肌张力,使其接近自然状态,术者更容易把握缝合的张力。

七、术后处理

患儿术后常规予呼吸机辅助呼吸,静脉使用抗生素、补液、支持治疗,维持适当温度、调节葡萄糖稳态,适当镇静,根据血气分析结果调整酸碱及电解质平衡,同时注意预防切口感染、切口裂开、肺部感染、硬肿症等并发症,复查胸片,观察患侧肺膨胀是否良好,有无气胸及胸腔积液等情况(图2-6-9、图2-6-10),保证患儿生命体征及血氧饱和度平稳。

八、术后并发症及处理

1. 腹腔脏器损伤　还纳疝内容物时要轻柔,避免肠管、肝、脾撕裂。

2. 膈肌修补不全,疝复发可能　手术缝合过程中要从多个角度观察膈肌缺损,避免遗漏。

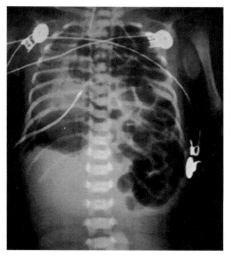

图 2-6-9　术前肠管疝入胸腔内

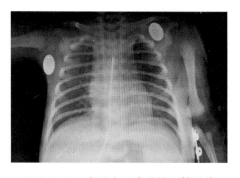

图 2-6-10　术后疝入胸腔的肠管消失

(马丽霜)

推荐阅读资料

［1］黄金狮,陈快,戴康临,等.经胸腔镜手术治疗先天性膈疝的体会.中华小儿外科杂志,2012,33(5):340-343.

［2］李龙,李索林.小儿腹腔镜手术图解.广州:第二军医大学出版社,2005.

［3］李正,王慧贞,吉士俊.实用小儿外科学.北京:人民卫生出版社,2001.

［4］马丽霜,李龙.腔镜手术与开放手术治疗新生儿膈疝的对比研究.中华小儿外科杂志,2014,35(8):599-602.

［5］马丽霜,张悦,刘树立,等.腔镜手术治疗新生儿及婴幼儿膈肌发育缺陷.临床小儿外科杂志,2013,12(2):103-106.

［6］CRAIGIE R J,MULLASSERY D,KENNY S E. Laparoscopic repair of late presenting congenital diaphragmatic hernia. Hernia,2007,11(1):79-82.

［7］LAO O B,CROUTHAMEL M R,GOLDIN A B,et al. Thoracoscopic repair of congenital diaphragmatic hernia in infancy. J Laparoendosc Adv Surg Tech A,2010,20(3):271-276.

［8］TSAO K,LALLY P A,LALLY K P. Minimally invasive repair of congenital diaphragmatic hernia. J Pediatr Surg,2011,46(6):1158-1164.

第七章

膈膨升膈肌折叠术

一、概述

由于先天或后天因素所导致的横膈异常抬高统称为膈膨升（eventration of the diaphragm），虽然严重的先天性膈膨升由于存在明显的呼吸道症状而需要与存在囊袋的先天性膈疝进行鉴别，但绝大多数的膈膨升通常都是由于其他原因拍摄胸片时被偶然发现（图 2-7-1）。

先天性膈膨升源于膈肌发育不良，又称为非麻痹性膈膨升，多见于男性患儿，男女比例约为 2∶1，且罕有双侧膈肌同时受累病例。后天性膈膨升则被视为麻痹性膈膨升，又称为获得性膈膨升，源于各种原因所导致的膈肌麻痹，多见于臀位产过程中第 3、第 4 颈神经牵拉或被产钳钳夹颈部的新生儿，还可见于先天性心脏病患儿术中损伤膈神经，其他因素还包括感染、炎症及肿瘤压迫等。

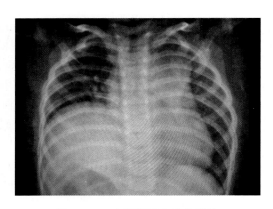

图 2-7-1　右侧膈膨升胸片影像

膈膨升通常无特殊的临床症状，即便是在膈肌严重膨隆的病例中，不同的患儿也可表现为从喘息、反复呼吸道感染到活动受限及极度呼吸窘迫等轻重不一的症状。虽然 X 线前后位及侧位片即能对膈膨升作出判断，但胸部透视或超声检查仍是明确诊断及判断严重程度的必要手段，其目的是了解患儿是否存在反常呼吸运动。反常呼吸运动是导致严重通气障碍的直接原因，因此是膈膨升病例的绝对手术指征。当前，CT 或 MRI 检查也越来越普遍地被用于膈膨升的诊断，然而对于右侧膈膨升病例，由于肝脏的阻挡作用，尚难在术前通过非创伤性检查与先天性膈疝进行鉴别，有报道通过胸腔镜检查进行确诊，但并非必要性措施。

小型的膈膨升通常可不作处理；对于无明显症状的膈膨升病例，膈肌修补手术的实施与否取决于通气及灌注检查是否表明患侧肺功能损伤，肺功能损伤往往提示受压的肺叶将难以随患儿正常的生长发育得以同步生长。

膈肌折叠术是治疗膈膨升的常用手术方式，可经胸或经腹施行，虽然经胸手术能降低术中膈神经损伤的概率，并且是右侧膈膨升的推荐术式，但是，经腹入路实施膈肌折叠术的坚持者认为后者能同时探查是否存在腹腔脏器畸形，且在内镜治疗的条件下，气腹的状态比气胸对患儿通气及灌注的影响要相对较轻。但是由于胸腔镜下膈肌暴露更为清晰，且周围无脏器阻挡，手术实施便捷，故仍是当前微创治疗小儿膈膨升的主流。

二、相关解剖

正常生理状态下,横膈位于胸腹交界部,呈向上隆起的横纹肌性结构,其肌纤维附着于胸廓下口的周缘;胸骨部起自剑突后面,肋骨部起自下六对肋骨及其软骨,而腰部以左右两个膈脚的形式起自上 2~3 个腰椎,各部肌纤维向躯体中央移行于中心腱。主动脉、食管和下腔静脉从前至后分别于 T_{12}、T_{10} 和 T_8 水平经由各自的膈肌裂孔穿行于胸腹腔之间。上述结构需要在手术过程中加以区分辨认,以避免不必要的损伤,尤其是需要注意膈神经的走行:每侧膈神经主干均分成前支和后支,次级分支通常包含由前支延伸而来的胸骨丛及由后支延伸而来的两支,这些神经丛沿中央向两侧的走行方向,可避免缝线对膈神经肌动支的损伤,可防范相关并发症,进而保证膈肌折叠手术的效果,因此,缝合时应使折叠线于内前向后外侧方延伸(图 2-7-2)。

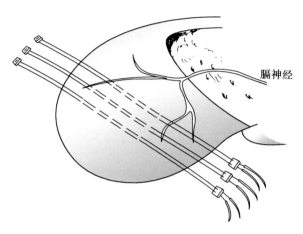

膈神经

图 2-7-2　膈神经在膈肌的走行,缝合过程中需避免损伤

三、适应证与禁忌证

(一)适应证

1. 术前膈膨升诊断明确,且胸部透视或超声检查存在反常呼吸运动。
2. 无严重心血管畸形及其他合并严重畸形。
3. 心肺功能稳定。

(二)禁忌证

1. 小型的膈膨升伴随轻度肺容量减少,需临床随访胸片。
2. 存在肺部感染。
3. 膈神经损伤而致膈膨升,如果膈神经功能可恢复,建议暂时给予临床随访。

四、术前准备

确诊的膈膨升患儿尚需综合评价其手术适应证及禁忌证,手术指征明确者方可纳入手术程序。手术径路可综合患儿具体病变部位、程度、年龄及手术医生习惯而定,但无论经腹腔镜还是经胸腔镜实施膈肌折叠修补,气管内麻醉仍是首选麻醉方案,建议开放动静脉通道,以动态监测术中中心血压及血气,同时有利于意外状况发生时的急救措施及时到位。

麻醉完成后,患儿需留置胃管并给予低负压持续吸引以降低胃腔张力;导尿管并不需要常规留置,可视患儿生命体征稳定与否而定;除非患儿术前即已经接受抗生素治疗,围手术期抗生素需按常规剂量在术前经静脉输注。

由于手术径路不同,患儿体位及手术医生站位亦有区别。经腹腔镜实施手术者,患儿通常置仰卧位,双下肢可略呈"蛙位",主刀医生站于患儿足侧,扶镜助手站于患儿右侧面向头端,洗手护士站于扶镜助手对侧。经胸腔镜接受膈肌折叠术患儿则置侧卧位,并使患侧位于上方,主刀医生站于患儿头端,扶镜助手站于患儿背侧,相应洗手护士站于扶镜助手对侧。调整体位后,需仔细检查受压部位是否以棉垫或硅胶护垫衬着,以防止相关部位缺血或神经损伤。

五、手术步骤

(一)经胸入路膈肌折叠术

左侧或右侧膈膨升均可经同侧胸腔入路实施膈肌折叠术,消毒铺巾前建议预先标记戳孔部位,见表 2-7-1。

表 2-7-1 胸腔镜下膈肌折叠术戳孔部位

编号	Trocar 尺寸 /mm	Trocar 用途	部位
1	5	观察孔	肩胛下角下缘
2	5	操作孔	第 5 肋间,腋前线
3	5	操作孔	第 4 肋间,腋后线

于患侧肩胛下角下缘处建立第一戳孔,以蚊式钳钝性戳开胸膜使患侧胸腔处于开放性气胸状态后置入首个 Trocar,从而避免盲穿可能导致的肺叶损伤或出血;胸腔镜探视 Trocar 就位后,经 Trocar 给予胸腔正压以致持续气胸状态,建议胸腔内压力维持在 5~8mmHg,流量控制在 0.8~1.0L/min,可等待 15~30 分钟再实施手术以有利于患侧肺叶内气体排出从而暴露膈肌。麻醉医生此时可采取低潮气量高呼吸频率的模式来维持患儿血氧交换,不需单肺通气。

通常在肺叶萎陷后,胸腔内正压将同时使隆起的膈肌向腹腔内塌陷并呈松弛状态,此时术者可钳夹膈肌中心部位并向头端牵拉使其处于张力最大状态,并辨认内翻折叠最佳的两侧进针部位,以使内翻折叠后膈肌处于张力状态,从而保证手术效果;于确定的最佳内翻缝合线中点部位缝合第一针,以 2-0 尼龙线或其他不可吸收线,采用多重缝合方式将冗余膈肌内翻缝合并使之在膈肌中部呈折叠状态,推结器打结;由此中心部位分别向内前方及后外侧方间隔 0.5~0.8cm 间断内翻缝合冗余膈肌,完成膈肌折叠,必要时可加盖缝合以增加膈肌张力。

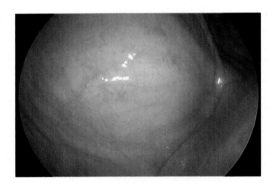

图 2-7-3 置入 Trocar 初期膈肌仍呈膨隆状态,肺叶未完全萎陷

退出 Trocar 前须再次检视胸腔内及各个穿刺戳孔部位是否存在活动性出血,退出最后 1 个 Trocar 前须在麻醉医生配合下尽可能排尽胸腔内气体,不需进行胸腔闭式引流,缝合戳孔肌层后,生物胶粘合或可吸收线缝合皮肤切口。术中操作见图 2-7-3~ 图 2-7-10。

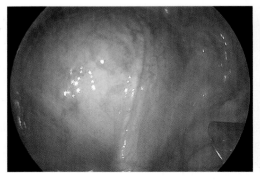

图 2-7-4 气胸建立 15 分钟后膈肌松弛,肺叶已萎陷,手术视野清晰

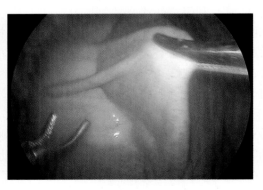

图 2-7-5 由中央提起膈肌以确认折叠手术起始进针部位

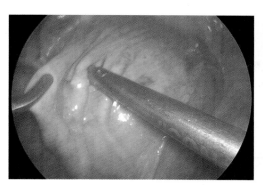

图 2-7-6　由拟定的膈肌折叠线中点起始多点入针作首次折叠,注意入针时需提起膈肌,以避免膈肌深部组织受损

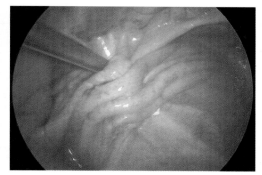

图 2-7-7　"U"字缝合后,推结器打结以抽紧缝线,避免线结滑脱

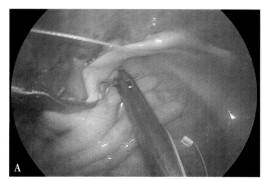

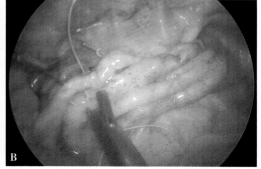

图 2-7-8　由折叠第一针处向前内侧(A)及后外侧(B)方向延伸折叠线逐次缝合

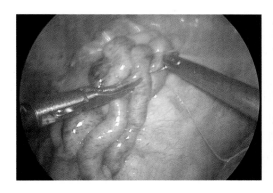

图 2-7-9　部分区域可进行加强缝合

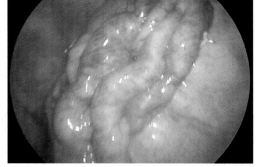

图 2-7-10　折叠手术完成后效果,检查胸腔内无渗液、渗血,退出 Trocar,由麻醉医生膨肺排出胸腔内气体后关闭戳孔

（二）经腹入路膈肌折叠术

经腹入路膈肌折叠术适用于左侧膈膨升患儿,经腹腔镜实施右侧膈肌折叠手术虽有报道,但并非主流术式,尚存在争议。由于经腹入路存在肝脏遮挡,因此手术过程中需使用肝叶推开器,一般采用四孔法实施手术,见表 2-7-2。

表 2-7-2　腹腔镜下膈肌折叠术戳孔部位

编号	Trocar 尺寸 /mm	Trocar 用途	部位
1	5	观察孔	脐孔
2	5	操作孔	左下腹
3	5	肝叶推开器	右下腹
4	5	操作孔	左侧肋缘下

　　经脐孔直视下置入首个 5mm 腔镜 Trocar 以避免气腹针盲穿可能引发的严重后果,置入腔镜确认 Trocar 在位后,建立气腹,建议气腹压力维持在 8~10mmHg,并注意检测气腹状态下患儿的生命体征及循环参数,若存在循环障碍,手术医生需及时将气腹压力调低至 5mmHg 以下,必要时中转开腹实施后续手术操作。

　　气腹状态稳定后,在腔镜引导下于其余戳孔部位逐次置入 5mm Trocar,使用无创抓钳依次向下牵拉肠道、胃及左侧肝叶和脾脏使其归于正常腹腔位置,并以肝叶推开器将肝左叶向右上方推开,必要时可经腹壁置入 2-0 缝针牵引肝圆韧带以更好暴露左侧膈肌,亦可离断左侧三角韧带进而充分暴露手术视野;左侧肝叶推开后,术者可进一步牵拉胃肠道将其置于中下腹部,在牵拉脾脏时则须通过钳夹膈肌边缘间接使脾脏复位,而避免直接接触脾脏或脾蒂血管而导致出血;膈肌完全暴露后,钳夹膈肌中心部位并向下牵拉使其处于张力最大状态,并辨认由前内侧向后外侧方向内翻折叠最佳的两侧进针部位,以使内翻折叠后膈肌处于最佳张力状态,从而保证手术效果;于确定的最佳内翻缝合线中点部位缝合第一针,以 2-0 尼龙线或其他不可吸收线,采用多重缝合方式将冗余膈肌内翻缝合并使之在膈肌中部呈折叠状态,推结器打结;由此中心部位分别向前内侧及后外侧方向间隔 0.5~0.8cm 间断内翻缝合冗余膈肌,完成膈肌折叠。

　　检查膈肌处于张力状态后,将左侧肝叶紧贴膈肌摆放到位,以防止胃肠道位于肝叶上方,通常脾脏将自行归位,不需过多处理;退出 Trocar 前须再次检查腹腔内及各个穿刺戳孔部位是否存在活动性出血,退出最后 1 个 Trocar 前须尽可能排尽腹腔内气体,缝合戳孔肌层后,生物胶粘合或可吸收线缝合皮肤切口。

六、术中注意事项

　　膈肌折叠缝合过程中,缝针的进针深度需仔细把握,以免穿透膈肌而损伤邻近脏器;进针前务必仔细检查膈血管及神经走行方向以避免相关并发症;经腹入路手术者,在回纳腹腔脏器过程中须避免损伤实质脏器,尤其是要加强对脾脏的保护,切忌直接钳夹脾脏或脾蒂血管。

七、术后处理

　　术后患儿通常迅速苏醒,可顺利拔管,而对于少数需带管呼吸的患儿,建议逐步降低呼吸机参数以利于拔管。术后通常不进行胸腔闭式引流。术后须及时复查床旁胸片以确认患侧膈肌复位效果(图 2-7-11),同时排除气胸可能,必要时可穿刺排气或进行胸腔闭式引流。

八、术后并发症及处理

　　术后应注意吸氧、拍背,经常变换体位,并监测血氧饱和度,必要时可超声雾化,目的是积极防止肺不张、肺炎等并发症的发生。一般经腹部途径还可以置鼻胃管减压,以

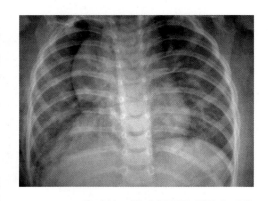

图 2-7-11　胸腔镜入路右侧膈肌折叠术后胸片影像

等待胃肠蠕动恢复。同其他手术一样补液,纠正水、电解质紊乱及酸碱平衡。

(潘伟华)

推荐阅读资料

［1］胡吉梦,吴晔明,王俊,等.腔镜手术治疗婴幼儿膈膨升24例临床分析.中华小儿外科杂志,2014,34(11):810-813.

［2］BLINMAN T A,ROTHENBERG S S. Laparoscopic repair of diaphragmatic defect-congenital diaphragmatic hernia(of bochdalek)and eventration//BAX K M A,GEORGESON K E,ROTHENBERG S S,et al. Endoscopic surgery in infants and children. Germany:Springer,2008.

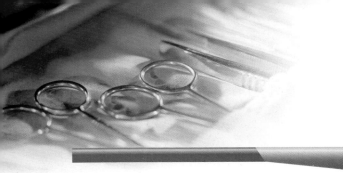

第八章

肺叶楔形切除术

一、概述

胸腔镜下肺叶楔形切除术(thoracoscopic wedge resection,TWR)是指在胸腔镜辅助下非依循肺组织解剖结构切除部分肺叶的手术操作(图 2-8-1),其与传统肺叶楔形切除术唯一的区别在于经微创途径实施,因此,仅能称其为全新的手术径路,而非新的手术术式。

虽然胸腔镜技术的开展最早可追溯到20 世纪初,然而在儿科的应用却开始于 20世纪 70 年代,其主要原因在于缺乏儿科专用的设备及器械,进入 20 世纪 90 年代以来,伴随着腔镜系统及其附属器械的不断完善,胸腔镜手术在儿科出现了快速发展,尤其在肺叶楔形切除术中的应用最为普遍。

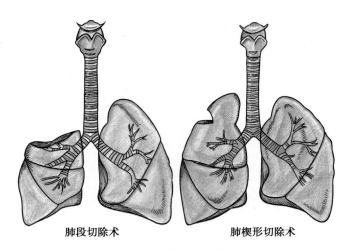

肺段切除术　　　　肺楔形切除术

图 2-8-1　肺叶楔形切除术示意图

在儿科人群中,胸腔镜下肺叶楔形切除术被广泛应用于肺间质性疾病的活检、肺大疱的切除、肺叶局限性感染灶清除及肺部肿瘤转移灶的切除等。而正是由于胸腔镜手术的微创特点,使得诸如肺间质性疾病及可疑的肺部局灶性疾病,可以不必过多考虑患儿全身状况,而可直接通过胸腔镜途径楔形切取可疑病灶,实现精确的病理诊断,为后续的治疗创造条件。与传统的开胸肺叶楔形切除术比较,胸腔镜径路下的并发症发生率及死亡率远低于前者。近年来,胸腔镜下肺叶楔形切除术已成为儿科肺叶楔形切除术的主流径路。

二、相关解剖

肺叶楔形切除术针对的是远离各肺叶主支气管及肺叶分支动静脉的病灶,切除病灶后需确保不影响残存肺叶组织的正常供血及气体交换功能。因此,即便不需要如同肺叶切除或肺段切除手术游离、结扎各自的分支血管和支气管,也需要对肺叶解剖结构熟练掌握,尤其是术前对病灶部位及其牵涉范围的评估必不可少。

每一肺叶由其独立的主支气管分支作为主干呈树状分布,同时有伴行的肺动静脉逐级过渡到肺泡表面的毛细血管网执行气体交换的功能。虽然相邻肺叶间存在叶间血管,甚至迷走血管,但通常位于中线部位,对符合肺叶楔形切除术指征的病例不构成风险。然而,即便是类似于肺间质性疾病这类弥漫于肺组织的病变通过楔形切除术以获取明确的病理诊断,完善的影像学检查仍不可或缺,除了常规胸部平片外,当前,高分辨率 CT 能够更好地提示典型病变的部位,有助于提高切取标本的病理阳性率;而在其他诸如肺大疱性疾病或转移性肿瘤结节类占位性病变中,CT 的使用除了进一步明确病变的解剖部位及性质外,还能进一步实施术前定位以利于楔形切除手术的精准操作。

三、适应证与禁忌证

（一）适应证

1. 不明原因的肺叶间质性疾病或不明病原体的肺感染性疾病,需要通过肺叶组织活检以明确诊断。

2. 位于肺叶表面的结节性病灶,可通过楔形切除术以得到完全切除或切取弥漫性结节病灶的部分以获得病理诊断。

3. 位于肺叶表面的实体肿瘤转移病灶的切除,如肝母细胞瘤肺转移灶。

4. 单个或多个位于肺叶表面的大疱性病变,如病变部位局限,或为保存足够的残肺容量(不适于行肺叶切除)。

（二）禁忌证

1. 结节性或转移性病灶位于肺叶中央,紧邻肺叶支气管。

2. 直接来源于主要分支支气管的肺叶大疱性病变。

四、术前准备

对于适用于胸腔镜下肺叶楔形切除术的儿童肺组织病变,其术前准备除疾病本身的常规及特殊检查外,均需通过高分辨率 CT 以明确病灶部位。即便是肺间质性疾病这类弥漫性病变的活检,为了提高活检组织的阳性率,高分辨率 CT 仍是不可或缺的术前措施。对于肺结节性病变,由于胸腔镜下难以获得传统开胸手术的触感,CT 引导下的术前病灶定位已经成为胸腔镜下肺叶切除术的常规措施。通常在手术当天通过 CT 定位后,取细针于拟手术切除部位穿刺,而术中通过观察出血部位来明确;也可在穿刺部位胸膜表面用稀释的亚甲蓝标记。

此外,需要关注患儿对胸腔镜下肺叶楔形切除术的通气耐受。虽然手术过程并不需要单肺通气的支持,然而由于术中患侧胸腔处于持续的正压状态,所以需要通气耐受评估。

常规气管插管麻醉,开放动静脉通道,以动态监测术中中心血压及血气,同时有利于意外状况发生时的急救措施及时到位。麻醉完成后,需留置胃管并给予低负压持续吸引以防止误吸;导尿管并不需要常规留置,可视患儿生命体征稳定与否而定;围手术期抗生素需按常规剂量在术前经静脉输注。

患儿通常为侧卧位,并根据病灶部位调整腹侧或背侧向上;常规放置腋下及下肢护垫以免相应部位的神经及血管的受压损伤(图 2-8-2)。主刀医生及扶镜助手的站位需根据病灶部位选择,如病灶位于腹侧,则手术医生站位于患儿背侧,监视仪位于患儿腹侧,相应洗手护士站于扶镜助手对侧。

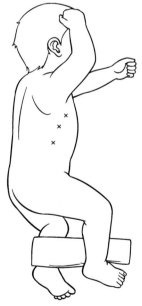

图 2-8-2 胸腔镜下肺叶楔形切除术患儿体位及戳孔部位

五、手术步骤

儿童胸腔镜下肺叶楔形切除术的操作不需要超声刀等特殊的能量平台类器械,对于体重低于 10kg 的患儿可根据病灶具体特点采用圈套器切取病变肺叶组织,通常情况下病变组织通过内镜下直线切割吻合器（Endo-GIA）裁取。由于后者外径一般为 10mm，且钉仓长度固定，因此需要根据病灶部位考虑 12mm Trocar 的放置部位，应尽可能远离病灶以利于操作。消毒铺巾前建议预先标记戳孔部位，通常情况下的戳孔部位见表 2-8-1。

表 2-8-1　胸腔镜下肺叶楔形切除术戳孔部位

编号	Trocar 尺寸 /mm	Trocar 用途	部位
1	5	观察孔	腋中线第 5 或第 6 肋间隙
2	5 或 12	操作孔	根据病变部位确定
3	5	操作孔	根据病变部位确定
4	5	操作孔	视病灶情况增加

于患侧腋中线第 5 或第 6 肋间隙建立第一戳孔，以蚊式钳钝性戳开胸膜使患侧胸腔处于开放性气胸状态后置入首个 Trocar（内径 5mm），从而避免盲穿可能导致的肺叶损伤或出血；30° 胸腔镜探视 Trocar 就位后，经 Trocar 给予胸腔正压以保证持续气胸状态，建议胸腔内压力维持在 4mmHg，流量控制在 0.8~1.0L/min，可等待 15~30 分钟再实施手术，以有利于患侧肺叶内气体排出，从而暴露足够的操作空间。此时，麻醉医生可采取低潮气量、高呼吸频率的模式来维持患儿血氧交换，不需单肺通气。

通常在肺叶退缩后，以 30° 胸腔镜探视确认病变部位，根据病灶部位并依据操作可行性安置第二、第 3 个 Trocar，通常情况下将执行圈套器或 Endo-GIA 的 Trocar（内径 5mm 或 12mm）置于远离病灶部位的肋间隙，而另 1 个 Trocar（内径 5mm）靠近相应病灶，通过该 Trocar 置入无损伤抓钳提起病变肺叶组织，将圈套器置于病灶近端并收紧，通常需要安置两道圈套器，于收紧后的圈套器远端切除病灶；病变组织可直接通过 Trocar 提出胸腔（图 2-8-3~ 图 2-8-5）。对于可疑的特异性感染病灶或肿瘤病变，则需要将病变组织置于标本袋内提出胸腔，以避免戳孔感染或种植。如果使用 Endo-GIA 裁取病变组织，则在无损伤抓钳提起病变肺叶组织后，置入适当尺寸的 Endo-GIA 钳夹于病灶近端，锁定后裁取病灶，必要时可根据病灶大小采用多次裁剪的方式获取病灶组织（图 2-8-6~ 图 2-8-10）。如果病灶部位特殊，可根据情况安置第 4 个 Trocar，由扶镜助手辅助便于病灶的暴露。

退出 Trocar 前须再次检查胸腔内及各个穿刺戳孔部位是否存在活动性出血，并吸净胸腔内渗液或渗血，退出最后 1 个 Trocar 前须在麻醉医生配合下尽可能排尽胸腔内气体。通常情况下不需进行胸腔闭式引流，缝合戳孔肌层后，生物胶粘合或可吸收线缝合皮肤切口。

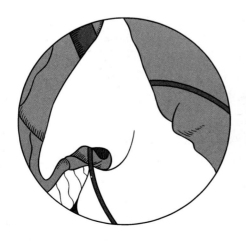

图 2-8-3　胸腔镜下用抓钳提起肺叶表面病灶组织，安置圈套器于病灶近端

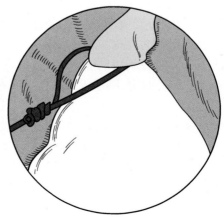

图 2-8-4　收紧第一道圈套器后，在其稍远端安置第二道圈套器

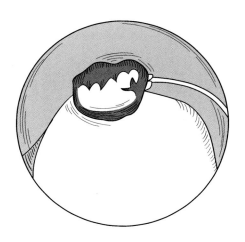

图 2-8-5　收紧第二道圈套器，切除病灶

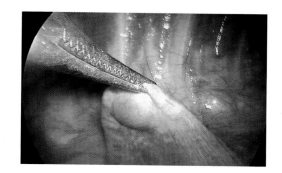

图 2-8-6　胸腔镜下用抓钳提起肺叶表面病灶组织

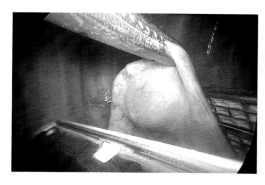

图 2-8-7　于病灶近端安置 Endo-GIA，切缘必须远离病灶

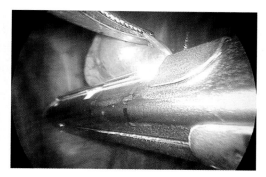

图 2-8-8　锁定并释放 Endo-GIA 钉仓

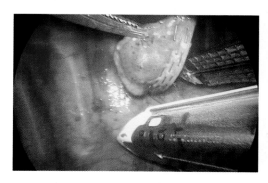

图 2-8-9　钉仓释放后，松开 Endo-GIA 可见病灶肺叶完全脱离

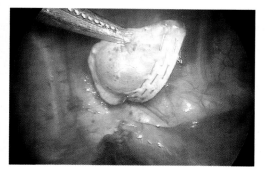

图 2-8-10　经 Trocar 通道直接提出肺叶病灶组织，必要时可使用标本袋取出病灶

六、术中注意事项

相对而言，胸腔镜下肺叶楔形切除术操作简便，创伤小，已经成为儿童肺叶楔形切除术的常规术式。然而，手术的成功实施除术前准确的定位外，术中对病灶的完整裁取也是关键，尤其对于较大的结节性病灶，在抓钳提起后圈套器或 Endo-GIA 锁定前需仔细评估病灶的完整性，必要时可以选择多次 Endo-GIA 裁取组织，同时可以通过安置第 4 个 Trocar，由扶镜助手帮助暴露。而对于肺大疱性病变，

为了裁取方便,在确认病灶边界后,可先戳破大疱,再实施裁取。

七、术后处理

术后患儿通常迅速苏醒,可顺利拔管。对于少数需带管呼吸的患儿,建议逐步降低呼吸机参数以利于拔管。术后通常不进行胸腔闭式引流。术后须及时复查床旁胸片以排除气胸可能,必要时可穿刺排气或进行胸腔闭式引流。

八、术后并发症及处理

由于胸腔镜下肺叶楔形切除术仅适用于肺叶表浅性病变的切除或活检,除相关疾病的特殊表现外,术后常见并发症仅限于气胸,且通常程度较轻,可通过胸腔闭式引流治愈。

(潘伟华)

推荐阅读资料

[1] SMITH J J,ROTHENBERG S S,BROOKS M,et al. Thoracoscopic surgery in childhood cancer. J Pediatr Hematol Oncol,2002,24(6):429-435.

[2] TOTHENBERG S S,WAGENER J S,CHANG J H T,et al. The safety and efficacy of thracoscopic lung biopsy for diagnosis and treatment in infants and children. J Pediatr Surg,1996,31(1):100-104.

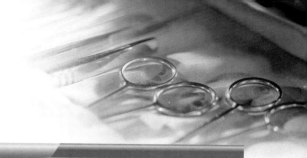

第九章
胸腔镜纵隔囊肿切除术

一、概述

儿童纵隔囊肿并不多见但来源很多。常见的有肠源性囊肿(包括食管重复畸形)、支气管囊肿(包括气管重复畸形)、畸胎瘤、纵隔淋巴管瘤等。病变大多位于中后纵隔,且位置深,周边常与心包、降主动脉、上腔静脉、膈神经、肺门血管、气管、食管等关系密切。手术时要非常熟悉纵隔的解剖。开胸手术时上述结构多暴露困难,而胸腔镜手术有一定的优势,并且由于其为单纯切除操作,不需要精细的重建,更适合纵隔囊肿的切除。

二、相关解剖

纵隔是左右纵隔胸膜及其间所包含的器官和组织的总称,其间有心脏及出入心脏的大血管、食管、气管、胸腺、神经及淋巴组织等。其前界为胸骨,后界为脊柱胸段,两侧是纵隔胸膜,向上达胸廓上口,向下达横膈。纵隔的位置略偏左侧,下部较上部宽大。通常以胸骨角和 T_4 下缘的假想平面,将纵隔分为上纵隔和下纵隔。

纵隔的相关解剖见本篇第五章。

三、适应证及禁忌证

(一) 适应证

边界清楚的纵隔囊肿,不合并感染或感染控制后。

(二) 禁忌证

1. 一般情况差,重要脏器功能不全,难以耐受麻醉。
2. 既往有胸腔手术史,估计胸腔内粘连严重,囊肿不易分离。
3. 囊肿感染、破溃,需要紧急开胸探查。
4. 囊肿巨大,侵犯大血管,术前评估胸腔镜无法完成。
5. 难以纠正的贫血及凝血功能障碍。
6. 其他不宜行该手术的情况。

四、术前准备

1. 详细了解病史及全身情况。
2. 血液学相关检查,包括血常规、肝肾功能、凝血全项等。
3. 胸部增强 CT 等影像学检查以了解囊肿毗邻的解剖情况(图 2-9-1)。
4. 肿瘤标记物检查。

5. 食管造影 / 支气管镜检查以了解囊肿与之是否相通。

五、手术步骤（选择囊肿偏向的一侧入路）

（一）麻醉、体位及切口设计

1. 麻醉　静脉 - 吸入复合麻醉，气管插管。

2. 体位　侧卧位，患侧略抬高，双上肢外展固定。

3. 切口　切口选择依个人习惯。一般采用 3 个切口。推荐观察孔在腋中线第 5 肋间隙；操作孔在腋前线第 3 和第 6 肋间隙（图 2-9-2）。

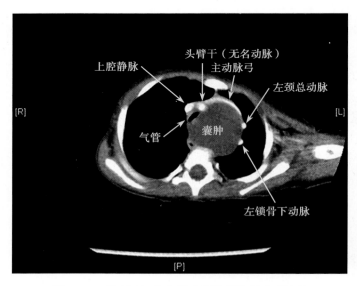

图 2-9-1　胸部 CT 检查明确囊肿部位及毗邻结构

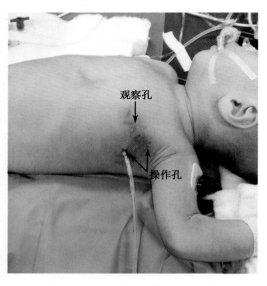

图 2-9-2　手术体位及 Trocar 部位

（二）操作步骤

1. 打开纵隔前确认膈神经，避免手术损伤。

2. 于囊肿突出部位打开纵隔，暴露囊壁（图 2-9-3）。

3. 经胸壁外穿刺长套管针或将囊肿刺破直接用吸引器吸出囊液（图 2-9-4）。

4. 由囊壁外小心游离，将囊肿完整剥离（图 2-9-5）。

5. 对于肠源性囊肿，如果囊壁与周围组织粘连，剥离困难时也可充分开窗，电灼囊肿内壁（图 2-9-6）。

6. 如果囊肿与食管有管道相通，则予以缝合。

7. 切除后确认周围组织无损伤（图 2-9-7）。

8. 根据手术情况决定是否放置引流管后取出标本，关闭创口。

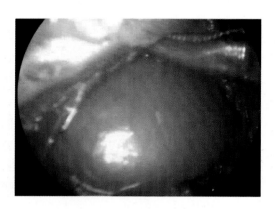

图 2-9-3　充分暴露囊肿

六、术中注意事项

1. 建立气胸进镜后不要急于操作。先认清纵隔解剖结构。确认膈神经走行避免误伤。观察囊肿与周围大血管的毗邻关系。

2. 囊肿前壁的胸膜游离要充分，以暴露清楚。

3. 穿刺时不必将囊液抽净。保留少量囊液有利于游离。张力不高时也可不必穿刺。

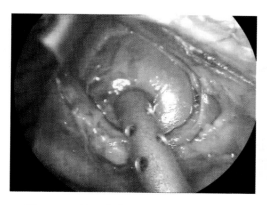

图 2-9-4　抽吸囊液,减小囊肿张力和体积

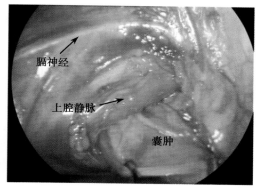

图 2-9-5　剥离囊肿,注意保护周边组织结构

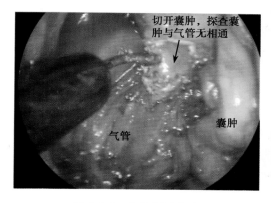

图 2-9-6　电灼囊肿内壁

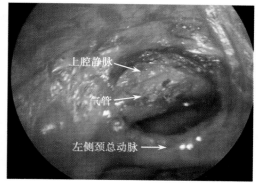

图 2-9-7　检查周边组织,确认无损伤

4. 游离囊壁前要先适应心脏搏动的节奏和幅度,以尽量避免心脏搏动的干扰。

5. 由于镜下显示很清楚,囊壁的游离尽量选择钝性剥离,处理小血管时可采用双极电凝。如采用单极电凝,使用电刀前一定确认电凝的位置。囊壁的剥离动作要足够轻柔,少量游离的出血可选择局部压迫止血。在纵隔内操作如周围结构暴露不清楚时切勿盲目电凝止血。

6. 在侧方入路下囊肿的后壁很难暴露,需通过对前壁的缓慢牵拉逐步暴露剥离。必要时要反复对照 CT,确认后壁周边的解剖标志和结构。

7. 如果囊壁与周围组织有粘连,则分离困难。是否转开胸手术取决于术者的经验。

8. 畸胎瘤需完整切除。对于肠源性囊肿,如果完整切除困难,可以残留少量囊壁组织,电凝损毁。

9. 术前或术中证实囊肿与食管相通者需要结扎或缝合。

10. 创面渗血时可选择压迫止血或填塞止血材料。

11. 损伤气管或食管情况少见,可以术中修补。

12. 损伤大血管时应立即开胸。

13. 对于多囊淋巴管瘤,特别是曾经有囊内出血的病例慎重选择胸腔镜手术。因其与血管间的分离会很困难。

七、术后处理

1. 麻醉恢复后可拔出气管插管。

2. 如放置纵隔引流管一般留置 2~3 天,引流量减少后拔出。

3. 术后 2 天左右复查胸部 X 线片。

4. 如果未进行食管修复,麻醉恢复后可以进食。

八、术后并发症的预防和处理

胸腔镜手术常见并发症基本同开胸手术。处理也大致相同。

1. 术后气胸 一般是术中肺组织的副损伤或损伤气管所致。酌情进行胸腔闭式引流。
2. 术后出血 一般术中妥善处理好很少发生。
3. 食管瘘 在充分引流的情况下多数自愈。
4. 远期囊肿 会有一定比例复发。多需再次手术。

（黄柳明）

推荐阅读资料

[1] 王正,张铮,杨超,等. 电视胸腔镜在小儿胸外科中的临床应用. 中华外科杂志,2002,40(6):401-403.

[2] FIEVET L,D'JOURNO X B,GUYS J M,et al. Bronchogenic cyst:best time for surgery? Ann Thorac Surg,2012,94(5):1695-1699.

[3] FRAGA J C,AYDOGDU B,AUFIERI R,et al. Surgical treatment for pediatric mediastinal neurogenic tumors. Ann Thorac Surg,2010,90(2):413-418.

[4] FRAGA J C,ROTHENBERG S,KIELY E,et al. Video-assisted thoracic surgery resection for pediatric mediastinal neurogenic tumors. J Pediatr Surg,2012,47(7):1349-1353.

[5] GOW K W,CHEN M K,NEW TECHNOLOGY COMMITTEE,et al. American Pediatric Surgical Association New Technology Committee review on video-assisted thoracoscopic surgery for childhood cancer. J Pediatr Surg,2010,45(11):2227-2233.

[6] MOLINARO F,GARZI A,CERCHIA E,et al. Thoracoscopic thymectomy in children:our preliminary experience. J Laparoendosc Adv Surg Tech A,2013,23(6):556-559.

[7] PETROZE R,MCGAHREN E D. Pediatric chest Ⅱ:benign tumors and cysts. Surg Clin North Am,2012,92(3):645-658.

[8] PETTY J K,BENSARD D D,PARTRICK D A,et al. Resection of neurogenic tumors in children:is thoracoscopy superior to thoracotomy? J Am Coll Surg,2006,203(5):699-703.

[9] QAZI A,NAJMALDIN A,POWIS M. Combined laparoscopic and thoracoscopic excision of pheochromocytoma and functional paraganglioma. J Laparoendosc Adv Surg Tech A,2007,17(5):704-706.

[10] TOOH M M,MAURER V S,REINBERG O. Transhiatal laparoscopic resection of intrathoracic esophageal duplication in a 6-month-old boy. Ann Thorac Surg,2014,97(3):e81-83.

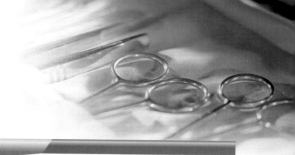

第十章
胸腔镜下纵隔病变活检术

一、概述

纵隔是两侧胸膜腔之间器官的总称,纵隔内有主动脉、气管、心脏、食管、胸腺等许多重要脏器,由于先天发育异常或后天性原因,形成占位病变,称为纵隔肿瘤。详见本篇第五章。

临床上纵隔疾病的有创诊断方法有细针穿刺活检术(FNA)、纵隔镜、胸腔镜、开胸术等,胸腔镜手术不但可以获取足量的组织标本、创伤小、视野清晰,而且可同时对胸膜、心包和肺等多个部位进行活检,明确是否有种植或转移,是临床上对纵隔疾病活检最常用的方法之一。

(一)临床表现

纵隔肿瘤种类较多,根据肿瘤的部位、性质及患儿反应而表现各异。儿童胸腔容量小,故较成人易出现症状和体征。对于无症状或症状较轻的患儿,多可在完善术前检查后行择期手术治疗。但对于肿瘤巨大,占位效应明显者,常表现为严重的呼吸困难,剧烈胸痛,如有神经压迫,可表现为霍纳综合征、声音嘶哑、下肢瘫痪等。

(二)治疗原则

1. 选择最佳肿瘤活检部位,取出足够量的肿瘤组织,用于病理诊断。

2. 小心保护肿瘤周围重要组织,手术视野内充分止血,防止大出血。

3. 对于一些病情危重或不能耐受人工气胸的患儿,尽量缩短手术时间。

二、相关解剖

纵隔是指上界为胸廓入口,下界为膈肌,前界为胸骨,后界为脊柱的两侧胸膜腔之间的器官总称。纵隔内组织器官丰富,分属三个胚层发育而成,因而可发生多种肿瘤,且大多数具有其好发部位一定的组织来源,为便于确定纵隔疾病的起源,人为地将纵隔划分区域,常用的有四分法和九分法。详见本篇第五章。

三、适应证与禁忌证

(一)适应证

1. 对于不能手术切除的疾病进行诊断,如淋巴瘤、结核等。

2. 疑为恶性肿瘤,但不能完整切除,需病理诊断。

3. 怀疑有胸膜或其他部位转移的肿瘤。

4. 血性胸腔积液怀疑胸腔内肿瘤。

(二)禁忌证

1. 既往有患侧胸部手术史或胸膜腔感染史,胸膜肥厚粘连严重。

2. 心肺功能严重损害、恶病质,不能耐受手术和麻醉。

3. 血管瘤、动脉瘤。

四、术前准备

(一) 常规检查

血常规、血生化、凝血功能、肿瘤标记物,以及手术相关常规实验室检查,如血型、乙型肝炎五项等;术前常规胸片、心电图、心脏彩色多普勒超声检查;术前重要检查,如纵隔超声、胸部增强 CT 检查,可了解病变大小、位置及与周围组织关系等信息。

(1) 超声检查:是一项无创检查,可作为首选和常规的检查方法,可以了解病变的范围、位置及与纵隔内及周围大血管关系。对于有经验的超声科医生,常能提示肿瘤可能的性质及能否应用细针穿刺方法进行活检。

(2) 增强 CT 扫描及三维重建:可以明确肿瘤大小、位置及与肺组织、胸腔内大血管等重要组织的关系,根据肿瘤位置、来源及 CT 值等信息,可以大致对肿瘤的性质进行分析判断,指导手术入路。利用三维重建技术,能更加直观地了解肿瘤与周围大血管等组织关系情况,有助于手术方式的选择,是最常用的诊断方法之一。

(二) 其他相关准备

术前留置胃管,用于排空胃内容物,了解肿瘤与食管关系,留置导尿管用于术中了解尿量,监测液体出入量,建立至少 2 条外周静脉通路,必要时开放深静脉通路及动脉血压监测。术前备血。

五、手术步骤

(一) 麻醉方式与体位

气管插管全身麻醉,健侧卧位。如为大年龄患儿,可考虑采用双腔气管插管,单肺通气。

(二) Trocar 位置

根据肿瘤所在胸腔内位置高低,常取腋中线第 7 或第 8 肋间隙切口,气腹针建立人工气胸后,放置第 1 个 Trocar,置入胸腔镜观察胸腔。第 1 个、第 3 个 Trocar 放置可在胸腔镜监视下操作,切口的位置可呈扇形或倒三角形分布,分别放置活检钳用于取出病变组织、放置抓钳或电钩用于辅助暴露病变及止血。对于一些肿瘤暴露清楚的病例,可仅采用 2 个切口,第 2 个切口活检钳咬取病变后电凝止血,可不行第 3 个切口。

(三) 肿瘤活检

充分暴露肿瘤后,在肿瘤表面无血管区电钩打开胸膜,活检钳钳夹取出数块肿瘤组织。电钩对活检部位进行电凝止血。

(四) 关胸

膨肺排气,放置胸腔闭式引流管,缝合切口。

六、术中注意事项

1. 操作时尽量避开血管区。

2. 如发现胸腔内有转移病灶,同时对转移灶进行活检。

3. 如有出血,可先进行压迫止血,吸引器吸净手术视野中的出血,电凝止血或缝扎止血。如仍有活动性出血,应立即在邻近出血部位行小切口辅助或中转开胸。

七、术后处理

1. 术后当天需禁食、禁水,术后第 1 天,可恢复正常饮食。

2. 胸腔闭式引流管在术后 24~48 小时根据引流量情况决定是否拔除,拔除前行胸片检查。术后

2~3 天出院。

3. 胸腔内巨大占位病变,常术后不能顺利拔除气管插管,必要时转监护室或 ICU 呼吸支持。

八、并发症及处理

1. 出血　术中出血,对于少量的活动性出血,可采用电钩或电工作站等进行电凝止血;对于不能控制的出血,应及时中转开胸手术。术后需注意观察胸腔引流液量及颜色情况。

2. 术后呼吸、循环衰竭　因此类患者多为肿瘤巨大造成压迫,影响呼吸、循环功能,并常伴有广泛转移,一般情况差,术后呼吸衰竭发生率较高。除术前调整一般情况、术后对症支持外,也可术前进行 1 次化疗,减少呼吸衰竭发生率,尤其是淋巴瘤。

九、手术难点分析

1. 避开肿瘤表面血管丰富区,尽量防止出血。
2. 遇有粘连时,需分离粘连,充分暴露手术视野。
3. 活检钳钳夹过程中,应避开肿瘤周围大血管等重要组织。

(曾　骐)

推荐阅读资料

[1] 陈鸿义,王俊. 现代胸腔镜外科学. 北京:人民卫生出版社,1997.

[2] 曾骐,张娜,贺延儒. 电视胸腔镜在小儿胸部外科手术中的应用. 中华小儿外科杂志,2007,28(10):512-514.

[3] 赵凤瑞. 普通胸部外科学. 沈阳:辽宁教育出版社,1999.

[4] 周乃康,崔忠厚,梁朝阳. 胸部微创外科手术学. 北京:人民军医出版社,2005.

第十一章
胸腔镜下 Nuss 漏斗胸矫治术

一、概述

漏斗胸(pectus excavatum)是儿童时期最为常见的胸壁畸形之一,国内外报道漏斗胸的发病率为1‰~3‰,男孩为女孩的4~5倍。漏斗胸的病因至今仍不十分清楚,多数学者认为是肋软骨区域不均衡生长所致,肋软骨发育过快,胸骨发育慢而被向下挤压形成漏斗,如向上挤压则形成鸡胸。畸形有家族性倾向,国外报道15%~40%漏斗胸患儿的家庭成员中的一名或更多名有胸壁畸形,如兄弟、姐妹、父子、母子等。漏斗胸通常发生于婴儿期,而在青春更加严重,并且在整个成年期都仍持续发展。

中重度以上畸形时,漏斗胸向下凹陷的胸、肋骨压迫肺部和纵隔脏器,胸腔的整体容量减小,肺的扩张受到抑制尤其吸气时肺扩张受限,阻力增加,出现肺功能障碍。一些学者认为,漏斗胸虽未显著影响心、肺、血管功能,但漏斗胸术后上呼吸道感染明显减少,患儿耐力有显著提高,食欲增加,证实术前心肺功能存在损害。漏斗胸患儿胸壁的前后径短,深吸气时其畸形的严重程度会加大。

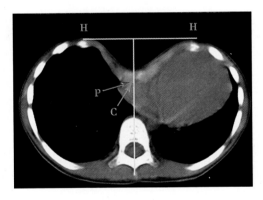

图 2-11-1　对称型漏斗胸
P. 凹陷最低点;C. 脊柱前方;H. 高度。

(一)分型

2004 年,Park 等通过 CT 表现将漏斗胸分为对称型Ⅰ和非对称型Ⅱ,再将它们分为 9 种亚型;国内有学者将Park 分型简化为对称型、偏心型和不均衡型(图 2-11-1~ 图2-11-3)。对于漏斗胸的严重程度目前国内外应用最多的

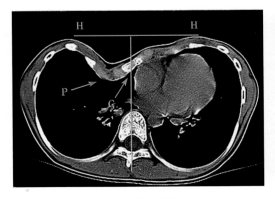

图 2-11-2　偏心型漏斗胸
P. 凹陷最低点;C. 脊柱前方;H. 高度。

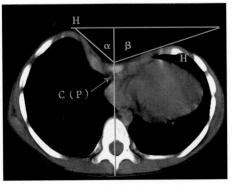

图 2-11-3　不均衡型漏斗胸
P. 凹陷最低点;C. 脊柱前方;H. 高度。

是 Haller 指数,也称 CT 指数:是胸部的内径(冠状面)除以从漏斗最深点至脊柱前方的距离。如不对称的漏斗胸,凹陷最低点不在脊柱前方,则应在脊柱前方和凹陷最低点画两条水平线,按两线间的距离计算 Haller 指数。正常人平均 Haller 指数为 2.52,轻度漏斗胸为 <3.2,中度漏斗胸为 3.2~3.5,重度漏斗胸 >3.5。

（二）临床表现

1. 症状　绝大多数漏斗胸患儿出生时或出生后不久胸部便出现浅的凹陷,且多以剑突处明显。随年龄增长,一般在婴幼儿期及学龄前期凹陷进行性加重。学龄期时基本趋于稳定。但也有少数儿童胸廓凹陷出现较晚,学龄期甚至青春期随身体的快速发育而进行性加重。由于凹陷的胸壁对心、肺造成挤压,气体交换受限,肺内易发生分泌物滞留,故常发生上呼吸道感染,有时活动后出现心慌、气短,食量少,消瘦。多数漏斗胸患儿年龄小,不能表达自觉症状;他们胸壁的灵活性和有限的体力经常也表现不出运动后呼吸短促、运动量与同龄人相比明显降低等症状,致使这些患儿直到成年也没有进行畸形矫正,直至开始出现自觉症状、心肺功能的改变和心理问题。

2. 体征　大多数漏斗胸患儿体型瘦长,最为常见的是胸骨下 3/4 出现对称性或非对称性的凹陷,绝大多数伴有前胸凹陷、后背弓、双肩收、腹膨隆的表现。部分患儿还合并有胸肌发育不良、扁平胸和叉状肋等。

（三）治疗原则

年龄 >3 岁的漏斗胸进行性加重,Haller 指数≥3.2,漏斗胸导致呼吸道症状、心肺功能异常等均为手术指征。

二、适应证与禁忌证

（一）适应证

年龄 >3 岁的患儿漏斗胸进行性加重,Haller 指数≥3.2,漏斗胸导致呼吸道症状、心肺功能异常,如心脏瓣膜脱垂、房室间传导阻滞、肺不张、限制性通气障碍等;复发漏斗胸;患有其他疾病如马方综合征、脊柱侧弯畸形、神经纤维瘤病的漏斗胸。

（二）禁忌证

1. 金属过敏。
2. 心脏与胸壁有不可分离的粘连。

三、术前准备

1. 术前常规用 CT 扫描评价漏斗胸的凹陷程度及对称性,了解畸形的严重程度、心脏受压和移位程度、肺受压程度等。同时了解漏斗胸有无合并其他畸形,如肺囊性腺瘤样畸形、肺叶气肿、肺大疱、肺囊肿和隔离肺等,以判断是否需要同期手术及术后有可能出现的并发症。另外,漏斗胸还可同时合并其他先天性疾病,如先天性心脏病、先天性膈疝、膈膨升、隐睾、斜颈等。这无疑给矫治手术增加了难度。特别是骨代谢障碍或内分泌疾病,如脊柱侧弯、髋关节脱位、钩状足、并指、神经纤维瘤病、马方综合征、Klippel-Feil 综合征和黏多糖病等。全面正确的诊断有助于判断是否需行手术治疗并选择合适的手术年龄和方法。

2. 心理准备　术前心理准备也是十分必要的,因为由于 Nuss 手术对肋软骨和胸骨不做处理,术后会产生疼痛和不适感,尤其在大龄患儿。手术医生应与患儿和家属进行充分交流,讲解手术大体过程及术后的注意事项。鼓励患儿战胜疼痛,应对漏斗胸术前直至取出支撑架前可能出现的各种问题。

四、手术步骤

（一）麻醉、体位及手术人员站位

1. 麻醉　气管插管全身麻醉。单腔气管插管。

2. **体位**　患儿仰卧，双上肢处于外展位，暴露前胸及侧胸壁。

3. **手术人员站位**　术者站于患儿右侧，腔镜系统及监视器摆放于患儿左侧，持镜者站于术者右侧，洗手护士站于持镜者右侧。

（二）切口的位置

标准三切口的 Nuss 手术，胸腔镜切口位置为右侧胸壁切口下 1~2 肋间隙处；改良两切口的 Nuss 手术胸腔镜置于右侧切口内（图 2-11-4）。

（三）操作步骤

1. 标记凹陷最低点，在该平面或稍高于该平面处标记双侧凹陷起点的位置，定为放支撑架平面。测量该平面与双侧腋中线之间的弓形长度，并减去皮下脂肪的厚度，为支撑架的长度。使用折弯钳弯成期望的胸壁形状（图 2-11-5）。

2. 在放支撑架平面两侧胸壁腋前线和腋后线之间各切一个长 1~2cm 的横行切口。分离肌肉，行肌肉或皮下隧道至双支撑架平面的凹陷起点。

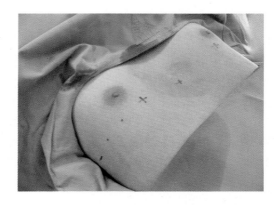

图 2-11-4　标记手术切口及支撑架放置位置

3. 在低于一侧切口（一般为右侧）1~2 肋间隙腋中线和腋后线之间行 6mm 切口置入气腹针，人工气胸后置入胸腔镜。仔细观察胸腔内器官，如有粘连由横切口处置入抓钳或电灼设备进行分离（图 2-11-6）。

4. 用引导器沿预先选定肋间隙的凹陷起点进胸，于胸骨后分离出一条通道直至对侧凹陷起点处穿出（图 2-11-7）。

5. 握住引导器两侧，进行胸壁的按压塑形（图 2-11-8）。

6. 将引导器连接牵引线，引导支撑架凸面朝后拖过胸骨后方（图 2-11-9）。

7. 支撑架拖到位后，用手或翻板器将其翻转，使胸骨和前胸壁突起成期望的形状。

8. 如凹陷范围广或力量非常大，可在其上方或下方再放置 1 个支撑架。

9. 一侧用钢丝将固定器固定于支撑架的一端，并将固定器连同支撑架用 2-0 涤纶线通过三个小孔固定在侧胸壁的肌肉和骨膜上。对侧支架的小孔缝合固定于肌肉上。

10. 关闭切口前，给予呼气末正压防止空气进入。X 线检查，证实无气胸后返回病房（图 2-11-10）。

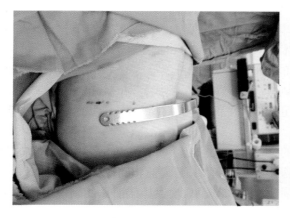

图 2-11-5　根据预期塑形效果弯制支撑架

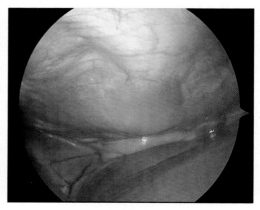

图 2-11-6　胸腔镜观察胸腔及胸骨凹陷情况

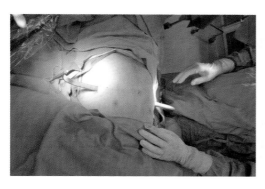

图 2-11-7 引导器穿过胸腔

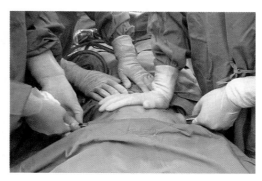

图 2-11-8 塑形

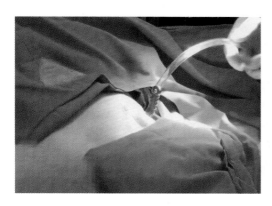

图 2-11-9 胸腔引流管牵引支撑架

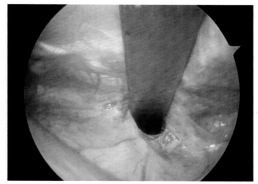

图 2-11-10 关闭切口前检查胸腔情况

五、术后处理

1. 院内注意事项

（1）术后当天禁食、镇静、平卧、心电监测、雾化吸痰。清醒后每小时进行深呼吸锻炼。

（2）加强呼吸道管理，防止呼吸道感染。静脉应用抗生素抗感染。可配合祛痰药物。

（3）术后使用静脉镇痛泵止痛。Nuss 手术由于肋软骨和胸骨未做处理，术后止痛特别重要，应制订完善的术后止痛计划。

（4）术后第 1 天可在搀扶下起床活动，活动时保持上身平直。

（5）1 周内不屈曲，不转动胸腰，不滚翻，保持背部伸直，避免弯腰、扭髋。起床时需有人协助。

（6）体温正常，伤口愈合好，一般 3~5 天患儿不需帮助就能行走时即可出院。出院前拍胸片复查。

（7）如有呕吐，一般与使用麻醉剂止痛有关，必要时可关闭止痛泵，或暂时禁食、输液支持治疗；如便秘可使用缓泻剂。

2. 出院注意事项

（1）注意姿势、体位；不滚翻，少屈曲；平时站立、行走要保持胸背挺直。伤口完全愈合后可沐浴。

（2）晚上睡觉尽量平卧。避免碰撞伤口及周围组织而影响远期效果。不进行胸部及上腹部 MRI。

（3）避免外伤、剧烈运动使支架移动，影响手术效果或损伤血管及周围组织。一般 2~4 周可以正常上学及工作。

（4）1 个月内患儿保持背部伸直的良好姿势，避免持重物，经常正常行走，不滚翻。1 个月复查无异常后可以进行常规活动。

（5）术后 2 个月内不弯腰搬重物，不滚翻，不猛然扭动上身。

（6）术后 3 个月内尽量不要进行剧烈运动。避免身体接触性运动,之后可恢复正常运动。

（7）支架在体内保留 2 年以上。定期复诊评估胸壁的矫形效果,取支架前尽量不要进行对抗性运动。

（8）如生长发育过快,有可能支撑架移位或双侧凹陷,应立即复诊。

（9）如有外伤、呼吸困难,则立即复诊,拍胸部正侧位 X 线片。

（10）如伤口周围局部突起等,则立即复诊,拍胸部正侧位 X 线片。

（11）通常在 2 年半以上,患儿的胸壁巩固到足以支撑胸骨时,可于全身麻醉下取出支撑架。取出支撑架后 2 天内运动稍加限制,以后恢复正常,出院后每年随访 1 次,以评估胸壁的矫正效果。

六、并发症的预防和处理

1. 气胸　Nuss 手术后可发生气胸,文献报道发生率为 1.7%~59.6%,一般是缝合切口时膨肺不彻底,或因患儿年龄较小胸壁薄、气体由伤口进入所致。预防方法:关闭切口时彻底膨肺;年龄较小的患儿伤口放置油纱加压覆盖;必要时留置胸腔闭式引流管。

2. 胸腔积液　文献报道发生率为 1.2%~56.7%,一般是肋间隙、胸骨后或粘连带渗出所致;也有年龄较大且漏斗胸严重的患儿,因支撑架压力过大,撕开肋间隙所致。绝大多数术后应用止血药、胸腔闭式引流可治愈。

3. 支撑架移位　支撑架移位文献报道发生率为 1.2%~29.9%。支撑架移位是导致再次手术的最常见原因,包括上下旋转、向后滑脱及左右移位三种。

（1）上下旋转移位:支撑架上下移位一般是因为患儿畸形非常严重,胸腔镜下胸骨后最凸点几乎呈尖角,支撑架和最凸点间的接触面过小,导致移位。①支撑点尽量选择在胸骨凹陷最低点或其上的胸骨后平坦部位,手术效果最好,并可从根本上防止支撑架的移位;②将一侧支撑架套入固定器并将固定器用涤纶线缝在肋骨骨膜上,尼龙线和骨膜均有一定的弹性,可防止支撑架移位;③如果凹陷起始点水平的胸骨后不够平坦,可将支撑架进入点调整（向内或向外）到胸骨后平坦的位置以确保支撑架的稳定;④必要时于出胸点用钢丝固定。

（2）向后滑脱移位:一般是大龄患儿的重度畸形特别是复发的漏斗胸容易发生,因为胸壁僵硬、对支撑架压力过大所致。两次多点钢丝固定、双弧形支架和双支撑架固定可以降低向后滑脱的发生率。

（3）左右移位:左右移位一般是由于支撑架双侧压力不均所致,尤其是非对称型漏斗胸。非对称型漏斗胸尤其是胸骨旋转者要用特殊形状的支撑架,并将固定器与胸壁及支撑架缝在一起可防止支撑架左右移位。在双切口的部位也必须固定支撑架,以使其在手术后不会移位。

4. 获得性脊柱侧弯　一般是由于害怕疼痛保护性体位所致。重视术后的疼痛管理,尤其是年龄较大的患儿,早期应用静脉泵止痛,后期进行心理甚至口服止痛药的治疗,以防止发生获得性脊柱侧弯。

5. 伤口感染　因支撑架位于切口下并与胸腔相通,尤其在胸壁薄的患儿中,一旦感染,则有取出支撑架的可能。要求术中尽量减少切口处组织的损伤,缝合切口前彻底止血,并应用抗生素预防感染。

6. 心包积液、非细菌性心包炎　一般与术中心包损伤有关,应高度警惕。如术中发现穿通心包应重新置入引导器。如发生非细菌性心包炎应尽早诊断,激素治疗效果满意。

7. 心脏穿通伤　凹陷极重者有可能造成心脏穿通伤。可将引导器紧贴胸骨,前进的同时尽量上提引导器防止损伤心脏;也可以用巾钳或钢丝于剑突处提起胸骨再进引导器;也可以在双侧胸腔镜直视下操作避免心脏损伤。

8. 膈肌穿通、肝脏损伤　一般因为膈肌位置高、支撑架位置低尤其是双支撑架,胸腔镜 Trocar 的位置偏低损伤膈肌及肝脏。Trocar 进入的位置不能太低,放置 Trocar 前用气腹针或止血钳先行进入胸腔。

9. 过敏　金属过敏者,禁行 Nuss 手术。

10. 术后一侧或第 2、第 3 肋骨凸起　术后一侧凸起一般是因为术前不对称和术前凸起肋骨僵硬所致。术中采用不对称支撑架,注意对凸起处下压,可以避免术后明显凸起。术后第 2、第 3 肋骨凸起往往伴有下部胸骨的局部凹陷,主要是由于支撑架上移所致。

七、术中难点与对策

(一)年龄较大患儿漏斗胸微创 Nuss 手术的注意事项

在年龄较大患儿,轻、中度的漏斗胸可以采用常规的手术方法。但在严重的漏斗胸病例,尤其是成人,因凹陷深且肋骨僵硬,翻转支架后下压的力量非常大,常会撕开肋间肌,造成支点下滑(仰卧位),影响手术效果。多点钢丝固定、双弧形支架固定和双支撑架固定法可以解决下滑的问题。这三种方法都是尽量使凹陷作用在两侧支点的力向下,而不是侧滑使支点下移。两次多点固定是在放入引导器或将支撑架翻转凸面朝上前,在支撑点(进胸点、出胸点)外侧用钢丝加固肋间隙,防止翻转支撑架时或翻转后支撑架撕开肋间隙下滑(仰卧位)。翻转后可在支撑点处重新固定,也可在胸骨处极小切口固定凹陷最低点。双弧形支撑架固定法是将支撑架弯成双弧,小的弧形可以承担更大的压力,分解下滑力,而且弧形小,靠近胸骨的肋骨较平直可以阻挡支撑架下滑。双支撑架固定法常用于凹陷范围广而且深的患者,选择凹陷最低点上 2~4cm 先放一个支撑架分解部分压力,然后再于凹陷最低点处放一个支撑架,形成双支撑架,以达到更满意的效果。术中也可三种方法混合使用。有时也可用双引导器法,即在第一个支撑架处放入一个引导器来替代一个支撑架或两次固定以节省费用和时间,而不真正用两个支撑架。

对于非常严重的漏斗胸,在心脏右旋或被严重压低的胸骨后,引导器如从右侧进入,其尖端朝向移位的心脏,很容易损伤心脏或心包。年龄较小者可以用引导器提高胸骨来避免。年龄较大者可以从左侧插入引导器,以减少可能的心脏损伤。从左侧进引导器时胸腔镜有时需要放在第 3 或第 4 肋间隙。也可以双侧均用胸腔镜,引导器在胸腔镜直视下安全通过心脏,以减少潜在损伤的可能。

(二)复发漏斗胸微创 Nuss 手术的注意事项

复发性漏斗胸畸形的手术相比原发性手术在技术上更加困难。复发患儿手术的选择和难易程度主要取决于:①第一次手术的手术方式,术者的手术技巧;②第一次手术与再手术的间隔时间;③再手术患儿的年龄;④第一次手术后骨愈合的情况。

无论第一次做何种手术,再手术时都会发现有胸骨后的粘连。一般在胸腔镜下用电钩松解粘连,也可以直接放置引导器通过胸骨旁隧道。Ravitch 及其改良手术理论上没有进入胸腔,但再手术时仍会发现胸腔内的粘连。一般来说 Ravitch 及其改良手术较翻转法胸骨后粘连轻,更容易行 Nuss 手术。年龄越小、第一次手术与再手术时间间隔越短,Nuss 手术越容易成功;反之截骨的可能性越大。支撑架移位是 Nuss 手术复发的最常见原因,同较大年龄患儿漏斗胸相同,使用固定器、两次多点固定、双弧形支架和双支撑架固定可以降低向后滑脱的发生率。再次 Nuss 手术患儿一般均需使用固定器,有时需用两个支撑架。第一次手术是改良 Ravitch 等开放性手术,如果手术后时间很长或骨化严重,有时还需要截骨。翻转法复发患儿凹陷的部位常上移,而胸骨下段有一个凸起,这样还需要修饰这些胸骨、肋骨。但每次截骨都有可能造成进一步的骨化。如果用钢丝或螺丝将支撑架固定到肋骨也可能产生相同的影响。

(三)不对称漏斗胸微创 Nuss 手术的注意事项

漏斗胸可分为对称型、偏心型和不均衡型。要将支撑架放置在胸骨后凹陷的正下方,必要时可采用不同水平的进出点倾斜放置支撑架从而达到更好的效果,必要时可以用钢丝将支撑架固定于肋骨。对广泛或长的凹陷,可在高低两处各置入一个相互平行的支撑架。

对于大多数支撑架采用常规的固定方法。对于不对称明显、稳定性差者根据支撑架移位的三种情况(上下旋转移位、向后滑脱移位、左右移位),预测可能发生的移位采用个体化的固定方法。在严重偏心型漏斗胸,由于每侧压力不均使支撑架侧滑发生左右移位,因此非对称型漏斗胸为防止支撑架侧滑在凹陷侧用固定器做额外的支持是必要的,将固定器与胸壁及支撑架缝合在一起可防止支撑架的左右移位。成人胸壁压力过大或严重非对称型漏斗胸压力不均可造成支撑架后滑、肋间肌撕裂,使进出点后移,支撑架无法将凹陷的胸骨抬至预定水平。用钢丝加强进出点处与肋骨的固定以防止其断裂。可以采用钢丝的五点或多点固定。在支撑架的两端用钢丝与上下肋骨缠绕,每根钢丝要穿过支撑架两端口的孔。用钢丝在进出点外侧将支撑架和肋骨缠绕在一起。进胸点和出胸点有时远离切口处,由于不可能通过切口缝合、固定,可以在肋骨上方进入和穿出皮层,一旦到达皮下,可以用血管钳将皮下的钢丝拖至切口处,再对支架进行固定。

(曾 骐)

推荐阅读资料

[1] 陈诚豪,曾骐,张娜,等.胸膜外 Nuss 手术与 Nuss 手术对比研究.中华胸心血管外科杂志,2011,27(7):420-422.

[2] 于洁,曾骐,张娜,等.后置入胸腔镜辅助 Nuss 手术矫治漏斗胸.中华胸心血管外科杂志,2011,27(11):642-644.

[3] 曾骐.安全细致开展微创 Nuss 手术.中华胸心血管外科杂志,2011,27(11):641.

[4] 曾骐,段贤伦,张娜,等.大年龄组漏斗胸的微创 Nuss 手术.中华胸心血管外科杂志,2007,23(3):193-195.

[5] 曾骐,彭芸,贺延儒.Nuss 手术治疗小儿漏斗胸(附60例报告).中华胸心血管外科杂志,2004,20(4):223-225.

[6] 曾骐,项超美,张娜,等.Nuss 手术并发症的处理及预防.中华胸心血管外科杂志,2009,25(5):326-328.

[7] 曾骐,张娜,陈诚豪.两切口 Nuss 手术与传统 Nuss 手术的对比研究.中国微创外科杂志,2008,8(9):791-793.

[8] 曾骐,张娜,陈诚豪,等.漏斗胸的分型和微创 Nuss 手术.中华外科杂志,2008,46(15):1160-1162.

[9] 张娜,曾骐,陈诚豪,等.漏斗胸复发的原因和治疗113例分析.中华小儿外科杂志,2012,33(9):692-694.

[10] 张娜,曾骐,陈诚豪,等.漏斗胸合并肺部疾病的诊断和治疗.中华胸心血管外科杂志,2011,27(11):656-658.

[11] 曾骐,张娜,陈诚豪.漏斗胸微创 Nuss 手术取支架的方法.中华小儿外科杂志,2008,29(9):575-576.

[12] 曾骐,张娜,范茂槐,等.Nuss 手术与改良 Ravitch 手术的对比研究.中华小儿外科杂志,2005,26(8):397-400.

[13] CHANG P Y,CHANG C H,LAI J Y,et al. Analysis of changes to the anterior chest wall after the Nuss procedure-an objective measurement of pectus excavatum. J Pediatr Surg,2009,44(12):2291-2295.

[14] NUSS D,KELLY R E Jr,CROITORU D P,et al. A 10-year review of a minimally invasive technique for the correction of pectus excavatum. J Pediatr Surg,1998,33(4):545-552.

[15] PARK H J,LEE S Y,LEE C S,et al. The Nuss procedure for pectus excavatum:evolution of techniques and early results on 322 patients. Ann Thorac Surg,2004,77(1):289-295.

[16] ZENG Q,LAI J Y,WANG C J,et al. A cross-sectional study of lung volume development in pectus excavatum patients: estimating the total lung volume from chest computed tomography using 3-dimensional volumetric reconstruction. J Pediatr Surg,2010,45(12):2322-2327.

[17] ZENG Q,LAI J Y,WANG X M,et al. Costochondral changes in the chest wall after the Nuss procedure:ultrasonographic findings. J Pediatr Surg,2008,43(12):2147-2150.

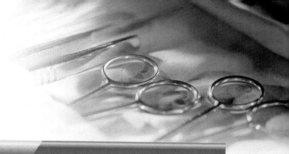

第十二章
胸腔镜下包裹性脓胸清创引流术

一、概述

脓胸（empyema thoracis）是指脓液在胸膜腔内聚集而导致的疾病。肺部的细菌性炎症累及胸膜腔是导致脓胸的最主要原因。此外，脓毒血症经血液循环累及胸膜腔、胸部外伤所致的血胸及肺挫伤继发感染、食管穿孔或吻合口瘘、邻近器官的化脓性病灶如肝脓肿或膈下脓肿等，均可导致继发性脓胸。近年来，由于耐药菌株的不断产生，尤其在西方国家，脓胸的发病率和病死率有不断升高的趋势。

二、适应证与禁忌证

按病理发展过程可将脓胸大致分为 3 个阶段，分别为渗出期、纤维化脓期和机化期。

1. 渗出期　由于肺实质细菌性炎症累及脏层胸膜导致血管通透性急剧增加，在炎性趋化因子和溶酶体酶的作用下，蛋白性渗出液进入胸膜腔。此期胸膜腔内脓液主要由炎性渗出液、脓细胞、细菌、坏死细胞碎片等构成。因细菌毒力、抗生素使用情况及患儿抵抗力的不同，脓液的性状和浓稠程度有较大差异。

2. 纤维化脓期　随着炎症的进一步发展，脓液内凝固作用不断增强而纤溶作用受到抑制，纤维蛋白在胸腔内沉积。沉积的纤维蛋白混合着增生的成纤维细胞、脓细胞、细菌共同形成脓苔覆盖于胸膜腔的脏层和壁层，并逐渐在胸膜腔内堆积，将胸膜腔分割成多个小脓腔。脓苔的形成是该期的特征性病变，并影响抗生素的治疗效果。该期为小儿外科临床工作中脓胸最常见的阶段。

3. 机化期　随着成纤维细胞不断增生，胸腔内沉积的纤维蛋白逐渐被纤维组织取代，在胸膜腔脏层、壁层和胸膜腔内广泛纤维化。这些纤维组织一方面限制肺和胸廓的活动，另一方面可分隔、包裹感染性病灶，使其难以用药物控制而使炎症转为慢性，严重影响患儿的呼吸功能和正常的生长发育。

渗出期仅需要进胸腔闭式引流即可，而机化期因胸腔已无操作空间，无法行腔镜手术，因此，纤维化脓期形成的包裹性脓胸是最主要的胸腔镜手术适应证。

三、术前准备

1. 常规准备　术前抗生素治疗，有培养及药物敏感试验结果者，尽量使用敏感抗生素。常规完成胸片、胸部 CT 及彩色多普勒超声检查，以求达到对脓胸准确的诊断和定义。对于合并贫血、营养不良及水、电解质紊乱的患儿应及时矫正。估计术中可能出血较多的患儿做好术中输血准备。

2. 胸腔镜手术仪器和手术器械准备　手术仪器包括胸腔镜、光源、气腹机、气腹管、图像采集存储系统、图像摄像显示系统。普通胸腔镜手术器械包括 Trocar、电钩、腔镜抓钳、分离钳、剪刀、腔镜持针器、腔镜吸引器、推结器。胸腔镜胸腺切除术特殊手术器械包括胸腔镜双关节卵圆钳和普通卵圆钳。

四、手术步骤

（一）麻醉、体位及切口设计

1. 麻醉　静脉 - 吸入复合麻醉,气管插管,一般不需单肺通气。

2. 体位　体位同本篇第四章。

3. 切口　切口选择在不同的医疗中心存在一定差异。一般采用 2~3 个切口。观察孔位于腋中线第 7 肋间隙;操作孔位于腋后线偏后第 9 肋间隙,必要时可在腋前线偏前第 4 或第 5 肋间隙加做辅助操作孔。因包裹性脓胸患儿胸腔内有大量纤维脓苔,第 9 肋间隙可直接做 2cm 左右切口,方便进卵圆钳进行脓胸清除并取出脓苔(图 2-12-1、图 2-12-2)。

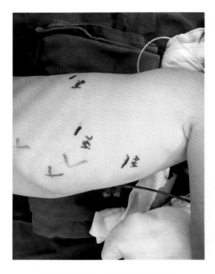 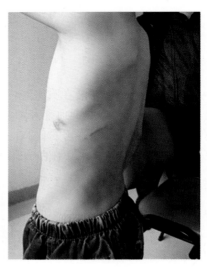

图 2-12-1　切口的选择 1　　　　图 2-12-2　切口的选择 2

（二）操作步骤

1. 胸腔镜探查胸腔内情况,明确脓胸分期,确定为纤维化脓期,行包裹性脓胸清创引流术(图 2-12-3)。

2. 纤维化脓期脓胸镜下处理大体分为两个部分

（1）清除胸腔内脓液及纤维脓苔:经第 9 肋间隙小切口,用普通卵圆钳、腔镜卵圆钳、血管钳、吸引器等器械,逐一清除胸前内脓性渗出物(图 2-12-4、图 2-12-5)。必要时,可在腋前线第 4 或第 5 肋间隙加做辅助孔,协助完成手术。

（2）剥离脏层胸膜纤维蛋白膜:在纤维化脓期,有厚薄不等的纤维蛋白膜沉积并覆盖于脏层胸膜,若不清除,将影响肺复张。可在腔镜分离钳、剪刀、血管钳、卵圆钳等器械辅助下,小心切开该膜,找到纤维蛋白膜与正常肺组织间隙,沿间隙将沉积于肺表面的纤维蛋白膜完全剥脱,直至患侧肺能完全复张(图 2-12-6~ 图 2-12-8)。

3. 将清除的脓苔及纤维蛋白膜送病理检查(图 2-12-9)和培养,胸腔反复冲洗,嘱麻醉医生膨肺,了解患侧肺复张情况、创面出血情况及剥离纤维蛋白膜后肺表面漏气情况。

4. 于第 7 肋间隙切口安放胸腔闭式引流管并固定,关闭切口,术闭。若术后需进行胸腔冲洗,也可于第 7 肋间隙安放冲洗管,第 9 肋间隙安放胸腔闭式引流管(图 2-12-10)。

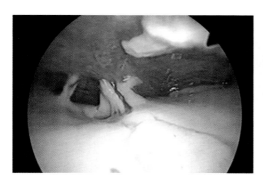

图 2-12-3　胸腔镜探查脓胸情况

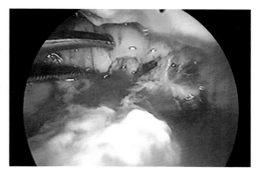

图 2-12-4　清除胸腔内纤维脓苔 1

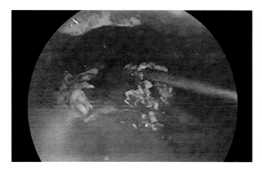

图 2-12-5　清除胸腔内纤维脓苔 2

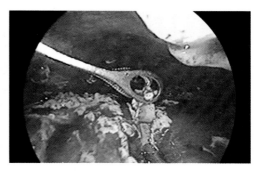

图 2-12-6　清除肺表面纤维蛋白膜 1

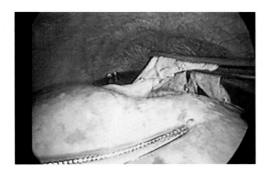

图 2-12-7　清除肺表面纤维蛋白膜 2

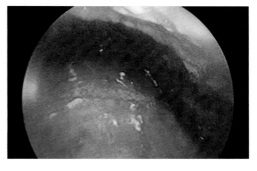

图 2-12-8　清除胸腔脓苔和肺表面纤维蛋白膜后,肺良好复张

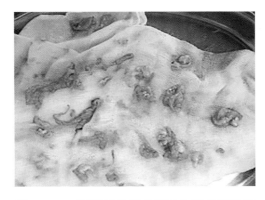

图 2-12-9　剥脱下的覆盖于肺表面的纤维蛋白膜,送病理检查

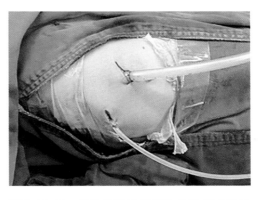

图 2-12-10　安放胸腔冲洗管和胸腔闭式引流管并关闭切口

五、术中注意事项

1. 胸腔操作空间的获得。脓胸患儿患侧肺长时间受压，胸腔镜进入胸腔后往往有足够的空间操作，一般不需单肺通气。对于病程较长的脓胸患儿，胸腔内以纤维脓苔为主，液性脓液少，胸腔镜进入时胸腔内无操作空间，视野受限。此时可利用镜头轻轻推挤、分开纤维脓苔，分离出必要的操作空间。

2. 第 9 肋间隙操作孔应做成 1~2cm 小切口，便于伸入卵圆钳等较大器械，同时也方便大团的纤维脓苔取出。

3. 剥离肺表面纤维蛋白膜时，尽量从叶间裂处切开该膜，以免损伤肺组织，并便于分开叶间裂后找到纤维蛋白膜与肺之间的间隙。

4. 覆盖于脏层胸膜的纤维蛋白膜会严重影响术后肺复张，故应尽量剥脱，直至肺良好复张。但由于炎性充血，从肺表面钝性剥离纤维蛋白膜后，肺表面会有明显渗血，有时也会因剥脱使表面肺泡破裂导致漏气，一般不予以特殊处理。炎性渗血一般能很快自行停止，必要时术中可予以止血药物，出血较多时可予以输血。破裂的漏气肺泡一般在术后 24~48 小时内自行愈合。

5. 因坏死性肺炎合并有肺组织破坏时，应视肺组织受损程度进行处理，若为小片肺组织受损，且无明显漏气或漏气轻微，术中可不予以处理，待其术后自行愈合；若肺组织受损面积较大，导致有较明显的支气管胸膜瘘时，应找到瘘口予以缝合；若病变累及单个肺叶，且大部分受损，可根据情况决定是否行受损肺叶切除。

6. 当胸腔内脓液较多时，应控制脓液引流速度，以避免出现复张性肺水肿。

7. 当患儿情况一般较差、胸腔镜或镜下操作困难时，应选择开胸手术或中转开胸手术。

六、术后处理

1. 观察引流物的性质和引流量。

2. 注意引流管的护理，防止引流管滑脱。

3. 鼓励患儿咳嗽、深呼吸或吹气球，促进术后肺复张。

4. 必要时，可在术后给予尿激酶等纤维蛋白水解酶进行胸腔冲洗，以提高治疗效果。

5. 继续应用敏感抗生素治疗，对于营养不良的患儿注意矫正贫血和营养支持。

6. 术后定期进行胸部 X 线检查，了解脓液引流及肺复张情况。若患儿发热等症状消失、胸片提示肺复张良好，引流管内引流物变清亮，且引流量每天少于 30ml，无明显漏气时，可考虑拔除引流管，拔管后常规行胸部 X 线检查了解有无气胸等并发症发生。

7. 为彻底清除胸腔内脓苔，促进术后肺复张，有时会在剥离脏层胸膜脓苔时损伤脏层胸膜和肺组织导致漏气，一般不需处理，术后肺复张后 1~2 天内可逐渐自愈。若术后发现胸腔闭式引流瓶内有持续大量气体排出，应考虑是否合并支气管胸膜瘘。

七、术后并发症及处理

1. 术中剥离纤维蛋白脓苔时，应找到脓苔与肺及壁层胸膜之间的间隙进行剥离，避免损伤肺组织。若部分脓苔与肺组织粘连紧密，甚至部分机化，不需强行剥离，少量脓苔残留不会影响肺复张。若剥离过程中出现肺损伤、肺泡破裂，导致漏气，但无明显支气管损伤及残端外露时，不需对破损漏气处进行处理，术后 1~2 天破裂处可自行愈合。

2. 若术中见有炎症导致的明显肺组织破坏，应根据破坏累及范围决定处理方式。若范围很小且很局限，不需对其特殊处理，待术后自行修复或机化；若范围较大，且局限在同一肺叶内，必要时可考虑同期转开放手术行病损肺叶切除；若范围广泛，累及多个肺叶，则应切除坏死肺组织后，创面用 4-0 proline 线进行缝合修补，漏气的支气管残端用丝线结扎，避免术后广泛漏气和支气管胸膜瘘。

3. 由于炎症充血，剥离脓苔时，会出现剥离的肺表面广泛渗血，在患儿凝血功能正常的情况下，该渗血一般具有自限性；剥离面广、出血较多时应注意输血或血浆；若发现有血管性出血，因及时予以结扎或修补；术后应加强引流管的观察和记录，若术后仍有活动性出血，在内科保守治疗无效时，应及早再行手术止血。

（徐　畅）

推荐阅读资料

［1］ALEXIOU C,GOYAL A,FIRMIN R K,et al. Is open thoracotomy still a good treatment option for the management of empyema in children? Ann Thorac Surg,2003,76(6):1854-1858.

［2］MAHANT S,COHEN E,WEINSTEIN M,et al. Video-assisted thorascopic surgery *vs.* chest drain with fibrinolytics for the treatment of pleural empyema in children：a systematic review of randomized controlled trials. Arch Pediatr Adolesc Med,2010,164(2):201-203.

［3］SONNAPPA S,COHEN G,OWENS C M,et al. Comparison of urokinase and video-assisted thoracoscopic surgery for treatment of childhood empyema. Am J Respir Crit Care Med,2006,174(2):221-227.

第三篇

腹腔镜手术

第一章
腹腔镜下脾切除术

一、概述

随着先进手术器械的研发(如超声刀、腔内切割钉合器、结扎夹等)和腹腔镜手术经验的积累及手术技巧的提高,腹腔镜在脾脏外科也得到较广泛的应用。腹腔镜脾切除术以其创伤小、美观、术后疼痛轻、恢复快、并发症少、住院时间短等优点,已被认为是治疗脾相关血液病的标准术式。然而,在标准腹腔镜脾切除术中,常采用四孔技术,一般主操作孔需置入 12mm Trocar,最常采用内镜线型钉合切割器离断脾门血管,最后还需要扩大主操作孔切口至 2~3cm 放入标本袋取出脾脏。遵照传统手术方法,通过改进主操作孔,仅使用 5mm Trocar,用 Hem-o-lok 钳夹闭脾脏血管或用丝线内结扎脾脏血管,仅从脐部切口粉碎取出脾脏。对正常或稍大脾脏实施经脐单切口腹腔镜脾切除术,相对常规腹腔镜脾切除术更加微创,可最大限度地减少对腹壁的损伤,减轻疼痛,美观效果更佳,为一种有广阔应用前景的微创外科技术。

二、相关解剖

脾脏位于左上腹胃后外侧,隐藏于肋缘并通过韧带固定于膈、胃、肾和脾曲结肠之间的后腹膜囊内。脾结肠韧带在脾门与左侧结肠和脾曲结肠之间;脾肾韧带呈三角形附着在左肾、脾下极和膈肌之间;脾胃韧带位于胃大弯与脾门前缘,内有胃短血管和脾动脉的胃网膜动脉分支;胰脾韧带附着在脾门后缘与胰尾之间,包绕脾血管;脾膈韧带从膈肌延伸到脾上极和左肾前方。

脾动静脉经脾门出入脾脏,称为脾蒂。近年来,通过尸体解剖、铸型标本、血管造影等多种方法的综合研究,对脾脏的局部应用解剖有了更深入的认识。脾动脉大多发自腹腔动脉,先向下到达胰腺上缘,再向左沿胰腺后上缘,也可经胰腺后方到达脾门;脾静脉常在脾动脉后下方与之伴行。脾动脉按其行程可分为四段:①胰上段,自腹腔干发出到胰腺之间,可发出左膈下动脉、胰背动脉、贲门食管后动脉及脾上极动脉;②胰段,脾动脉在胰腺后上缘,此段多呈弯曲、波浪状,分支有胰大动脉、贲门食管后动脉、胃网膜左动脉及胃短动脉等;③胰尾段,是在胰尾前方或后方的一段,主要分支有胰尾动脉、脾上极和下极动脉、胃网膜左动脉等,多数脾动脉在此即开始分为脾叶动脉;④脾门前段,脾动脉分出脾叶动脉后再继续分支为脾段动脉进入脾脏。故脾动脉在行程中与胰腺解剖关系十分密切且位置变异较大,特别是紧邻脾静脉并位于胰腺后面时分离易撕破脾静脉和损伤胰腺,手术时应予以注意。

脾动脉分支类型有两种:集中型和分散型。集中型占30%,脾动脉距脾门0.6~2cm分为脾叶动脉,脾动脉主干相对较长,脾叶动脉较短,管径较粗,分支较少,进入脾门范围比较集中(图 3-1-1);分散型约占 70%,脾动脉距脾门 2.1~5cm 分为脾叶动脉,脾动脉主干相对较短,脾叶动脉较细长,进入脾脏的范围较分散(图 3-1-2)。

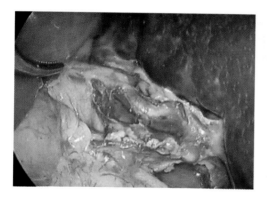

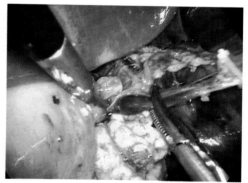

图 3-1-1　脾动脉呈集中型走行　　　　　图 3-1-2　脾动脉呈分散型走行

三、适应证与禁忌证

(一) 适应证

在选择腹腔镜手术时应遵循从易到难、从窄到宽的原则。在开展腹腔镜手术初期，先选择肿大不明显或仅有轻度肿大的脾脏疾病，随着技术的成熟和经验积累，再逐渐扩大适应证。目前，其适应证基本与开腹脾切除术相同，主要为病理性脾脏疾病。

1. 相关血液病　如遗传性球形红细胞增多症、特发性血小板减少性紫癜（idiopathic thrombocytopenic purpura，ITP）、地中海贫血、自身免疫性溶血性贫血等。

2. 游走脾　有症状或伴发扭转坏死。

3. 脾脏良、恶性肿瘤　如脾脏淋巴瘤、错构瘤、脾囊肿、血管肉瘤、霍奇金淋巴瘤等。

4. 脾功能亢进　门静脉高压症。

(二) 禁忌证

腹腔镜手术的禁忌证随着腹腔镜技术的进步在逐渐缩小，原来的禁忌证如巨脾因腹腔镜技术发展及体外手辅助腹腔镜技术的使用，目前已变为适应证或相对适应证。但仍有以下情况不适宜进行腹腔镜手术。

1. 患儿一般情况差，重要脏器功能不全，难以耐受麻醉。

2. 既往有上腹部手术史，估计腹腔内有严重粘连。

3. 难以纠正的贫血及凝血功能障碍。

4. Ⅳ度脾裂伤或脾外伤出血量大、迅猛，生命体征不平稳。

四、术前准备

由于小儿腹腔镜手术难度大、风险大，因此做好充分的术前准备对整个手术过程的顺利进行及术后康复极为重要。

1. 术者必须全面、准确地掌握患儿病情，告知家属手术风险，利用 CT 三维成像或彩色多普勒血流成像（CDFI）测量脾脏大小、分叶，脾血管走行及与胰腺的关系，评价手术风险，详细设计手术方案，充分评估可能出现的意外情况及应急处理措施，做好中转开腹手术的准备。

2. 血液病时，常存在血小板或白细胞、红细胞明显下降，患儿手术耐受性差，创面渗血多。术前需与血液科医生共同研究围手术期处理方案，根据病情输注新鲜全血或血小板悬液，ITP、免疫性溶血性贫血患儿术前 3 天应用肾上腺皮质激素或免疫球蛋白提升血小板，减少术中、术后出血或溶血危象，甚至肾上腺皮质危象的发生。

3. 因血液病患儿术前多使用大量肾上腺糖皮质激素而致免疫力下降，术后发生感染的机会增多，故术前应预防性给予抗生素。

4. 术前 4~6 小时禁食、禁水,麻醉后留置鼻胃管减压、避免胃膨胀妨碍手术暴露或处理胃短血管时损伤胃壁。术前开塞露塞肛排出结肠粪便及术中留置导尿管排空膀胱,以增加手术操作空间。

5. 由于小儿身高、体重范围跨度大,应选择合适型号的手术器械和腹腔镜,最好配备超声刀或 LigaSure。另外,可选配五爪腹腔镜拉钩、Endo-GIA、血管结扎夹等。常规手术仪器包括腹腔镜、光源、图像摄像显示系统、图像采集储存系统;腹腔镜手术器械包括 Trocar 及标本袋、电钩、电铲、腔镜无损伤抓钳、腔镜弯分离钳、腔镜剪刀、腔镜五爪拉钩、腔镜推结器、腔镜吸引器、腔镜持针器;机械分割及缝合器械包括施夹钳或连发钛夹钳、线性切割钉合器(Endo-GIA)、Hem-o-lok 及合成夹和超声刀或 LigaSure。

五、手术步骤

(一) 标准腹腔镜脾切除术

1. Trocar 取位　体位和 Trocar 位置由手术径路决定,其选择一是要考虑方便手术视野暴露,二是要利于术者操作。Trocar 穿刺点的选择应根据脾脏位置、大小,要远离手术操作区并且 Trocar 之间有充分间距,以免妨碍器械操作。标准腹腔镜脾切除术通常使用 4 个 Trocar。脐环切开穿刺 Veress 针建立 CO_2 气腹,通过第 1 个 10mm Trocar 置入腹腔镜;第 2 个 12mm Trocar 置于左肋缘下腋前线,作为主操作孔用于置入超声刀、双极电凝钳、钉合器或施夹钳等;第 3 个 5mm Trocar 置于剑突与脐之间,用于导入辅助操作钳;第 4 个 5mm Trocar 置于肋缘下近中线,用于放置牵拉器(图 3-1-3)。

2. 腹腔探查　腹腔镜进入腹腔后常规探查,寻找副脾,一经发现立即切除,否则影响效果。副脾是脾切除术后血液病疗效不理想的主要原因。副脾常位于脾门附近组织及胰尾、肝胃韧带、脾结肠韧带、胃结肠韧带和小肠系膜内(图 3-1-4~ 图 3-1-6)。首先用超声刀分离脾结肠韧带,再剪开大网膜,用无损伤钳向上翻开胃大弯进入小网膜囊,暴露脾门,同时检查有无副脾。

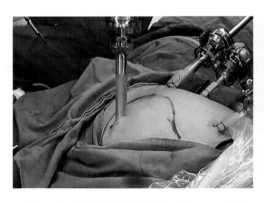

图 3-1-3　标准腹腔镜脾切除术 Trocar 取位

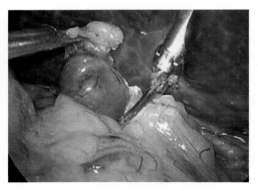

图 3-1-4　胃结肠韧带副脾

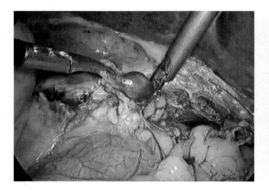

图 3-1-5　脾门附近副脾

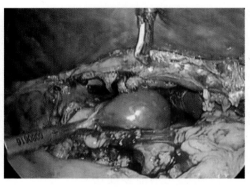

图 3-1-6　脾门后胰尾处副脾

3. 游离脾脏　首先分离脾与结肠和侧腹壁的粘连，使用超声刀或电凝游离脾曲结肠（图 3-1-7），随之分离脾下极到膈肌的脾肾韧带（图 3-1-8），注意避免损伤脾门和胰尾，脾肾韧带完全游离后可使脾脏翻向内侧，更好地暴露脾门后方。

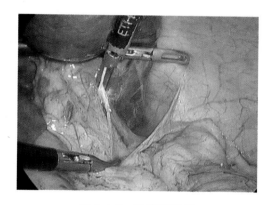

图 3-1-7　游离脾下极

由于脾大、富含血窦且质脆使得腹腔镜手术很困难，一是不能直接抓取，二是抓住和牵拉脾邻近组织时也要小心，否则易撕破脾被膜污染手术视野甚至不能继续手术。一种选择就是使用扇形牵开器抬起脾脏，开始先不用张开牵开器和推开脾下极，便于分离下面或侧面的韧带，分离这些韧带后可以打开扇形牵开器抬起脾脏，有助于完成腹腔镜脾切除术。也可以用分离钳或其他解剖器械推开脾脏暴露脾门和后外侧进行操作（图 3-1-9）。

脾脏抬起后可暴露其内侧，然后用超声刀分离脾胃韧带，如果能很好暴露也可离断胃短血管，离断脾胃韧带后即可暴露胰腺上缘的脾动脉主干（图 3-1-10）。在部分患儿，可以远离脾门游离脾动脉然后单夹夹闭。

4. 处理脾门　脾胃和脾肾韧带及胃短血管离断后即可接近脾门，再进一步分离脾门周围的蜂窝组织，能更清楚地显示脾血管与胰尾的关系（图 3-1-11），最常用的离断脾蒂血管的方法是使用内镜线性切割钉合器（图 3-1-12），为保证完全处理脾蒂可能需要一个或多个钉合器。钉合前一定要确定胰尾的位置，以免损伤。

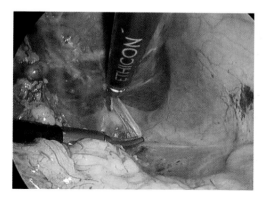

图 3-1-8　离断脾肾韧带

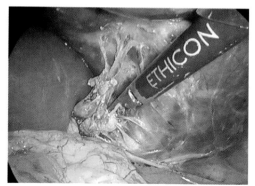

图 3-1-9　推开脾脏暴露脾门

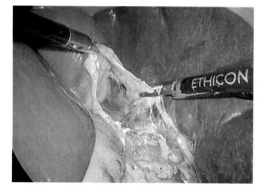

图 3-1-10　离断脾胃韧带暴露脾脏血管

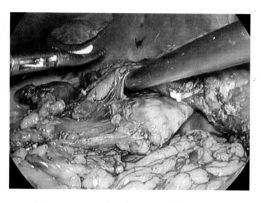

图 3-1-11　剥离胰尾、游离脾蒂血管

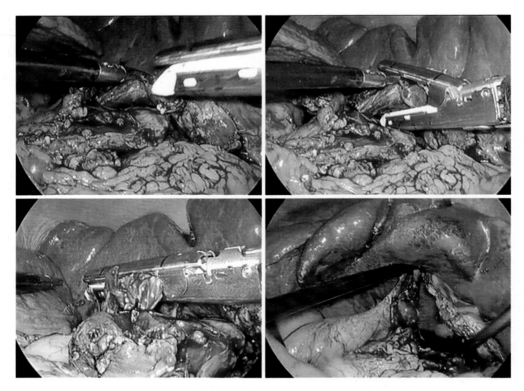

图 3-1-12　线性切割钉合器离断脾蒂血管

5. 分离和取出标本　超声刀离断脾上极的韧带(图3-1-13)。经腹壁 12mm Trocar 放入标本袋并打开,将脾装入,合拢袋口,拔出 12mm Trocar 扩大戳孔,牵出取物袋口,吸出脾内积液,手指粉碎脾脏用卵圆钳取出(图3-1-14),注意避免袋内脾组织遗留在腹腔。

6. 探查、结束手术　用可吸收线间断缝合主操作孔较大切口,重建气腹,冲洗探查左上腹,特别注意脾血管钉合处、胃大弯胃短血管离断部位。根据病情决定是否放置引流管(图3-1-15)。然后排出腹内 CO_2 拔除其余 Trocar,缝合或粘合戳孔皮肤。

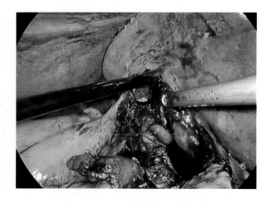

图 3-1-13　离断脾上极韧带

(二)内结扎法腹腔镜脾切除术

标准腹腔镜脾切除常规使用内镜线性切割钉合器和一次性标本袋,但费用昂贵。目前,遵照传统开放手术原则采用的丝线内结扎法已发展成为一种非常满意的微创外科技术。该技术免用内镜线性切割钉合器。这种方法便于处理脾蒂且安全,开始结扎脾动脉后巨大脾脏内的血液回输而缩小,随后处理脾静脉和周围组织时更安全。

1. 体位和 Trocar 位置　可根据术者经验选择患儿体位。一般术者站于患儿两腿之间,持镜者和助手站于患儿右侧。先采用头高仰卧位,左季肋部垫高,便于暴露脾门血管和彻底探查小网膜囊周围的副脾;结扎脾血管后再将手术台向右侧倾斜,便于暴露脾门后方和处理背侧韧带。可采用三孔或四孔技术,脐环侧缘切开于腹腔镜中放置第 1 个 5mm 或 10mm Trocar,左中或左下腹脾下极置入第 2 个 5mm Trocar 作为主操作孔,脐上缘置入第 3 个 5mm Trocar 作为辅助孔。如遇巨脾,为便于暴露,剑突下可置入第 4 个 5mm Trocar 用于助手推开脾脏(图3-1-16)。

2. 游离脾下极、悬吊　同标准腹腔镜脾切除术,首先游离脾下极,使用超声刀分离脾与结肠和侧

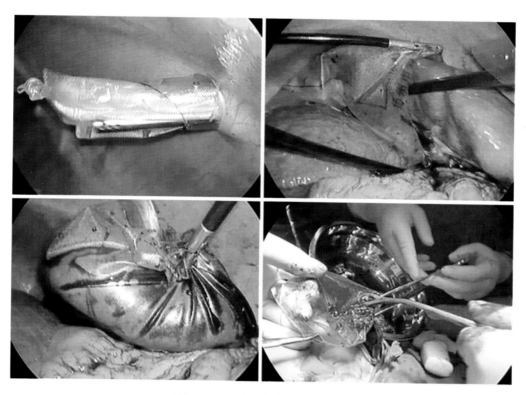

图 3-1-14 装入标本袋粉碎脾脏

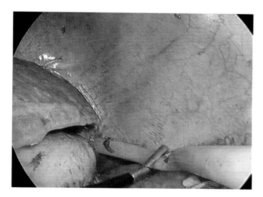
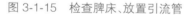

图 3-1-15 检查脾床、放置引流管

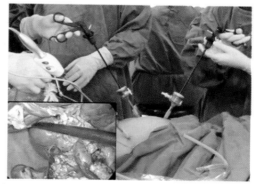

图 3-1-16 剑突下穿刺置入 Trocar 协助推开巨脾

腹壁的脾结肠韧带和脾肾韧带,随后切开脾胃韧带进入小网膜腔,为更好地暴露脾门便于在两操作孔处理脾血管,经左腋中线季肋部将带针牵引线穿入腹腔,绕过脾下极,从锁骨中线前胸壁穿出腹腔,上提两端牵引线悬吊脾下极(图 3-1-17)。

3. 脾蒂血管的处理 结扎离断脾蒂是腹腔镜脾切除术的关键和难点,包括游离脾蒂和结扎离断两个步骤。对于巨脾者,如在胰腺上缘容易分离暴露脾动脉主干应先结扎,这样可控制可能的术中大出血且可使巨脾缩小便于操作(图 3-1-18)。如脾蒂血管与胰腺不易分离暴露,超声刀解剖脾门周围组织,剥离胰尾,再

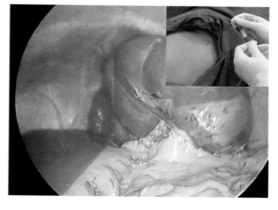

图 3-1-17 悬吊脾脏协助暴露脾蒂

115

游离脾蒂血管结扎(图3-1-19)。然后根据脾蒂血管的分支,对于集中型脾动脉采用脾蒂主干双重结扎后离断(图3-1-20);分散型脾动脉用分离钳分别游离脾上极、脾下极血管,分别结扎离断脾叶血管(图3-1-21),或采用脾蒂主干与脾叶血管分别结扎离断的方法(图3-1-22)。

4. 切除脾脏 断开脾蒂后,将脾脏悬吊线向脾门推移便于暴露脾上极,用超声刀自下而上离断剩余脾胃韧带,最后切断脾膈韧带。如遇较粗大血管,尽量用超声刀多阶梯状固化后离断,避免操之过急、切断后出血。

5. 脾脏的取出 将标本袋折叠成烟卷状由脐环 Trocar 送入腹内,展开标本袋将脾脏装入其中,去掉脐环处 2 个 Trocar,切开两个戳孔间腹壁组织扩大切口,提出袋口,伸入手指搅碎脾脏,逐块取出脾组织。

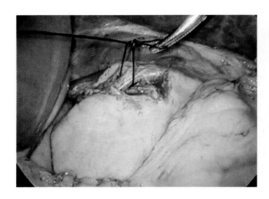 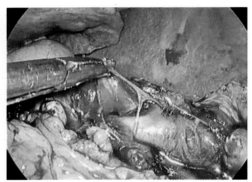

图 3-1-18 首先游离结扎胰腺上缘脾动脉　　　图 3-1-19 剥离胰尾后暴露脾血管

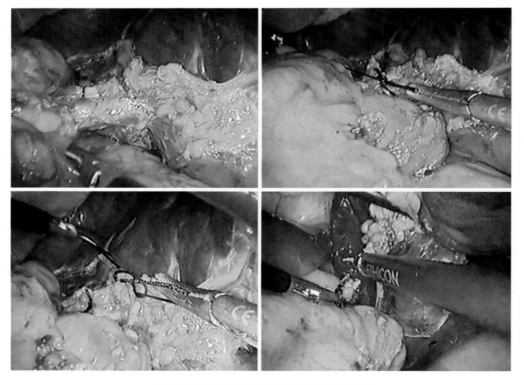

图 3-1-20 游离脾蒂主干后双重结扎离断

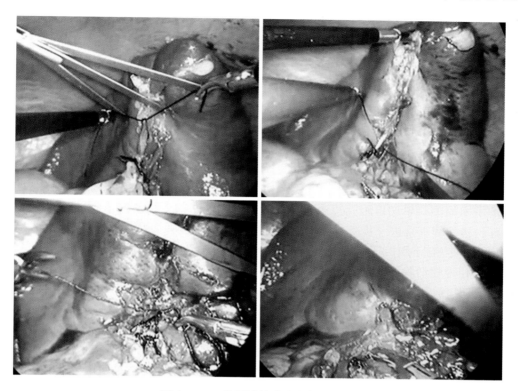

图 3-1-21　分别结扎脾叶血管并离断

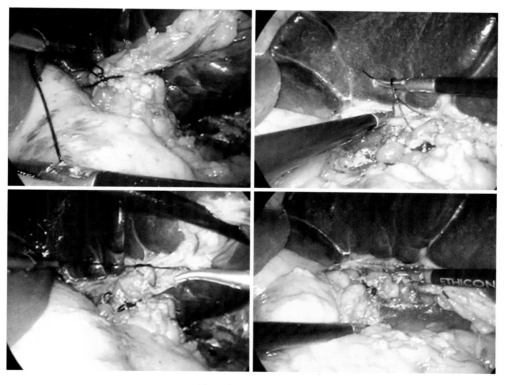

图 3-1-22　结扎脾蒂主干与脾叶血管并离断

6. 检查腹腔 标本袋取出后，重新放置 Trocar 固定，再建立气腹，检查脾窝有无活动性出血，反复冲洗吸引确认有无渗出，根据情况决定是否放置引流管。去掉所有 Trocar，关闭戳孔、术毕。

采用丝线内结扎法进行腹腔镜脾切除术操作，可节省 Endo-GIA 或结扎夹等昂贵耗材的使用，更重要的是可以防止钉合后脱钉或钉合不牢引起脾门血管出血的潜在危险，还避免了切割脾蒂导致脾动静脉瘘和损伤胰尾导致胰瘘的并发症，并且不会带来因金属异物残留造成的影像干扰。

（三）单切口腹腔镜脾切除术

标准腹腔镜脾切除术常需要 4 个 Trocar，虽然较开腹脾切除有明显进步，除脐部瘢痕隐蔽外，腹壁仍留有 3 处较明显瘢痕。随着腹腔镜技术的日渐成熟、手术器械的不断改进，使得无瘢痕腔镜手术逐渐开展。2009 年 9 月，Dutta 首先报道 4 例单切口腹腔镜脾切除术的经验，除脐部皱褶处外，腹壁几乎无可见的手术瘢痕。单切口腹腔镜手术是作为脾切除入路的一种新技术，可以安全地显示手术视野、横断脾门、移除脾脏且进一步减少腹壁创伤。单切口腹腔镜脾切除术的核心步骤与标准腹腔镜技术类似，主要不同点在于腹腔镜入路、Trocar 放置和腹腔镜操作器械的改变。

单切口腹腔镜脾切除术一般选择患儿腹壁比较薄、脾脏正常到中度肿大。手术入路可围绕脐部做 3~4 个隐蔽切口放置小头 Trocar 完成手术操作，也可使用 SILS port 或 Tri-port；相比较而言，Tri-port 价格昂贵且为一次性使用，不适合我国国情。

我国学者自行改进制作的三通道 Trocar 为硅胶制成，由放置在腹壁的盘状套筒和上方带有三通道与进出气孔的封盖两部分组成，可反复消毒使用 5~10 次，封盖上三通道分别为两个 5mm 和一个带 5mm 缩变转换帽的 12mm 孔道，套筒底座通过一个脐部小切口放置而不是使用标准的多个 Trocar，更方便取出标本（图 3-1-23）。此外，将普通腹腔镜操作器械改进为长短不一、杆状部分采用半刚性材料，并可根据患儿不同特点术中变形（图 3-1-24），避免了"筷子效应"，使其操作难度和手术风险较经自然孔道内镜手术（NOTES）大大降低，更符合腹腔镜外科医生的操作习惯。

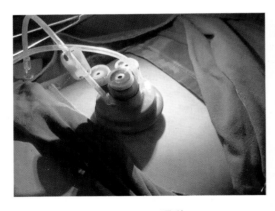

图 3-1-23 三通道 Trocar

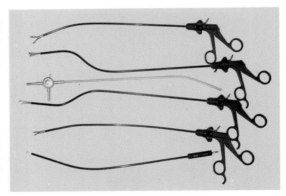

图 3-1-24 半刚性弯曲器械

患儿体位为右倾斜位 45°，便于脾门暴露，术者与持镜者均站于患儿右侧。先于脐左侧缘切开 2~2.5cm 切口入腹，放置盘状套筒，安装三通道封盖，建立 CO_2 气腹，压力设定为 9~12mmHg，放入 5mm 30° 腹腔镜，插入 S 形半刚性操作钳和超声刀（图 3-1-25），探查脾脏大小及有无副脾，若患儿合并特发性血小板减少性紫癜（ITP）则应立即切除副脾。然后，用半刚性无损伤抓钳抬起脾下极，5mm 超声刀依次切断脾结肠韧带和脾胃韧带游离脾下极；对于较大脾脏，为更好地暴露脾门和残余韧带需要悬吊脾脏，从左季肋部腋中线经皮穿刺带针缝线入腹，绕过脾下极经前胸壁锁骨中线穿出牵拉悬起脾脏（图 3-1-26）。继续解剖脾门周围组织，剥离胰尾（图 3-1-27），确定脾蒂血管分支类型。对分散型分别分离各脾叶分支血管后用 Hem-o-lok 生物夹远近端夹闭切断（图 3-1-28）；对集中型用 S 形吸引器游离脾蒂血管主干后，可用 Hem-o-lok 生物夹分别夹闭脾动脉和脾静脉（图 3-1-29），也可经 12mm 孔道

插入 Endo-GIA 4.5cm/2.5mm 钉合切割离断脾蒂（图
3-1-30）。脾血管离断后，为更好地暴露脾上极,可将
脾脏悬吊线调整位置或缝置第 2 根牵引线悬起脾
门（图 3-1-31),最后用超声刀切断脾上极韧带,将
整个脾脏切除。取下封盖,经 Trocar 放入标本袋将
脾脏装入,再去除三通道 Trocar 自脐部切口牵出合
拢标本袋口,卵圆钳粉碎脾脏取出（图 3-1-32）。再
次安装三通道 Trocar,重建 CO_2 气腹,冲洗腹腔,检
查脾床有无活动性出血,酌情决定是否放置腹腔引
流管。

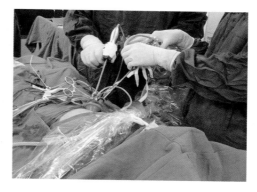

图 3-1-25　单切口脾切除体外操作

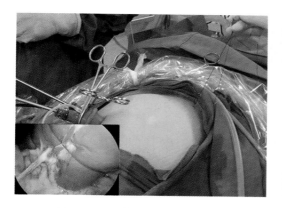

图 3-1-26　肿大脾脏悬吊脾下极

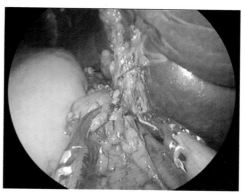

图 3-1-27　脾脏悬吊后利于剥离胰尾

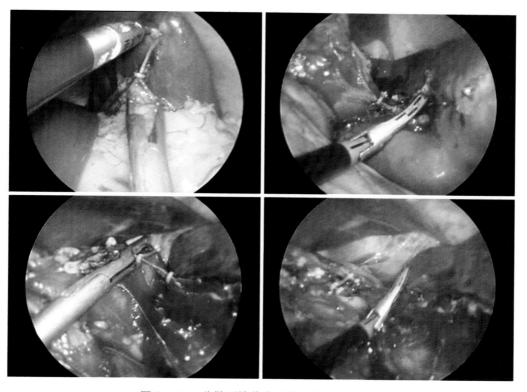

图 3-1-28　分散型脾蒂分别夹闭脾叶血管分支

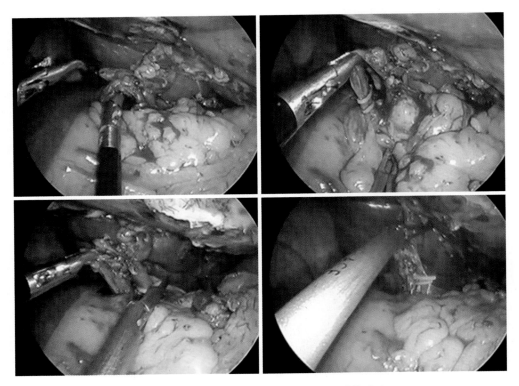

图 3-1-29　集中型脾蒂分别夹闭脾动脉和脾静脉主干

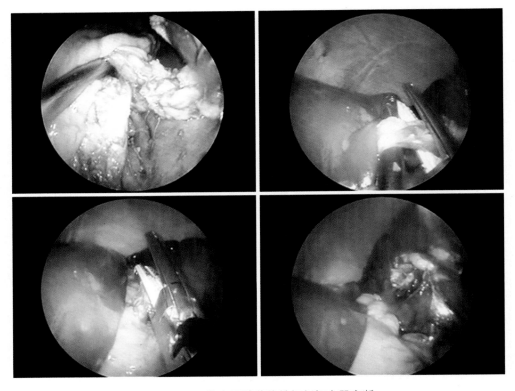

图 3-1-30　集中型脾蒂线性切割钉合器离断

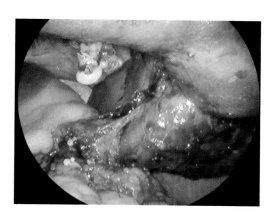

图 3-1-31　调整悬吊线位置
至脾门利于暴露脾上极

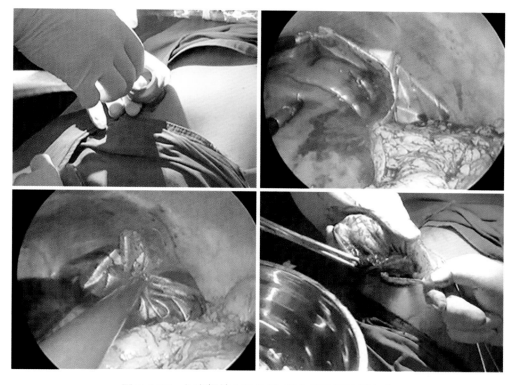

图 3-1-32　经套桶放入取物袋,装入脾脏粉碎后取出

六、术中注意事项

1. 预防出血　腹腔镜脾切除术最严重和常见的并发症是出血,也是中转开腹手术的主要原因。出血可以发生在脾脏或结扎夹闭脾血管不确实时,长期应用激素可使脾被膜更易破裂而导致出血;其他原因出血包括胃短血管、脾下极变异动脉、胃网膜左动脉、脾腹膜后和胰尾的小血管出血。因此,腹腔镜脾切除术需要很好地显示重要结构、谨慎地解剖和快速控制出血。任何电凝问题术前必须纠正,提升 ITP 患儿血小板,对顽固性血小板减少症患儿输注血小板。一旦出血,快速用电凝、夹闭、缝合或中转开腹手术控制出血。

2. 巨脾首先结扎脾动脉　病理脾脏由于较大、富有血管且质脆,使腹腔镜手术可能很困难,特别是对于巨脾,更难以暴露和处置相关韧带及血管并增加出血的危险。大出血也是被迫中转开腹的最常见原因。因此,在腹腔镜巨脾切除时,为减少脾充血和降低出血危险,应首先游离并夹闭或结扎胰腺上缘的脾动脉。这一措施对随后脾切除无血操作很有必要，在一定程度上还起到自体输血作用，使脾脏进一步回缩。根据临床经验，预先结扎脾动脉后脾脏体积可缩小 1/3，而且下一步更容易处理脾门和脾周围韧带。如果脾蒂的远端位于胰尾后方，则应首先切开动脉周围组织，剥离胰尾后暴露脾动脉夹闭或结扎。脾动脉首先结扎后，脾间质进一步收缩，巨脾缩小有助于切除脾脏并带走过多储血。

3. 脾脏血管处理 脾蒂血管走行分为集中型和分散型。对于脾蒂血管呈分散型者，因脾叶血管远离脾门分支进入脾脏，如果要过多剥离胰腺暴露脾蒂主干血管，可能导致出血或胰瘘。一般采取一、二级脾蒂血管分别结扎方法，即剥离胰尾、游离脾蒂后采用丝线先结扎脾蒂主干远端血管，再分别结扎脾脏下极和上极分支血管，最后离断脾蒂。也可先游离脾动脉主干并夹闭后，再自下而上依次分离各脾叶分支血管，随后用 Hem-o-lok 夹逐支夹闭。对于脾蒂血管呈集中走行者，沿脾蒂主干用超声刀剥离，游离主干血管约 2cm，先用丝线结扎脾蒂动静脉主干的近端，再用相同方法靠近脾门结扎脾蒂主干的远端，然后在两结扎线之间用超声刀切断脾蒂主干。也可游离脾动脉主干先行夹闭使脾脏缩小，再分离出脾静脉主干予以夹闭，这样比较简单快捷。

4. 损伤结肠 结肠脾曲是最先游离的部位，操作时电凝或超声刀可能直接损伤结肠脾曲，也可能在穿刺气腹针或 Trocar 时损伤结肠脾曲。最重要的是术中及时发现并修补，如果术中遗漏可能出现术后腹腔脓毒症，需要急诊开腹和结肠造口。

5. 胰腺损伤 大多发生在胰尾贴近脾门处，手术时尽可能确定胰尾位置并剥离脾脏，在没有损伤的情况下结扎脾门血管，如果手术时损伤胰腺应放置引流，如果忽视会形成左上腹脓肿、积液或胰腺炎、胰瘘甚至脓毒症。严重胰腺损伤少见，必要时中转开腹手术。

6. 胃损伤 可能发生在解剖胃短血管时，超声刀如果不正确使用会直接损伤胃壁，但热损伤少见。胃穿孔或浆膜损伤可缝合修补。

7. 副脾 约占 15%，最常见于脾门沿脾血管分布，或在大网膜及沿左生殖血管分布。由于相关血液病脾切除术后复发的病例可能与初次手术未探查遗留副脾有关，因此，为减少残留副脾的危险，手术开始时需要彻底探查有无副脾存在。

8. 其他中转手术 中转手术的其他原因包括脾大（特别是早期）、肥胖、广泛粘连、梗阻性肺功能障碍不能耐受气腹及其他各种技术因素。

七、术后处理

1. 鼻胃管和导尿管在手术结束或术后及时拔除；如果有腹腔引流管也建议尽早拔除。
2. 术后可用对乙酰氨基酚和吗啡混合镇痛。
3. 下床活动后可进水并逐渐过渡到正常饮食，禁食期间静脉补液维持。

八、术后并发症及处理

腹腔镜脾切除术后并发症与开放脾切除术类似。腹内结肠、胰腺或胃损伤可很晚才出现症状，患儿腹痛加重、发热并白细胞升高，应进行腹部 CT 检查确定。切口疝可发生在 10mm 或更大 Trocar 部位，应及时手术修复以免肠梗阻或肠绞窄。其他潜在并发症包括伤口感染、肺炎、胸膜炎、膈肌穿孔、气胸、深静脉血栓、肺栓塞、心肌梗死等。有些患儿也可能发生迟发出血需要再手术。

1. 血栓形成 对明显脾大并有凝血功能障碍的患儿需要检测血小板计数，这些患儿脾切除后特别容易发生血小板增多，具有内脏血栓形成的高危倾向。如患儿出现术后腹痛和发热，应进一步行多普勒超声或增强 CT 检查。对此类患儿应进行预防性抗凝治疗，即皮下注射肝素 4 周。

2. 免疫接种 脾切除患儿发生暴发性败血症的可能性是正常人的 60 倍，特别是血液病脾切除的小儿发生这种并发症的危险性更高。已有证据表明，大多数患儿感染源于肺炎球菌、嗜血流感病毒和脑脊膜流脑病毒，因此如术前没有接种，脾切除术后 2 周内要求给予预防性疫苗免疫接种。此外，每年还应接种流感疫苗。

3. 抗生素预防　一些组织或国家的指南建议脾切除术后 2~5 年给予预防性使用青霉素,因为普遍认为这一时期患儿更容易发生感染。然而,这种危险是终生的,建议对无脾患儿、家庭或监护者进行教育指导,如果给予足够的重视,脾切除术后暴发性感染是可以预防的。因此,无论这些患儿是否预防性使用抗生素,一旦出现感染症状,即使没有培养结果也必须紧急使用强有力的广谱抗生素。

（李索林）

推荐阅读资料

［1］李索林.内结扎法腹腔镜脾切除术的临床应用.中国微创外科杂志,2011,11(4):198-300.

［2］李索林,徐伟立,李萌,等.内结扎法腹腔镜脾切除术应用解剖及技术要点.中华普通外科杂志,2009,24(10):842-844.

［3］于增文,李索林,孙驰,等.经脐单切口腹腔镜脾切除术.中华小儿外科杂志,2011,32(7):495-497.

［4］BELL R,BOSWELL T,HUI T,et al. Single-incision laparoscopic splenectomy in children. J Pediatr Surg,2012,47(5):898-903.

［5］BOLTON-MAGGS P H,STEVENS R F,DODD N J,et al. Guidelines for the diagnosis and management of hereditary spherocytosis. Br J Haematol,2004,126(4):455-474.

［6］CHOI K K,KIM M J,PARK H,et al. Single-incision laparoscopic splenectomy versus conventional multiport laparoscopic splenectomy:a retrospective comparison of outcomes. Surg Innov,2013,20(1):40-45.

［7］DUTTA S. Early experience with single incision laparoscopic surgery:eliminating the scar from abdominal operations. J Pediatr Sur,2009,44(9):1741-1745.

［8］NAPOLI A,CATALANO C,SILECCHIA G,et al. Laparoscopic splenectomy:multi-detector row CT for preoperative evaluation. Radiology,2004,232(2):361-367.

［9］RESCORLA F J,ENGUM S A,WEST K W,et al. Laparoscopic splenectomy has become the gold standard in children. Am Surg,2002,68(3):297-301.

［10］XU W L,LI S L,WANG Y,et al. Laparoscopic splenectomy:color Doppler flow imaging for preoperative evaluation. Chin Med J(Engl),2009,122(10):1203-1208.

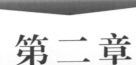

第二章
腹腔镜食管裂孔疝修补术

一、概述

食管裂孔疝是一种先天性膈食管裂孔发育异常。病因主要是由于先天遗传和环境因素相互作用,使食管周围韧带、组织结构的弹性减退,左右膈脚肌纤维发育障碍,失去正常的钳夹作用。膈肌裂孔开大,特别是膈食管韧带与食管周围失去紧密接触的关系而变得松弛,腹腔食管失去控制变得不稳定。当膈肌运动时腹腔食管由于活动性强,可向上突进胸腔形成疝。在胚胎发育过程中,胃膈韧带、膈食管韧带、胃悬韧带等发育不良变松弛及膈脚肌纤维发育薄弱时,食管裂孔开大,形成食管裂孔疝。

腹腔食管、贲门胃底或胃的大部分突向胸腔即构成食管裂孔疝。临床上根据食管裂孔开大的不同程度及食管胃疝入胸腔的多少,将食管裂孔疝分为3型:I型为滑疝;II型为食管旁疝;III型为混合疝。

该疾病是导致婴儿呕吐的重要原因,常需手术治疗。传统手术有经胸或经腹两种途径。经胸途径手术视野暴露清楚,易于操作。胃食管反流较严重的患儿需同时行胃底折叠术。经腹腔镜食管裂孔疝修补术自20世纪90年代开展以来,因具有中转开腹率低、术中创伤小、术后患儿痛苦少、住院时间短、恢复快、疗效好等优点,目前已被广泛接受和应用。

二、相关解剖

食管裂孔是一个反向泪珠样的开口,位于T_{10}水平,脊柱稍偏左,环绕食管的膈脚在后方与弓状韧带融合,成为裂孔后角。正常情况下,食管前方为肝左叶,右侧为肝尾叶、膈食管韧带和右膈脚,左侧是胃底和左膈脚,后方是部分左膈脚和弓状韧带。腹腔段食管是腹膜外器官,前面和部分侧面覆有腹膜。腹腔镜下要暴露食管裂孔,先要用无损伤拉钩将肝左外叶向上牵引,再用剪刀游离左三角韧带后,将其向右翻转方可。

三、适应证与禁忌证

(一) 适应证

1. 有明显临床症状的滑疝,如反流性食管炎或溃疡、出血、瘢痕。

2. 食管旁疝和混合疝。

3. 食管裂孔疝有并发症时,如严重呼吸困难、急性胃扩张、消化道梗阻、穿孔、绞窄等,需急诊手术。

(二) 禁忌证

合并严重先天性心肺畸形及其功能不全。

四、术前准备

1. 适当纠正水和电解质失衡及贫血,改善全身营养状况,应用抗生素治疗肺部感染及食管炎。

2. 肠道准备,术前口服抗生素,注射维生素 K 及清洁灌肠。

五、手术步骤

1. 患儿取仰卧位,左侧稍高,头端稍高。监视器置于手术台头侧(图 3-2-1)。

2. 全身麻醉气管插管后,放置鼻胃管。气腹压设定在 8~12mmHg。

3. 在脐部刺入气腹针腹腔充气后,脐部放置第 1 个 Trocar,Trocar 直径依据是否需要切除疝囊选用 5.5mm 或 10.5mm。第 2 个 Trocar 位于左中腹脐上水平。第 3 个 Trocar 位于左上腹锁骨中线外侧。第 4 个 Trocar 位于右上腹锁骨中线肋缘稍下方(图 3-2-2)。

4. 暴露食管和食管裂孔 还纳疝内容物后,在剑突左侧穿腹壁刺入 2-0 带针丝线,镜下将针缝合于食管裂孔前壁的膈食管韧带,然后将针从肝缘下肝镰状韧带的右侧腹壁穿出,在腹壁外拉近线的两端,腹腔内缝线将肝左外侧叶悬吊起来,暴露贲门食管区(图 3-2-3)。

5. 切除疝囊 将胃向下方牵拉,切开膈食管韧带,将疝囊拉入腹腔,在疝囊颈水平用电钩切开疝囊,将其游离切除,可见扩大的食管裂孔和食管(图 3-2-4)。

6. 游离食管 切开食管两侧的肝胃韧带上部和胃脾韧带,将食管下端向上游离约 2cm。应随时注意辨认食管,勿造成损伤,注意保护迷走神经。

7. 紧缩食管裂孔 向前提拉食管,为防止食管损伤可用橡胶片或纱布条绕过食管后方向前牵拉。暴露两侧膈脚,用 2-0 丝线间断对合缝合两侧膈脚 2~3 针(图 3-2-5),以紧缩食管裂孔(图 3-2-6)。针距约 0.5cm,注意完整缝合两侧膈脚的肌束,打结松紧适度,勿过紧,以免造成肌束断裂。为防止缝合过紧,紧缩食管裂孔至可容持针器自由进入为宜。

8. 胃底折叠 将游离的胃底后壁经贲门后面拽向右侧,在食管下端前面与向右牵拉的胃前壁相遇,缝合 2~3 针浆肌层固定胃底,中间穿经食管肌层,包绕食管约长 2cm,将包绕后的胃底上缘与膈肌固定缝合 2 针,防止食管向上滑动(图 3-2-7)。

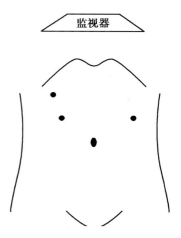

图 3-2-1 Trocar 及监视器的位置

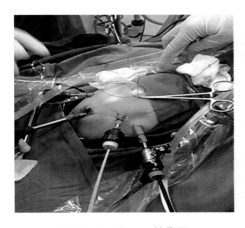

图 3-2-2 Trocar 的位置

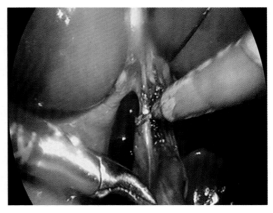

图 3-2-3 暴露食管和食管裂孔

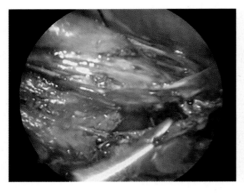

图 3-2-4　将疝囊拉入腹腔游离切除

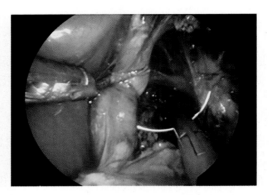

图 3-2-5　对合缝合两侧膈脚

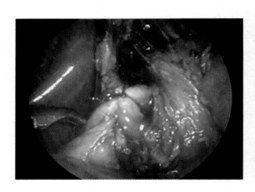

图 3-2-6　紧缩食管裂孔

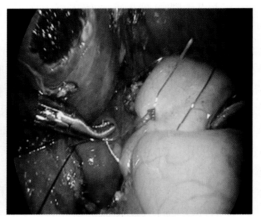

图 3-2-7　胃底折叠缝合

六、术中注意事项

1. 肝脏柔软而脆弱,牵引需格外小心,以免损伤致出血。

2. 当有小网膜囊入胸腔时容易被忽略而不能发现,而该结构正是食管旁疝复位的关键。复位需打开肝胃韧带操作,但切勿损伤胃左动脉和静脉的分支,以免造成出血。此外也可先将食管裂孔扩大,使左侧胸腔进气呈正压,有利于疝复位。

3. 如为短食管,可在食管周围部分游离后,向下牵拉食管的同时向近端纵隔段食管充分游离,同时还可以将食管肌层与膈肌缝合数针,确保腹腔段食管的长度不少于 2cm。

4. 左右膈脚由肌束组成,缺乏肌腱,抓持或缝合时易撕裂,术中应注意保护。

5. 术中操作困难或胃胀气时,应经鼻胃管反复抽吸气体及胃内容物,便于暴露腹腔段食管及其裂孔。

七、术后处理

常规给予补液、吸氧等辅助治疗。监测体温。维持适当的葡萄糖水平,适当镇静,根据血气分析结果调整酸碱及电解质平衡,同时注意预防切口感染、切口裂开、肺部感染等并发症。

八、术后并发症及处理

1. 食管和胃损伤多因术中操作不当造成。术中可直接修补,然后将胃壁折叠缝合覆盖,必要时开腹修补。

2. 出血　常因肝脏撕裂和胃左血管的分支破裂所致,术中应注意保护。

3. 胃食管反流　患儿常合并食管下端功能异常,贲门胃底折叠有助于防止食管向胸腔滑动和胃食管反流。

（马丽霜）

推荐阅读资料

［1］李龙,李索林.小儿腹腔镜手术图解.上海:第二军医大学出版社,2005.

［2］李正,王慧贞,吉士俊.实用小儿外科学.北京:人民卫生出版社,2001.

［3］马丽霜,李龙,王莹,等.腹腔镜手术治疗新生儿食管裂孔疝.中华小儿外科杂志,2011,32(7):484-487.

［4］马丽霜,李龙,张悦,等.腹腔镜手术治疗婴幼儿食管裂孔疝的探讨.中华小儿外科杂志,2010,31(10):728-731.

［5］严志龙,胡明,洪莉,等.腹腔镜下治疗儿童食管裂孔疝58例体会.中华小儿外科杂志,2013,34(6):401-403.

［6］NAMGOONG J M,KIM S C,HWANG J H. Hiatal hernia in pediatricpatients:laparoscopic versus open approaches. Ann Surg Treat Res,2014,86(5):264-269.

［7］ROTHENBERG S S. Two decades of experience with laparoscopic nissen fundoplication in infants and children:a critical evaluation of indications,technique,and results. J Laparoendosc Adv Surg Tech A,2013,23(9):791-794.

第三章
腹腔镜下贲门失弛症手术

一、概述

食管贲门失弛症是食管下端动力异常性疾病，由于食管下端括约肌呈持续高张力，且在吞咽时也不能松弛，使食物通过受阻而出现的一系列相关临床症状。其确切病因仍不清楚。本病在男孩中相对多见，但总体发病率较低。虽然一些病例可在年幼时发病，但大多在青少年期方可得到诊断。临床症状以渐进性吞咽困难、进食后呕吐为主，可因误吸而反复出现呛咳和发作性肺炎，有些患儿可出现胸骨后疼痛，长期进食困难可导致体重不升甚至下降。食管钡餐造影可见远端食管贲门狭窄、近端食管扩张钡剂滞留。食管测压见食管下端呈持续高压、纤维胃镜未见明显狭窄、核素扫描显示食管内容物停滞均为食管贲门失弛症的诊断提供了可靠的依据。对食管贲门失弛症患儿可先试行药物缓解痉挛和球囊扩张保守治疗，保守治疗无效者则选择手术治疗。

手术方法由 Heller 于 1914 年提出后一直沿用至今，其主要原理是将食管下端至贲门肌层切开缓解痉挛狭窄。随后在此基础上围绕肌层切开长度、延至胃部的程度及是否实施抗反流措施有一些改进和争议。传统的 Heller 术可经胸或经腹进行，自 Cuschieri 和 Pellegrini 分别于 1991 年和 1992 年报道应用腹腔镜和胸腔镜完成 Heller 术后，镜下 Heller 术治疗贲门失弛症迅速被临床所接受，由于其显著的临床优势，目前已成为首选手术途径。随着临床资料的积累，有作者将胸腔镜和腹腔镜下 Heller 术总结比较，认为就该手术而言，腹腔镜下 Heller 术可能更具优势。本节介绍腹腔镜下 Heller 术。

二、相关解剖

(一) 食管

食管位于后纵隔，经膈肌食管裂孔进入腹腔，在膈下进入胃之前的食管为腹腔段食管，食管缺乏浆膜层，食管肌层的内层为环形肌，外层为纵形肌，食管下端与胃连接处为贲门，贲门失弛症患儿食管下端肌层呈失弛缓状态，使临床出现患儿食管下端狭窄、近端扩张。手术目的是将食管下端肌层切开解除狭窄。

(二) 迷走神经

迷走神经于食管下端形成二支，左右两支紧贴食管表面行走，右支为优势支，位于食管右后侧。术中需避免右后支的损伤。

(三) 食管裂孔

食管裂孔为食管通过膈肌进入腹腔的裂隙，位于 T_{10} 水平，裂孔两侧膈肌包绕食管固定于椎体前的前纵韧带，被称为左右膈脚，通常左膈脚位置高于右侧。在食管游离过程中食管裂孔会被扩大，在肌层切开后需将左右膈脚缝合一针，缩窄食管裂孔，以免引起继发性食管裂孔疝。

三、适应证和禁忌证

（一）适应证

1. 临床症状严重　吞咽困难、进食后呕吐、误吸后呛咳、胸骨后疼痛、营养不良。

2. 诊断明确

（1）钡餐 X 线检查：可见食管远端贲门部纤细，呈"鸟嘴"状改变，近端食管扩张增粗（巨食管），钡剂滞留于近端食管内，难以进入胃内（图 3-3-1）。

（2）纤维胃镜和食管镜检查：可排除食管狭窄，扩张段食管可因食物滞留导致继发性食管炎。

（3）食管测压检查：可见食管下端括约肌呈高张力，吞咽时不松弛或松弛不全。24 小时监测可显示在整个生理节律循环中（包括进食时）食管缺乏蠕动。

（4）保守治疗无效：药物治疗无效，球囊扩张不能持续缓解症状。

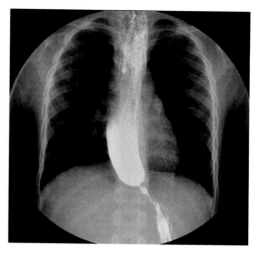

图 3-3-1　上消化道造影显示"鸟嘴"征

（二）禁忌证

1. 合并有严重心肺疾病，不适宜 CO_2 气腹。

2. 有凝血功能障碍。

3. 曾有上腹开放手术史，预计有严重粘连。

四、术前准备

1. 胃肠准备　为防止麻醉过程中患者误吸食管内容物，术前应禁食，并将食管内分泌物及残留食物完全排空，必要时实施食管镜清除。将中等粗细的鼻胃管插入胃。

2. 腹腔镜专用器械准备　1 套常规腹腔镜，5 个 5mm Trocar，1 把 5mm 肝叶推开器，2 把 5mm 镜下分离钳，1 把 5mm 抓钳，1 把 5mm 持针器，1 把 5mm 推结器，1 把 5mm 电钩，1 把 5mm 超声刀，1 把 5mm 镜下剪刀。小婴儿手术 5mm 器械也可用 3mm 器械替代。

五、手术步骤

1. 麻醉　气管静脉复合麻醉。

2. 体位　患儿取仰卧位。

3. 术者站位　主刀医生可站于患儿右侧（或患儿两腿分开，主刀医生站于患儿两腿间），一助、二助均站于患儿左侧（图 3-3-2）。

4. 监视器位置　位于患儿头端，便于两侧术者都能看到。

5. Trocar 放置位置　分别于脐部、两侧腹脐平位置及两侧上腹部做 5 处 5mm 皮肤切口，分别放置 5 个 5mm Trocar。为防止穿刺时误伤腹腔内脏器，第 4 个 Trocar 可选择脐部直视下放置，气腹后进入视镜再穿刺放置其余 4 个 Trocar（图 3-3-3、图 3-3-4）。右中侧腹 Trocar 进入肝叶推开器，脐部 Trocar进入视镜由二助扶持，左中侧腹 Trocar 进入抓钳由一助操作，上腹部两个 Trocar 分别进入分离钳、超声刀或电钩，由主刀医生操作。

如不用肝叶推开器，则只需 4 个 Trocar，肝左叶可经腹壁带针线缝吊食管裂孔前壁上抬托起。

6. 操作步骤

（1）暴露：用肝叶推开器将肝左叶向右上方抬起推开，暴露肝胃韧带和贲门（图 3-3-5）。

（2）游离暴露食管裂孔：一助抓持胃体向左下方牵拉，用超声刀或电钩分离肝胃韧带（图 3-3-6），

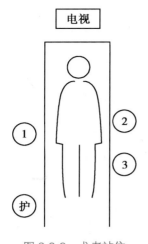

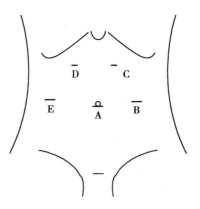

图 3-3-2 术者站位
①为主刀医生,②和③为一助、二助。

图 3-3-3 腹部 Trocar 放置位置示意图

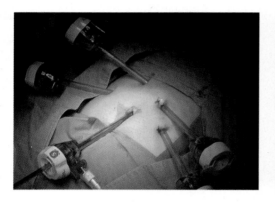

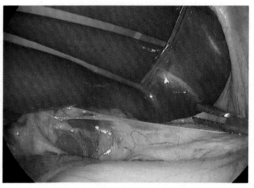

图 3-3-4 腹部 Trocar 放置

图 3-3-5 肝叶推开器将肝左叶推开,暴露肝胃韧带和贲门

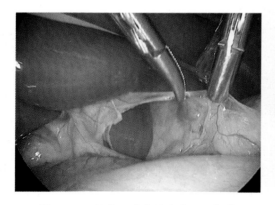

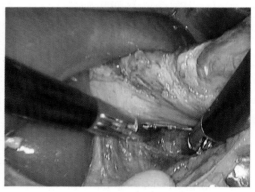

图 3-3-6 超声刀或电钩分离肝胃韧带

图 3-3-7 右侧膈脚下缘建立食管后窗

并向贲门部游离。暴露右侧膈脚,沿右膈脚与食管交界处电凝或超声刀游离腹膜反折,沿食管裂孔自右向左游离,注意不要紧贴食管壁,以免损伤食管和迷走神经。

（3）建立食管后窗:于右膈脚最下缘食管后向左侧作钝性分离建立食管后窗(图 3-3-7),将分离钳自右向左穿过食管后窗,将 1 个长约 10cm 吊带钳夹穿过食管后窗(图 3-3-8),包绕腹腔段食管由一助用抓钳钳夹后向左下方牵拉(图 3-3-9)。

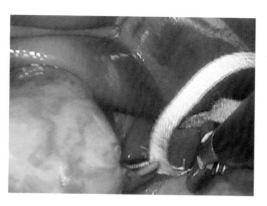

图 3-3-8　吊带穿过食管后窗

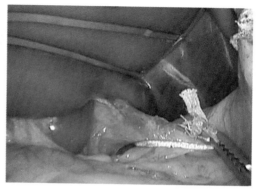

图 3-3-9　向左下方牵拉腹腔段食管

（4）游离食管下段：用超声刀或电钩游离食管附着处的疏松结缔组织，在助手牵拉下尽可能地将食管向腹腔游离牵拉，直至超过食管下段狭窄处近端到达食管扩张处，食管下段狭窄段即为失弛缓的病变段（图 3-3-10、图 3-3-11）。

（5）病变段食管肌层切开：将准备切开的病变段食管前壁表面血管电凝后用剪刀或分离钳分离食管肌层，近端达食管痉挛狭窄近端的扩张部，远端达贲门下胃壁 1cm。满意的游离可见狭窄段食管狭窄完全解除，肌层游离达食管周径的 1/3 左右，食管贲门黏膜外凸，与年龄对应大小的食管支撑管可顺利通过食管进入胃（图 3-3-12~图 3-3-16）。

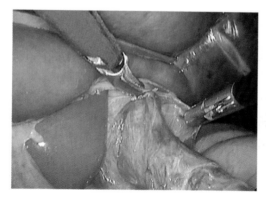

图 3-3-10　游离食管附着处的疏松结缔组织

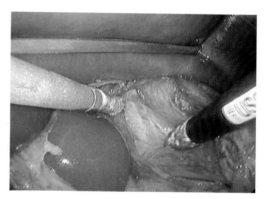

图 3-3-11　食管下段的病变段

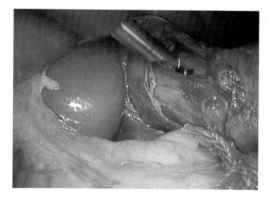

图 3-3-12　电凝病变段食管前壁表面血管

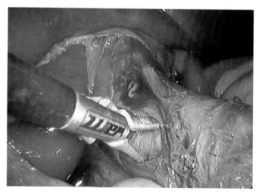

图 3-3-13　分离钳分离食管肌层

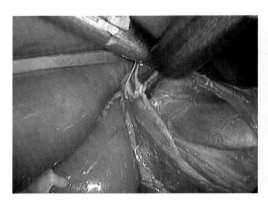

图 3-3-14 游离病变段近端扩张部

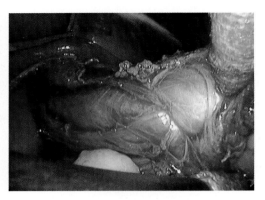

图 3-3-15 完全解除狭窄

（6）检查有无食管穿孔：可通过支撑管支撑食管后检查有无损伤，也可通过充气球囊扩张食管检查黏膜层是否有损伤，或术中胃镜检查有无食管裂口。一旦发现存在食管损伤可在镜下给予修补缝合。术后应放置引流管。

（7）缩窄修复食管裂孔：由于食管裂孔及胸腔段食管的游离，食管裂孔被扩大，需用 2-0 不可吸收线于食管后将食管左右侧膈脚缝合 1~2 针缩窄食管裂孔。

（8）胃底折叠抗反流：由于食管下端贲门肌层切开后胃食管抗反流机制被破坏，可通过胃底折叠包绕食管下端。胃底折叠包绕有 360° 和部分胃底折叠包绕食管下端。360° 胃底折叠包绕（Nissen

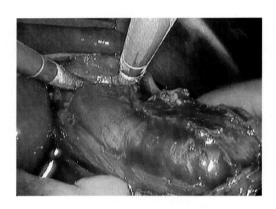

图 3-3-16 食管贲门黏膜外凸

术）的具体操作见本篇第二章。

部分胃底折叠包绕通常选择食管前壁胃底折叠包绕手术，既可通过胃底折叠增加 his 角增强抗反流作用，又能通过胃底覆盖切开肌层的食管前壁，防止术后食管黏膜膨出形成食管壁疝。具体操作：用 4-0 带针缝线将胃底浆肌层与腹腔段食管左侧壁浆肌层缝合 2~3 针，再使胃底覆盖食管前壁后与腹腔段食管右侧壁浆肌层缝合 2~3 针，使胃底形成对腹腔段食管前壁的包绕。折叠包绕胃底可与膈肌裂孔前缘固定 2 针（图 3-3-17、图 3-3-18）。

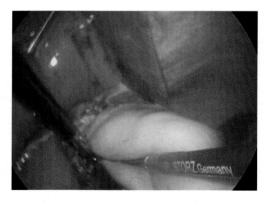

图 3-3-17 胃底折叠包绕和加固食管末端

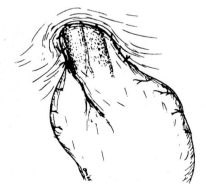

图 3-3-18 胃底浆肌层与腹腔段食管左侧壁浆肌层缝合示意图

六、术中注意事项

1. 迷走神经的保护 迷走神经分为左支与右支,分别位于食管的左前壁和右后壁,其中右支为优势支,需加以保护,一旦损伤,会导致术后胃瘫。迷走神经右支紧贴食管肌层,在食管牵拉上抬后清晰可见,保护迷走神经右支最好的方法是避免紧贴食管右后壁进行游离,避免电钩和超声刀紧贴食管右后壁游离。

2. 狭窄段的充分游离 术中食管下端贲门狭窄段的充分游离对术后临床症状能否完全缓解至关重要,因此,近端食管肌层一定要游离到狭窄近端的食管扩张处,食管远端肌层切开要通过贲门到达胃壁肌层,需将食管前壁黏膜外肌层完全切开,并将切开的肌层于黏膜外向两侧游离,使 1/3 周径的食管黏膜膨出于肌层。

3. 避免食管黏膜损伤 食管黏膜损伤后会导致术后食管瘘,并可导致一系列严重并发症。术中应注意食管黏膜的保护,肌层游离时避免电灼及超声刀的过度烧灼,可用分离钳钝性分离食管肌层或用剪刀锐性分离肌层。一旦发现食管穿孔,应及时修补并更换肌层切开部位。对有可疑食管损伤者,一定要明确或排除是否存在食管损伤。

七、术后处理

术后给予鼻胃管胃肠减压 1~2 天后进食,禁食期间给予静脉输液。

八、术后并发症及处理

1. 胃食管反流 由于食管贲门肌层切开后所进行的胃底折叠抗反流不完善所致,多见于部分胃底折叠包绕术,通常不需再次手术,随着生长发育会逐渐得到改善,这些患儿大多临床症状不明显,有症状者可通过饮食管理(少食多餐,少食流质食物,睡前少食)控制症状。症状明显者可应用制酸剂和促蠕动药。症状严重者可再次手术行 360° 胃底折叠包绕术(Nissen 术)。

2. 吞咽困难 可因食管失弛缓病变段肌层切开不完善所致,但更多是由于胃底折叠包绕太紧或食管裂孔缩窄太紧导致,也可因术后贲门部水肿导致。术后进食固体食物时出现哽噎和吞咽困难,可先保守观察 1~2 周,如症状不见改善可给予食管球囊扩张或胃镜下食管扩张术,严重者需再次手术。

3. 纵隔炎 大多由于术中食管肌层切开游离时食管黏膜损伤穿孔未被发现所致,可出现发热、胸痛等症状,一旦怀疑存在食管穿孔,应及时明确诊断或排除,胸片可见纵隔有游离气体,食管碘油造影可见造影剂溢出食管进入纵隔即可明确诊断。确诊后应及时给予纵隔引流,禁食,持续胃肠减压,静脉营养支持,抗生素应用等。

九、愈后

腹腔镜下 Heller 术加适宜的胃底折叠术对于儿童食管贲门失弛症可获得较为满意的临床效果,术后患儿的症状可立即得到缓解,适当的喂养后患儿体重增加、营养状况改善。但食管仍会持续扩张数个月甚至几年,仅少数可以完全恢复正常的食管功能。大多患儿仍缺乏正常的食管蠕动或仅有无效蠕动。一些患儿可出现轻度症状,如吞咽困难和进食时常需要饮一些水。但总体来说食管肌层切开后患儿可有一个较好的生活质量。该病长期随访是必要的。

(吴晔明)

推荐阅读资料

[1] 斯皮茨,科蓝 . 小儿外科学图谱 . 6 版 . 吴晔明,顾松,译 . 北京:北京大学医学出版社,2012.

[2] HUGHES M J,CHOWDHRY M F,WALKER W S,et al. Can thoracoscopic Heller's myotomy give equivalent results to the

more usual laparoscopic Heller's myotomy in the treatment of achalasia? Interact Cardiovasc Thorac Surg,2011,13(1):77-81.

[3] PELLEGRINI C,WETTER LA,PATTI M,et al. Thoracoscopic esophagomyotomy. Initial experience with a new approach for the treatment of achalasia. Ann Surg,1992,216(3):291-296.

[4] SHIMI S,NATHANSON L K,CUSCHIERI A. Laparoscopic cardiomyotomy for achalasia. J R Coll Surg Edinb,1991,36(3):152-154.

[5] STEWART K C,FINLEY R J,CLIFTON J C,et al. Thoracoscopic versus laparoscopic modified Heller myotomy for achalasia:efficacy and safety in 87 patients. J Am Coll Surg,1999,189(2):164-169.

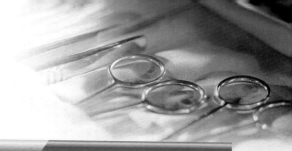

第四章
肠旋转不良手术

一、概述

先天性肠旋转不良是一组胚胎发育中肠管不完全旋转和固定的解剖异常,指胚胎期肠管在以肠系膜动脉为轴心的旋转过程中进行的不完全旋转或固定异常,使肠管位置发生变异和肠系膜附着不全,引起上消化道梗阻和肠扭转、肠坏死。本病主要见于新生儿,但也有少数发生于婴儿或较大儿童。

先天性肠旋转不良是一种复杂的消化道发育畸形。早年由于对本病的病因、病理及临床特点缺乏认识,以致治疗失误,死亡率高。1923年,Dott等详细描述了肠旋转不良各类畸形与临床诊断问题;1936年,Ladd制定了标准的手术方法及步骤,此后本病的诊断和治疗取得较大进展。Ladd手术至今仍是治疗肠旋转不良的规范术式而被广泛应用于临床。

二、相关解剖

胚胎期正常肠旋转运动和肠系膜附着、固定包括两个部分,即近端十二指肠空肠祥和远端的回肠盲肠祥。先天性肠旋转不良的发生与胚胎时期中肠的发育有关。在胚胎的第6~10周,消化道生长的速度超过腹腔的生长速度,因此中肠不能容纳在腹腔内而被挤到脐带底部,形成一个暂时性脐疝。到了妊娠第10周时腹腔的生长速度加快,容积增加,因此中肠又逐渐回复到腹腔。此时正常的肠旋转即开始。中肠末端的盲肠、升结肠和横结肠起初位于腹腔左方,在旋转时按逆时针方向从左向右旋转,至盲肠转到右下腹髂窝为止。正常旋转完成后,升结肠和降结肠即通过结肠系膜附着于后腹壁,小肠系膜亦由十二指肠悬韧带开始,由左上方斜向右下方,附着于后腹壁。

如果在中肠旋转过程中,受某种致畸因素的影响,使正常肠旋转运动和系膜附着固定发生异常,就可产生肠旋转不良,导致盲肠不在右髂窝而停留在右上腹、中腹或左腹,同时结肠系膜和小肠系膜都不附着于后腹壁,形成以下各种复杂的病理改变。

1. 十二指肠受压 是最常见的病理畸形,由于中肠回纳腹腔后旋转中止,盲肠、升结肠位于幽门部或上腹部胃的下方,从盲肠、升结肠出发的腹膜索带(Ladd索带)跨越十二指肠第二段前面,并附着于腹壁右后外侧,十二指肠被压迫而发生不完全性梗阻。

2. 肠扭转 发生率较高。在肠旋转不良时,整个小肠系膜不附着或附着不全,因而小肠极易环绕肠系膜根部发生扭转。有时盲肠与升结肠游离严重,也可与小肠一起发生扭转,即中肠扭转,扭转多是顺时针方向,一般45°~720°。扭转角度较小时可能自然复位,但不久再度扭转,临床上形成间歇性发作的完全或不完全性肠梗阻。扭转时间长或扭转角度大时,可造成肠系膜上动脉闭塞,使整个中肠发生绞窄性坏死。

3. 空肠上段膜状组织压迫和屈曲 若十二指肠祥停留在肠系膜上动脉的前方而不进行旋转,则

135

成为腹膜后器官。这时空肠第一段被腹膜系带和许多膜状组织所牵拉、缠绕,并使其屈曲成角而形成不完全梗阻。

三、适应证与禁忌证

肠旋转不良多在新生儿和婴儿期发病,肠管积气较多时肠壁可菲薄脆嫩,肠壁亦可同时水肿增厚,血运发生不同程度的障碍。腹腔镜手术操作空间有限,加之病变复杂,病理类型不同,因此,选择腹腔镜 Ladd 手术应慎重。

（一）适应证

1. 患儿一般情况尚可,出生后 2~5 天突然发生或存在反复发作的胆汁性呕吐,大便减少,存在明显的脱水和电解质紊乱,上消化道造影或钡剂灌肠检查拟诊肠旋转不良。

2. 肠旋转不良并发亚急性中肠扭转,病情相对稳定,生命体征平稳,可有不同程度的血便排出,彩色多普勒超声检查肠系膜根部扭转,但血管没有栓塞梗阻征象,胃肠减压后腹胀减轻。

（二）禁忌证

对于肠旋转不良并发急性中肠扭转、一般情况差、腹胀可疑肠绞窄坏死者,由于肠管血运障碍,腹腔空间有限,试行腹腔镜手术可能会很困难甚至造成肠管损伤,所以应列为禁忌证。

四、术前准备

1. 心理准备 腹腔镜手术是一种新型的手术方式,大部分患儿父母对其了解较少,对手术普遍存在惧怕心理,对是否需手术存在疑惑,同时担心术中可能出现各种意外情况及不良效果。针对这种情况,医护人员在术前应对诊断、手术方式、可能出现的并发症及预防措施进行充分讨论,达成一致意见后,再向患儿父母讲明腹腔镜手术的优点及局限性、有可能中转开腹手术,尽可能排除患儿父母的思想顾虑。

2. 术前常规检查

（1）血、尿、便常规检查。

（2）出凝血时间、血糖水平检测,血型鉴定。

（3）肝肾功能、乙型肝炎五项、电解质水平。

（4）丙型肝炎、艾滋病、梅毒等检测。

（5）腹部彩色多普勒超声检查。

（6）心脏彩色多普勒超声检查。

（7）心、肺、腹部 X 线片检查。

3. 胃肠道准备 充分的肠道准备是手术成功的必要条件。

（1）术前禁食 4~6 小时。

（2）术前晚及术日晨用生理盐水清洁灌肠;术晨留置胃管、尿管,便于手术视野暴露并减少穿刺中发生脏器穿孔的危险。

4. 特殊准备

（1）急性肠梗阻伴脱水者,术前输液及输入适量血浆,脱水情况改善后立即手术。

（2）有血便、呕血或腹膜刺激症状者,提示肠扭转、肠系膜绞窄,应快速补充晶体溶液、胶体溶液,在 2~4 小时内行急诊手术。

（3）不完全性梗阻及营养不良,除外肠扭转者,应准备 1~2 天,待纠正脱水、营养不良及贫血后施行手术。

（4）术前术者必须熟悉本畸形各病理形态的特点,方能正确施行手术。

5. 特殊器械 新生儿专用腹腔镜器械,包括 3mm Trocar、3mm 电钩及 3mm 抓钳等。

五、手术步骤

开腹或腹腔镜下 Ladd 手术的操作步骤基本相同。腹腔镜手术亦需采取气管插管全身麻醉,患儿取头高脚低位。做脐窝或脐旁右侧 0.5cm 切口,置入 Trocar,建立 CO_2 气腹,压力 6~9mmHg,置入腹腔镜,左、右中下腹各做 0.3cm 切口(图 3-4-1),置入微型 Trocar,插入操作钳。常规腹腔探查,证实为肠旋转不良(图 3-4-2),查看系膜根部是否有肠扭转。若有扭转,两操作钳交叉并钳夹肠系膜根部近末级弓处,将小肠逆时针旋转复位(图 3-4-3),其次 3mm 电钩锐性分离十二指肠、空肠起始部与回盲部、结肠之间的索带与粘连(图 3-4-4),扩展小肠系膜根部(图 3-4-5),注意保护肠系膜血管。最后自空肠向回盲部逐渐探查,将小肠纳入腹腔右侧,盲肠和全部结肠置腹腔左侧。拟切除阑尾时,可钳夹阑尾末端,将阑尾送至腔镜戳孔口处(图 3-4-6),并随戳卡的拔出逐渐将阑尾末端自脐部戳孔送出,腹腔外常规切除阑尾。关闭戳孔。

六、术中注意事项

1. 松解 Ladd 索带要彻底,使十二指肠完全拉直;牵拉十二指肠远端可以使束缚其周围的腹膜索带更加明显且张力增高,易于被充分离断;如空肠第一段有膜状组织压迫,要进一步松解。

2. 术中要以回盲部、十二指肠悬韧带等易于确认的组织为标记,逐步探查肠管。夹持肠管时一定要用无创抓钳,两把操作钳交替抓持肠管,动作要轻柔,以防误伤肠管。

3. 对于中肠扭转的镜下复位,国内外学者提出了不同的方法和经验。Bax 等认为由十二指肠顺序牵拉肠管复位,Wu 等建议由横结肠开始复位,术者可根据具体情况进行操作,建议中肠扭转 >360°

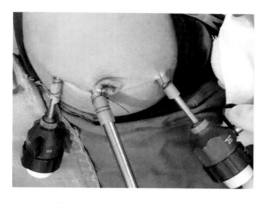

图 3-4-1　Trocar 放置的位置

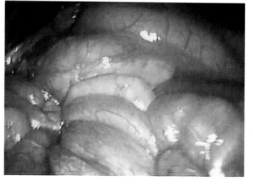

图 3-4-2　腹腔镜下肠旋转不良的典型外观

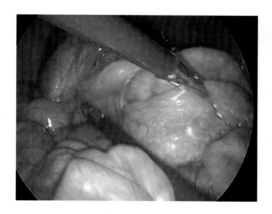

图 3-4-3　腹腔镜下复位肠系膜根部

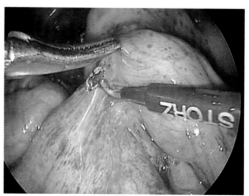

图 3-4-4　电钩分离十二指肠、空肠起始部与回盲部、结肠之间的索带与粘连

137

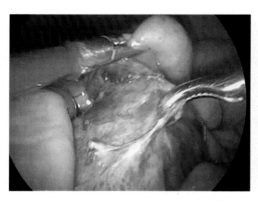

图 3-4-5　小肠系膜根部充分游离和展开

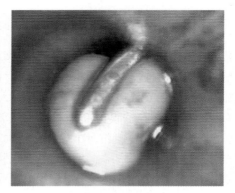

图 3-4-6　将阑尾经 Trocar 孔提出

者,先复位扭转的肠管,然后再分离索带、游离十二指肠;对于扭转≤360°者,应先将注意力放在病变根部,可先游离十二指肠,推开回盲部后再牵拉小肠可以使扭转自动复位。

4. 分离肠系膜根部及系膜间的粘连,应尽量扩展系膜根部附着处,使分开的系膜扩展延长至 5cm以上;系膜与系膜间通常有粘连,也需分离。解剖分离时应注意保护肠系膜上动脉,避免受损伤。

5. 新生儿、小婴儿腹腔容积小,操作难度大,术前均应留置胃管及尿管,液状石蜡灌肠通便,缩小胃、肠道和膀胱容积,利于手术操作。

七、术后处理

1. 术后继续胃肠减压及静脉输液,给予抗生素。
2. 若恢复良好,术后 3~4 天或肛门排气、排便后开始进食。
3. 先给少量糖水,无呕吐时则给予母乳或牛奶,逐渐增加奶量。
4. 幼儿及儿童则先给 2~3 天流质饮食,无任何不良反应后可进半流质饮食。

八、术后并发症及处理

1. 肠梗阻　先天性肠旋转不良术后并发症主要为肠梗阻,其原因是多方面的:①术中腹膜索带未彻底松解,十二指肠、十二指肠悬韧带或空肠起始部粘连未完全分离,致使肠梗阻症状持续存在或缓解后复发。因此,行 Ladd 手术时应彻底松解;②手术中粘连面剥离较广,创面渗血容易造成再次粘连,故术中松解粘连时需恰当使用锐性分离并妥善止血,可使用预防粘连的制剂。

2. 伴发乳糜腹的处理　反复发作的肠扭转,使汇集于肠系膜根部的淋巴干发生阻塞,淋巴管内压力增高,淋巴液漏入腹腔形成乳糜腹。多数病例在行 Ladd 手术后乳糜腹可自愈。但因淋巴管内压力过高、乳糜管破裂者需手术缝合或修补,术后常规留置腹腔引流管。

3. 肠扭转复发　在已发表的文献中,在开放性手术患儿中肠扭转复发罕见,复发率小于 0.5%,但在腹腔镜手术患儿中,肠扭转复发率可高达 19%。腹腔镜手术术后肠扭转复发率偏高的原因可能有:①腹腔镜手术操作相对于开腹手术创伤小,术后肠管间粘连少;②腹腔镜手术初期技术问题,如术中肠系膜根部分离不彻底、系膜扩展不够宽;③松解十二指肠及空肠起始部 Ladd 索带时创面渗血多,术后短期内原 Ladd 索带处再次粘连,可能导致肠扭转复发。

肠扭转复发出现全肠坏死时,病情凶险,进展快,如不能及时诊断和治疗,数小时内即可出现脓毒症休克,生存机会很小。患儿首发症状为呕吐、脱水,往往被诊断为急性胃肠炎予以保守治疗而贻误了再次手术时机,故术后如患儿出现不明原因的呕吐,则应首先行腹部立位片及彩色多普勒超声检查,除外外科急腹症。

4. 心律失常　无论何种全身麻醉,均可发生心律失常。全身麻醉患儿的心律失常发生率为

0.04%，主要发生在建立或消除气腹过程中。

5. 胃肠道损伤　穿刺时气腹针和 Trocar 均可造成胃肠道损伤。对于肥胖或有手术史的患儿，采用小切口直视下置入套管针可避免此类并发症的发生。胃肠道损伤一般较易发现，一经发现应立即开腹修补。如果置入腹腔镜发现前腹壁有粘连或肠管、系膜紧邻前腹壁，应仔细检查有无胃肠道损伤。

（任红霞）

推荐阅读资料

［1］陈兰萍.新生儿肠旋转不良诊治现状.中华实用儿科临床杂志，2013，28（23）：1768-1769.

［2］谷奇，李龙，董宁，等.腹腔镜 Ladd 手术治疗肠旋转不良的探讨.中国微创外科杂志，2013，13（6）：549-551.

［3］李索林，李英超.腹腔镜下肠旋转不良的诊断与治疗.中华小儿外科杂志，2008，29（10）：577-579.

［4］李索林，周薇莉.腹腔镜 Ladd 手术治疗小儿肠旋转不良.中国微创外科杂志，2007，7（5）：442-443.

［5］任红霞，陈兰萍，陈淑芸，等.新生儿及幼婴腹腔镜手术并发症的探讨.中国微创外科杂志，2008，8（9）：758-786.

［6］吴晓霞，陈兰萍，任红霞.腹腔镜与开腹手术治疗新生儿肠旋转不良伴肠扭转的对照研究.临床小儿外科杂志，2013，12（6）：458-460.

［7］郑珊.实用新生儿外科学.北京：人民卫生出版社，2013.

［8］BAX N M，VAN DER ZEE D C. Laparoscopic treatment of intestinal in children. Surg Endosc，1998，12（11）：1314-1316.

［9］HAGENDOOR J，VIEIRA-TRAVASSOS D，VAN DER ZEE D. Laparoscopic treatment of intestinal malrotation in neonates and infants：retrospective study. Surg Endosc，2011，25（1）：217-220.

［10］WU M H，HSU W M，LIN W H，et al. Laparoscopic Ladds procedure for intestinal malrotation：report of three cases. Formos Med Assoc，2002，101（2）：152-155.

第五章

腹腔镜胆总管囊肿切除术

一、概述

胆总管囊肿(congenital choledochocyst)也称为胆道扩张(congenital biliary dilatation,CBD),是临床上常见的一种先天性胆道畸形,女性多于男性,多数病例的首次症状发生于1~3岁。其病因和发病机制目前仍存在争议,流行的学说认为胰胆管汇流异常伴发胰液向胆总管和胆汁向胰管的双向反流是胆总管囊肿的病因;胆总管远端梗阻和胆管壁薄弱也是胆总管扩张的重要因素。近年来人们发现十二指肠乳头向远端开口异位是其重要的病理改变,因为十二指肠乳头代表早期肝憩室的发生部位,胚胎期肝憩室向远端发生移位,导致腹胰与背胰之间距离增加,进而引发腹胰管、原始胆总管和胰胆的共同通道被牵拉延长,形成胰胆管汇流异常、胆道远端狭窄与近端扩张、胰管扩张和发育异常。

(一) 分型

传统 Todani 将胆总管囊肿分为五型,其中二型(憩室型)和三型(脱垂型)在小儿极少见,而五型为 Carolis 病,此分型只注重外观形态,未考虑胰胆管汇流的病变,未将分型与临床特点及相应的外科治疗策略相关联。近年来研究显示,胆总管远端狭窄程度与近端扩张程度成负相关,并决定了伴发的病理改变,相应的外科治疗策略各不相同。据此提出了新的简化分型方法。

(1) 狭窄型:胆总管远端狭窄,近端通常重度扩张,多呈囊状,共同管较长,开口向十二指肠远端移位明显,多伴发肝总管狭窄、肝内胆管扩张及结石形成和肝功能损害,胆总管内压较高,胆汁淀粉酶水平较低,肝功能不良较重;发病年龄较小,新生儿和产前诊断的患儿均表现为此型;临床发病早,多表现为黄疸和腹部包块;术中狭窄的胆总管远端可以不结扎。

(2) 非狭窄型:胆总管远端狭窄不明显,近端通常轻度扩张,多呈梭状,胆总管内压升高不明显,胆汁和血清淀粉酶水平较高,伴有潜在的胆汁/胰液双向反流、胰腺炎、共同管内蛋白栓和结石形成。发病年龄较大;临床多表现为腹痛、胰腺炎,术中共同管中的结石清除后胆总管远端必须结扎,以防止胰瘘。

(二) 临床表现

胆总管囊肿典型的症状是腹痛、包块、黄疸。腹痛多为间断性,多有过多进食和油腻饮食的病史,多表现为上腹痛,可伴呕吐。症状可以出现在各年龄段,随着产前诊断的普及和诊断水平的提高,产前诊断病例越来越多。婴幼儿以黄疸和包块症状表现为主,病理改变以囊肿型为主;大年龄儿童以腹痛表现为主,病理改变以梭型为主。症状出现的早晚与梗阻严重程度有关,症状出现越早,梗阻越严重。部分患儿以梗阻性黄疸、胆道穿孔及胆汁性腹膜炎就诊。反复腹痛病史长者,通常胆总管周围的炎症严重,术中囊肿切除难度增大。

(三) 治疗原则

1. 胆总管囊肿手术治疗的目的及原则　①彻底切除胆总管囊肿的病灶,改善临床症状;②终止胰胆异常合流;③终止胰液反流入胆道;④同时矫治肝总胆管及肝内胆管的狭窄,清除肝内胆管、共同管及胰内的蛋白栓或结石,矫正迷走于肝总管前方的肝右动脉的压迫,预防远期并发症;⑤保持适当的空肠肝支长度,避免过短导致反流或过长导致胆流不畅。

2. **手术方法**　①腹腔镜囊肿外引流术:仅适用于严重胆道感染,胆道穿孔,或肝功能严重受损、全身状况差但可耐受根治手术者;②腹腔镜胆总管囊肿切除肝管十二指肠端侧吻合术,但远期疗效有待于观察;③腹腔镜胆总管囊肿彻底切除、肝管空肠 Roux-Y 吻合术:是目前国内外治疗先天性胆总管囊肿首选的根治性手术。

二、相关解剖

（一）肝脏的韧带

1. **镰状韧带及肝圆韧带**　位于腹前壁上部与肝上面之间的双层腹膜呈矢状位,稍偏右侧,下端达脐部。镰状韧带游离缘增厚称肝圆韧带,内含脐静脉索,腹腔镜手术时是重要的解剖学标志。

2. **小网膜**　位于肝门与胃小弯和十二指肠上部之间,可分为两部分。肝门与十二指肠上部之间为肝十二指肠韧带,肝门与胃小弯之间为肝胃韧带。肝胃韧带内有胃左动脉、胃左静脉。肝十二指肠韧带内有肝固有动脉、胆总管、肝门静脉及进出肝门的神经和淋巴等。腹腔镜胆总管囊肿切除术的操作在此韧带中进行,掌握和熟悉这一结构的解剖极为重要,有利于术中保护肝动脉和肝静脉等重要结构。

3. **肝结肠韧带**　位于肝右叶脏面下缘与横结肠肝曲之间。这一结构在进行胆道重建时要进行松解。

（二）第一肝门和肝蒂结构

1. **第一肝门**　连接左右纵沟的横沟,内有肝动脉、门静脉、肝管通过,腹腔镜手术时要暴露肝门,以利于肝管空肠吻合。

2. **肝蒂结构**　位于肝十二指肠韧带上部,门静脉左右支、肝固有动脉左右支、左右肝管等结构由结缔组织包绕形成肝蒂。自左向右为肝固有动脉、门静脉、胆总管。由前向后为左右肝管、肝总管、肝左右动脉、肝门静脉及其左右支。胆总管囊肿患儿由于囊肿的挤压,使这些结构空间位置发生改变。当囊肿位于肝蒂的右前侧,肝动脉和门静脉位于左后方,手术分离时应注意解剖层次。术前增强 CT 检查,应充分了解囊肿的形态,周围血管特别是肝动脉、十二直肠上动脉的变异,以及这些结构与囊肿壁的关系;术中胆道造影,可以准确了解胆道系统形态、胆总管远端与胰腺胰管的关系及并存的狭窄和结石等,对彻底去除病变、避免意外损伤非常重要。

（三）肝外胆道系统

1. **胆囊**　位于肝脏下面的胆囊窝内。胆总管切除术中,利用胆囊进行术中胆道造影。

2. **胆总管**　由肝总管与胆囊管汇合形成,在肝固有动脉、门静脉前方下行于肝十二指肠韧带中,向下经十二指肠上部的后方,在胰头与十二指肠降部之间进入十二指肠降部的左后壁,在此与胰管汇合,形成肝胰壶腹,开口于十二指肠大乳头的顶端。全程分为四段:①十二指肠上段,起始部至十二指肠上缘,在十二指肠韧带右缘走行,左邻肝固有动脉,右后侧为门静脉,后方为网膜孔;②十二指肠后段,位于十二指肠第一段的后方,下腔静脉的前方,门静脉的右前方;③胰腺段,位于胰头与十二指肠之间的沟内,或埋藏于胰头内;④十二指肠壁段,胆总管穿十二指肠降部中份内后方,与主胰管汇合,形成肝胰壶腹,开口于十二指肠大乳头。

胆总管囊肿患儿常合并胰胆管汇流异常,即胆总管与胰管汇合于十二指肠壁外,形成一较长的共同管,在游离胆总管远端时勿损伤胰管及共同管;大乳头开口常向远端异位,常开口于十二指肠第二段的远端甚至是第三段,较正常解剖学大乳头在胰腺的位置更深。胆总管囊肿切除术中,应分离囊肿远端达到囊肿远端与胰管汇合处结扎切断。所以要熟悉掌握这些结构的走行及毗邻关系,特别应注意这些结构因囊肿的挤压空间位置会发生改变,手术过程中应据情况确定手术方式。

三、适应证与禁忌证

（一）适应证

囊肿型或梭型扩张的胆总管囊肿。

（二）禁忌证

1. 反复囊肿感染。

2. 既往接受过内引流手术或因穿孔置管引流造成严重粘连。

3. 胆管恶变。

4. 肝内肝段胆管狭窄。

5. 胰管严重畸形合并胰管内结石需要手术矫治。

四、术前准备

（一）常规检查

血常规、肝功能、总胆红素及直接胆红素、凝血功能、血淀粉酶、血气分析检查；术前超声、磁共振胰胆管成像（magnetic resonance cholangiopancreatography MRCP）、CT 检查，了解肝蒂内各结构的准确位置、病变与各结构的关系。

1. 肝脏功能　生化检查可以作为胆道梗阻程度和肝功能损害程度的指标。梗阻症状轻者，肝功能检查各项指标可以正常。肝功能检查指标异常，提示肝功能损害，是尽快手术治疗的指征，以防肝脏纤维化等病变加重。

2. 超声检查　是无创检查，可作为首选和常规的检查方法，可应用于产前筛查，能准确探查胆管扩张的程度和长度、胆管远端的狭窄程度、肝内胆管扩张的程度和范围。

3. MRCP 技术　是一种无创性胆道系统成像技术，利用 MRI 技术部分病例可以获得清晰的胰胆管影像，对于部分胰胆管扩张的病例可以替代内镜逆行胰胆管造影（endoscopic retrograde cholangiopancreatography，ERCP）检查，可显示逆行造影无法显示的梗阻点以上胆道的病变，是术前可选用的检查方法之一。

4. 增强 CT 检查及三维重建　可以明确肝内外胆管有无扩张，扩张的部位、程度及形态、位置，胆总管远端狭窄的程度，以及病变与门静脉和肝动脉的关系等，利用三维重建还能模拟内镜检查造影效果，特别是可以了解囊肿与周围大血管的关系，有助于设计囊肿剥离的入路，术中避免损伤血管。

5. 术中胆道造影检查　可显示肝内外胆管系统和胰管的精细解剖，了解囊肿的大小和肝内外胆管的病变情况，了解肝内胆管扩张的范围、狭窄部位、胰管和胆管合流异常的关系，发现并存的病理改变，有助于术中指导囊肿近端和远端的游离和切除部位，目前认为是术中必需的检查项目。

6. 术中胆道内镜检查　术中通过切开的胆管置入内镜检查胆道系统，可在直视下清除肝内胆管和胰胆管汇流的共同管内的结石或蛋白栓，避免术后肝内胆管结石形成导致胆管炎和共同管内及胰管内结石形成，导致反复胰腺炎发生。

7. 内镜逆行性胰胆管造影（ERCP）　内镜经十二指肠乳头插入，导管造影可显示胰胆管全貌，尤其对胰胆管汇流异常更能清晰显影，对治疗方法的选择提供可靠依据。小儿 ERCP 是有创检查方法，需全身麻醉，可诱发急性胰腺炎和胆管炎，不作为常规检查方法，适合于胆道扩张不明显、怀疑胰胆管畸形的病例。

（二）抗生素应用

术前有感染表现者先控制感染，待炎症控制后可进行囊肿切除术。对无感染者术前 2 小时静脉用广谱抗生素。手术后常规抗菌 3~5 天。

（三）其他相关准备

术前留置胃管和尿管，用开塞露排空结肠，以减小腹腔脏器体积，帮助术中增大手术视野。

五、手术步骤

（一）麻醉方式与体位

采用气管插管全身麻醉,患儿仰卧位,头稍抬高(约 30°),有利于手术视野暴露,监视器放于患儿头侧。屏幕放于患儿的头侧,正对术者。

（二）放置 Trocar

常规使用四孔法:首先在脐窝内行 5mm 或 10mm 纵行切口,开放式置入第 1 个 5mm 或 10mm Trocar,形成 CO_2 人工气腹,腹压 8~12mmHg,然后分别于右上腹腋前线的肋缘或相当于胆囊底的部位置入第 2 个 3mm 或 5mm 的 Trocar,右脐旁腹直肌外缘处和左上腹直肌外缘下,置入 2 个 3mm 或 5mm Trocar(图 3-5-1)。除了脐窝,其他 Trocar 的位置要根据患儿的腹壁大小、形态而定,遵循术中脐窝、病灶、屏幕"三点一线"和脐窝、左手、右手至病灶形成"菱形或钻石形"法则。可以采用电凝钩、超声刀进行囊肿游离。

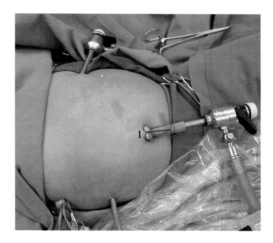

图 3-5-1　Trocar 放置位置(四孔法)

单切口法:脐窝正中纵行切口,长约 2.5cm,脐窝正中开放式置入 5mm Trocar,然后皮下与前鞘之间向两侧游离,切口皮肤使之呈菱形,在脐窝中央的两侧,分别置入 3mm Trocar。术中采用经腹壁悬吊牵引线辅助手术。

（三）胆道造影

在腹腔镜引导下,用右上肋缘下的 Trocar 导入抓钳抓胆囊底,经此切口提出腹腔外,切开胆囊底置入 6~8F 橡胶管(图 3-5-2),经管注入 38% 泛影葡胺,X 线下动态透视造影,以胆道系统和胰管及十二指肠显影为准。了解肝内胆管有无扩张狭窄及变异,胆总管形态特别是远端走行、直径、与胰管汇合的关系(图 3-5-3);胰管有无扩张及异物,共同管有无扩张异物,其对造影剂的梗阻情况及开口在十二指肠的位置。指导术中胆总管的游离方向、切除上限和下限范围及是否需要肝总管扩大成形及共同管蛋白栓的清除。

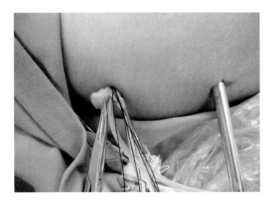

图 3-5-2　经胆囊胆道造影

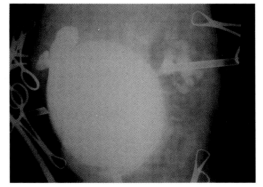

图 3-5-3　胆总管影像

（四）暴露肝门

在剑突下方肝镰状韧带的右侧经腹壁穿入 4 号针线,在近肝门处缝挂肝总管前壁,然后将针从剑突与胆囊之间肋缘下的腹壁穿出,上拉缝线后,肝脏方叶上提,可清楚暴露肝门(图 3-5-4)。

（五）切除胆囊

首先分离结扎胆囊动脉，然后用电切游离胆囊，至胆囊管和胆总管的交界处，将胆囊放于肝右叶与腹壁间隙，待囊肿切除后随同其一并经脐部通道取出。

（六）游离囊肿

提拉肝门部悬吊线，切开囊肿表面的腹膜，游离暴露胆总管囊肿的前壁。对于巨大囊肿为了扩大操作空间，可以首先切开囊肿前壁，吸出胆汁，同时敞开囊腔也有利于指导贴囊壁游离，避免离囊肿周围层次过远，造成周围组织损伤。囊肿的游离切除是整个手术中危险性最高的操

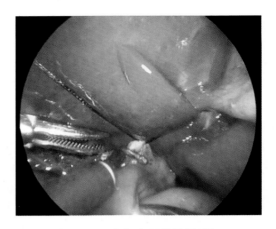

图 3-5-4 肝门牵引线暴露肝门

作，因为胆总管周围关系复杂，有门静脉、肝动脉、胰腺和十二指肠等重要结构（图 3-5-5），必须紧贴囊肿壁游离。与囊壁越近的出血越少，副损伤的可能性越小。特别是当囊肿反复炎症者，囊壁有可能与周围粘连紧密，特别是门静脉壁薄，剥离面远离囊壁很容易在过度牵拉或钝性分离时导致其损伤。利用腹腔镜的放大视野，可以显示囊壁与周围组织的间隙，辨别其间的微小血管，准确地利用电钩、超声刀等能量器械，精准地锐性剥离切除囊肿。

根据囊肿的扩张程度及在胰腺内的深浅可以采用两种分离方法，有利于安全剥离囊肿。如果为囊肿型扩张，或囊肿位于胰腺的浅层，囊肿游离从前壁和外侧壁开始，助手向下牵拉十二指肠，术者左手钳提起远侧囊壁渐向远端（图 3-5-6），在胆总管最远端的狭窄处横断，残端不必结扎，不会导致胰瘘；然后将囊肿的后壁向上掀起，直视下贴囊壁游离，最后将其与后侧和内侧的重要血管游离。如果梭型扩张，或胆总管远端深埋于胰腺内，如共同管开口于十二指肠第三段，首先在近端将胆总管横断，提起远端贴胆总管外壁环周游离，直到其最远端变细处，结扎后切断，有利于辨别清楚胆总管后壁与周围重要结构的关系，避免意外损伤。对于梭型扩张者，胆总管通畅，共同管扩张且常有蛋白栓梗阻，术中清除蛋白栓后胆总管远端必须结扎（图 3-5-7、图 3-5-8），预防胰瘘发生。

囊壁必须彻底切除，在近端要切除至囊肿与肝总管的交接部。胆总管囊肿患儿常合并肝内胆管畸形，包括肝总管开口狭窄或位置异常，副肝管开口于胆囊管或直接开口于囊肿等情况，在游离囊肿近端时要首先切开囊壁，从囊肿的内侧确认肝总管及副肝管的开口位置，避免遗漏或意外损伤而影响下一步吻合口的质量。

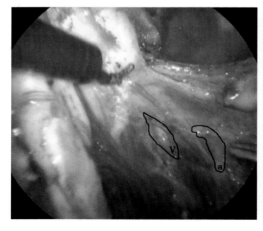

图 3-5-5 囊肿游离切除 1

V. 门静脉，a. 肝动脉。

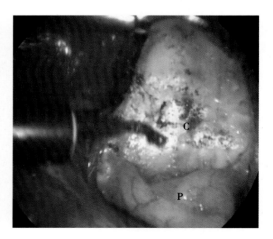

图 3-5-6 囊肿游离切除 2

C. 囊肿，P. 胰腺。

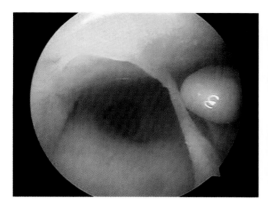

图 3-5-7　共同管蛋白栓

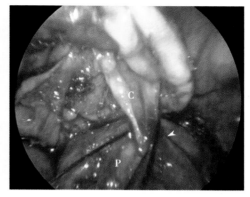

图 3-5-8　囊肿远端结扎

(七) 空肠空肠 Roux-en-Y 吻合

首先辨认十二指肠悬韧带,术者用抓钳抓住距十二指肠悬韧带约 10cm 处的空肠,纵行切开扩大脐部切口至长 1.5~2.0cm,将空肠近端随 Trocar 一并从中提出腹壁(图 3-5-9)。逐渐拉出远端 20cm 左右的空肠,与常规开腹手术方法相同,距十二指肠悬韧带 5~10cm 松解横断空肠的系膜血管弓和肠管,封闭远端肠腔。空肠袢长度的选择根据患儿的大小以肝门至脐窝的距离为标准。如距离过长,不但会减少有效吸收营养的空肠长度,而且会导致胆流不畅、结石,甚至空肠袢扭转、梗阻、坏死;如距离过短,吻合口会有张力并增加食物反流的风险。一般空肠袢的长度新生儿及婴幼儿 15~20cm,大龄儿 20~25cm,经长期随访,无不良反应。将近端空肠与空肠袢行端侧吻合,5-0 PDS 可吸收线连续单层缝合,闭合系膜裂孔,然后将空肠袢送回腹腔,重新闭合脐窝切口,将 5mm 或 10mm Trocar 固定其中,建立气腹,沿十二指肠悬韧带将近端空肠及空肠袢摆正位置。

(八) 结肠后隧道形成

松解肝结肠韧带,沿十二指肠前壁向下分离,术者用左手弯钳沿十二指肠前壁向下探查,助手将横结肠向上掀起,即可见到术者置于十二指肠前的弯钳,切开结肠中动脉右侧无血管区的腹膜,分离成直径 3cm 的隧道(图 3-5-10),将空肠袢的近端上提至肝门。隧道要足够宽松,保持空肠袢顺畅,避免过紧压迫幽门和十二指肠,避免其扭转造成梗阻。

(九) 肝管空肠端侧吻合

首先穿过腹壁在肝管的前壁缝合悬吊牵引线,将胆管端提起,便于吻合。根据肝总管开口的直径,切开空肠系膜对侧肠壁(图 3-5-11)。用双头针 5-0 PDS 可吸收线连续缝合,将肝管的断端与空肠端侧吻合。缝合从吻合口的左内角开始,利用腹腔镜的放大视野首先连续全层内翻缝合后壁,针距 3mm

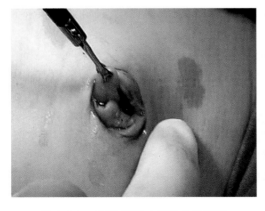

图 3-5-9　经脐部切口提出空肠近端

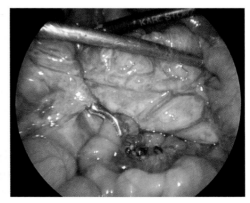

图 3-5-10　结肠后隧道形成,将肠袢经隧道上提

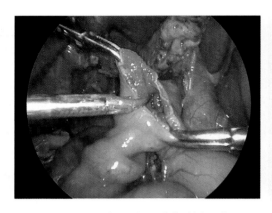

图 3-5-11 切开空肠系膜对侧肠壁

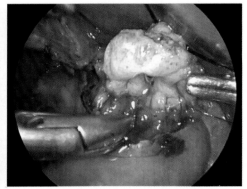

图 3-5-12 肝管空肠后壁吻合

左右,缘距 3mm 左右,最后收紧缝线,将胆管与肠管壁紧密对合。缝合后壁时注意勿损伤门静脉和肝右动脉。然后用缝线的另一端从左侧脚开始缝合前壁,最后与后壁缝线在右侧相汇合,打结(图 3-5-12、图 3-5-13)。缝合后用腹腔镜的放大镜仔细观察吻合口,如果有胆汁外渗需要及时加固补针,避免术后胆瘘。

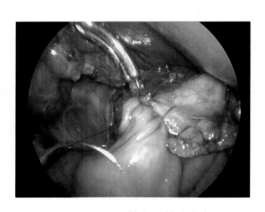

图 3-5-13 肝管空肠前壁吻合

(十) 放置引流

彻底冲洗腹腔,最后从右上腹 Trocar 孔导入 1 个硅胶引流管置于肝管空肠吻合口后或膈下。

(十一) 关腹

逐渐减低腹腔压力,检查无出血后全部放出腹腔气体,去除 Trocar,缝合切口。

六、术中注意事项

1. 掌握和熟悉肝、十二指肠的解剖结构,胆总管囊肿使肝、十二指肠结构关系发生改变,手术分离囊肿时应注意解剖层次,避免损伤肝动静脉和门静脉等重要结构。

2. 彻底切除囊肿,远端分离至胰胆管汇合交界处,近端到正常肝总管,避免残留囊壁癌变。

3. 在分离囊肿时,为了防止大血管损伤,先横行切开囊肿前壁,向下牵拉十二指肠,以囊壁内腔和胆道造影结果为参照,利用腹腔镜放大视野,显示附着在囊壁上的血管纤维束,贴囊壁电切游离。

4. 胆总管囊肿切除时在胰胆管汇合交界处上方结扎切除胆总管,避免损伤胰管。

5. 在进行 Roux-en-Y 吻合时需寻找辨认十二指肠悬韧带,以确保抓取空肠的位置正确及肠管不发生扭转,空肠襻不可过长,避免发生扭转、梗阻、肠管坏死。

6. 腹腔镜进行胆肠吻合时应选择系膜无血管区进行解剖分离建立隧道,避免损伤结肠中动脉。

7. 肝肠吻合时肝管的口径要尽量大,一般在 0.5cm 以上,边缘要整齐,血运好,留有足够的厚度,剪开肠管的口径要与肝管的口径相符合,以避免狭窄和漏的发生。

8. 巨大的胆总管囊肿均合并其远端胆管狭窄,即使在开腹手术中也常难以找到囊肿与胰管汇合的纤细管道。一项研究曾对 76 例囊肿型扩张病例未结扎远端胆管,发现术后并无胰瘘发生,表明切除巨大胆总管囊肿时结扎其远端狭窄的胆管并不是必需的。

9. 同时处理胆管及胰管病变,如狭窄、结石以免并发梗阻等并发症。对于肝总管狭窄,要在前正中劈开狭窄段至近端扩张的肝管水平;肝右动脉横跨和肝总管前压迫也是术后肝总管狭窄的重要原因之一,如果术中发现有必要将肝右动脉由肝总管的腹侧移位到背侧,应将肝管空肠的吻合口选取在肝右动脉之前;共同管内的蛋白栓术中需要清除,可以采用插管反复冲洗或内镜直视下冲洗的方法,前者冲洗后有必要重新造影来证实共同管通畅情况。

七、术后处理

1. 术后应禁食,持续胃肠减压,心电和血压、呼吸监测,术后 2 天可下床活动,术后 2 天肠道功能恢复后进食。

2. 将引流管接于床边无菌引流袋内,可靠固定,并保持通畅。密切观察记录引流液的颜色和量,注意术后腹腔出血情况。术后 2~3 天引流液量小于 30ml 后拔出。

3. 肝功能有损害者应保肝治疗,给予维生素 B_1、维生素 C、维生素 K 等。

4. 如出现腹痛、发热、黄疸等症状,多为逆行性胆道感染,应进行联合应用广谱抗生素,禁食、利胆治疗。

八、术后并发症及处理

1. 出血　因为胆总管囊壁周围除了有肝动脉和门静脉大血管外,还有丰富的细小血管,特别是在反复感染的情况下,血运更加丰富。所以预防和避免出血是整个手术中操作和术后观察的关键和重点。术中渗血的部位多发生在胆囊管周围的小动脉,囊肿床特别是胰腺内的剥离创面,一般纱布压迫、温水冲洗或电凝后渗血多可以很快停止。而囊肿后壁走行的门静脉和肝动脉,以及囊肿下部的胰十二指肠上动脉及其分支和迷走血管,一旦损伤就会导致较大的出血,首先吸引器吸干手术视野中的血液,立即用电弯钳夹住出血点,然后电凝,多数情况下可以止血;如果仍然出血,可以用 5-0 prolene 尼龙线连续缝合出血点止血;如果腹腔镜下难以控制的大出血,立即用双弯钳夹住出血点暂时控制出血,立即中转开腹手术止血,确切缝合修补血管。

术后出血多发生在 12 小时之内,必须密切观察,如果采用药物止血和输血扩容处理血压仍然不稳定,表明有较大的血管或较广泛的渗血,需要手术止血。

2. 术后胆瘘　可能发生在开展该手术的初期阶段,随着经验的积累和吻合技术的提高,胆瘘的发生率会降低。其原因有吻合技术不佳、胆管与肠管对合不好、缝线松脱、胆管血运不良导致术后坏死、吻合口近端胆管意外损伤穿孔或遗漏了迷走胆管等。为避免此并发症的发生,术中应将胆管的断端修剪整齐,保证血运良好,吻合口直径在 5mm 以上;缝合要严密,连续缝合时确保缝线拉紧;吻合后用白色的纱布擦拭吻合口周围,观察有无胆汁渗出。术后如果胆汁引流量大,则需要开腹修补或重新吻合;如果引流量小,则有自然愈合的可能。

3. 腹腔积液　一般由胆汁残留所致,超声引导下穿刺引流多可治愈。

4. 肝支肠袢梗阻　由于肝支过长,通过结肠后隧道时不顺畅甚至扭转或与周围组织粘连造成梗阻,需要及时手术解除。

5. 胆管狭窄　表现为腹痛、发热、黄疸甚至白便,肝功能检查可以显示转氨酶和胆红素异常,影像学检查可以发现肝内胆管扩张和结石。主要原因有吻合口局部狭窄,与吻合口过小或吻合技术不佳有关,需要切除狭窄瘢痕的吻合口,重新胆管空肠吻合;吻合口以上胆管狭窄,可能因初次手术中遗漏了先天性肝内胆管狭窄的存在,需要做狭窄肝管扩大成形术;肝右动脉迷走压迫性胆管狭窄,是指肝右动脉横跨于肝总管至腹侧对肝总管压迫,需要横断肝总管,将其移位至肝右动脉之前再行肝管空肠吻合。一旦出现胆管狭窄的症状,应该尽快行根治手术,终止对肝脏的损害。

（李　龙　刘树立）

推荐阅读资料

［1］李龙,付京波,余奇志,等. 腹腔镜行巨大先天性胆总管囊肿切除术的探讨. 临床小儿外科杂志,2004,2(4):250-

252.

[2] 李龙,李索林.腹腔镜手术图解.广州:第二军医大学出版社,2005.

[3] 李龙,刘雪来,付京波,等.先天性胆总管囊肿胰管发育与十二指肠乳头异位的关系.中华小儿外科杂志,2005,26(6):293-296.

[4] 李正,王慧贞,吉士俊.实用小儿外科学.北京:人民卫生出版社,2001.

[5] 李龙,余奇志,刘刚,等.经腹腔镜行先天性胆总管囊肿根治切除术的技术要点.中华普通外科杂志,2002,17(8):473-475.

[6] 刘树立,李龙,候文英,等.腹腔镜胆总管囊肿切除肝管空肠 Roux-Y 吻合术.临床小儿外科,2007,6(4):62-64.

[7] LI L,WANG F,FU J B,et al. Laparoscopic-assisted total cyst excision of choledochal cyst and roux-en-Y hepatoenterostomy. J Pediatr Surg,2004,39(11):1663-1666.

[8] LI L,LIU S L,HOU W Y,et al. Laparoscopic correction of biliary duct stenosis in choledochal cyst. J Pediatr Surg,2008,43(4):644-646.

[9] LIU S L,LI L,HOU W Y,et al. Laparoscopic excision of choledochal cyst and Roux-en-Y hepaticojejunostomy in symptomatic neonates. J Pediatr Surg,2009,44(3):508-511.

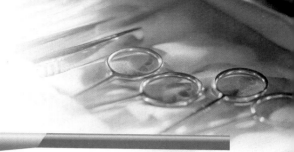

第六章
腹腔镜下胆道闭锁手术

一、概述

胆道闭锁是危及婴幼儿生命的严重胆道疾病,是新生儿期梗阻性黄疸的主要原因之一,1828 年由 Donop 最先报道。胆道闭锁病理上以进行性肝内外胆道纤维化闭塞为特征,导致胆汁淤积、进行性肝纤维化和肝硬化。目前胆道闭锁病因尚不清楚。该病在亚洲发病率较高,我国并不罕见,发生率1/10 000~1/5 000,女性略多。未手术治疗的胆道闭锁患儿将发展为胆汁性肝硬化、门静脉高压,通常于 1~2 岁死亡。

手术是治疗胆道闭锁的唯一手段,早期诊断并行肝门纤维块切除 + 肝门肠吻合术(Kasai 手术)是目前的手术方式,可以使大多数患儿病情得到缓解,甚至少部分完全治愈。尽管目前小儿肝移植在发达国家已经是成熟技术,并且取得了良好的效果,但是治疗胆道闭锁首选还是 Kasai 手术,如果术后胆汁引流效果不好出现肝功能衰竭再选择肝脏移植。

Kasai 手术是小儿腹部外科最复杂的手术之一,对患儿影响较大。为减少患儿的创伤,有些学者开始探讨经腹腔镜行此手术的可行性。2002 年,Esteves 等首先实施该手术,其后国内外文献相继有小宗病例报道,但是例数少,经验不多。国内李龙等认为腹腔镜 Kasai 手术安全可靠、具有可行性。但因为缺少大宗病例报道,学术界对手术效果尚存在争议。

腹腔镜 Kasai 手术通过腹腔镜的放大效应,使解剖肝门纤维块更加精细,能更清晰显示肝门纤维块内是否存在微细胆管,随着手术医生技术水平和熟练度的提高,手术效果与开腹 Kasai 手术相当。如果切开的肝门部纤维块内可见微细胆管、有胆汁流出,则患儿术后效果较好;反之,如果纤维块内无胆管样结构,则患儿术后黄疸消退效果欠佳,需尽早行肝移植手术。

二、相关解剖

肝脏位于右上腹,肝外胆道总体呈"Y"形,是胆汁排入肠道的交通。左右半肝的胆管首先各汇成一条肝管,分别为左肝管和右肝管,左右肝管汇成肝总管,解剖变异时肝右动脉、胆囊动脉可从其前方经过,手术时需要注意,其末端与胆囊管汇成胆总管。

胆总管可分为四段:第一段为十二指肠上段,行于小网膜游离缘内;第二段为十二指肠后段,位于十二指肠上部后方,位于门静脉右侧,下腔静脉前方;第三段为胰腺段,起初行于胰腺表面,继而表面覆以胰腺被膜或薄层腺组织;第四段为十二指肠壁内段,在穿肠壁时与胰管汇合,汇合后略膨大称肝胰壶腹或 Vater 壶腹。

胆道闭锁是肝内外胆道均进行性闭塞的疾病,但是目前外科医生能够处理的仅限于肝外胆道,包括左右肝管、肝总管、胆总管。

胆道闭锁依据闭锁部位分为三个基本类型:Ⅰ型为胆总管闭锁;Ⅱ型为肝管闭锁;Ⅲ型为肝门部胆

管闭锁。Ⅰ型、Ⅱ型为可吻合型，行肝管空肠吻合术后效果好，患儿可长期存活，但所占比例不到 10%，Ⅲ型为临床上最常见的胆道闭锁，称为不可吻合型，需实施 Kasai 手术。Kasai 手术的原理是切除闭锁纤维化的肝外胆管，行肝门肠吻合术，以达到引流胆汁的目的。

胆道闭锁手术目前最常用的方法是经右上腹切口的开腹手术。腹腔镜手术虽然与开腹手术相比具有许多优势，但目前仍尚未被广大小儿肝胆外科医生接受，仅在少数医疗机构开展。

三、适应证与禁忌证

（一）适应证

1. 确诊者最佳手术时间是出生 60 天内，最迟最好不超过 90 天。

2. 当婴儿肝炎综合征无法明确是否为胆道闭锁时，可行腹腔镜胆道探查、胆道造影，术中确诊为胆道闭锁时则行 Kasai 手术。

3. 如果患儿日龄在 90~120 天，手术探查肝硬化不严重，可实施该术式。

（二）禁忌证

1. 确诊者日龄已经大于 120 天，出现明显肝硬化、门静脉高压。

2. 严重先天性心脏畸形，评估认为不能耐受长时间手术和 CO_2 气腹。

四、术前准备

1. 详细了解患儿病史及全身情况，尽量缩短检查和准备时间，争取出生 60 天内手术。

2. 术前常规检查三大常规、肝肾功能、凝血四项、胸片、心电图等。

3. 肝、胆超声检查初步了解肝脏胆道情况。

4. 术前 2~3 天静脉补充维生素，尤其是维生素 K，纠正贫血、低蛋白血症，保肝治疗。

5. 对少数因肝功能异常引起凝血功能障碍者应静脉输注新鲜冰冻血浆和冷沉淀物等进行调整。

6. 常规术前禁食、输液、清理肠道等。

五、手术步骤

Ⅰ型、Ⅱ型为可吻合型胆道闭锁，行肝管空肠吻合术较简单，只要切除闭锁的胆管，将正常胆管和空肠做胆肠吻合即可，本节不进行过多描述，下文以最常见的Ⅲ型胆道闭锁为例，讲述手术步骤。

（一）麻醉、体位及切口设计

1. 麻醉　静脉 - 吸入复合麻醉 + 气管插管麻醉。

2. 体位　仰卧位，头高足低 20°，将右季肋部垫高 2~4cm，双上肢外展置于托手架上，主刀医生站于右侧，助手站于左侧（图 3-6-1）。

3. 切口　一般采用四个切口（图 3-6-2）：观察孔，脐左缘纵切口，长约 10mm；操作孔 1，腋前线肋

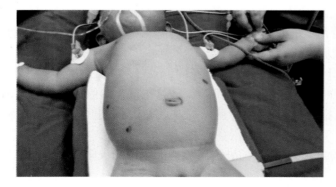
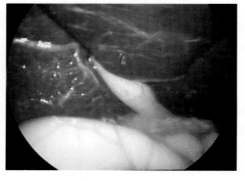

图 3-6-1　手术体位即 Trocar 放置位置　　　　图 3-6-2　探查肝脏和胆囊

弓下平肝下缘,放置 3mm Trocar;操作孔 2,右下腹腹直肌外缘平脐或稍脐下,放置 3mm Trocar。在左侧腋前线肋缘下放置辅助操作孔,置入 5mm Trocar。

4. 气腹压力 一般为 7~9mmHg。

(二)操作步骤

1. 探查 腹腔镜探查肝脏和肝外胆道,观察肝脏颜色、质地。胆道闭锁时肝大,质硬,胆汁淤积;胆囊发育差、细小、萎陷、无胆汁,胆总管、肝总管闭塞,呈条索状,甚至缺如(图 3-6-3)。

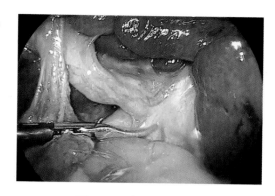

图 3-6-3 探查肝外胆道

2. 暴露肝门 在剑突下方肝镰状韧带的左侧经腹壁穿入 2-0 可吸收线缝合固定于镰状韧带、肝门前的方叶,然后将针从右肋缘下穿出腹壁,缝线拉紧后上提肝脏,同时助手下压十二指肠,大多数即可满意地暴露肝门,极少数暴露不满意者可考虑切除方叶。

3. 分离肝外胆管 先游离胆囊及胆囊管,沿胆囊管找到呈纤维索状改变的胆总管,将闭塞的胆总管分离至十二指肠上缘后切断,然后提起胆总管近端及胆囊向上分离,直达肝门部(图 3-6-4、图 3-6-5)。

4. 解剖肝门部 在左右门静脉汇合处的上方、左右肝动脉的内侧即为正常肝管出肝之处,胆道闭锁时,此处为一纤维结缔组织块。先用 3mm 电钩打开其被膜,用电钩挑起、切断纤维块与周围组织间的结缔组织,游离纤维块和门静脉时可见 2~3 条由门静脉发出、进入纤维块的小营养血管,可用电钩靠近纤维块侧予以电凝切断。纤维块下方需分离至与门静脉,达到肝表面,左右需分离至与左右肝动脉入肝处(图 3-6-6)。

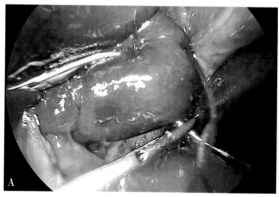

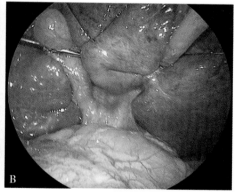

图 3-6-4 暴露肝门(A、B)

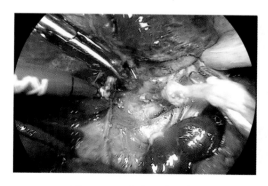

图 3-6-5 分离肝外胆管

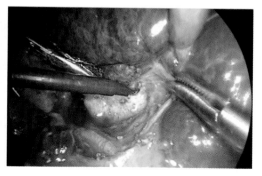

图 3-6-6 解剖肝门部

　　5. 切除肝门纤维块　先用剪刀在纤维块正中、纵行剪断,使纤维块一分为二,然后分别提起左右断端,在纤维块与肝门的纤维板之间用剪刀剪除纤维块至两侧门静脉入肝水平内侧(图3-6-7),创面用纱布条压迫止血,不可使用电凝止血。

　　6. 重建胆道(空肠Roux-en-Y吻合术)　助手协助上翻横结肠,术者用抓钳提起距十二指肠悬韧带15cm处空肠,稍扩大脐部切口至1.5~2cm,将空肠提出腹壁外,在距离十二指肠悬韧带15cm处横断空肠,封闭远端肠腔,将近端与距离远端35~40cm处空肠行端侧吻合(图3-6-8)。吻合后根据肝门的范围,切开代胆道空肠袢最远端肠管的系膜对侧肠壁,将肠管送回腹腔。

　　7. 肝门空肠吻合　切开结肠中动脉右侧无血管区的横结肠系膜,分离成直径2cm的隧道。将代胆道空肠袢经结肠后隧道上提至肝下,用5-0可吸收线先缝合肝门的左角与肠管切口的内侧角,然后借用此线将肠管的后壁与门静脉后方肝纤维块的断面边缘相吻合,直至右侧角。再用另一针线从肝门左角与肠管的前壁相吻合,在吻合的右角处与前缝线汇合打结(图3-6-9)。

　　8. 将代胆道空肠袢肠管与周围的横结肠系膜孔固定2针,代胆道空肠袢系膜与横结肠系膜固定1~2针,防止术后形成内疝(图3-6-10)。于肝脏边缘剪下一小块肝实质送病理检查,创面电凝止血。彻底冲洗腹腔,从右中腹Trocar孔导入1个引流管,置于肝门空肠吻合口旁,关腹。

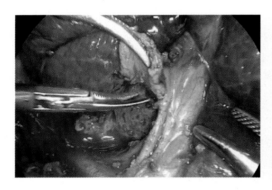

图3-6-7　切除肝门纤维块

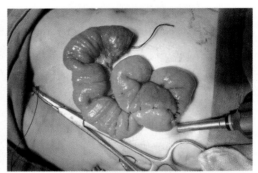

图3-6-8　空肠Roux-en-Y吻合术

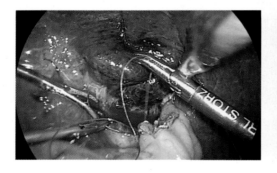

图3-6-9　肝门空肠吻合术

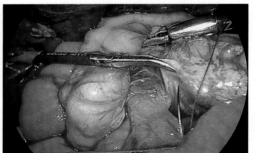

图3-6-10　关闭系膜裂孔

六、术中注意事项

(一)预防出血

　　由于右上腹肝外胆管周围血管较多,损伤后可引起大出血,甚至需立即中转开腹止血,因此预防血管损伤很重要。

　　术者要有丰富的腹腔镜肝胆手术经验,对肝胆的解剖应非常熟悉。术中操作要认真、仔细、准确,解剖层次清楚。应在良好的视野下进行操作,避免在视野不清或暴露不佳的情况下操作。一旦出血应及时压迫出血点,吸净视野中的血液后仔细观察清楚损伤部位后再决定采用何种方式进行处理。如果是小血管出血可用超声刀、电凝止血;左右肝动脉出血无法修补时可选择结扎止血,门静脉损伤出血多数需开腹缝合止血。如对腹腔镜下止血没有经验,应立即中转开腹后直视下缝合止血。

（二）肝门纤维块切除的范围和深度是手术关键

将肝门纤维块内大小不等的微细胆管与肠道接通,以进行引流胆汁是该手术的目的,所以恰到好处地剪除纤维块至关重要:在纤维块与肝门的纤维板之间用剪刀剪除纤维块,既不能留太多纤维块,也不能剪到肝实质内。留太多纤维块可导致胆汁引流不畅,损伤肝实质形成瘢痕,进一步影响胆汁的排出。如果纤维块断面可见微细胆管且有胆汁不断溢出,则术后效果多良好。

（三）囊肿型胆道闭锁的处理

对囊肿型胆道闭锁,术中应该完全切除囊肿,按 Kasai 手术的操作做肝门空肠吻合。不建议行囊肿空肠吻合。

（四）关闭各个孔道,避免形成内疝

将代胆道空肠袢肠管与周围的横结肠系膜孔固定 2 针,代胆道空肠袢系膜与横结肠系膜固定1~2 针。

（五）代胆道空肠袢穿过横结肠系膜时防止螺旋

将代胆道空肠袢穿过横结肠系膜后行胆肠吻合前,务必检查方向是否正确,是否存在螺旋,不仔细检查可能会导致术后胆汁排出障碍、胆肠吻合口瘘。

七、术后处理

1. 术后常规处理

（1）吸氧、心电监护及观察引流管、腹部、排便等情况。

（2）术后 3~5 天予以禁食,补液治疗,加强营养,如果患儿营养差,可考虑留置中心静脉管给予全量全胃肠外营养,如果患儿存在低蛋白血症,需在营养足量的前提下间断输注人血白蛋白。

（3）术后即开始持续静脉应用抗菌药物治疗,开始可用第三代头孢菌素,其后视病情可逐渐提高抗菌药物等级,治疗周期 6~9 个月。

（4）若术后无胆瘘表现,可于术后 5~7 天拔除腹腔引流管。

2. 术后特殊处理　予保肝利胆治疗,术后 3 天开始应用大剂量激素冲击治疗,静脉用药 4~8 周后口服,持续 3~4 个月。

八、术后并发症及处理

腹腔镜手术常见并发症的种类基本同开腹手术,但也有其特殊性。着重介绍几种特殊的腹腔镜术后并发症及其处理方法。

1. 术后出血　由于胆道闭锁患儿肝功能受损,凝血功能差,有可能出现在肝门纤维块断面、血管小电凝处、肝活检创面等,可表现为消化道出血或引流管排出血液。如发现出血需积极输血、止血等对症治疗,无效时应及时开腹止血。

2. 术后胆瘘　因为肝门空肠吻合不如胆管空肠吻合术严密、确切,术后少量胆瘘较常见。但是因为胆道闭锁患儿本身胆汁排出量较小,只要引流管通畅,很少出现胆汁性腹膜炎,基本全部可通过禁食、加强营养等保守治疗得以治愈。

3. 术后胆管炎　胆道闭锁术后胆管炎是非常常见而且处理较困难的并发症。其发生的原因是多方面的,患儿表现为发热、大便颜色变浅甚至变白、黄疸复现、白细胞升高等。此时应升级抗菌药,加大激素用量,积极进行保肝利胆等治疗。反复的胆管炎会导致手术开放的小胆管炎症、瘢痕而再次闭塞,严重影响手术预后。国内外部分医疗中心建议无论是否出现胆管炎,术后持续应用 6~12 个月抗菌药物。笔者建议术后静脉最少持续应用 2 个月抗菌药物,再改口服用药。

4. 术后肝门部胆管梗阻 表现为患儿 Kasai 手术后黄疸已消退,未出现胆管炎临床表现,或胆管炎已经治疗恢复,但是黄疸仍逐渐加重,血胆红素特别是直接胆红素仍继续升高,大便变为浅黄色甚至白陶土色。患儿一般情况允许时可考虑再行手术治疗,方法是找到肝门吻合口,拆除肝门空肠吻合口,剪除瘢痕组织后重新行肝门空肠吻合术。如果患儿已经明显肝硬化,出现肝功能衰竭表现,可根据条件选择肝移植手术。

5. 术后肝硬化、脾功能亢进、门静脉高压、腹水、上消化道出血 Kasai 手术的作用是开放肝门区纤维块内的小胆管,起到引流胆汁的作用,不能阻止肝内的胆管继续闭锁、纤维化。如果患儿出现肝纤维化后的各种门静脉高压表现,轻者可对症治疗,重者需及时行肝移植治疗。

(王　斌)

推荐阅读资料

[1] 李龙,刘雪来,谷奇,等.腹腔镜肝门空肠吻合手术治疗胆道闭锁的探讨.中华外科杂志,2006,27(4):212-213.

[2] 刘树立,李龙,王文雅,等.经腹腔镜手术治疗Ⅰ、Ⅱ型胆道闭锁.中华外科杂志,2008,29(10):610-614.

[3] 王果.小儿外科学.北京:人民卫生出版社,2009.

[4] JAY L,JAMES A,ERIC W,et al. Pediatric surgery. 6th ed. America:Mosby inc.,2008.

[5] YAMATAKA A. Laparoscopic Kasai portoenterostomy for biliary atresia. J Hepatobiliary Pancreat Sci,2013,20(5):481-486.

[6] YAMATAKA A,LANE G J,CAZARES J. Laparoscopic surgery for biliary atresia and choledochal cyst. Semin Pediatr Surg,2012,21(3):201-210.

[7] WANG B,FENG Q,YE X S,et al. The experience and technique in laparoscopic portoenterostomy for biliary atresia. J Laparoendosc Adv Surg Tech A,2014,24(5):350-353.

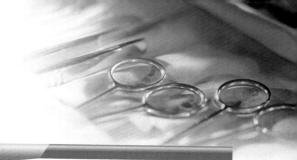

第七章
先天性巨结肠手术

一、概述

先天性巨结肠症（congenital megacolon）是由于结肠远端肠壁内缺乏神经节细胞，导致近端结肠积粪、积气，而继发肥厚、扩张，形成巨结肠改变。巨结肠是继发改变，国际上称为无神经节细胞症（aganglionosis）。1886年，丹麦儿科医生 Hirschsprung 第一次对其详细描述，故又称之为 Hirschsprung 病（Hirschsprung disease）。

绝大多数先天性巨结肠症在新生儿时期出现症状，部分患者在婴幼儿期或儿童期甚至成人才表现出症状。新生儿先天性巨结肠症多表现为急性完全性的肠梗阻，同时伴有腹胀、呕吐和不排胎便或胎便排出延迟的症状。体格检查表现为腹胀但腹软，肛门指诊有大量稀粪便和气体排出，随之腹胀立即好转。婴幼儿先天性巨结肠症多表现为慢性便秘。出生后母乳喂养排便一般不困难，如果患儿在人工喂养后立即出现便秘症状，对诊断具有重要的提示意义。年长儿或成人先天性巨结肠症多表现为慢性便秘、明显腹胀、营养不良、生长发育迟缓及四肢消耗性表现。先天性巨结肠症的诊断主要根据临床表现、钡剂灌肠、直肠肛管测压、直肠黏膜活检等。75%患儿的移行段位于直肠乙状结肠区，8%的患儿可达全结肠和回肠末端。

先天性巨结肠症传统外科手术治疗通常需二～三期完成。明确诊断后，一期行结肠造口术以降低近端扩张肠管的压力，3~12个月后行二期直肠切除结肠拖出术，结肠造口闭合术可同期完成或3~6个月后行三期手术。目前腹腔镜辅助一期拖出术是先天性巨结肠症的标准治疗方法。将腹腔镜技术普遍应用于先天性巨结肠症的治疗，是由 Smith、Georgeson 等医生开创，其中腹腔镜辅助下 Georgeson-Soave 手术应用最广泛。这种方法和经肛门拖出术在小儿外科领域广泛应用，是目前学界公认的治疗先天性巨结肠症的新金标准。

二、相关解剖

成人大肠平均长1.5m，全程形似方框，围绕在空肠、回肠的周围。大肠不同部位有各自的名称，分别为阑尾、盲肠、结肠、直肠和肛门。结肠又根据其在腹部的位置分为四部分，即升（右半）结肠、横结肠、降（左半）结肠和乙状结肠。

升结肠介于回盲部与结肠肝曲之间，无系膜。背部紧贴腰方肌、髂腰肌、腹横肌腱膜起点及右肾的腹侧面等结构，位置相对固定。

横结肠起自肝脏脏面胆囊切迹至脾脏，尾端下垂跨过中线。横结肠系膜非常宽大，活动灵活，位置变化极大。结肠在脾脏正下方形成锐角，即脾曲，是降结肠的起始界线，活动度相对较小。

降结肠起自脾曲向远端至骨盆，无系膜，被腹膜包绕。向后紧靠髂腰肌、腰方肌、左肾、腹横肌腱膜起点，位置固定。降结肠自左髂窝腹侧弯向中线髂腰肌形成一半环即乙状结肠，此环大约起自真骨盆上口,悬吊于乙状结肠系膜。

乙状结肠系膜较宽大,有较大的活动度,可延伸到上腹部,或跨过中线达右髂窝;位于 S_3 水平以下与盆底之间的大肠部分,相对平直,所以称直肠;长约 12cm,轻微背腹屈曲。直肠无肠系膜,除远侧段外均被腹膜覆盖。腹膜在男性距肛管 7.5cm 处、女性 5.5cm 处形成反折。腹膜反折以下的直肠,背侧紧靠骶尾骨,前面在女性紧邻膀胱及阴道,男性紧邻膀胱、前列腺、精囊腺。

肛管是直肠壶腹下端(相当于男性的前列腺顶部)至肛门的狭窄部。直肠与肛管连接处呈一向前方的钝角。肛管的长轴沿腹侧指向脐,而直肠的长轴沿背侧指向骶髂关节。肛管位于盆底,长 2.5~4cm,周围有肛提肌和内、外括约肌。肛管腔内形成纵行黏膜皱襞,称肛柱(Morgagni 柱),被肛窦分隔。每个肛柱在终止于肛门开口处形成一个三角形的乳头,即肛乳头,被覆鳞状上皮。肛乳头排成一列,是鳞状上皮交界的标志(齿状线)。

盲肠和结肠还具有三种特征性结构:①在肠表面,沿着肠纵轴有结肠带,由肠壁纵行肌增厚形成;②由肠壁上的横沟隔成囊状的结肠袋;③在结肠带附近由于浆膜下脂肪聚集,形成许多大小不等的脂肪突起称肠脂垂。

与胃肠道其他部分一样,结肠、直肠由多层组织构成。大致分为黏膜层、黏膜下层、肌层和浆膜层。黏膜层又分为上皮层、黏膜固有层和黏膜肌层。肌层也包括环肌层、肌间隙和纵肌层。

右半结肠的动脉是肠系膜上动脉的分支,有结肠中动脉、结肠右动脉、回结肠动脉。左半结肠的动脉是肠系膜下动脉的分支,有结肠左动脉和乙状结肠动脉。供应结肠血液的各动脉之间在结肠内缘相互吻合,形成动脉弓,此弓即结肠边缘动脉。肠系膜上、下动脉之间虽有吻合,但有时吻合不佳,或有中断,因此边缘动脉尚有薄弱处,临床上结肠中动脉如有损伤,有的可引起部分横结肠坏死。直肠的动脉血液供应主要是来自系膜下动脉的直肠上动脉、来自髂内动脉的直肠中动脉和来自髂内动脉的直肠下动脉。但临床上值得注意的动脉血液供应问题有三点:①直肠中动脉在直肠上动脉结扎后其向上供血的距离一般不超过腹膜反折上 5cm;②直肠与乙状结肠间的边缘动脉弓有部分不吻合;③结肠中动脉与左结肠动脉间在结肠脾曲处有部分动脉弓不吻合。在手术时应仔细观察肠管血液供应,避免吻合口瘘的发生。

先天性巨结肠症形态学上分为狭窄段、移行段和扩张段。狭窄段特征的病理改变是肌间神经丛(auerbach 丛)和黏膜下神经丛(meissner 丛)内神经节细胞缺如。黏膜肌层、固有层、黏膜下层和肌间神经丛均有粗大的无髓鞘神经纤维增生,由近端肠管正常神经节发出的节后神经纤维和远端无突触连接紊乱的副交感神经节前神经纤维组成。增生的神经纤维中肾上腺素能和胆碱能神经纤维均有,但以胆碱能神经纤维为主。移行段是狭窄段与扩张段的过渡形态,呈漏斗或圆锥形态。病理改变以神经节细胞减少和无髓鞘神经元显著增多为主要特征,是狭窄段的被动性扩张部分。扩张段的组织学表现是结肠扩张伴有肌层增厚,其程度与年龄相关,梗阻时间较短的新生儿近端肠管扩张及肥厚较轻。随病情进展和症状加重,扩张段结肠呈现典型的巨结肠改变,即扩张、肥厚、颜色灰白,外观似胃壁。经洗肠后,巨结肠近端肠管改变可以恢复。近端结肠有接近正常的肠神经系统,也可以表现为神经节细胞缺如、减少、变性。一般认为距离狭窄段 15cm 以上的扩张肠管神经节细胞正常。

三、适应证与禁忌证

先天性巨结肠症的治疗从分期手术向一期拖出术的方向发展。一期拖出术与分期手术同样安全有效。80%~90% 的先天性巨结肠症患儿可行一期拖出术,新生儿和婴幼儿一经组织学诊断为先天性巨结肠症即可行一期拖出手术,包括经肛门巨结肠拖出术和腹腔镜辅助巨结肠拖出术。

一期拖出术的禁忌证:①病情不稳定,灌肠后仍高度腹胀;②婴幼儿合并严重心脏等畸形,患儿一般情况较差;③肠穿孔;④严重脱水、电解质紊乱、并发重度小肠结肠炎;⑤长段型和全结肠型患儿可不需灌肠而应紧急行结肠造瘘术;⑥5 岁以上儿童和成人先天性巨结肠症通常不适合行一期拖出术,因慢性梗阻其近端结肠已明显扩张。

以上患者应行一期结肠造口术,再行二期拖出手术。

四、术前准备

1. 检查血、尿、便常规,心、肝、肾功能和凝血全项等。

2. 纠正营养不良,贫血及水、电解质紊乱,酸碱失衡及低蛋白血症等状况。

3. 钡剂灌肠检查初步明确移行区位置,是判断病变范围和选择术式的重要依据。

4. 先天性巨结肠症确诊后进行生理盐水结肠灌洗,以解除梗阻,减轻腹胀。患儿父母需要学会结肠灌洗。方法是将较粗的肛管轻柔地放入肛门,头端应超过狭窄部达扩张段,经肛门注入生理盐水10~20ml/kg,1~2 次 /d,持续 1~2 周,注意流出量应与注入量基本相符。如果结肠灌洗效果不佳或灌洗遇到问题,即可手术。

5. 术前晚清洁灌肠。

6. 术前 24~48 小时禁食,术前 1 天口服肠道消炎药［如新霉素 100mg/(kg·d)］,分 3~4 次服用,大龄患儿可口服电解质溶液。

7. 手术开始前 1~2 天静脉应用抗生素。

8. 与病理科联系术中快速冰冻切片检查事宜。

9. 术前插入胃管和尿管,婴幼儿可以采用 Credé's 法排空膀胱。

10. 由于小儿身高、体重范围跨度大,应选择合适型号的手术器械和腹腔镜,最好配备超声刀或 LigaSure、肛门牵拉器、Endo-GIA、Hem-o-lock 等。

手术仪器包括腹腔镜、光源、图像摄像显示系统和图像采集储存系统;腹腔镜手术器械包括 Trocar、电钩、腔镜无损伤抓钳、腔镜弯分离钳、腔镜剪刀、腔镜吸引器、腔镜持针器和肛门牵拉器;机械分割及缝合器械包括 Hem-o-lok 及合成夹、线性切割钉合器(Endo GIA)、超声刀或 LigaSure。

五、手术步骤

(一)腹腔镜辅助 Soave 手术

该手术适用于常见型、长段型先天性巨结肠症。

1. 麻醉、体位及切口设计

(1) 麻醉:新生儿采用静脉、气管插管和骶管复合麻醉,较大儿童可选用静脉、气管插管和连续硬膜外阻滞麻醉,常规监测呼气末 CO_2 浓度。

(2) 体位:婴幼儿横放在手术台末端,仰卧蛙状位(图 3-7-1A);术者站于患儿头部,助手站于患儿左侧肩部。儿童放在手术台末端,截石位(图 3-7-1B);术者站于患儿右侧,助手站于患儿左侧。腹部、臀部、会阴部及双下肢消毒,并用无菌巾包裹双下肢。

(3) Trocar 位置:直视脐部切开置入 5mm Trocar,放入镜头。分别于左中腹、右中腹放入 3mm 或 5mm Trocar 为操作孔(图 3-7-2),根据患儿年龄和病变范围可以在右下腹再置入第 4 个 5mm Trocar 作为操作孔。注入 CO_2 气体建立气腹,压力保持在 8~12mmHg,气体流量 1 岁以下患儿为 2L/min,1 岁以上为 5L/min。

2. 操作步骤

(1) 腹腔镜下辨认狭窄肠段与扩张肠段的移行区,了解病变位置。如果移行区不明显,于外观正常肠段起始处向近侧取肠壁浆肌层组织(图 3-7-3),快速冰冻切片查找神经节细胞,确保切除全部无神经节细胞肠段。

(2) 结肠及直肠游离:将手术台置于头低位,腹腔镜直视下辨清双侧输尿管、输精管、髂血管、卵巢或睾丸血管。从腹膜反折上方 5cm 左右直肠乙状结肠交界处开始解剖,提起结肠,将系膜展平,电凝钩或大龄患儿用超声刀靠近肠管壁从右侧开始分离直肠、乙状结肠系膜(图 3-7-4)。先将系膜切开一小孔,沿此孔靠近狭窄肠管壁向下切割系膜,紧靠直肠游离直肠系膜至腹膜反折下 1~2cm。向近端沿

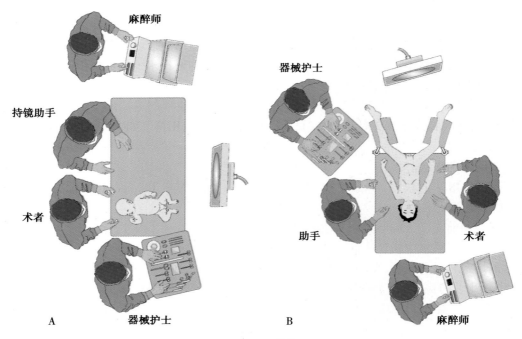

图 3-7-1 体位

A. 仰卧蛙状位体位;B. 截石体位。

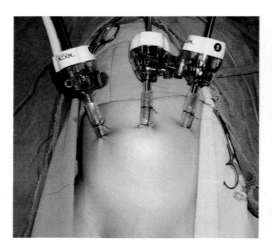

图 3-7-2 Trocar 位置

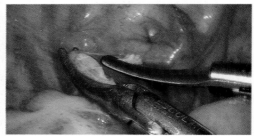

图 3-7-3 肠壁浆肌层活检

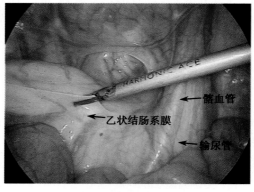

图 3-7-4 分离直肠、乙状结肠系膜

血管弓下缘切割近端乙状结肠、降结肠系膜(图 3-7-5),保留结肠边缘血管弓,直至预计切除水平。评估结肠蒂能被无张力地拖至盆腔底。

(3)会阴部操作

1)暴露肛门:扩肛后使用肛门牵拉器暴露肛门(图 3-7-6A),或将齿状线与肛门周围皮肤深浅颜色交界处均匀缝合 6~8 针牵引线使肛门扩张外翻。

2)切口:在齿状线上方 0.5~1.0cm 处用针形电刀环形切开黏膜(图 3-7-6B)。

3)分离黏膜:建立黏膜与环肌层之间平面,黏膜近端切缘放置 12~16 根牵引线,向外牵拉的同时应用眼科钳和电凝分离黏膜 4~6cm(图 3-7-7),当直肠黏膜从肛门内能轻松脱出时,提示已达腹膜反折水平。从前方切开直肠浆肌层并环行切断直肠肌鞘,进入腹腔。

4)吻合:将结肠送入腹腔,暴露肌套,将肌鞘后壁纵形切开

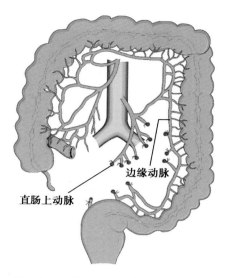

图 3-7-5　沿血管弓下缘切割结肠系膜

(图 3-7-8)或作"V"形部分切除,"V"的尖端至吻合口处(图 3-7-9),肌鞘环形剪短至 1~2cm,更好预留空间形成直肠新储袋。拖下结肠与肛门间断或连续两层缝合(图 3-7-10)。

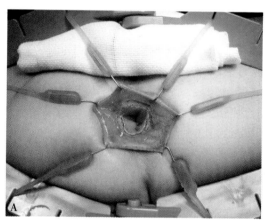

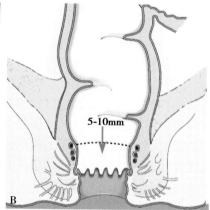

图 3-7-6　显露肛门后(A),在齿状线上方 0.5cm 处用环形切开黏膜(B)

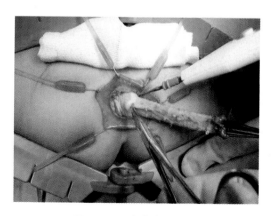

图 3-7-7　分离直肠黏膜

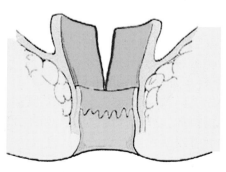

图 3-7-8　肌套后壁纵形切开

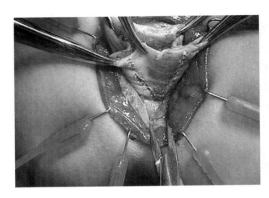

图 3-7-9　肌套后壁"V"形切除

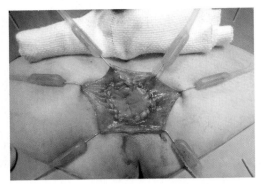

图 3-7-10　拖下结肠与肛门间断缝合

（4）重建气腹，仔细检查拖出结肠有无扭转、出血、肠管内疝等。

（5）拔出 Trocar，解除气腹，脐部切口缝合后生物胶粘合，余切口直接对齐粘合。肛门放置粗橡胶管，术后 3~5 天拔除。

先天性巨结肠症经肛门手术由腹腔镜辅助下 Soave 手术演变而来，少了经肛门分离前的腹腔镜下浆肌层活检及远端肠系膜游离。此法不需开腹，不用腹腔镜，创伤更小，恢复更快，特别适用于新生儿或小婴儿常见型先天性巨结肠症。术中需要注意对肛门括约肌的保护，游离直肠乙状结肠系膜需要妥善结扎，以免出血。如果术中发现病变肠管较长，不可强行经肛门完成手术，否则容易导致便秘复发，应选择腹腔镜辅助手术。

经肛门 Swenson 手术麻醉，切口与经肛门 Soave 手术相同。手术操作主要不同是经肛门 Soave 手术齿状线上分离的是直肠黏膜，而经肛门 Swenson 手术齿状线上分离的是直肠全层，需要注意紧靠直肠壁游离，以免损伤直肠周围的神经、血管等。

受到经脐部小切口幽门成形术的启发，Sauer 等报道了经脐部小切口先天性巨结肠症拖出术。脐部小切口能提供直视下肠系膜游离，美容效果好。同时该手术不需要腹腔镜设备和腔镜操作经验，活检取材容易，穿孔出血更容易处理。但该手术有些肠段如直肠活检困难，系膜的游离没有腹腔镜方便，适用于常见型先天性巨结肠症，是先天性巨结肠症微创治疗方法之一，但选择病例时应注意年龄。

近年来，随着腹腔镜器械发展和手术水平的提高，经肛门 NOTES 腹腔镜拖出术和经脐部单孔腹腔镜拖出手术（SILEP）相继出现，与常规腹腔镜相比，没有可见的腹壁瘢痕，美容效果更好，近期疗效相当。SILEP 一般采用常规器械，应用不同长度的 Trocar 和操作器械手术（图 3-7-11），可避免器械相互碰撞，顺利完成手术。

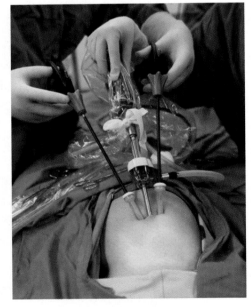

图 3-7-11　经脐部单孔腹腔镜手术

（二）腹腔镜辅助 Duhamel 手术

该手术适用于各种类型先天性巨结肠症，特别适合长段型和全结肠型先天性巨结肠症，需要行结肠次全切除或全结肠切除的患儿。

1. 麻醉、体位及切口设计

（1）麻醉、体位同腹腔镜辅助下 Soave 手术。

（2）经脐部直视置入 5~10mm Trocar 为置镜孔，左侧腹平脐水平放置 3mm Trocar，1 岁以上患儿用

5mm Trocar，放置位置也稍低。右侧腹平脐水平放置12mm Trocar 用于术者右手持操作器械和腔内切缝器（Endo-GIA），左侧为助手夹持肠段。右上腹放置第4个 3mm Trocar 用于术者左手持操作器械，1 岁以上患儿位置更靠右和下方（图 3-7-12）。注入 CO_2 气体建立气腹，压力保持在 8~12mmHg，气体流量为2~5L/min。

2. 操作步骤

（1）腹腔镜探查和肠壁浆肌层组织快速检查同上。有结肠造瘘的患儿，同时将瘘口还纳并拖下，通过随后的腹部切口尽量解剖和分离一些结肠及系膜，浆肌层活检明确病变位置。关闭切口的同时放入 Trocar 完成腹腔镜手术。

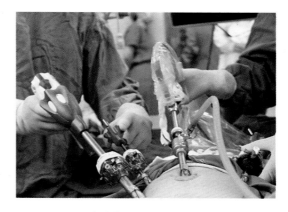

图 3-7-12 腹腔镜 Duhamel 手术 Trocar 位置

（2）直肠后游离。将手术台置于头低位，腔镜直视下辨清双侧输尿管、髂血管、输精管、卵巢或睾丸血管。超声刀靠近肠管壁分离直肠、乙状结肠系膜，后方沿直肠后间隙作骶前分离直至尾管尖（图3-7-13）。

（3）变换患儿体位，应用超声刀游离结肠脾曲、胃结肠韧带和肝曲，注意游离结肠肝曲时勿损伤十二指肠。然后从乙状结肠开始靠近肠管依次游离乙状结肠、降结肠、横结肠、升结肠。

（4）腔镜下升结肠 Deloyers 翻转。如果病变位于横结肠或升结肠，常需要进行结肠次全切除术，切断结肠中动脉，保留回结肠动脉的升支供应血管。拖下升结肠时需要进行逆时针旋转，即 Deloyers 翻转。

（5）远端直肠通过右下腹 12mm Trocar 孔在腔镜下切缝器闭合（Endo-GIA），留下 4~6cm 的直肠残端（图 3-7-14）。

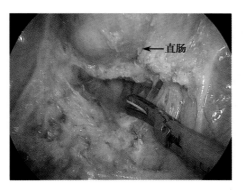

←直肠

图 3-7-13 直肠后间隙分离至尾骨尖

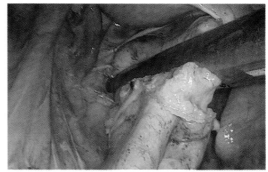

图 3-7-14 Endo-GIA 离断直肠

（6）扩肛后应用肛门牵拉器，在齿状线上 0.5~1.0cm 直肠后壁作 1.2cm 横切口（图 3-7-15），钝性和锐性分离直肠全层至盆底间隙，放入 12mm Trocar 重新建立气腹。

（7）用腹腔镜抓钳从直肠后壁 Trocar 将肠管抓住，拖出肠管（图 3-7-16），拖出过程中注意不要有肠管扭转。切除病变肠管，用可吸收线将拖下正常肠管与原直肠后壁切口端侧吻合。

（8）将切缝器两支分别放入无神经节的直肠和有神经节细胞的升结肠或回肠（图 3-7-17），切缝器顶端达直肠盲端（图 3-7-18），切开直肠后壁和拖出肠管前壁间隔，同时使直肠与结肠侧侧吻合。

（9）经右下腹穿刺孔放入引流管（图 3-7-19）。肛门放置粗橡胶管，术后 3~5 天拔除。

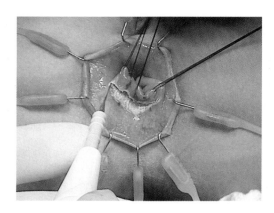

图 3-7-15　齿状线上直肠后壁作 1.2cm 横切口

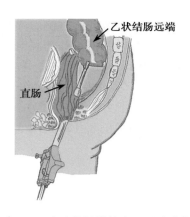

图 3-7-16　腹腔镜抓钳从直肠后壁孔将肠管抓住拖出

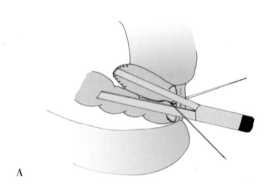

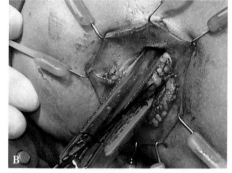

图 3-7-17　使用直线切缝器行直肠与结肠侧侧吻合
A. 示意图;B. 手术图片。

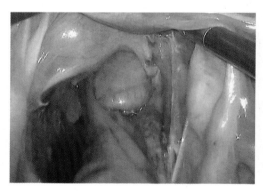

图 3-7-18　盆底内面观

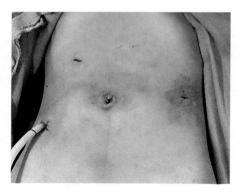

图 3-7-19　术毕外观

　　(10) 经典的腹腔镜辅助 Duhamel 手术直肠远端的封闭常用的方法是在右下腹放置 1 个 12mm Trocar,通过此 Trocar 使用内镜切缝器完成直肠的切断和闭合。因患儿盆腔小,切缝器械大,转弯困难,因此很难低位切断和封闭直肠残端,便秘和粪便嵌塞成为 Duhamel 手术后一个特殊的问题。改良腹腔镜辅助 Duhamel 手术在肛门外切断直肠,手术更容易,腹壁创伤更小,并发症更少。游离直肠后间隙和直肠侧韧带,在腹腔镜监视下经肛门直肠后壁切口拖出结肠(图 3-7-20),肛门外贴近肛门口用 Endo-GIA 切断并封闭(图 3-7-21),保留 4~6cm 直肠残端。

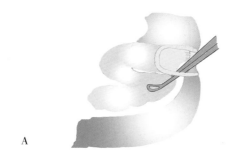
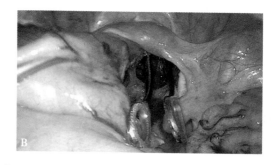

图 3-7-20　经肛门直肠后壁切口拖出结肠
A. 示意图；B. 手术图片。

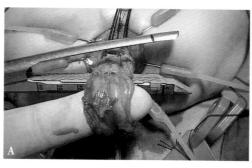
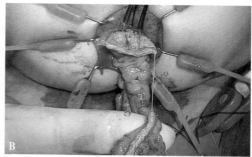

图 3-7-21　肛门 Endo-GIA 切断并封闭直肠（A、B）

（11）完全切断直肠后壁和拖出肠管前壁间隔，消除直肠盲袋，腹腔镜下完成需要娴熟的腹腔镜技巧，有一定的并发症。腹腔镜监视下，将 Endo-GIA 60 两支分别放入无神经节细胞的直肠和有神经节细胞的升结肠或回肠，切缝器顶端通过直肠盲端切口，完全切开直肠后壁和拖出肠管前壁间隔，同时使直肠与结肠侧侧吻合，通常需要 2 个钉仓完成切割（图 3-7-22）。腔镜下 4-0 可吸收线间断缝合直肠前壁（图 3-7-23）。

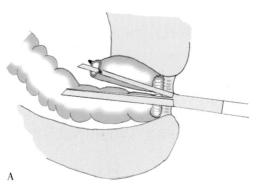
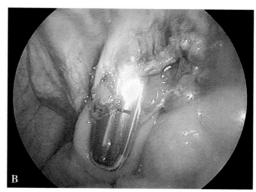

图 3-7-22　完全切断直肠结肠间隔
A. 示意图；B. 手术图片。

六、术中注意事项

1. 病变肠管的判断　术中需清楚辨认移行区,如果移行区不明显,需要在直视下取肠管浆肌层 2~3 块组织进行快速冰冻切片查找神经节细胞。注意全结肠型病变肠管常累及末端回肠 30cm 左右。切除范围应在移行区近端 5~10cm。如果扩张段肠管太粗或肠壁太厚也应一并切除。

2. 拖下结肠的血供和张力　对移行区位于乙状结肠近端、降结肠的患儿,在向下拖出有神经节细胞的结肠时需要 1 个蒂状结构。系膜游离至预计切除水平时应保留边缘动脉以提供拖至盆腔深处的结肠血供,尽可能松解筋膜及周围组织,以保证结肠血供及在拖至肛门吻合过程中没有张力。

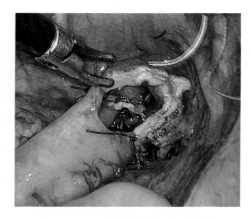

图 3-7-23　腔镜下缝合直肠前壁

3. 腔镜下升结肠 Deloyers 翻转　腔镜下升结肠 Deloyers 翻转有一定难度。具体方法是钳住阑尾根部,助手提起横结肠,将回盲部从已游离的横结肠后方拖至肝下,同时将横结肠以下结肠拖向右下腹,小肠推向左腹,升结肠系膜缘血管紧贴后腹壁,不压迫肠管。旋转时常需要腹部、会阴部操作相互配合,使拖下肠管无扭转。

4. 盆腔重要组织和器官的保护　游离直肠时先辨认两侧输尿管、髂血管、输精管的位置,特别是左侧输尿管更靠近直肠,应避免损伤。直肠向远侧游离至腹膜反折,年长患儿应游离至腹膜反折以下,以使经肛门游离相对容易。注意需紧靠直肠壁,避免盆丛神经损伤。1 岁以下的患儿,游离系膜至腹膜反折水平已足够,因为这些患儿经肛门游离比较容易。Duhamel 手术应沿直肠后间隙分离至尾管尖,并向左右扩大后间隙,以便为拖下肠管留置空间。

5. 直肠和间隔切断的位置　腹腔镜辅助下 Duhamel 手术直肠后壁与拖下肠管端侧吻合完毕后,经肛门将 End-GIA 60 两支分别置于无神经节细胞的直肠和拖出肠管内,结肠前壁与直肠的吻合缝线不剪断而是作为牵引,向外拉紧,同时 Endo-GIA 向盆腔顶紧直肠盲端,保证残留结肠直肠间隔在 0.5cm 以内,不足以形成盲袋。切割完毕可再次肛门指诊,若发现间隔切割过低,可再用 1 个钉仓经肛门切割。注意不同年龄应用的钉仓的型号不同,以免导致出血或缝合不完全。

七、术后处理

1. 常规术后处理
（1）拔除气管插管后返回麻醉复苏室、PICU/NICU 或病房观察生命体征及引流情况。
（2）吸氧、心电监护。
2. 胃肠减压,术后 24 小时左右肠功能恢复可拔除胃管,先给予少量糖水,2~3 天可开始肠内营养,根据肠道的耐受情况调整饮食的量。
3. 应用两联抗生素 3~5 天。
4. 术后 50% 以上患儿出现肛周皮炎,结肠次全切除或全切除患儿可应用收敛药物,保持肛周的干燥清洁。
5. 腹腔镜辅助 Soave 手术后 2~3 周开始每天扩肛,持续 3~6 分钟。腹腔镜辅助 Duhamel 手术不需要扩肛。术后 1 个月、3 个月、6 个月门诊定期复查,积极发现、治疗小肠结肠炎。

八、术后并发症及处理

腹腔镜手术常见并发症的种类基本同开腹手术,但也有其特殊性。
1. 小儿腹肌薄,支撑力不足,Trocar 损伤肠管和腹腔内血管常发生在放置 Trocar 时用力过大,经脐部开放放置第 1 个 Trocar 可有效避免该并发症。

2. 小肠结肠炎　小肠结肠炎是腹腔镜辅助直肠内拖出术常见的并发症，一般药物治疗、洗肠等能够缓解，很少患儿需要行肠造瘘。长段型先天性巨结肠症和全结肠型巨结肠术后发生小肠结肠炎的并发症更为常见，高于正常的 2~3 倍。早期诊断并及时治疗对小肠结肠炎的治疗和预后很重要。目前主张应用肠道休息、直肠减压和灌洗、抗生素等治疗小肠结肠炎。有艰难梭状芽孢杆菌感染的患儿选择万古霉素或甲硝唑治疗。如果先天性巨结肠症术后反复持续存在小肠结肠炎，应考虑到可能存在机械性因素。大多数患儿的小肠结肠炎发生于术后 1~2 年，随着时间的推移得到改善。

3. 肛周糜烂　是结肠次全切除和结肠全切除术后常见的并发症，通常术后 2~3 个月内消失。常见型先天性巨结肠症术后也可发生。术后开始应用护皮油脂涂抹肛周并用电吹风保持局部干燥，可减轻该并发症的严重程度。随着术后患儿大便次数的减少，肛周皮肤将会愈合。造口护理对于预防和治疗肛周皮肤糜烂非常有帮助。

4. 吻合口瘘　术后少见并发症，与肠管游离不充分导致吻合口张力过高或断离系膜血管超出了吻合范围导致其血运不良有关，需要紧急再手术或肠造瘘手术。部分瘘口较小，引流物少且引流通畅患儿可保守治疗。

5. 吻合口出血　术后少见并发症，与止血、吻合技术或 End-GIA 型号选择不当有关。

6. 腹腔、盆腔出血　术中操作钳牵拉或分离操作一定要轻柔，以免损伤肠管或血管造成出血。血管须分离清晰，小血管直接用超声刀切割，粗大血管应先用低档凝固，再用高档切割或 Hem-o-lok 结扎或丝线双重结扎。

7. 输尿管损伤　术中应确认左、右输尿管位置并妥善加以保护，在游离直肠系膜或侧韧带前应先检查输尿管确保不会被损伤，特别是左侧输尿管距离直肠比较近。

8. 盲袋及闸门综合征　Duhamel 手术特有的并发症，直肠结肠间隔切割过低或直肠切断位置过高，隔前直肠形成盲袋。应重新切除直肠结肠间隔或切除过多的直肠盲端。改进的处理直肠盲袋方式中，切除直肠结肠间隔长度小于 0.5cm，很少发生该并发症。完全切断间隔可避免该并发症的发生。但需要腔镜下吻合直肠前壁，有一定的盆腔污染和吻合口瘘的发生风险。

9. 污粪　与括约肌切除过多或吻合口离齿状线太近有关。污粪对先天性巨结肠症患儿生活质量造成极大的影响。大多数儿童随着时间的推移能够获得满意的控便能力。偶有污粪情况随着时间推移可有所改善。一项研究发现小于 5 岁的患儿中 12% 有不同程度的污粪，在 10~15 岁年龄组中，发生率降至 6%，超过 15 岁的患儿无污粪。外科医生应首选保守治疗，包括施行饮食疗法和使用大便增量剂，其次再考虑外科手术治疗。

（汤绍涛）

推荐阅读资料

[1] 李索林,于增文,汤绍涛,等.单纯腹腔镜监视下经肛门直肠拖出次全结肠切除术.中华小儿外科杂志,2011,32(7):311-314.

[2] 汤绍涛,李时望,杨瑛,等.经脐腹腔镜与传统腹腔镜巨结肠根治术的对照研究.中华小儿外科杂志,2012,33(7):493-496.

[3] 汤绍涛,王国斌,阮庆兰,等.腹腔镜辅助手术与开腹手术治疗先天性巨结肠的比较.中国微创外科杂志,2002,2(1):21-22.

[4] DE LA TORRE-MONDRAGON L, ORTEGA-SALGADO J A. Transanal endorectal pull-through for Hirschsprung's disease. J Pediatr Surg, 1998, 33(8):1283-1286.

[5] GEORGESON K E, FUENFER M M, HARDIN W D. Primary laparoscopic pull-through for Hirschsprung's disease in infants and children. J Pediatr Surg, 1995, 30(7):1017-1021.

[6] HEBRA A, SMITH V A, LESHER A P. Robotic Swenson pull-through for Hirschsprung's disease in infants. Am Surg, 2011, 77(7):937-941.

［7］MUENSTERER O J,CHONG A,HANSEN E N,et al. Single-incision laparoscopic endorectal pull-through（SILEP）for Hirschsprung disease. J Gastrointest Surg,2010,14（12）:1950-1954.

［8］SMITH B M,STEINER R B,LOBE T E. Laparoscopic Duhamel pull through procedure for Hirschsprung's disease in childhood. J Laparoendosc Surg,1994,4（4）:273-276.

［9］YANG L,TANG S T,CAO G Q,et al. Transanal endorectal pull-through for Hirschsprung's disease using long cuff dissection and short V-shaped partially resected cuff anastomosis:early and late outcomes. Pediatr Surg Int,2012,28（5）: 515-521.

［10］TANG S T,WANG G B,CAO G Q,et al. 10 years of experience with laparoscopic-assisted endorectal Soave pull-through procedure for Hirschsprung's disease in China. J Laparoendosc Adv Surg Tech A,2012,22（3）:280-284.

第八章
肛门直肠畸形矫治术

一、概述

先天性肛门直肠畸形（congenital anorectal malfornation）发病率居消化道畸形的首位，约1/3 000。其病理类型较为复杂，伴发的畸形可涉及多个系统。手术治疗原则依病理类型不同而不同。对于中高位肛门直肠畸形的矫治多采用分期手术：先行结肠造瘘，数月后再行肛门直肠成形术，然后行肠瘘关闭手术。由于中高位的先天性肛门直肠畸形的直肠末端距肛穴较远，难以在肛门口处完成操作，腹腔镜辅助下肛门直肠成形术（laparoscopic assisted anorectoplasty，LAARP）方便盆腔深处的操作，便于直肠及其瘘管的游离，直肠隧道的建立，而不必采用腹部加骶部切开式及切开横纹肌复合体式的手术，从而减少了手术对盆腔神经及盆底横纹肌复合体的损伤，最大限度地保证了排便的解剖结构的完整性，从而也利于术后肛门排便功能的恢复。

二、相关解剖

直肠肛管自上而下穿过肛提肌、耻骨直肠肌、肛门外括约肌，最终达肛门，这是保证排便功能正常的解剖基础（图3-8-1）。

肛提肌为阔肌，属随意肌，两侧连合成漏斗状。肛提肌起于骨盆的前壁和侧壁，肌纤维向后内方，在中线处与对侧肌纤维会合止于会阴中心腱、肛尾韧带和尾骨尖（图3-8-2）。在会阴中心腱前方，两侧前份的肌纤维围成盆膈裂孔，男性有尿道、女性有尿道和阴道通过（图3-8-3）。根据肌纤维的起止和排列，肛提肌自前向后又可分为耻骨阴道肌（女性）或前列腺提肌（男性）、耻尾肌、髂尾肌等。

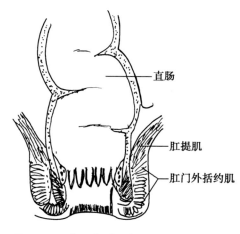

图 3-8-1 直肠穿过肌提肌及肛门外括约肌

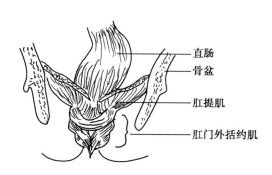

图 3-8-2 直肠与肛提肌及肛门外括约肌的关系

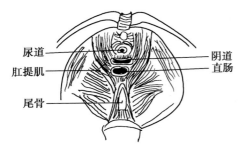

图 3-8-3　盆底观示直肠与肛提肌关系

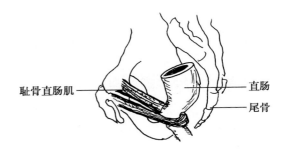

图 3-8-4　耻骨直肠肌 "U" 形襻与直肠的关系

耻尾肌起于耻骨支后方,肌纤维向下、向内、向后走行,围绕前列腺两侧或尿道及阴道,最后止于肛尾韧带。

髂尾肌起于肛提肌腱弓后份和坐骨棘盆面,向下、向后与对侧连合止于肛尾韧带及尾骨侧缘。

耻骨直肠肌起于耻骨盆面和肛提肌腱弓前份,肌纤维向后内,并与对侧纤维交织构成 "U" 形襻(图 3-8-4),围绕于直肠和肛管交界处的侧方和后方,向后止于骶骨。当耻骨直肠肌收缩时,将直肠、肛管连接处向上牵拉,使肛管直肠角变小、肛管延长,可阻止粪便下行,控制排便。

肛门外括约肌属随意肌,上与耻骨直肠肌相邻,下位于肛周皮下,它由环形肌束组成,围绕肛管,具有对肛门自主的括约功能,在控制排便过程中起很重要的作用。

行肛门成形手术时,需将直肠准确地穿过上述肌肉的直肠正常走行区域,才能保证排便功能的正常。

三、病理类型

为便于选择术式,采用肛门直肠畸形国际诊断分型标准(Krinkenbeck 分类法;表 3-8-1),该分类取消了原有的高位、中位、低位分型,而是根据瘘管不同进行分类,并增加了少见畸形,使其进一步实用化,有助于对手术术式选择提供指导。

表 3-8-1　肛门直肠畸形国际诊断分型标准(Krinkenbeck 分类法)

类别	疾病名称	类别	疾病名称
主要临床分型	会阴(皮肤)瘘	罕见畸形	球形结肠
	直肠尿道瘘		直肠闭锁 / 狭窄
	前列腺部瘘		直肠阴道瘘
	尿道球部瘘		"H" 瘘
	直肠膀胱瘘		其他畸形
	直肠前庭(舟状窝)瘘		
	一穴肛(共同管长度≥3cm)		
	肛门闭锁(无瘘)		
	肛门狭窄		

四、适应证与禁忌证

1. 适应证　能耐受腹腔镜气腹者,中高位肛门直肠畸形,包括直肠闭锁,锁肛伴直肠前列腺部、尿道球部瘘,直肠阴道瘘,中高位锁肛行造瘘术后 3 个月以上者,直肠前庭瘘(中位)、一穴肛。

2. 禁忌证　不能耐受气腹;早产体重过低;腹腔严重粘连。

五、术前准备

1. 常规检查　心电图、血常规、肝肾功能、凝血功能、人类免疫缺陷病毒（HIV）等检查。

2. 影像学检查　骶尾 X 线平片、心脏及肾脏超声，了解合并畸形情况。盆腔 MRI（有条件者）了解肛周肌肉发育情况。

3. 控制感染　有尿路感染者应控制感染后再手术。

4. 肠道准备　有肠造瘘者或前庭瘘者经瘘孔或瘘管洗肠；有瘘者行择期手术时肠道内用药，甲硝唑保留灌肠。

5. 营养支持　术前禁食 6 小时、术后静脉营养支持（未闭肠瘘者可不用）、胃肠减压、纠正离子紊乱、抗炎、备尿管。备皮、术前给予阿托品。根据患儿情况补维生素 K 等。

6. 手术仪器和手术器械准备　手术仪器包括腹腔镜（5mm 30° 镜，光源）、图像采集系统、图像显示系统；普通腹腔镜手术器械包括 Trocar 和切口保护套、电钩、电铲、腔镜无损伤抓钳、分离钳、剪刀、腔镜持针器、腔镜吸引器；特殊手术器械为超声刀；机械缝合器械为 Hem-o-lok。

对于月龄 <4 个月者操作器械及 Trocar 可用 3mm，对于月龄月龄 ≥4 个月者可用 5mm 操作器械。

六、手术步骤

（一）麻醉、体位及切口设计

1. 麻醉　气管插管吸入麻醉，可加骶管麻醉（骶骨无畸形者）。

2. 体位　仰卧位并臀高位。

3. 切口设计　一般采用三孔法，亦可脐部单部位操作。以三孔法为例说明。观察孔（镜孔）位于脐部；操作孔为左、右腹各 1 个，根据患儿情况可选择平脐、脐下、脐上水平，以三角形原则为准（图 3-8-5）。

（二）操作步骤

1. 常规操作　双乳以下全部皮肤消毒。身下铺无菌单，双下肢无菌单包扎，患儿身体足侧倾高位 15°~20°（利于操作）。留置导尿管。

2. 经脐部插入观察镜　可采用气腹针法，亦可采用切开直视法插入，月龄 <4 个月者选择脐轮上弧形口，亦可取脐轮左右部位。

3. 辨认盆腔内结构　包括膀胱、子宫、附件、输尿管、输精管、髂血管等（图 3-8-6），若膀胱或子宫遮挡手术视野不利于操作，可行缝线悬吊法将其悬吊以暴露盆腔。

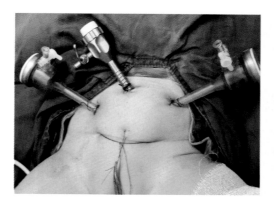

图 3-8-5　手术 Trocar 的位置

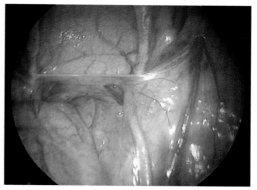

图 3-8-6　镜下盆腔底面观：可见膀胱、输尿管、直肠、输精管

4. 游离直肠末端　在盆腔腹膜反折水平上,分别将直肠两侧腹膜用电钩切开后,确认输尿管走行,保留直肠系膜血管近肠管 1~2 级血管弓,用超声刀分离切断直肠上动脉血管,如果直肠末端过于肥厚,可向乙状结肠游离达外观正常水平,所游离的肠管达肛门口长度应充足,然后游离直肠远端,此时要紧贴直肠壁游离,遇直肠变细瘘管处要格外小心,游离至与尿道或膀胱或阴道交界处。

5. 瘘管的处理　瘘管的关闭可行结扎法、缝合法,结扎瘘管前尽量将瘘管内黏膜组织切除。结扎法可用丝线缝合结扎,瘘管较粗者可双层结节缝合,瘘管较细者可贯穿环绕结扎,应结扎两圈。处理阴道瘘时,应紧贴阴道壁切断瘘管,然后缝合关闭阴道瘘孔。直肠与膀胱相通的瘘管在腹腔镜下易于游离及关闭,可切断瘘管后直接用可吸收线双层缝合膀胱壁瘘孔。位于尿道、前列腺部位的瘘管可在镜下游离后结扎或缝扎(图 3-8-7)。如果尿道瘘管在镜下缝合关闭困难,可经骶尾部纵行小切口辅助下关闭瘘管。对于小于 4 个月的患儿,由于盆腔较浅则可以在游离完直肠尿道瘘管后从肛口直接提出直肠尿道瘘管在直视下完成修补尿道瘘(图 3-8-8)。

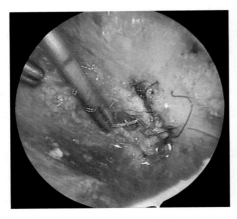
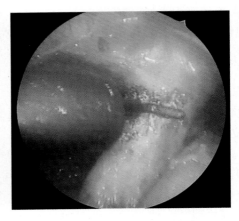

图 3-8-7　缝合关闭瘘管　　　　　　图 3-8-8　用电钩游离直肠尿道瘘瘘管

6. 直肠隧道的建立　在电刺激下辨认盆底横纹肌复合体中心,沿着尿道的后壁与左右耻骨尾骨肌会合的中心处向肛穴中心方向游离并建立直肠隧道(图 3-8-9)。在肛穴表皮处用电极刺激找到肛穴中心,并纵行切开约 1.5cm(依患儿情况调整)(图 3-8-10)。可用肛棒从 5~6 号开始从肛门口插入扩张直肠隧道,逐渐增加肛棒型号扩张直肠隧道(图 3-8-11),根据患儿情况来选择最大肛棒型号,能通过隧道的肛棒不应小于 15 号肛棒,然后将直肠经直肠隧道拖出肛门外,同时注意肠系膜走行方向正确无误,避免肠扭转。

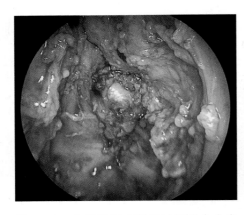
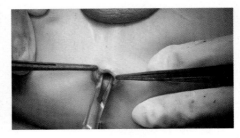

图 3-8-9　在尿道后方耻骨尾骨肌会合中心分离建立直肠隧道　　　　图 3-8-10　肛穴外纵行切开

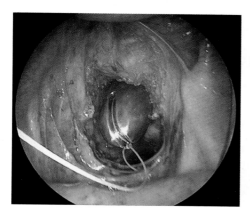

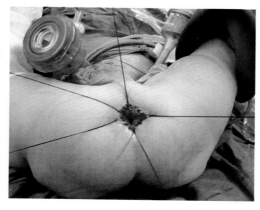

图 3-8-11　用肛棒扩张直肠隧道(镜下盆腔内面观)　　图 3-8-12　将直肠与肛门口皮肤结节吻合一周

7. 肛门口缝合法　直肠末端浆肌层与肛周肌肉等距离固定4针,直肠末端与肛穴切开处皮肤结节缝合1周形成肛门(图3-8-12)。可经肛门口用肛管压迫止血。

8. 镜下重建盆底腹膜,并将直肠与盆腹膜缝合数针固定。

七、术中注意事项

1. 直肠尿道瘘管关闭,瘘管分离时要达到瘘管尿道侧根部,镜下易于分辨其界线,这样可避免尿道侧瘘管保留过多而形成尿道憩室。瘘管关闭缝合时,注意不可过多缝合尿道壁以免导致尿道狭窄。

2. 直肠隧道建立时时要注意确认通过肛提肌中心轴,这是保证术后排便功能达到最佳的关键。

3. 在需要骶部辅助切口时,切开表皮向深部分离,不必切断肌层,切口不宜太大,只分离至瘘管深度即可,到达位置后,将与瘘管相连的直肠末端切断并将瘘管从骶部切口牵出,即可完全暴露瘘管根部进行尿道瘘口修补。

4. 为防止重建的直肠脱垂,盆腔直肠可与盆底腹膜缝合固定2针。

5. 直肠隧道建立后,需充分扩张,否则术后重建的肛管会狭窄,导致扩张肛门困难。扩张直肠隧道所用的扩肛棒粗细依患儿年龄大小及局部发育情况来决定,如患儿3~4个月且发育相对正常可以扩至16~18号。

6. 对于造瘘术后行Ⅱ期直肠肛门成形术,最好在造瘘术3个月后手术,因第1次手术所造成的腹腔粘连可逐渐减轻,有利于腹腔镜手术操作。有关何时关闭肠瘘尚无统一意见,有的与直肠肛门成形术同时进行,有的在直肠肛门成形术后半个月时进行,亦有的在二期术完成扩肛周期后进行。一般认为应在二期术后肛门愈合良好情况下再考虑关闭肠瘘。

7. 腹腔镜肛门直肠成形术在高位锁肛、无直肠泌尿生殖系瘘的情况下,而且无严重腹胀时可在新生儿期进行,亦可在造瘘后进行,肠造瘘的位置可选择在右横结肠处,当行二期直肠肛门成形术时,不会因肠造瘘位置的原因致所留的造瘘口以远的肠管长度不够长而无法使瘘口以远肠管到达肛门口。

八、术后处理

术后依患儿情况应用抗生素,在未进食前给予营养支持,术后24-48小时拔除肛管,行肛门清洁护理,术后15天行尿道造影,尿道瘘愈合良好可拔除尿管。术后15天每天扩肛治疗,扩肛半年。

1. 新生儿期　静脉营养支持至肛门口愈合并且肠管功能恢复后可进奶。

2. 有肠造瘘且未关闭者　术后肠功能恢复即可进食。

3. 有肠造瘘但已关闭者　进食时间应在肠功能正常及肛口愈合良好后方可进食。

九、术后并发症及处理

1. 尿瘘复发 轻度尿瘘复发经留置导尿管可保守治愈,腹腔镜肛门成形术后很少发生直肠尿道瘘复发不愈者。如果不愈,则应在 3 个月以上再次修补,可采用腹腔镜下修补,亦可采用经骶部切口修补,位置较低者可经肛修补。

2. 直肠黏膜脱垂 不影响排便者可以后再次手术切除多余黏膜。

3. 直肠回缩 视回缩程度不同而定,直肠回缩较轻不影响排便者可经扩肛治疗;直肠回缩较多致肛门狭窄者需重新游离直肠肛门成形。

(黄 英)

推荐阅读资料

［1］GEORGESON K E,INGE T H,ALBANESE C T,et al. Laparoscopically assisted anorectal pull-through for high imperforate anus:a new technique . J Pediatr Surg,2000,35(6):927-931.

［2］ISHIMARU T,KAWASHIMA H,HAYASHI K,et al. Laparoscopically assisted anorectoplasty. Surgical procedures and outcomes:a literature review Asian J Endosc Surg,2021,14(3):335-345.

［3］ISHIMARU T,KAWASHIMA H,TAINAKA T,et al. Laparoscopically assisted anorectoplasty for intermediate-type imperforate anus:comparison of surgical outcomes with the sacroperineal approach. J Laparoendosc Adv Surg Tech A,2020,30(3):350-354.

［4］KOGA H, OKAZAKI T, YAMATAKA A, et al. Posterior urethral diverticulum after laparoscopic-assisted repair of high-type anorectal malformation in a male patient:surgical treatment and prevention. Pediatr Surg Int, 2005,21(1):58-60.

［5］TRAN Q A , NGUYEN L T, HAM H D, et al. Follow-up outcomes of laparoscopic-assisted anorectal pull through for anorectal malformations of high type. J Laparoendosc Adv Surg Tech A,2019,29(11):1497-1500.

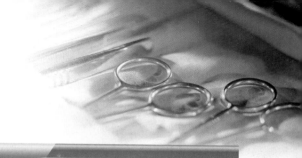

第九章
腹腔镜十二指肠吻合术

一、概述

十二指肠是新生儿肠梗阻最好发的部位,约一半病例发生于此。小儿先天性十二指肠疾病多引起十二指肠急慢性梗阻,从病因上可以分为内源性和外源性梗阻。内源性梗阻是由肠管本身的病变所致,常见的疾病是十二指肠闭锁和狭窄,发病时间较早,通常在新生儿期发病,出现胆汁性呕吐、上腹部膨胀等症状。外源性梗阻是指十二指肠外受压而引起的梗阻,如肠旋转不良、环状胰腺、十二指肠前门静脉等,呕吐多为间歇性,多在婴儿期发病。其次还有肠系膜上动脉综合征、肿瘤等引起的十二指肠梗阻,通常在儿童期发病,多是部分性梗阻。

十二指肠闭锁与狭窄(duodenal atresia and stenosis)是引起十二指肠梗阻最常见的原因,据统计占十二指肠梗阻病例的 40%~60%,其发病率为 1/(6 000~10 000),闭锁与狭窄的比例约为 3∶2。十二指肠闭锁通常是新生儿期就诊,而狭窄病例多在婴儿或儿童期来诊。本病的发病原因至今仍未完全清楚,目前多数学者认为在胚胎期由于某种原因导致管腔化过程异常所致。本病约半数并发器官的畸形,如环状胰腺、肠旋转不良、胆道闭锁等,还可以并发全身其他部位的畸形,如唐氏综合征、心血管和泌尿系统畸形等。

二、相关解剖

多种外源性和内源性病变可造成完全性(81%)和部分性(19%)十二指肠梗阻。

Gray 和 Skandalakis 将十二指肠闭锁归纳为三种类型。

Ⅰ型(92%):由黏膜和黏膜下层形成且肌层无缺损的梗阻性隔膜(蹼),肠系膜完整。如果隔膜很薄且可以延长,则称为十二指肠的变异体——"风向袋畸形"。隔膜的基底通常位于十二指肠的第二段,但向远端膨胀如气球,可延伸至十二指肠的第三段、第四段。因此显示为闭锁的部位比实际位置更远。

Ⅱ型(1%):一条短的纤维索带连接十二指肠的两个盲端,肠系膜完整。

Ⅲ(7%):两个盲端之间无任何联系,肠系膜存在"V"形缺损。

Ⅰ型闭锁中梗阻型隔膜的厚度可以从 1mm 至数毫米不等。闭锁间隔导致完全性梗阻,而其中有孔的隔膜则导致不完全性梗阻。在隔膜有孔的情况下,孔的直径决定了梗阻的程度,并与症状的轻重成反比。

虽然内源性梗阻可以发生在十二指肠的任何部位,但85% 发生在第一段、第二段结合部的周围。胆总管的远端常越过隔膜的中部,而壶腹部常位于梗阻近端,少数病例胆总管远侧部出现分叉,即有近端和远端开口。

环状胰腺中胰腺环绕十二指肠可造成外源性不全性梗阻。胰管的解剖学结构改变,主胰管横越环状部分。远端胰管通常位于下方内源性梗阻组织内,壶腹部开口于其表面。

门静脉于十二指肠前方越过,可能会造成十二指肠不完全性梗阻(图 3-9-1)。肠旋转不良形成 Ladd 索带压迫常会引起十二指肠第二段至第三段外源性不完全性梗阻。此类患儿可发生不同程度的中肠扭转,也可以引起梗阻。

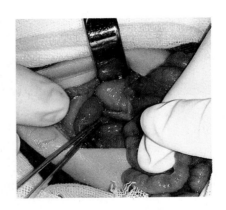

图 3-9-1　十二指肠前门静脉压迫

三、适应证与禁忌证

(一) 适应证

足月能够耐受气腹的十二指肠梗阻患儿,体重 >2kg,无其他严重的畸形,无严重的肺部并发症。

1. 十二指肠闭锁与狭窄。

2. 先天性环状胰腺导致十二指肠梗阻。

3. 十二指肠前门静脉压迫导致十二指肠梗阻。

4. 肠系膜上动脉综合征导致十二指肠梗阻。

5. 其他原因,如肿瘤侵犯、压迫导致十二指肠梗阻。

(二) 禁忌证

1. 早产儿或低体重(体重≤2kg)可以作为相对禁忌证,尽管文献报道成功施行十二指肠吻合术患儿的最低体重为 1.3kg。

2. 合并其他严重先天畸形;心肺功能不全。

3. 小肠粘连严重。

四、术前准备

1. 通常产后 X 线检查提示腹部双泡征可诊断十二指肠梗阻(图 3-9-2)。远端肠管无气体则是完全梗阻的特征,如果远端肠管只有少量稀疏的气体影则十二指肠狭窄的可能性较大。术前需进行超声检查排除先天性心脏病。

2. 为最大限度地利用腹腔内有限空间,术前应置鼻胃管和尿管,缩小胃和膀胱等的体积,有利于扩大腹腔操作空间。

3. 术前静脉输注 1 次抗生素,合并肺炎者可联合应用广谱抗生素,新生儿补充维生素 K。

4. 患儿就诊早,确诊早,无脱水和电解质紊乱,无其他严重畸形及严重心肺并发症,可完善相关检查后行急诊腹腔镜手术。

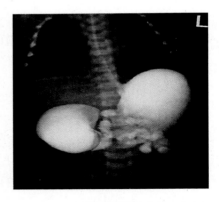

图 3-9-2　X 线检查提示腹部双泡征

5. 患儿有脱水、电解质紊乱、贫血和营养不良,可以在短期内完成急救输液和水、电解质平衡,纠正一般状况后行腹腔镜手术。

6. 手术仪器包括腹腔镜、光源、图像摄像显示系统、图像采集储存系统;腹腔镜手术器械包括 3~5mm Trocar、3~5mm 腔镜无损伤抓钳、3~5mm 腔镜弯分离钳、3~5mm 腔镜剪刀、3~5mm 腔镜吸引器和 3~5mm 腔镜持针器;机械分割器械包括超声刀和 3~5mm 电钩。

五、手术步骤

(一) 麻醉、体位及切口设计

1. **麻醉**　新生儿采用静脉、气管插管和骶管复合麻醉,较大儿童可选用静脉、气管插管和连续硬膜外阻滞麻醉。

2. **体位** 仰卧,轻度头高足低位,监视器放置于患儿两侧偏向头部方向。

3. **手术人员站位** 术者站于患儿右侧,持镜者及助手站于术者对侧,洗手护士站于术者右侧。

4. **切口设计** 由于患儿腹腔容积较小,且肠管扩张,一般采用 4mm Trocar(图 3-9-3),从脐部正中开放式直视下放置第 1 个 5mm Trocar 并结扎固定,建立 CO_2 气腹,气腹压力控制在 6~8mmHg,放入 5mm 30° 腹腔镜。腹腔镜监视下于右季肋部腋前线和右中下腹腹直肌外缘分别穿刺置入 2 个 3mm Trocar 作为操作孔,再于左上腹穿刺置入 1 个 3mm Trocar 作为辅助操作通道。也可以采用 3mm Trocar,于右中下腹和左上腹各放置 1 个 Trocar 进行手术。

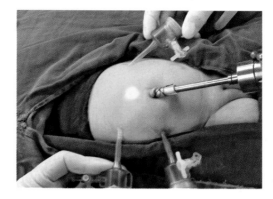

图 3-9-3 采用 4mm Trocar 进行腹腔镜探查术

(二)操作步骤

1. 先探查十二指肠梗阻的原因,腹腔镜监测下充分游离十二指肠第二段和第三段(图 3-9-4),暴露近段肥厚扩张肠管与远段萎瘪的十二指肠梗阻交界处的漏斗状狭窄(图 3-9-5)或十二指肠的两个盲端确定闭锁的类型(图 3-9-6),排除远端并发畸形(图 3-9-7)。环状胰腺多位于十二指肠的降部。先天性肠旋转不良患儿则可见回盲部位置异常及 Ladd 索带。十二指肠前门静脉则位于十二指肠第三段压迫十二指肠等。

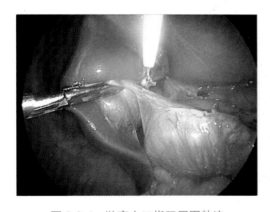

图 3-9-4 游离十二指肠周围粘连

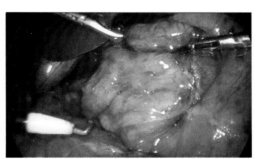

图 3-9-5 暴露十二指肠漏斗状狭窄

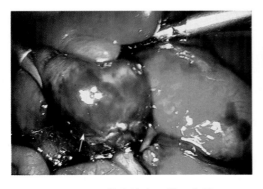

图 3-9-6 扩张的十二指肠盲端

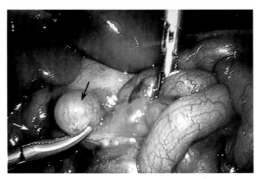

图 3-9-7 并发远端空肠闭锁

2. 经腹壁进针缝合肝圆韧带再经腹壁出针悬吊肝脏扩大手术操作空间,对于十二指肠 I 型闭锁,可以再经腹壁进针在十二指肠扩张处缝合后经腹壁出针进行悬吊(图3-9-8)。

3. 对于十二指肠 I 型闭锁,用电钩于十二指肠前外侧壁粗细交界处纵行切开,暴露隔膜(图3-9-9),查找十二指肠乳头开口,避免损伤,用电钩或超声刀分块部分切除隔膜,再用 5-0 可吸收线进行连续单层横行缝合十二指肠切口(图3-9-10)。

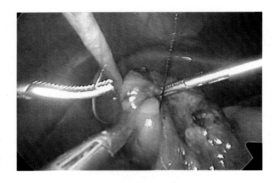

图 3-9-8 经腹壁十二指肠悬吊

3. 对于环状胰腺引起的十二指肠梗阻(图3-9-11),于胰腺上缘 0.5~1.0cm 处横行切开扩张的十二指肠(图3-9-12),下缘 0.5~1.0cm 纵行切开十二指肠(图3-9-13),长度 1~1.5cm,然后先用 5-0 可吸收线先连续缝合十二指肠后壁(图3-9-14),再连续缝合十二指肠前壁(图3-9-15),完成单层十二指肠菱形吻合术(图3-9-16)。对盲端型十二指肠闭锁,可以在闭锁的近端十二指肠扩张处横行切开,远端细小的十二指肠纵行切开,长度 1~1.5cm,然后用 5-0 可吸收线连续缝合完成十二指肠菱形吻合术。

4. 对十二指肠前门静脉所致的十二指肠梗阻,一般采用十二指肠菱形吻合术;肠系膜上动脉综合征引起的十二指肠梗阻,可采用十二指肠空肠侧侧吻合术(图3-9-17)。

5. 对于十二指肠前门静脉和肠系膜上动脉综合征,当菱形吻合术和空肠侧侧吻合术均无法完成时可以采用十二指肠空肠 Y 式吻合术:距离十二指肠悬韧带 10~15cm 处将空肠自脐部稍扩大的切口牵出腹外,离断空肠,将近端空肠远端离断与空肠远侧 15~20cm 处完成 Y 式下端吻合后,将吻合肠管还纳入腹腔。重建气腹,将 Y 袢支空肠自结肠后牵引至十二指肠前壁处,横行切开扩张的十二指肠前壁,用 5-0 可吸收线进行连续单层横行缝合后壁,再用另一根线连续单层缝合前壁,封闭肠系膜裂孔与空肠裂隙,完成十二指肠 - 空肠 Y 式吻合术。

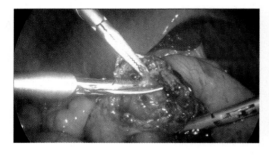

图 3-9-9 暴露并切除十二指肠隔膜

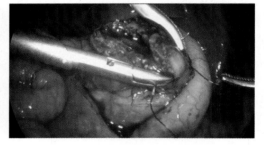

图 3-9-10 十二指肠单层连续横行吻合

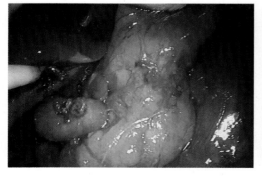

图 3-9-11 环状胰腺导致十二指肠梗阻

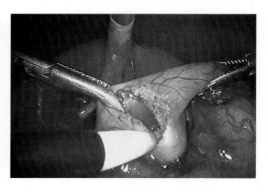

图 3-9-12 近端十二指肠横行切开

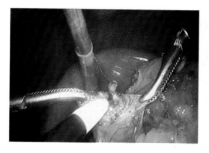

图 3-9-13　远端十二指肠纵行切开

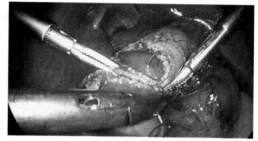

图 3-9-14　吻合十二指肠后壁

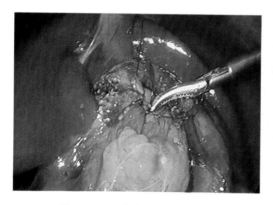

图 3-9-15　吻合十二指肠前壁

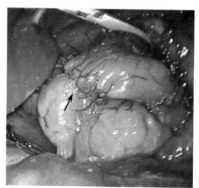

图 3-9-16　十二指肠菱形吻合后

六、术中注意事项

1. 脐部 Trocar 最好开放式置入,减少盲穿引起的医源性损伤。

2. 新生儿体重较轻,腹壁肌肉比较松弛,以腹式呼吸为主,腹膜吸收及弥散 CO_2 较快,长时间气腹及气腹压力过高均容易导致高碳酸血症,应尽可能缩短气腹的时间及压力。术中 CO_2 压力控制在 6~8mmHg。一旦发生较严重的高碳酸血症和呼吸、循环不稳定,则立即暂停手术,放出腹内 CO_2,待患儿情况平稳后再继续充气手术。

3. 金属 Trocar 较重且易自动移位或脱落,最好选用轻便且绝缘的塑料或生物高分子 Trocar,应用微型腹腔镜器械。

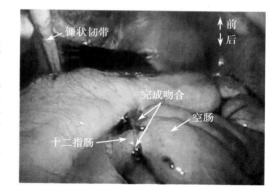

图 3-9-17　十二指肠空肠侧侧吻合术

4. 术中要防止胆总管、胰腺及十二指肠壶腹部的损伤,仔细检查排除并发畸形,吻合结束后检查排除吻合口瘘。

5. 掌握及时中转开腹指征,不能继续完成腹腔镜下操作时,应及时中转开腹实施传统手术。

七、术后处理

1. 禁食禁水,持续胃肠减压,给予胃肠外营养支持直至肠功能恢复,关闭鼻胃管无呕吐或仅吸出清亮胃液后即可拔除。术后 3~7 天待肠功能恢复后先给予少量糖水,如无呕吐,则可母乳喂养。坚持少量多次、逐渐递增的原则,以利于患儿肠蠕动恢复,8~10 天后逐渐过渡到正常喂养。

2. 早产儿或低体重儿可置入恒温箱保暖,防止新生儿硬肿症及肺炎等并发症。术后继续应用抗生素 3~5 天,分 2~3 次静脉滴注。

八、术后并发症及处理

1. 胰瘘 解剖分离环状胰腺组织时可能导致胰腺组织出血和胰管损伤,因此术中不必过多解剖胰腺。术后适当延长腹腔引流时间及对症支持治疗,直至胰瘘消失,如胰瘘持续存在可行修补术。

2. 吻合口瘘 多为吻合口张力大、血运差或吻合不严密所致,可以在吻合口部位放置硅胶引流管引流,瘘口较大难以自愈者可用 5-0 可吸收线再次缝合修补。

3. 吻合口狭窄 多为吻合口过小或连续缝合时丝线抽得过紧所致。新生儿的吻合口应该大于1cm;如吻合口狭窄不能缓解,肠梗阻持续存在,则需要再次手术重新吻合。

(李　炳)

推荐阅读资料

[1] 李炳,陈卫兵,王寿青,等.腹腔镜诊治新生儿十二指肠梗阻.中华小儿外科杂志,2011,32(1):71-73.

[2] 李索林,任怀珍,李英超,等.小儿腹腔镜十二指肠缝合吻合术治疗先天性十二指肠梗阻.中国微创外科杂志,2009,9(7):579-581.

[3] 李索林,王志超,李英超,等.腹腔镜下十二指肠吻合术治疗新生儿十二指肠梗阻.中华小儿外科杂志,2009,30(6):357-360.

[4] KAY S,YODER S,ROTHENBERG S S. Laparoscopic duodenoduodenostomy in the neonate. J Pediatr Surg,2009,44(5):906-908.

[5] KIMURA K,MUKOHARA N,NISHIJIMA E,et al. Diamondshaped anastomosis for duodenal atresia:an experience with 44 patients over 15 years. J Pediatr Surg,1990,25(9):977-979.

[6] LI B,CHEN W B,WANG S Q,et al. Laparoscopic diagnosis and treatment of neonates with duodenal obstruction associated with an annular pancreas:report of 11 cases. Surg Today,2015,45(1):17-21.

[7] LI B,CHEN W B,ZHOU W Y. Laparoscopic methods in the treatment of congenital duodenal obstruction for neonates. J Laparoendosc Adv Surg Tech A,2013,23(10):881-884.

[8] ROTHENBERG S R. Laparoscopic duodenoduodenostomy for duodenal obstruction in infants and children. J Pediatr Surg,2002,37(7):1088-1089.

[9] SPILDE T L,ST PETER S D,KECKLER S J,et al. Open *vs* laparoscopic repair of congenital duodenal obstructions:a concurrent series. J Pediatr Surg,2008,43(6):1002-1005.

[10] VAN DER ZEE D C. Laparoscopic repair of duodenal atresia:revisited. World J Surg,2011,35(8):1781-1784.

第十章
腹腔镜下次全结肠切除术

一、概述

先天性巨结肠症及其类缘性疾病是一种常见的消化道发育畸形,其长段型占 10%~20%,无神经节细胞或肠神经发育不良达降结肠和横结肠以上;另有一部分常见型巨结肠症因就诊时间较晚或治疗不当,造成横结肠代偿性扩张肥厚严重,继发神经节细胞变性也需要切除,这些患儿因遗留升结肠过短,不能经左侧腹部下拖与直肠吻合,而需要按 Deloyers 手术将升结肠翻转完成次全结肠切除,但经典的开腹手术因肠管暴露时间长、影响肠蠕动恢复,并发症多,创伤较大,腹壁遗留较大切口瘢痕影响美观。

随着腹腔镜手术的兴起,使得这项微创技术也在结肠切除术中迅速开展并取得满意疗效。1994年 Smith 首次报道腹腔镜辅助下 Duhamel 根治术,1995 年 Georgeson 采用腹腔镜下游离直肠和乙状结肠、经肛门拖出 Soave 手术,1998 年 De la Torre-Mondragon 报道单纯经肛门 Soave 直肠内拖出术治疗常见型巨结肠症获得成功,但由于仅从会阴方向游离直肠、乙状结肠,难以确定腹膜反折和病变范围,只能紧贴肠壁处理系膜血管且困难、费时,强力牵拉肛门还容易造成外括约肌损伤,因吻合有张力可造成肛管直肠角消失甚至导致吻合口裂开或感染等严重并发症。因此,腹腔镜辅助手术已成为治疗巨结肠症及其类缘性疾病的首选方法,特别是对于需要次全结肠切除的长段型病变则是其最佳适应证,更能体现微创的手术效果。

进入 21 世纪,作为微创外科典型代表的内镜技术在取得巨大成就的同时,人们仍在寻求更加微创的诊治手段,在此背景下,腹壁无瘢痕或看不到瘢痕手术应运而生。其基本入路是经自然腔道内镜手术(NOTES)和单切口(SILS)或单孔腹腔镜手术(LESS)。2009 年,Velhote 报道 1 例新生儿经肛门自然腔道腹腔镜辅助下超声刀离断乙状结肠血管完成结直肠切除手术。2010 年,Muensterer 报道经脐单切口腹腔镜辅助下经肛门直肠内拖出巨结肠手术。2013 年,Vahdad 等报道完全经肛门放置 TriPort 腹腔镜辅助下拖出次全结肠切除术,但手术技巧要求较高,因无法避免手术过程中器械间碰撞的"筷子效应",需通过系统培训才能顺利完成。随后,通过技术改进,仅在脐部单独放置腹腔镜监视下,经肛门直肠肌鞘两侧进入盆腔建立操作通道,可顺利进行整个结肠的游离,既解决了脐部单切口或单纯经肛门腹腔镜与操作器械之间相互碰撞的"筷子效应",又达到了 NOTES 无可见瘢痕的美容效果。

二、相关解剖

结肠始自右髂窝处的回盲瓣,止于直肠,可分为盲肠、升结肠、横结肠、降结肠和乙状结肠,主要功能为吸收水分和无机盐,并为消化后的残余物质提供暂时贮存场所。正常情况下,结肠口径较粗,肠壁较薄,但在疾病情况下可有异常改变。结肠有三个特征:①沿着结肠纵轴排列三条平行的结肠带,是由肠壁纵肌层增厚形成;②在结肠带之间肠壁呈囊状膨隆,形成多个结肠袋,是因结肠带短于肠管的长度使肠管皱缩而形成;③在结肠带附近肠壁上有许多大小不等的肠脂垂,是由浆膜下脂肪集聚而成。

1. 结肠形态、位置与毗邻　结肠起始部为盲肠,大部分被腹膜包被,但无系膜,位置较为固定。小儿盲肠多有系膜,故活动度较大可形成游动盲肠,易发生扭转。少数人盲肠后壁无腹膜,直接与腹膜后组织相连,活动度则很小。有时可见高位盲肠位于肝下或低位盲肠深达盆腔内。回肠末端自盆腔上行进入盲肠与升结肠连接处,此处肠壁内环肌层增厚,覆以黏膜而形成上、下两片半月形的皱襞,称为回盲瓣,此瓣既可控制回肠内容物过快进入盲肠,又可防止结肠内容物逆流入小肠。盲肠壁上的三条结肠带在盲肠顶端汇合点即是阑尾根部附着处,手术时常根据此结构寻找阑尾。盲肠与肝曲之间为升结肠,仅其前面与两侧有腹膜覆盖,后面有疏松结缔组织与腹后壁相连而比较固定。

升结肠后面与右肾下部、右输尿管等器官毗邻。结肠肝曲为升结肠向左弯曲移行为横结肠的部分,位于肝右叶下方、右肾下部的前方。横结肠在胰腺和十二指肠的前方、胃的下方,完全被腹膜覆盖,并形成横结肠系膜附着在后腹壁,是结肠活动性最高的部分,仅其两端的肝曲与脾曲较为固定。横结肠上有胃结肠韧带连到胃大弯,下有大网膜附着。结肠脾曲为横结肠左端向下弯曲移行为降结肠的部分,位置较肝曲高,角度也较肝曲小,它与胰尾、脾、胃和左肾靠近,前方有胸部保护。降结肠与升结肠相似,仅前方和两侧包有腹膜,因而也无系膜。降结肠前方和内侧为小肠,后方为腹后壁和左肾下端相邻。降结肠与直肠之间为乙状结肠,完全被腹膜包裹并有系膜,一股位于左髂窝内,但其位置、长度和系膜的长短因人而异。如果乙状结肠及其系膜很长,则易发生肠扭转或造成慢传输型便秘。

2. 血管　结肠的血液供应可分为两部分,右半结肠为肠系膜上动脉供应,左半结肠为肠系膜下动脉供应。肠系膜上动脉的分支:①回结肠动脉分支,供应盲肠;②结肠右动脉分支,供应升结肠;③结肠中动脉分支,供应横结肠。肠系膜下动脉的分支有:①结肠左动脉分支,供应降结肠;②乙状结肠动脉分支,供应乙状结肠。除乙状结肠动脉可有 1 支或数支外,这些结肠动脉均分出两个重要分支,向相反的方向发出与邻近的动脉支吻合,形成沿结肠肠管走行的边缘动脉,从边缘动脉再发出终末动脉支至肠壁。结肠静脉的分布大致与动脉相同,右半结肠的静脉是汇入肠系膜上静脉,然后流入门静脉;左半结肠的静脉是汇入肠系膜下静脉,再经过脾静脉或肠系膜上静脉后方流入门静脉。

3. 淋巴　结肠的淋巴结可分为 4 组:①结肠上淋巴结,位于肠壁的浆膜下及肠脂垂内;②结肠旁淋巴结,位于边缘动脉附近及动脉与肠壁之间;③中间淋巴结,沿结肠动脉分布;④中央淋巴结,位于肠系膜上、下动脉的周围。结肠各部淋巴结的分布多少不一,一般以盲肠最多,降结肠较少。结肠淋巴管的分布与动脉相似,右半结肠的淋巴经各组淋巴结汇集于肠系膜上动脉根部淋巴结,并与小肠的淋巴汇合,再注入腹主动脉旁淋巴结。左半结肠的淋巴则注入肠系膜下动脉根部的淋巴结,再至腹主动脉旁淋巴站。

4. 神经　结肠的神经分布亦左右各异。右半结肠由迷走神经发出的副交感神经纤维和由肠系膜上神经丛发出的交感神经纤维支配。左半结肠由盆神经发出的副交感神经纤维和由肠系膜下神经丛发出的交感神经纤维支配。

三、适应证与禁忌证

(一) 适应证

1. 长段型巨结肠症　痉挛段在降结肠以上,去除移行段及扩张段后仅剩部分横结肠和升结肠,因结肠系膜及血管牵拉,无法将剩余结肠经左侧腹部下拖至盆腔并与直肠吻合。

2. 严重常见型巨结肠症　部分大龄患儿的痉挛段虽不超过乙状结肠,但因就诊较晚,结肠代偿性肥厚扩张已累及横结肠近端,神经节细胞继发变性已不能蠕动,需要切除到近结肠肝曲或升结肠。

3. 肠神经元发育不良　属于巨结肠类缘性疾病或表现慢传输型便秘,实施常规的巨结肠根治手术效果不佳,术后多发生便秘,常需要次全结肠切除术。

(二) 禁忌证

对于新生儿长段型巨结肠症因洗肠效果不佳或并发小肠结肠炎,腹胀严重,一般情况差,难以耐受气腹,需要采取分期手术,即在新生儿期先进行结肠造口缓解症状,待营养状况好转后再行二期根治手术。

四、术前准备

1. 由于长段型巨结肠症反复出现不全肠梗阻或类缘性疾病表现为顽固性便秘,消化道吸收功能减退,年长儿童营养不良、消瘦、贫血、免疫功能低下,病情严重者肠道菌群失调,大量毒素吸收,心、肝、肾功能受损。因此,术前必须经过充分的治疗及准备,为手术创造有利条件,以减少术后并发症的发生。

2. 检查血、尿、便常规,以及肝肾功能、凝血功能、心电图、胸部 X 线片,如有异常予以治疗。

3. 术前每天用 0.9% 温盐水回流灌肠冲洗结肠内陈旧积粪及粪块,务必逐渐清洗干净,达到肠道通畅,腹胀解除,营养得到改善。一般术前洗肠需 1~2 周。

4. 如有水、电解质紊乱应予以纠正,严重消瘦及营养不良患儿可给予肠内营养或全肠道营养支持治疗,并可多次少量输入新鲜血液及白蛋白。

5. 术前 3 天作肠道准备,口服头孢类抗生素和甲硝唑。

6. 术前晚及手术日晨清洁洗肠各一次,洗肠后用 0.5% 甲硝唑 30~50ml 保留灌肠。手术日灌肠后保留肛管进手术室,术前拔出,以排净结肠内液体和气体。

7. 由于小儿身高体重范围跨度大,婴幼儿可选用 3mm 手术器械,较大儿童可用 5mm 腹腔镜器械,最好配备超声刀或 LigaSure 以快速处理系膜。

手术仪器包括腹腔镜(5mm 30°)、光源、图像摄像显示系统和图像采集储存系统;腹腔镜手术器械包括单支 Trocar 或三通道 Trocar、电钩、电铲、腔镜无损伤抓钳、腔镜弯分离钳、腔镜剪刀、腔镜吸引器和腔镜持针器;机械分割及缝合器械包括 Hem-o-lok 及合成夹、线性切割钉合器(Endo-GIA)和超声刀或 LigaSure。

五、手术步骤

(一)常规腹腔镜下次全结肠切除术(改良 Swenson 术式)

1. 仰卧位,术中根据手术需要调整体位。手术床头、床尾侧各摆放一个监视器或悬挂式可移动摄像系统。

2. 麻醉诱导后置鼻胃管以保证术时胃腔空瘪及术后减压。消毒腹部、会阴、下肢,裹足,留置导尿管排空膀胱。

3. 于脐中心切开穿刺 Veress 针入腹或开放式放置第 1 个 5.5mm Trocar,缓慢注入 CO_2,压力设定 7~9mmHg,形成人工气腹;放入 5mm 30° 腹腔镜,镜下分别于左中、右下腹穿刺置入两个 5.5mm Trocar;全面探查腹腔,在痉挛段、移行段和扩张段取浆肌层活检,了解神经支配正常肠管的位置,确定病变部位及切除范围(图 3-10-1)。

4. 先用超声刀切开乙状结肠、直肠系膜根部右侧腹膜,凝切或 Hem-o-lok 夹闭乙状结肠血管根部(图 3-10-2),紧贴直肠壁切开盆底腹膜反折(图 3-10-3),离断直肠后系膜和侧韧带中上 1/3,直肠前壁向腹膜反折下游离 1cm,直肠后壁达盆底(图 3-10-4)。再向近端依次离断降结肠系膜血管、脾曲结肠韧带、横结肠系膜和附着大网膜及肝曲结肠侧韧带,牵拉升结肠在结肠右动静脉根部夹闭离断,注意保留升结肠边缘血管弓;切断右侧后腹膜将整个结肠游离(图 3-10-5)。超声刀离断阑尾系膜,丝线结扎切除阑尾(图 3-10-6)。

5. 会阴部扩张肛门,清洁消毒后,经肛门伸入卵圆钳夹持乙状结肠前壁套叠拖出(图 3-10-7),保留直肠 3~5cm 离断后将游离结肠经肛门直肠内牵出的同时逆时针旋转 270°(图 3-10-8),使升结肠经右侧盆腔翻转拖出,保留升结肠在标志线处次全切除,按改良 Swenson 术式重建消化道连续性,即直肠肛管后壁纵向切开至齿状线上 0.5~1cm(图 3-10-9),行鸡心领状斜形吻合(王果术式)。肛门直肠内放置外裹油纱条的粗鼙状导管压迫盆腔并观察排气、排便情况。

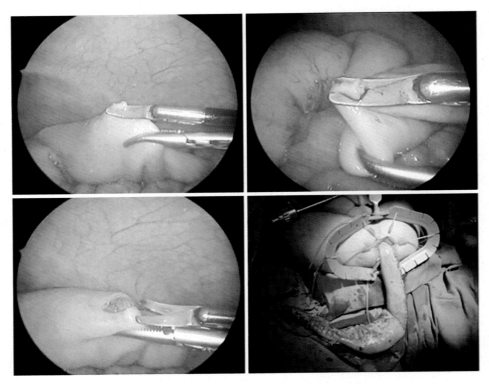

图 3-10-1　切取浆肌层活检确定肠管切除范围

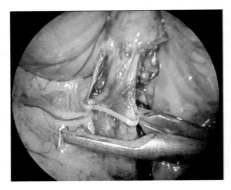

图 3-10-2　Hem-o-lok 钳夹闭乙状结肠血管

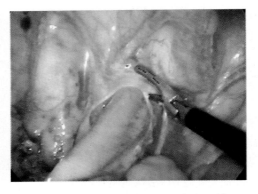

图 3-10-3　超声刀切开盆底腹膜反折

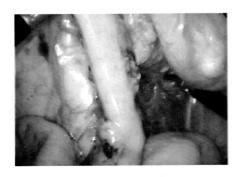

图 3-10-4　游离直肠后壁达盆底

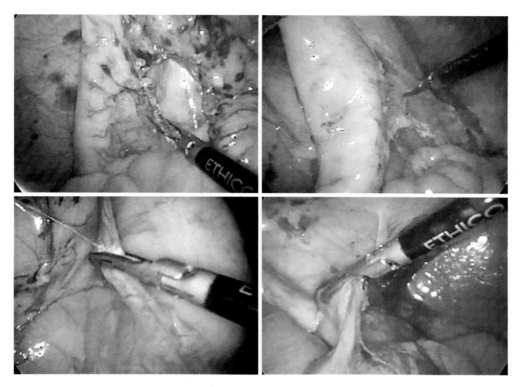

图 3-10-5　游离降结肠、脾曲结肠、横结肠及肝曲结肠

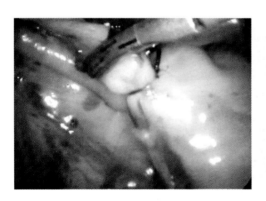

图 3-10-6　结扎阑尾根部切除阑尾

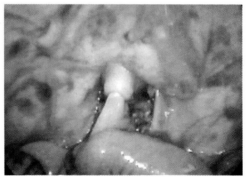

图 3-10-7　经肛门直肠内套叠拖出游离结肠

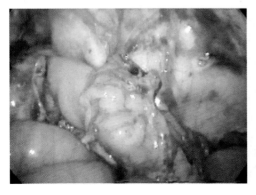

图 3-10-8　翻转升结肠拖入盆腔

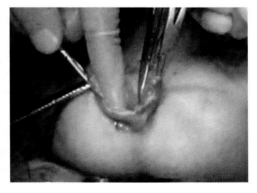

图 3-11-9　切断翻出直肠并沿其后壁切开达齿状线上 1cm

6. 重建气腹,冲洗腹腔,观察升结肠血供及有无扭转,用 4-0 可吸收线连续缝合盆底腹膜与升结肠固定(图 3-10-10),回盲部系膜与后腹膜缝合固定以免形成肠管内疝。腹部 5mm 穿刺孔各缝合筋膜 1 针,术毕。

(二) 单孔腹腔镜下经肛门自然腔道次全结肠切除术(Soave 术式)

1. 建立操作通路　于脐中心切开,放置 5mm Trocar 固定,建立 CO_2 气腹,放入 5mm 30° 腹腔镜或四方向电子腹腔镜。牵开肛门,于后壁齿状线上 1cm、前壁 2cm 直肠黏膜斜形缝置牵引线 12~16 针后环状切开,剥离直肠黏膜管 3~5cm 结扎关闭肠腔,腹腔镜监视下于直肠肌鞘右

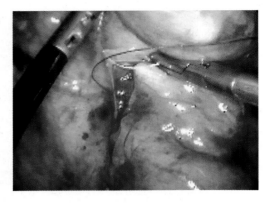

图 3-10-10　下拖升结肠与盆腔腹膜固定

侧穿刺置入 5mm 带注气阀的较长 Trocar 作为主操作通道,直肠肌鞘左侧穿刺置入 5mm 可变形简易 Trocar 用于放置半刚性弯形器械作为辅助操作通道(图 3-10-11)。

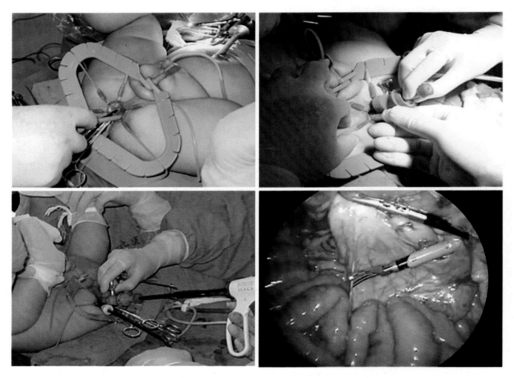

图 3-10-11　脐部腹腔镜监视下经直肠肌鞘建立操作通道

2. 确定切除范围　对典型长段型巨结肠症可根据术前钡剂灌肠和 24 小时延迟摄片显示钡剂滞留情况及术中移行段和扩张段来确定切除结肠范围;对病变不明显的类缘性疾病术中可切取浆肌层快速冰冻活检确定。

3. 游离结肠　先用半刚性 S 状抓钳牵开直肠乙状结肠,超声刀切断乙状结肠系膜及降结肠侧腹膜和脾曲结肠韧带(图 3-10-12);然后牵开回盲部肠管游离右髂窝和升结肠侧腹膜及肝曲结肠韧带(图 3-10-13),再紧贴横结肠离断其系膜和胃结肠韧带(图 3-10-14),最后在右结肠动脉和静脉根部离断,保留升结肠边缘血管弓(图 3-10-15)。结肠系膜处理后钳夹提起阑尾,超声刀离断阑尾系膜,阑尾根部夹闭或结扎后切除阑尾经 Trocar 取出(图 3-10-16)。游离全部结肠后牵至下腹和盆腔,将小肠推到左上腹。

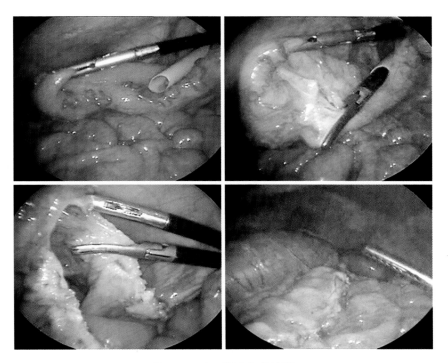

图 3-10-12 游离左半结肠

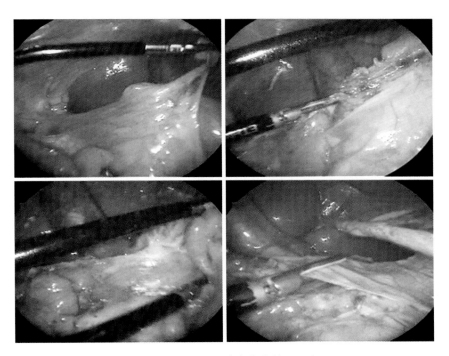

图 3-10-13 游离右半结肠

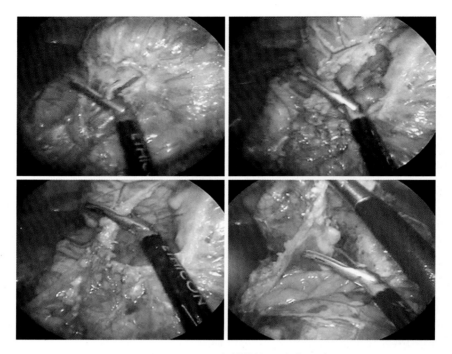

图 3-10-14　离断横结肠系膜

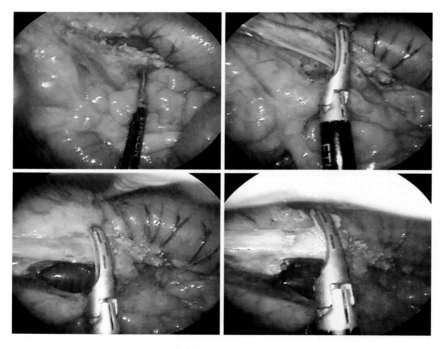

图 3-10-15　离断结肠右动脉和静脉血管根部

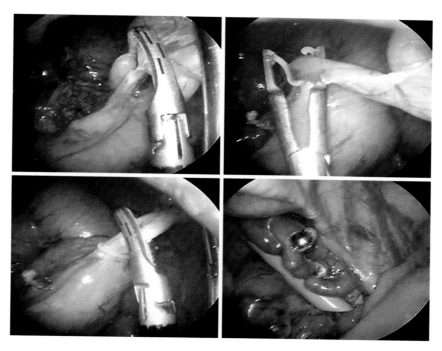

图 3-10-16　夹闭阑尾根部并切除

4. 经肛门直肠内拖出切除　取下直肠肌鞘 Trocar,离断腹膜反折以上直肠肌鞘,经肛门拖出游离乙状结肠,再用超声刀离断直肠后壁系膜,齿状线 1cm 以上"V"形切除后壁直肠肌鞘(图 3-10-17);然后在腹腔镜监视下继续拖出已游离的降结肠和横结肠,保留 8~12cm 升结肠体外切断,将升结肠推入盆腔按照 Deloyers 翻转法逆时针转位 270° 理顺肠系膜(图 3-10-18),将升结肠与直肠肌鞘固定几针,最后,将升结肠断缘与直肠黏膜缘用可吸收线缝合完成结肠直肠吻合(图 3-10-19),吻合口以上新直肠内置入外裹凡士林的蕈状导管(图 3-10-20)。去除单孔腹腔镜 Trocar,缝合脐部戳孔。

(三)结肠造口术后单切口腹腔镜辅助次全结肠切除术(Duhamel 术式)

因次全结肠切除范围较广,结肠吸收水分功能受影响,术后普遍存在长时间腹泻,会影响患儿的生长发育,Duhamel 术式不必行盆腔广泛分离,可避免盆丛神经损伤所致尿潴留,保留直肠的感觉功能可维持排便反射,同时所保留的直肠和吻合后宽大的结直肠肠腔则有效地起到储存粪便和吸收水分的作用,可明显改善粪便性状,减少因术后腹泻引起的电解质紊乱、肛周溃烂等症状。在常规腹腔镜次全结肠切除术的基础上,借鉴单切口手术的经验,对一期行结肠造口术的患儿可利用原造口完成

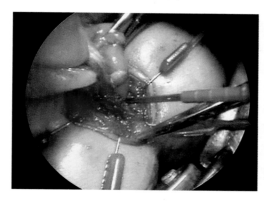

图 3-10-17　直肠后壁肌鞘"V"形切除

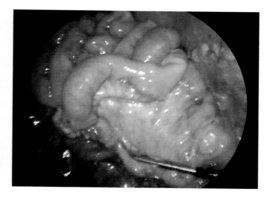

图 3-10-18　升结肠翻转、理顺回结肠系膜

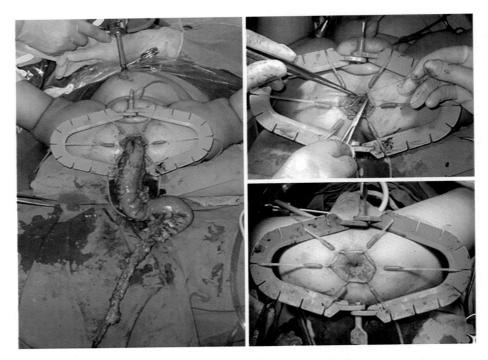

图 3-10-19　体外离断结肠后与直肠吻合

单切口腹腔镜辅助 Duhamel 次全结肠切除术。利用原结肠造口,仅在腹壁遗留 2cm 左右切口痕迹,未增加二次手术瘢痕,更加微创;采用线性切割钉合器切开直肠后壁与结肠前壁,可消除传统 Duhamel 术式环钳带钳的痛苦。

手术从切除腹壁造口结肠开始,先缝合关闭横结肠造口,随之沿皮缘环形切开,紧贴结肠浆肌层与腹壁分离,牵出造口处结肠继续处理系膜,右侧横结肠造口可游离肝曲结肠并切除大部分横结肠,甚至可将升结肠游离、阑尾切除;左侧横结肠造口可游离脾曲结肠并切除大部分横结肠及降结肠(图 3-10-21),两侧结肠断端缝合或结扎关闭后还纳腹腔。然后经

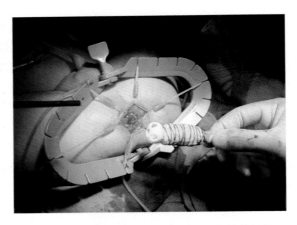

图 3-10-20　吻合口上方新直肠内置入蕈状导管

造口处腹壁切口置入三通道套管(Triport)建立 CO_2 气腹(图 3-10-22),压力设定为 7~9mmHg。30° 腹腔镜监视下超声刀先切断肝曲结肠韧带和右侧腹膜,游离升结肠和回盲部肠管,离断右结肠血管根部(图 3-10-23),保留回结肠血管走向和升结肠的边缘血管弓,可使升结肠翻转进入盆腔(图 3-10-24);随之处理阑尾系膜、结扎切除阑尾。再依次游离脾曲结肠、降结肠及乙状结肠,紧贴直肠后壁进行分离直至盆底(图 3-10-25),不切开盆底腹膜反折和直肠侧韧带。

手术转至会阴部,患儿截石位,梅花状牵开肛门,将游离结直肠套叠式内翻拖出肛门外,保留直肠 6~8cm 体外横断切除(图 3-10-26),使用可吸收线缝合关闭直肠断端后还纳;于直肠后壁齿状线上 0.5cm 全层切开,紧贴直肠后壁进入分离的骶前间隙(图 3-10-27),将游离升结肠按照 Deloyers 翻转法经直肠后壁隧道拖出肛门外(图 3-10-28),切除暂时结扎的升结肠断端,先将系膜缘与齿状线上直肠后壁可吸收线间断缝合吻合,再倒“V”形切除部分游离直肠后壁并与系膜对缘升结肠缝合吻合(图 3-10-29),最后用 6~3.5mm Endo-GIA 将下拖升结肠前壁和直肠后壁钉合切开(图 3-10-30),与保留直肠贯通完成 Duhamel 手术。

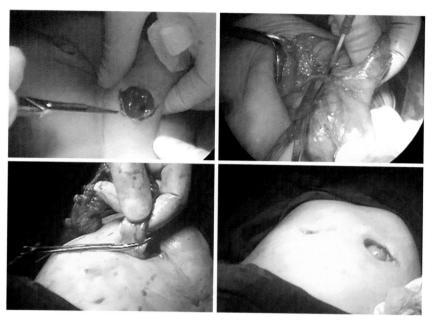

图 3-10-21　经腹壁结肠造口游离切除脾曲结肠

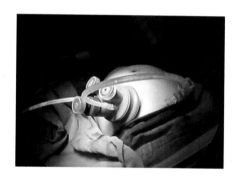

图 3-10-22　经结肠造口处腹壁切口放置 Triport

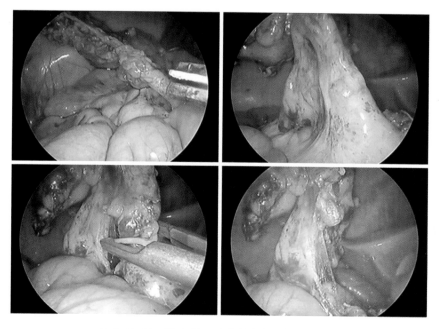

图 3-10-23　游离结肠右血管根部,夹闭并离断

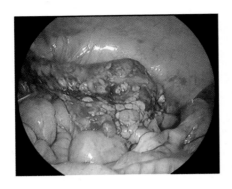

图 3-10-24 升结肠翻转

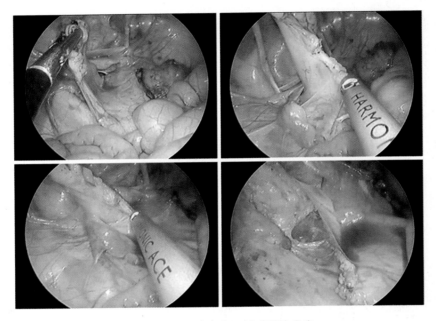

图 3-10-25 分离直肠后系膜达盆底

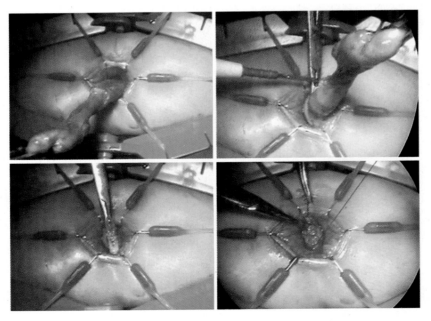

图 3-10-26 乙状结肠经直肠内翻拖出离断,切除并缝闭

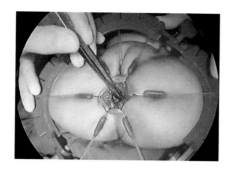

图 3-10-27　直肠后壁齿状线上
0.5mm 半周切开

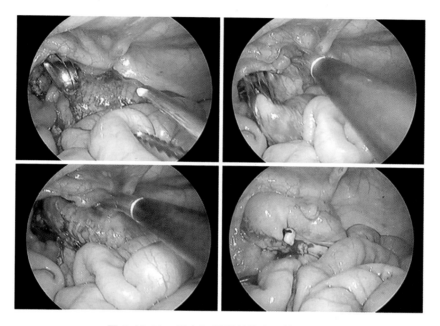

图 3-10-28　经直肠后隧道拖出翻转升结肠

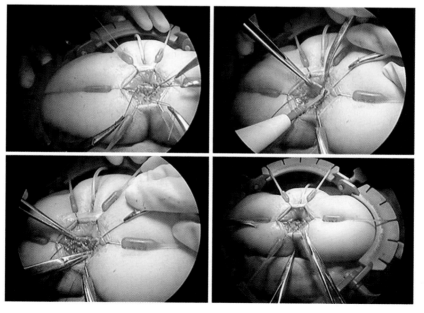

图 3-10-29　直肠后壁与下拖结肠前壁倒"V"形切除吻合

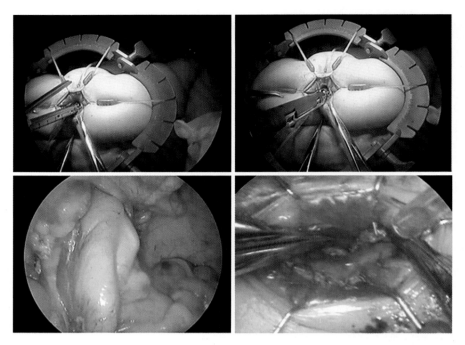

图 3-10-30　线性切割钉合器将直肠后壁与下拖结肠前壁钉合切开

重建气腹,理顺小肠,检查回结肠及系膜无扭转后,关闭腹壁原造口处切口,结束手术。

六、术中注意事项

1. 常规腹腔镜手术从处理肠系膜下血管开始,依次离断左半结肠、横结肠和右半结肠血管近根部,这样处理系膜简单、快捷。盆腔操作时紧贴直肠壁游离,以免损伤输尿管;直肠两侧韧带只需分离切断上 1/3,以免损伤盆丛神经造成尿潴留;直肠前壁腹膜反折下不可分离过多,以免损伤输精管;直肠后间隙疏松,紧贴直肠壁可达齿状线附近。

2. 经脐腹腔镜联合经肛门直肠入路手术时,左侧直肠肌鞘主操作孔 Trocar 应选用带排气孔的较长直 Trocar,排气孔便于术中排出烟雾,直 Trocar 可放入超声刀和取出浆肌层活检。辅助操作孔 Trocar 需选用可塑性的简易 Trocar 便于弯形器械出入,若术中不必更换左手弯曲操作钳,则可不必置入 Trocar。从盆腔导入器械时先游离左半结肠,再游离回盲部和升结肠侧腹膜,最后游离横结肠比较方便,离断右结肠血管根部而保留回结肠血管向升结肠走行的边缘血管弓,完成 Deloyers 手术的升结肠翻转。

3. 超声刀兼切割、凝固止血功能于一体,直径 3mm 以下血管不需结扎或夹闭,既减少术中器械更换,又省时省力,但使用超声刀要采取先三段固化封闭后再切断的“防波堤”方法,对较粗血管应结扎或夹闭后离断。

4. 离断系膜血管要在二级血管弓切断,既保留边缘血管弓的肠管血运,又简便、快捷且便于下拖结肠无张力;但处理直肠上段和乙状结肠系膜时注意勿损伤输尿管和精索或卵巢血管。次全结肠切除时,将整个结肠游离后取头低臀高体位将小肠推至左上腹,结肠牵至下腹和盆腔,便于经肛门直肠内拖出。

5. Duhamel 手术会阴部操作是在齿状线上 0.5~1cm 切开直肠后壁,并与盆腔分离隧道贯通,紧贴直肠后壁分离骶前间隙,可避免骶前神经丛和耻骨直肠肌的损伤,可有效预防术后污粪和大便失禁的发生;钉合前倒“V”形切除部分直肠后壁与结肠前壁使钉仓可有足够长度靠近间隔肠壁的顶端切开处,这样可消除直肠残端盲袋。钉合时注意在腹腔镜监视下进行,避免肠管或其他组织嵌入间隙。

6. 新直肠内放置外裹凡士林纱条的蕈状导管,既可填塞盆腔避免小肠嵌入粘连,同时又可引流肠内容物,减少与吻合口的接触和小肠结肠炎的发生,还便于术后护理、避免稀便刺激肛周糜烂。

七、术后处理

1. 鼻胃管减压,术后 1~2 天肠功能恢复后拔除胃管和尿管,术后第 2 天可饮水及进流质饮食。

2. 静脉输液和营养支持,应用抗生素 3 天无感染征象可停药,不需应用镇静或止痛剂,术后 5~7 天可出院,2 周后门诊复查作肛门指诊,根据吻合口情况是否扩肛。

3. 结肠大部分切除后易引起肠道功能紊乱、排便次数增多、水和电解质丢失、肠道菌群失调等并发症。可给予低渗要素饮食、豆浆和低脂肪多维奶粉等易消化肠内营养物质;必要时可口服复方地芬诺酯或思密达,抑制肠蠕动功能、缓解腹泻;另外也可用中药黄芪 15g、党参 15g、茯苓 15g、白术 20g、莲子肉 20g 制成口服粉剂,每天分 2 次口服,可益气健脾、增加肠道吸收功能和提高机体抗病能力。

八、术后并发症及处理

1. 出血　盆腹腔结肠系膜分离后可能少量渗血;如术后腹胀、血红蛋白降低甚至发生休克,可能有大量出血,多为结肠系膜动、静脉凝固不牢或术后结扎夹滑脱所致,需要急诊再手术探查止血。所以,强调术中较大血管必须夹闭或结扎,超声刀可凝切直径 3mm 以下血管且需要三段式封闭,LigaSure 可封闭直径为 5mm 以下的血管。手术结束前应再次核查盆腔、后腹膜分离处、肝下、胃、脾等处有无大量渗血,如有出血必须加以妥善处理。

2. 吻合口瘘　是结肠切除术后早期最严重的并发症,会造成盆腔脓肿、腹膜炎甚至感染中毒性休克危及生命。其原因多因升结肠末端血供不良,术后缺血坏死或下拖肠管张力过大导致吻合口裂开,因此在决定翻转升结肠下拖前必须确认肠管血供良好,下拖过程中系膜不可旋转扭曲或牵拉过紧;此外,结直肠吻合肠壁间遗留黏膜形成肌鞘间脓肿或夹杂大量疏松结缔组织也可致愈合不良、吻合口裂开,所以手术时剥离直肠黏膜要完整,在拖出游离结肠时需要剔除吻合肠段附着的脂肪垂及过多系膜组织,使肠壁浆肌层裸露,以利吻合口愈合。一旦出现吻合口瘘,并已扩散到盆腔或腹腔,估计单纯引流、禁食、抗感染不能控制者应及时进行回肠造瘘,否则不但感染发展危及生命,而且盆腔、肛周多处形成壁龛、窦道、无效腔,以致再次手术无法切除干净,感染反复发作,盆腔大量瘢痕形成及肛门失禁,虽多次手术亦无法恢复正常排便功能。

3. 吻合口狭窄　结直肠吻合术后瘢痕挛缩容易导致环形狭窄,因此术后需要定期肛门指诊复查确定是否需要进行扩肛,心形斜吻合术虽可扩大吻合口周径,但在婴幼儿因肛管细小,吻合后也极易发生狭窄,术后也应定期复查,必要时扩肛。Soave 术式结肠由直肠肌鞘内拖出,新直肠为双层肠壁组成,容易收缩狭窄,预防方法为直肠肌鞘后壁切开,术后坚持扩肛数月。若吻合口裂开,盆腔感染愈合后直肠周围大量瘢痕形成"冰冻骨盆",则会造成严重狭窄,一旦发生只有早期坚持扩肛,否则应再次手术。

4. 输尿管损伤　是一种非常严重的并发症,主要原因是手术时未看清输尿管位置,盲目电切或超声刀切开腹膜分离、剪断或热辐射所致。输尿管损伤或切断后,如及时发现应立即修补或进行端端吻合,放置输尿管支架管半个月后拔除。术后定期超声或静脉肾盂造影复查肾盂和输尿管情况,如有积水应及时治疗。如未及时发现输尿管损伤,术后可发生尿腹或腹腔尿液性囊肿,应及时手术探查。

5. 尿潴留　多数可在术后 3~5 天内恢复,少数持续时间较长。因 Swenson 手术盆腔分离比较广泛,易损伤盆丛神经,故可造成术后膀胱收缩无力、尿潴留。预防这一并发症的方法主要是尽量紧贴直肠游离,减少盆腔损伤。一旦发生尿潴留,应留置导尿管,定时钳夹开放,辅以针灸、理疗等措施,多可顺利恢复。

6. 污粪、失禁　次全结肠切除术后容易早期发生便稀、污粪、失禁等并发症,排稀便次数较多,常有少量粪便污染造成肛周糜烂,尤其是夜晚熟睡,粪水溢出更易发生。术后应注意饮食调节,及时清洁肛门,外涂造口粉避免肛周糜烂。污粪多数在 3~6 个月后好转,1 年左右痊愈。

(李索林)

推荐阅读资料

[1] 李索林,李英超,李萌 . 腹腔镜次全结肠切除术(Deloyers 手术). 临床小儿外科杂志,2007,6(1):67-68.

[2] 李索林,孙驰 . 经自然腔道腹腔镜辅助巨结肠根治术 . 临床小儿外科杂志,2012,11(1):65-67.

[3] 李索林,于增文,汤绍涛,等 . 单纯腹腔镜监视下经肛门直肠拖出次全结肠切除术 . 中华小儿外科杂志,2011,32(7):501-503.

[4] 刘扬,李索林 . 结肠造口术后单切口腹腔镜辅助 Duhamel 巨结肠根治术 . 中华小儿外科杂志,2012,33(5):396-397.

[5] DE LA TORRE-MONDREGON L,ORTEGA-SALGADO J A. Transanal endorectal pull-through for Hirschsprung's disease. J Pediatr Surg,1998,33(8):1283-1286.

[6] GEORGESON K E,FUENFER M M,HARDIN W D. Primary laparoscopic pullthrough for Hirschsprung's disease in infants and children. J Pediatr Surg,1995,30(7):1017-1021.

[7] MUENSTERER O J,CHONG A,HANSEN E N,et al. Single-incision laparoscopic endorectal pull-through(SILEP)for Hirschsprung disease. J Gastrointest Surg,2010,14(12):1950-1954.

[8] SMITH B M,STEINER R B,LOBE T E. Laparoscopic Duhamel pull through procedure for Hirschsprung's disease in childhood. J Laparoendosc Surg,1994,4(4):273-276.

[9] VAHDAD M R,FOROUTAN A,NAJAFI S M,et al. Totally transanal LESS pull-through colectomy:a novel approach for avoiding abdominal wall incision in children with long-segment intestinal aganglionosis. J Laparoendosc Adv Surg Tech A,2013,23(3):276-280.

[10] VELHOTE M C,VELHOTE C E. A NOTES modification of the transanal pull-through. J Laparoendosc Adv Surg Tech A,2009,19(2):255-257.

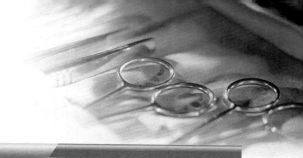

第十一章
腹腔镜辅助肠闭锁肠吻合术

一、概述

先天性肠闭锁和狭窄（intestinal atresia and stenosis）是一种较少见的消化道畸形，病因复杂，病理类型多样，严重威胁患儿生命，是新生儿肠梗阻的最常见病因。有报道，在活产婴儿中，小肠闭锁的发生率为1:（2 500~4 000），男女比例基本相同。预后与闭锁的部位及类型密切相关，闭锁部位越高，预后越差。

小肠闭锁是先天性肠腔内梗阻，通常为完全性梗阻，主要是在妊娠中、后期胎儿消化道的某种获得性病变使肠管局部血液循环发生障碍，肠管出现无菌性坏死而导致肠闭锁和狭窄。闭锁近端肠管因长期梗阻而扩张，直径可达3~5cm，肠壁肥厚，也可发生局部缺血、坏死、穿孔，形成胎粪性腹膜炎。远端肠管细小瘪缩，直径仅为4~6mm。

典型的小肠闭锁患儿出生后早期即有腹胀和呕吐，开始呕吐黄绿色液体或粪便样物，用温生理盐水灌肠后仍不排胎便或排少许灰白色胶冻样物。体格检查可见典型的上腹部膨隆和胀气，肛门指诊可确诊，并与直肠闭锁、全结肠型巨结肠等鉴别。

影像学检查：①腹部X线立位片，小肠或结肠梗阻显示为程度不等的胀气肠管伴阶梯状液平面，下腹或盆腔无气；12%的患儿腹腔内见散在颗粒状或斑片状高密度钙化或局限性囊状影，考虑肠闭锁合并胎粪性腹膜炎形成胎粪钙化，膈下游离气体提示肠穿孔。②钡剂灌肠造影，如显示胎儿型结肠，结肠各段管径细小，结肠袋消失则肠闭锁的诊断成立。③上消化道造影，根据越靠近闭锁部位肠管扩张越明显、液平面越宽大的特点，有时可判断闭锁盲端所在的位置。④超声诊断，产前通过超声筛查安全、方便，可以早期发现可疑病例，出生后进一步确诊，使患儿尽早得到治疗。

二、相关解剖

小肠闭锁最早由Louw分为3型，现在的分型是在其基础上的改良，分为5型。

（1）Ⅰ型：隔膜型梗阻，具有完整的肠管和系膜，肠管不缩短，也没有系膜缺损，可能与胚胎时期不完全再通有关。

（2）Ⅱ型：闭锁的两端有纤维索带连接，系膜完整。

（3）Ⅲa型：闭锁两端完全分开伴系膜V型缺损。

（4）Ⅲb型：系膜缺损严重，小肠呈苹果皮样或圣诞树样畸形，小肠的血供来源于回结肠动脉或右结肠动脉，或以退化的方式存在。

（5）Ⅳ型：多发性闭锁，发生率约1/4，虽然闭锁两端分离距离和系膜缺损范围可大可小，孤立的小肠段可有"腊肠串样"表现。

Ⅱ型和Ⅲa型最常见且治疗效果较好，Ⅲb型和Ⅳ型多数可治愈，但并发症发生率较高，如瘘、狭窄、脓毒症、短肠综合征，这些约占肠闭锁的1/3。

三、适应证与禁忌证

(一)适应证

该病术后病死率与患儿出生体重、有无其他严重畸形、手术创伤和并发症有密切关系。经腹腔镜诊断及治疗先天性小肠闭锁有一定的局限性,需要选择适应证。

1. 足月新生儿能够耐受气腹者,患儿体重 >2kg。

2. 出生后突发完全或不完全性肠梗阻,出生后无胎便排出,或肛门仅排出少量灰白色黏液便,上消化道造影提示小肠梗阻,或钡剂灌肠提示细小结肠,拟诊先天性肠闭锁。

3. 出生后曾有正常喂养史,出现反复发作的消化道梗阻症状,消化道造影拟诊小肠狭窄。

4. 无其他严重的畸形,无严重的肺部并发症。

5. 由于手术时间较传统开腹手术并无明显延长,对于小肠闭锁或狭窄患儿,如果体重适中且无其他严重畸形和肺部并发症,早产儿不应列为禁忌。

(二)禁忌证

1. 早产儿,体重 <1.5kg。

2. 合并其他严重的畸形及严重的心、肺并发症,不能耐受气腹。

3. 回肠远端闭锁,病史较长,肠管胀气严重,胃肠减压后腹胀不能减轻。

4. 腹腔操作空间狭小,腹腔镜操作比较困难,并且易损伤肠管,或低位回肠闭锁,近端肠道积液过多时,行肠减压比较困难。

5. 一般情况差、有肠穿孔腹膜炎表现。

四、术前准备

1. 为最大限度地利用腹腔内有限的空间,术前应置鼻胃管和尿管,缩小胃和膀胱等的体积,有利于扩大腹腔操作空间。

2. 术前静脉输注抗生素,合并肺炎者可联合应用广谱抗生素,新生儿补充维生素 K。

3. 患儿就诊早,确诊早,无脱水和电解质紊乱,无其他严重的畸形及严重的心肺并发症,可完善相关检查后急诊行腹腔镜手术。

4. 患儿有脱水和电解质紊乱,贫血,营养不良,可以在短期内完成急救输液,并保持水、电解质平衡,纠正一般状况后在患儿未出现明显腹胀之前进行腹腔镜探查手术。

5. 由于患儿多为新生儿,所以应准备 3~5mm 微型腹腔镜器械为佳:5mm Trocar,5mm 30° 腹腔镜,3mm Trocar,3mm 无损伤抓钳,3mm 弯分离钳,3mm 剪刀,3mm 腔镜持针器,3mm 电钩,无损伤镊及 5-0 PDS 线等。

五、手术步骤

早期诊断和选择合理的手术方式是提高小肠闭锁治愈率、减少并发症的关键因素。以往主要采用肠切除肠端斜单层吻合术或先行小肠造口术,再择期行肠端斜吻合术等。但是这些术式均为开放手术,创伤较大,切口皮肤裂开、吻合口瘘、肠粘连、肠梗阻等并发症多见,且患儿终生留有较大的切口瘢痕。近年来腹腔镜辅助诊断及治疗小儿先天性肠闭锁取得了较好的疗效。

(一)患儿体位及手术人员站位

1. 患儿体位　仰卧,轻度头高足低位,监视器置于患儿两侧。

2. 手术人员站位　根据需要术者站于患儿左侧或右侧,持镜者站于术者对侧,洗手护士站于手术者右侧。

(二)Trocar 取位

由于患儿腹腔容积较小,且肠管扩张,选择从脐部开放式切口,直视下放置第 1 个 5mm Trocar 并结扎固定,建立 CO_2 气腹,新生儿气腹压力控制在 4~8mmHg,婴幼儿可设定在 8~10mmHg。放入 5mm 30°腹腔镜,腹腔镜监视下根据手术需要可分别于右上腹或右中下腹穿刺置入 3mm Trocar(图 3-11-1),必要时可在左下腹穿刺置入 1 个 Trocar 作为辅助操作通道。也可以采取单孔腹腔镜手术的方法,即在脐轮下缘免 Trocar 直接放置 3mm 抓钳进行探查(图 3-11-2),或在脐轮上下缘各放置 3mm 抓钳进行腹腔探查。

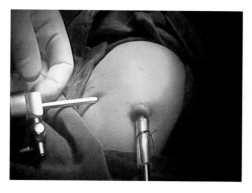

图 3-11-1　腹腔镜探查 Trocar 位置

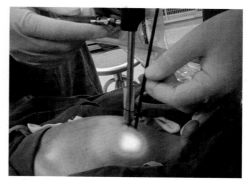

图 3-11-2　经脐单部位腹腔镜探查

（三）空回肠闭锁的腹腔镜操作步骤

1. 腹腔镜探查　腹腔镜对先天性肠闭锁的诊断并不困难,根据腹腔镜观察的结果决定右下腹或左下腹置入 3mm Trocar,置入无损伤抓钳,而且由于闭锁上方肠管扩张明显,根据扩张的肠管可以很快找到巨大的盲端及附着的细小闭锁远端,并确定病理类型(图 3-11-3~ 图 3-11-8)。

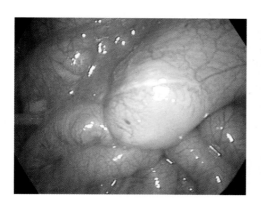

图 3-11-3　空肠闭锁巨大盲端

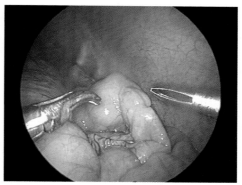

图 3-11-4　空肠狭窄

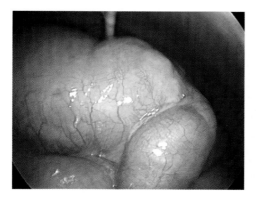

图 3-11-5　回肠狭窄

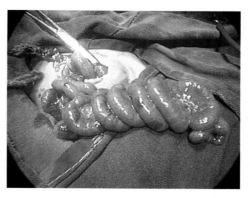

图 3-11-6　Ⅲ_b型小肠闭锁

197

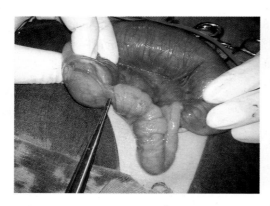

图 3-11-7 胎儿期肠套叠致回肠闭锁

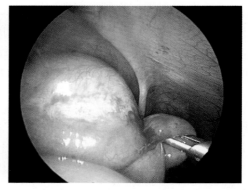

图 3-11-8 扩张的小肠盲端所附着的细小盲端

2. 闭锁段提至腹腔外完成手术 由于闭锁上方肠管扩张明显,腹腔内操作空间较小,且为了避免腹腔污染,缩短气腹的时间,适宜将闭锁段提至腹腔外完成手术(图 3-11-9~ 图 3-11-11)。腹腔镜监视下找到闭锁肠管后,钳夹固定,移去腹腔镜及 Trocar,扩大脐部切口至 1.5~2.0cm,用无损伤抓钳将闭锁肠管近端及所附着的远端细小肠管由脐部切口提至腹腔外进行减压。如近端肠管扩张粗大,可用穿刺针抽吸肠液,如果肠系膜过短,可以边离断处理系膜边拉出肠管。远端肠管内注入生理盐水使肠管充盈,既可观察远端肠管通畅情况,排除多发性小肠闭锁,又利于远端肠管术后恢复。切除部分近端扩张的肠管 2~8cm,远端切除 1~3cm,用 5-0 或 6-0 可吸收线行小肠单层连续端斜吻合。

3. 回纳肠管,重建气腹 吻合后将肠管回纳入腹腔,导入腹腔镜检查腹腔无误后,采用可吸收线缝合关闭脐部切口,结束手术,脐部外观基本正常(图 3-11-12)。

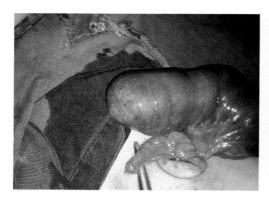

图 3-11-9 闭锁端经脐孔提出体外

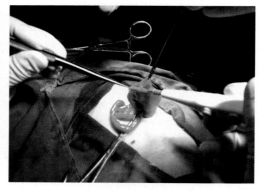

图 3-11-10 将肠管闭锁端在脐外进行吻合

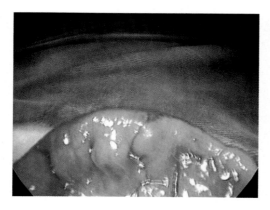

图 3-11-11 在脐外完成小肠吻合

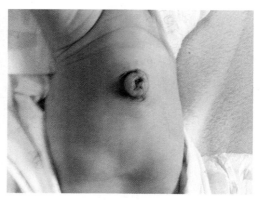

图 3-11-12 小肠吻合结束后脐外观基本正常

4. 伴胎粪性腹膜炎患儿(图 3-11-13),可以在腹腔镜下并配合利用稍扩大的脐部切口分离松解粘连,解除肠管成角梗阻,向闭锁远端注入生理盐水,腹腔镜观察见远端回肠和结肠充盈或盐水自肛门排出,远端肠管通畅。对于钙化斑块不宜强行剥除,以免再发穿孔(图 3-11-14)。

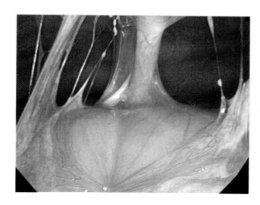

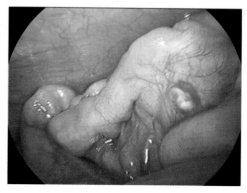

图 3-11-13 伴胎粪性腹膜炎、肠粘连　　　图 3-11-14 闭锁端肠管穿孔伴有胎粪性腹膜炎,见钙化斑块

低位肠闭锁、全身情况差、不能一期肠切除吻合者,可将远近端肠管造瘘,并扩张远端肠管,待日后再行肠吻合。因新生儿多不能耐受肠液的丢失,易产生水、电解质紊乱,尽量争取一期吻合而不做肠造瘘。

(四)高位空肠狭窄的腹腔镜操作步骤

1. 腹腔镜探查　患儿仰卧、轻度头高足低位,监视器根据需要摆放于患儿左侧,术者站于患儿右侧。从脐部开放式切口放置第 1 个 Tocar,导入腹腔镜进行观察,根据需要,右侧上下腹部各放置 1 个 3mm 或 5mm Trocar。

2. 探查腹腔,显示高位空肠狭窄部位。

3. 高位空肠狭窄的处理　对于相对固定的空肠上段狭窄,腹胀不明显,可以选择在腹腔内进行隔膜切除及肠纵切横缝手术。经腹壁将 3-0 丝线缝入腹腔,在扩张的肠壁缝合 1 针进行悬吊,有利于肠管的暴露和固定,便于腹腔内完成手术(图 3-11-15、图 3-11-16)。也可以将闭锁端自扩大的脐孔提出体外进行吻合,便于缩短手术时间并减少腹腔内污染。

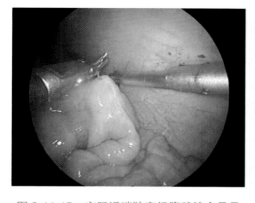

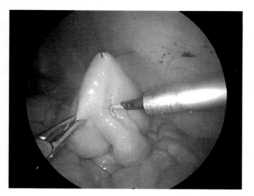

图 3-11-15 空肠近端狭窄经腹壁缝合悬吊　　　图 3-11-16 肠管狭窄交界处切开

六、术中注意事项

1. 脐部第 1 个 Trocar 要开放式置入。因为患儿腹胀肠管扩张,如果操作不当将会造成肠管及其他脏器的损伤。对病史较长的低位闭锁,全腹膨胀,可见肠型及肠蠕动,腹壁静脉扩张,置入 Trocar 极易损伤肠管,不要强行置入腹腔镜,可以转开腹手术。

2. 新生儿体重较轻,腹壁肌肉较松弛,以腹式呼吸为主,腹膜吸收及弥散 CO_2 较快,长时间气腹及气腹压力过高均容易导致高碳酸血症,故应尽可能减少气腹的压力及时间。从脐部开放式切口放置第 1 个 Trocar 后,气腹压力先从 4mmHg 开始,术中 CO_2 压力要控制在 4~8mmHg。一旦发生较严重的高碳酸血症和呼吸、循环不稳定,应暂停手术,排出腹内 CO_2,待患儿情况平稳后再继续充气手术。

3. 如果闭锁近端肠系膜过短肠管不易拉出,可以先沿闭锁盲端边离断系膜边拖出肠管,待吻合完毕后缝合修补肠系膜裂隙。

4. 吻合前要用生理盐水冲洗闭锁远端肠管,直至液体从肛门排出,既可检查有无远端多发性闭锁,也可冲出远端肠管内积存的黏液和上皮组织,并可扩张肠管利于术后肠功能恢复。

5. 采用小针细线或无损伤线单层吻合,不仅省时、便于操作,且吻合口愈合好,可减少术后发生吻合口梗阻,尤其适合于小口径肠管吻合。

6. 除 I 型肠闭锁外,其他各型闭锁远近端均应适当切除,一般要达到近端切除 2~8cm,远端切除 1~3cm,或做近端肠管成形吻合术或肠折叠术。对合并短肠综合征的患儿可以选择进行小肠延长术。

7. 伴胎粪性腹膜炎患儿,可以在腹腔镜下并配合利用稍扩大的脐部切口分离松解粘连,解除肠管成角梗阻,对于钙化斑块不宜强行剥除,以免再发穿孔。

8. 麻醉应采用气管插管联合骶管或硬膜外麻醉,尽量避免使用肌松药带来的术后拔管时间延迟。

9. 金属 Trocar 较重且易自动移位或脱落。最好选用轻便且绝缘的塑料或生物高分子 Trocar,并应用微型腹腔镜器械。

10. 切口关闭要逐层缝合,以免发生切口疝。

11. 术中如发现以下情况,不能继续完全腹腔镜下操作时,应及时中转开腹手术。

(1) 合并其他严重的畸形及严重的心肺并发症,不能耐受气腹者。

(2) 发现并发其他消化道畸形,腹腔镜下难以继续完成矫治操作。

(3) 术中发生系膜血管、内脏损伤等,难以寻找确定、不能继续进行腹腔镜手术。

七、术后处理

1. 禁食、禁水,持续胃肠减压,给予胃肠外营养进行营养支持直至肠功能恢复。关闭鼻胃管无呕吐或仅吸出清亮胃液后即可拔除鼻胃管。

2. 早产儿或低体重儿可置于恒温箱保暖,防止新生儿硬肿症及肺炎等并发症。

3. 静脉输液,纠正水、电解质失衡,禁食时间较长者应给予静脉高营养支持治疗。术后常规行心率和血氧饱和度监测,密切观察患儿生命体征及尿量变化,给予足够的热量,准确计算出入量及电解质,必要时可少量间断输注新鲜全血。

4. 继续应用抗生素 3~5 天,分 2~3 次静脉滴注。

5. 术后恢复顺利者,术后 5~10 天待肠功能恢复后先给少量糖水,如无呕吐,可母乳喂养,坚持少量多次、逐渐递增的原则,以利于患儿肠蠕动恢复,增加营养摄入和促进水、电解质平衡,逐渐加量并恢复正常喂养。

八、术后并发症及处理

1. 术后肠梗阻 常见原因为肠切除吻合后吻合口不通畅,或胎粪性腹膜炎肠粘连梗阻未完全解除,或创面出血或渗血,也可造成再粘连梗阻。此外,手术中遗漏多发性闭锁或其他伴发畸形,术后肠梗阻症状持续存在,如环状胰腺、肠重复畸形、幽门前瓣膜、吻合口瘘等。对术后肠梗阻,首先保守治疗,如无好转则应再次手术,术中针对造成肠梗阻的原因采取相应措施。

2. 内脏损伤　新生儿腹腔操作空间小,置入 Trocar 或操作时易造成损伤,因此,第 1 个 Trocar 最好开放式放置并缝合固定,其他 Trocar 置入和各种器械置入及操作一定要在腹腔镜监视下进行。金属 Trocar 较重、易自动移位或脱落,最好选用轻便的塑料或生物高分子 Trocar,术中还可将绝缘 Trocar 推进仅露器械尖端放电,避免副损伤。

3. CO_2 蓄积　与 CO_2 气腹有关的并发症有高碳酸血症、呼吸和循环功能改变、低体温等,新生儿气腹压力应控制在 8mmHg 以下,术中严密监测呼吸、循环参数,高流量给氧以减轻气腹对通气的抑制,一旦发生较严重的高碳酸血症和呼吸、循环不稳定应立即暂停手术,排出腹内气体,待患儿情况平稳后再继续充气手术。

4. 低体温　为防止新生儿术中低体温,应使用手术辐射台、注意保暖及选用可加温气腹机。

5. 吻合口瘘　多为吻合口的血运差或吻合不严密所造成,可用 5-0 可吸收线再次缝合修补。

6. 吻合口狭窄　多为行端斜吻合时吻合口过小或连续缝合时丝线抽得过紧所致。术中用可吸收线单层连续缝合进行吻合,减少了吻合口狭窄、吻合口瘘的发生。该方法对小儿安全、可靠,与双层吻合比较具有吻合口大、肠壁各层组织对合准确、损伤小和肠功能恢复快等优点,节省了手术时间。如吻合口狭窄不能缓解,肠梗阻持续存在,则需要再次手术重新吻合。

7. 术后小肠扩张　患儿术后肠梗阻症状不能缓解,消化道造影提示吻合口近端扩张明显,则需要重新手术,将扩张的小肠进行裁剪式肠吻合术(tapering enteroplasty)。

8. 腹腔脓肿　通过抗生素抗感染治疗不能缩小甚至继续扩大,且全身症状严重者,可以在超声引导下行脓肿穿刺引流,或腹腔镜下行脓肿清除引流术。

(李　炳)

推荐阅读资料

[1] 刁美,李龙,张金哲,等. 小肠单层吻合术后肠管愈合的实验研究. 现代手术学杂志,1998,3(3):194-199.

[2] 李炳,陈卫兵,王寿青,等. 经脐单孔腹腔镜手术治疗新生儿先天性肠闭锁和狭窄. 中华胃肠外科杂志,2013,16(1):44-47.

[3] 李龙,张金哲,潘云港,等. 单层缝合在小儿胃肠吻合术中的应用. 现代外科,1997,3(4):55-51.

[4] ABHYANKAR A,MUKHTAR Z. Laparoscopy-assisted surgery for neonatal intestinal atresia:single-center experience. Asian J Endosc Surg,2011,4(2):90-93.

[5] BURJONRAPPA S,CRETE E,BOUCHARD S. Comparative outcomes in intestinal atresia:a clinical outcome and pathophysiology analysis. Pediatr Surg Int,2011,27(4):437-442.

[6] HARPER L,MICHEL JL,DE NAPOLI-COCCI S,et al. One-step management of apple-peel atresia. Acta Chir Belg,2009,109(6):775-777.

[7] LI B,CHEN W B,WANG S Q,et al. Laparoscopy-assisted surgery for neonatal intestinal atresia and stenosis:a report of 35 cases. Pediatr Surg Int,2012,28(12):1225-1228.

[8] LIMA M,RUGGERI G,DOMINI M,et al. Evolution of the surgical management of bowel atresia in newborn:laparoscopically assisted treatment. Pediatr Med Chir,2009,31(5):215-219.

[9] MIRAGLIA R,CATALANO P,MARUZZELLI L,et al. Balloon dilatation of postoperative small bowel anastomotic stricture in an infant with apple peel intestinal atresia after serial transverse enteroplasty and jejunoileal anastomosis. J Pediatr Surg,2010,45(12):e25-e28.

[10] SHAKYA V C,AGRAWAL C S,SHRESTHA P,et al. Management of jejunoileal atresias:an experience at eastern Nepal. BMC Surg,2010,10(1):35.

第十二章
腹腔镜下腹腔实性肿物切除术

第一节　腹腔镜肝脏肿瘤切除术

一、概述

1991 年，Reich 等首次报道了应用腹腔镜肝切除术（laparoscopic hepatectomy，LH）。此后有关 LH 的报道逐渐增多，疾病范围也从良性病变到恶性肿瘤切除、从局部切除到半肝或多段肝的切除。近年来，对供体进行 LH 取肝后行肝移植明显增多，2002 年 Cherqui 首次报道了 2 例腹腔镜活体供肝肝左叶切取术，未出现术后并发症。

在我国，1994 年由上海东方肝胆外科医院首先报道了 LH。但由于肝脏解剖和生理的特殊性，如肝脏血供丰富、术中容易出血且腹腔镜下出血控制难度大，LH 治疗肝脏恶性肿瘤能否达到根治要求，以及受制于 LH 手术技巧和手术器械的局限，其一直被认为是手术风险极高的微创手术，要求术者必须具有扎实的腹腔镜技术和丰富的肝脏开腹手术经验。故相对于其他腹腔镜肿瘤切除手术，LH 的发展较为缓慢。最近 10 年以来，由于微创技术的提高和经验积累、新型手术器械的发明，LH 的发展明显加快。现已有多中心大宗病例长期随访的报道，其效果令人鼓舞。

目前对成人 LH 的手术适应证、手术方式、临床疗效观察等方面的研究结果表明，LH 的手术并发症已与开腹手术无明显差异，其可行性和安全性也逐步得到了证实。现阶段，LH 已从全腹腔镜肝脏切除术（pure laparoscopic resection，PLR）、手助式腹腔镜肝脏切除术（hand-assisted laparoscopic resection，HALR）进入到机器人肝脏切除术（robotic liver resection，RLR）的时代。

由于小儿肝脏肿瘤发病率低、病例数少、就诊时中晚期患儿多见；且小儿手术操作空间有限，对麻醉和手术器械的要求比成人更高。因此，在小儿开展 LH 的发展一直缓慢，近年来仅有个别儿童医学中心的病例报道。

二、相关解剖

肝脏是人体最大的器官，也是最大的实质性脏器，占体重的 1/40~1/50。胎儿和新生儿肝脏体积相对较大，可达体重的 1/20。自下腔静脉左缘至胆囊窝中点的正中裂将肝脏分为左半肝和右半肝，自动脉切迹至肝左静脉入下腔静脉处的左叶间裂将左半肝分为左内叶和左外叶；左段间裂将左外叶分为上下两段；右叶间裂将右半肝分为右前叶和右后叶；右段间裂又将右前叶、右后叶分为上下两段。

肝脏横沟内有肝门（或称第一肝门），内有门静脉、肝动脉、肝管、神经及淋巴管出入。门静脉和肝动脉均被包绕在结缔组织鞘内，肝动脉经肝门进入肝脏后，以树枝分叉样逐步变细，分布于腺泡内。肝腺泡边缘肝小静脉（即中央静脉）汇合成较大的肝静脉分支，最后汇合成的肝静脉主干进入下腔静脉,此处称为第二肝门。肝后面的肝短静脉至少有 3~4 条,最多有 7~8 条小静脉注入下腔静脉,此处称第三肝门。从肝脏的脏面看,有肝方叶和肝尾状叶。肝方叶前缘为肝脏的下缘,其左缘为肝圆韧带,后缘为第一肝门,右缘为胆囊窝。肝尾状叶位于肝脏后方,其左缘为静脉韧带,右缘为下腔静脉窝,下缘为第一肝门。

肝内管道系统包括门静脉、肝动脉和肝管,三者的分支在肝内的走行和分布基本一致,外有纤维囊(Glisson 囊)包绕,似树枝状分布于肝内,称为 Glisson 系统。Glisson 系统构成了肝分叶、分段的基础,对肝脏病变定位和手术有重要的临床指导意义。

三、适应证和禁忌证

(一) 适应证

随着经验的积累、技术的提高和手术器械的改进,LH 手术适应证逐渐扩大,手术范围从小变大,肝切除的部位从边缘性过渡到中心性,疾病种类由良性扩展到恶性。成人 LH 公认的手术适应证如下,供小儿开展 LH 时参考。

1. 按解剖部位分

(1) 局部性切除:病灶变位于 Ⅱ、Ⅲ、Ⅳa、Ⅴ、Ⅵ肝段。其中左外叶解剖性肝切除术有望成为 LH 的金标准。

(2) 解剖性切除:腹腔镜左肝外叶、左半肝及右半肝切除。目前 LH 对左、右半肝切除已被证明是可行的,但手术难度大;对于 Ⅰ、Ⅶ、Ⅷ肝段病变及左三叶、右三叶切除,目前仅有极少数的病例报道。

2. 按疾病种类分

(1) 肝脏良性病变:如肝局灶性结节增生、肝脏腺瘤、错构瘤;多发性肝囊肿;肝内胆管结石、有症状的肝血管瘤等;且上述病变局限在半肝内。

(2) 恶性肝肿瘤:肝母细胞瘤;肝癌或其他恶性病变;肝转移性病变等。一般要求肝脏主要血管、胆管未被侵犯;进行 LH 时保证有足够的手术切缘。

(3) 用于肝脏移植的活体供肝切取。

(4) 其他疾病仅需要肝脏活检,如肝先天性代谢性疾病的诊断等。

(5) 肝功能在 Child-Pugh B 级以上,剩余肝脏能够满足患者的生理需要。

(6) 无肝、胆疾病或其他上腹部手术史。

(7) 无门静脉瘤栓,亦无肝内转移及其他远处转移病灶。

(二) 禁忌证

1. 有上腹部或肝胆手术史,腹腔内广泛粘连,或肝肿瘤手术后复发。

2. 病变位于 Ⅰ、Ⅶ、Ⅷ肝段,其位置靠后、过深,导致手术中暴露困难。

3. 病变紧邻大血管,或已经侵犯下腔静脉或肝静脉根部,难以控制术中出血。

4. 病变体积过大或过深,或需同时切除 3 个以上肝段;或病变影响第一或第二肝门的暴露和分离;或已侵犯肝门部。

5. 伴门静脉瘤栓。

6. 需进行肝十二指肠韧带淋巴结清扫。

7. 合并肝内转移或远处肿瘤转移。

8. 肝功能 Child-Pugh C 级,或合并严重肝硬化、门静脉高压、凝血功能异常等。

9. 有其他不适合开展 LH 的情况。

四、手术准备

1. 肝脏手术前应该进行详细的全身检查及肝功能和各种酶学检测,如腹部、胸部增强 CT 和 MRI,尤其注意门静脉、肝静脉和腔静脉等情况,有肝静脉及腔静脉瘤栓者需进行超声心动图检查;完成血清蛋白、胆红素、凝血功能检测及甲胎蛋白(AFP)及绒毛膜促性腺激素(HCG)测定等。

2. 有低蛋白血症、贫血、凝血功能障碍或肝功能异常者需给予纠正。给予维生素 K 等。一般要求总蛋白 60g/L,白蛋白 33g/L,凝血功能基本正常,无肝细胞性黄疸。

3. 备血。

4. 术前预防性给予抗生素。

5. 术前晚、手术日晨给予温盐水灌肠。

6. 术前留置中心静脉和桡动脉插管,监测中心静脉压和动脉压。中心静脉一般选取右颈内静脉。

7. 留置胃肠减压管和导尿管。

8. 手术仪器和手术器械准备,除增加术中超声探头、氩气电刀外,其他手术器械同常规腹腔镜器械。

五、手术步骤

(一) Trocar 孔的选择

目前,文献报道中对操作孔的定位和数量不完全一致,目前采用的有单切口传统腹腔镜器械和机器人手术。一般认为,术者可根据肝脏病变的位置选择 Trocar 的位置和数量,保持主操作孔尽可能接近病变部位,如病变在肝右叶者,可选择剑突下、右锁骨中线、右腋中线和脐部;病变位于肝左叶者,可选择左锁骨中线肋缘下、左腋中线、脐部和右上腹部等。

(二) 操作步骤

1. 麻醉与体位　全身麻醉,采用头高足低位,根据肿瘤部位,左侧或右侧抬高 30°,两腿分开,术者站于两腿之间,助手站于手术床旁。

2. 建立气腹　取脐部纵行切口,直视下置入 12mm Trocar,建立人工气腹,压力 8~12mmHg。置入 30° 腹腔镜,探查整个腹腔内情况,再根据手术部位放置其他 Trocar。

3. 游离肝脏　如为左半肝手术,依次切断肝圆韧带和镰状韧带,切开左冠状韧带、部分右冠状韧带及肝左三角韧带;如为右半肝手术,则需切开右三角韧带。逐步游离肝脏,根据探查结果和手术预计切除范围,在肝脏表面以电刀划出预切线。若为肝脏恶性肿瘤切除,于距离肿瘤边缘 1.5~2cm 做标记线,沿标记线完整切除肿瘤(图 3-12-1)。

4. 切除肝脏　用血管钳钳夹固定拟切除部位的两侧肝缘,向两侧牵拉。通常选用超声刀切开肝包膜和肝实质,切除过程中如遇到较细管道可给予电凝处理;遇较粗管道时,需与该管道平行分离,暴露出管道的一段行程,然后根据管道管径的不同选用钛夹、Hem-o-lock 或 Endo-GIA 进行夹闭后离断处理。如此反复进行,直至完成整个切除。对不规则肝切除术,应尽量找到主要血管给予夹闭后切断;对规则性肝切除,应解剖相应肝蒂予以阻断;逐个离断肝管、肝动脉、门静脉分支、肝中静脉分支及相应肝静脉等。一般不解剖第二肝门(图 3-12-2)。

5. 肝断面处理　冲洗肝脏断面,检查无出血及胆瘘;肝脏断面需仔细止血,断面可覆盖止血纱布,并采用生物蛋白胶喷涂断面。

6. 术中超声检查　主要用于检查有无肿瘤残留及剩余肝脏的血供情况,尤其是检查肝静脉是否通畅。

7. 标本取出　将标本套入标本袋,可以通过经扩大的穿刺孔剪碎后取出,恶性肿瘤可增加一个下腹部切口完整取出,检查恶性肿瘤是否完整切除,切除范围是否达到根治标准,必要时送术中冷冻病理检查进一步证实。

8. 术后处理　冲洗腹腔,严密止血,吸尽冲洗液后常规放置腹腔引流管。

(三) 腹腔镜肝切除术手术器械的选择

1. 超声刀(harmonic scalpel)　是通过超声频率发生器产生高频振荡,使组织内的分子汽化、组织破碎,从而切割组织。超声刀对周围组织损伤小,可以安全离断肝脏内直径为 2mm 左右的管道,是国内外较常用的肝切除器械。但使用中宜通过高频超声波本身而非外力使超声刀头内夹闭的组织离断。

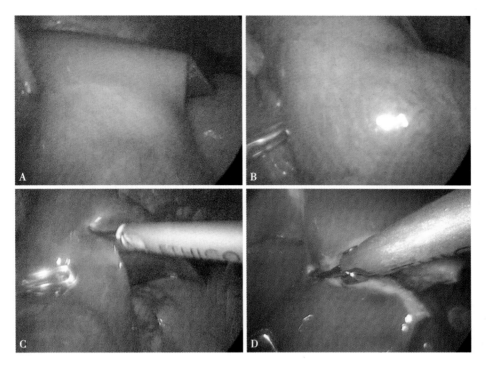

图 3-12-1 腹腔镜下肝部分切除术

肝脏Ⅳ段囊性肿瘤(A、B),距离肿瘤 1.5cm 超声刀切开肝脏包膜(C),切开肝脏实质(D)。

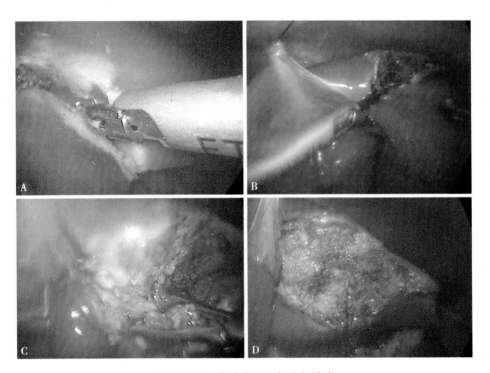

图 3-12-2 腹腔镜下肝部分切除术

超声刀切断肝门静脉分支(A),切开肝脏(B.C),超声刀处理胆管分支,可见切除后的肝脏表面(D)。

2. 微波刀（microwave dissector） 术中沿预定的切线刺入针型微波电极，使电极周围组织形成一条微波固化带，在此带内分离肝组织，肝内的各种管道需另行钳夹或结扎处理，术中无炭化，创面出血少，同时对切缘附近残存肿瘤有杀灭治疗作用。

3. 多功能手术解剖器 又称彭氏多功能手术解剖器，是我国自行研制的腔镜手术器械；集高频电刀、吸引器和推剥器于一体，可以同时进行刮碎、切割、吸除和电凝等处理，其优点是不必频繁更换器械。

4. 内镜式胃肠离断钉合器（Endo-GIA） 又称内镜式切割吻合器（endolinear stapler），利用钉合器原理对组织器官同时进行切割和钉合，适用于离断大血管。

5. LigaSure 血管封闭系统 利用高频电能使血管壁融合形成透明带，产生永久性的管腔闭合。文献报道该系统可闭合直径达 7mm 的血管，出血少，效果满意。但是，LigaSure 只能封闭血管，对扩张的肝内胆管等较粗的管道仍需用钛夹等处理。

此外，尚有氩气刀（argon beam eoagulator）、超声乳化吸引刀（ultrasonic surgical aspirator，CUSA）、水喷刀（water jet dissector）等断肝手术器械。

六、术中注意事项

1. LH 中的无瘤原则 一直以来，对腹腔镜恶性肿瘤切除术存在可能增加肿瘤播散、转移危险的争议。文献报道中尤其强调 LH 中的无瘤原则，要点如下。

（1）肝脏切缘无肿瘤细胞残留：切缘的阴性率是保证手术效果的重要指标。对成人肝脏恶性肿瘤，一般要求距肿瘤边缘 2cm 以上进行手术。因此，术中准确判断切除范围，保证正确的切线十分重要，一般可采用腹腔镜超声进行判断。从小儿肝母细胞瘤切除术的大宗病例回顾分析发现，手术切缘与肿瘤的距离是小儿肝母细胞瘤预后的重要相关因素之一。因此，采用 LH 治疗小儿肝脏恶性肿瘤时亦需保持足够的距离。

（2）术中避免将接触过肿瘤的器械与其他肿瘤部位接触；操作过程中注意动作轻柔，避免因挤压导致肿瘤细胞经肝静脉向肝外转移，或用力过猛造成肿瘤破溃，导致腹腔内播散或种植。发现腹水应吸尽。

（3）切除肿瘤后需使用专用密闭标本袋取出，检查手术标本是否完整，切除范围是否完整。

2. 肝门血流的阻断 由于手术角度和器械的局限性，LH 时解剖第二肝门难度非常大，极易损伤下腔静脉和肝静脉，导致不可控制的大出血，因此，很难在 LH 时进行全肝血流阻断。在 LH 进行半肝切除时，通常的做法是解剖第一肝门，对拟切除的单侧半肝动脉、门静脉和肝管等进行选择性阻断，即将相应肝蒂游离后行单侧入肝血流的阻断，可以减少术中出血，提高手术安全性。

3. 术中超声检查 无论开放手术还是 LH 均需要保留部分肝脏，因此，术中明确肿瘤范围及其与肝脏血管、胆道的关系非常重要，既要完整切除肿瘤，又要保留足够的肝脏供人体正常所需。术中反复进行肝脏超声检查对手术有重要的指导意义，可帮助术者修正手术切线，确保肿瘤完整切除，同时可避免损伤肝内重要血管及胆道，保障余肝有充分的血液供应（尤其是保证肝静脉的通畅）等。因此，进行 LH 时术中超声检查十分必要。

七、术后处理

1. 术后重症监护室监护 24~48 小时。

2. 监测血压和中心静脉压，留置导尿管，监测出入量和腹腔引流量。

3. 术后给予高糖、液体白蛋白等，若术中修补肝静脉等血管，不建议使用凝血酶原复合物等。

4. 术后 1 天可以拔出胃肠减压管，术后 2 天胃肠功能恢复后即可进半流质食物。

5. 术后 3、4 天即可出院或转入血液肿瘤科继续治疗。

6. 术后酌情静脉使用抗生素 2~3 天。

7. 若为肝脏恶性肿瘤,按照美国儿童肿瘤协作组(COG)等方案进行规范处理。若有肝门阻断,一般术后 3 周给予化疗处理。

八、手术并发症及处理

1. 出血　肝脏内血管众多,术中处理不当极易导致大出血,因此,LH 中血管处理是手术成功的关键和难点。出血常由于盲目切割肝组织、操作动作用力过大、解剖位置变异、手术器械热损伤等引起。因此,术中宜多次进行超声检查,了解血管走行和肿瘤毗邻关系;术中注意动作轻柔;在处理较大的血管时,应沿其走行适当游离一段夹闭其远近端后离断。若术中发现大血管损伤出血,切不可盲目电凝、钳夹止血,应先探明出血部位,用钛夹或 Hem-o-lock 夹闭处理。若无法控制出血,应立即中转开腹;术中创面严密止血,给予生物蛋白胶及止血纱布覆盖。术后若发现活动性出血征象,应尽早腹腔镜或开腹探查。

2. 气栓　由于人工气腹持续存在,同时术中肝静脉损伤,CO_2 气体通过肝静脉进入循环系统,导致肺、心等重要器官气体栓塞。此并发症虽然罕见但死亡率极高。因此,术中保留头低足高位,处理较大血管时应夹闭后方可给予离断;另外术中应避免损伤肝静脉。

3. 胆瘘　多由术中胆管断端未完全封闭,或术后断端结痂脱落所致。故术中对较粗的胆管应采用钛夹或 Hem-o-lock 夹闭后离断,但对细小的胆管采用超声刀或电凝即可封闭;术后放置腹腔引流管。一旦出现胆瘘,应保持通畅的引流,绝大多数胆瘘均可自愈。若胆汁引流量持续增多,经久不愈,或出现胆汁性腹膜炎,需再次手术探查处理。

4. 肿瘤复发　术中严格无瘤操作,若有复发,且肿瘤位于肝脏边缘,可以考虑再次 LH,若肿瘤巨大,或累及肝内重要血管、胆管,宜化疗后再次开腹手术治疗。

5. 术中肠管损伤　多为术中操作不当引起,放置 Trocar 时应在直视下进行,操作时防止血管钳或超声刀所导致的热损伤。如发现肠管损伤应立即给予修补。

(吕志宝)

第二节　腹腔镜肾上腺神经母细胞瘤切除术

一、概述

1992 年,Gagner 等首先报道了第 1 例成人腹腔镜肾上腺切除术(laparoscopic adrenalectomy, LA)。此后,LA 逐渐在儿童肾上腺肿瘤尤其是神经母细胞瘤切除方面开展。近年来,腹腔镜在治疗小儿腹膜后神经母细胞瘤的应用日益广泛,它具有创伤小,恢复快的优点。随着手术病例的积累和术者经验的增加,对儿童 LA 的手术指征、手术方式、手术技巧、手术并发症等方面都得到了深入的研究。

国际儿童腔镜外科协作组(International Pediatric Endosurgery Group,IPEG)总结的儿童 LA 指征为肾上腺肿瘤直径 <6cm,且无周围脏器的浸润,可以首选 LA;但并不是所有病例都适合 LA,LA 成功与否很大程度上依赖于肿瘤的分期、大小和与周围脏器的关系。由于儿童的大多数肾上腺神经母细胞瘤就诊时已处于进展期,手术难度较大,常无法进行一期根治性手术切除。对此类病例,可以经过几个疗程的化疗,待肿瘤缩小后再采用 LA 切除肿瘤。

近年来,以影像学为分期依据的国际神经母细胞瘤危险度分级(international neuroblastoma risk group,INRG)协作组分期系统特别强调了肿瘤与周围脏器的关系,对于肾上腺神经母细胞瘤的手术方式的选择更具有重要的指导意义。目前比较一致的意见是病变只要在原发肿瘤位置局限,无血管、脏器浸润,虽然肿瘤处于Ⅳ期或Ⅳs 期,也可以采用 LA。从目前的文献来看,LA 治疗儿童肾上腺神经母细胞瘤方面取得了比较满意的效果。

二、相关解剖

肾上腺由肾上腺皮质与髓质构成,左右各一个,皮质来自体腔上皮(中胚层),髓质的来源与交感神经系统相同,为神经冠(外胚层)。在胎儿期皮质和髓质相互靠近,最终形成肾上腺。同时,与髓质同性质的若干细胞则不参与髓质的形成,而成小块散在于主动脉附近,这些细胞块被称为旁神经节。肾上腺髓质或与之同系统的旁神经节都具有对铬酸染色呈褐色的嗜铬细胞,可分泌肾上腺素;铬酸的上述反应,是由于肾上腺素还原作用所产生的二氧化铬所致。肾上腺皮质则含多量胆固醇、类脂、维生素 C、类胡萝卜素、葡萄糖醛酸等,并分泌肾上腺皮质激素。若摘出所有肾上腺组织,可出现各种症状以至死亡。这些症状都是因缺少肾上腺皮质激素所致;如果摘出一侧,则对侧可出现代偿性肥大。

肾上腺皮质较厚,位于表层,约占肾上腺的 80%,从外往里可分为球状带、束状带和网状带三部分。肾上腺皮质分泌的皮质激素分为三类,即盐皮质激素、糖皮质激素和性激素。各类皮质激素是由肾上腺皮质不同层上皮细胞所分泌,球状带细胞分泌盐皮质激素,主要是醛固醇;束状带细胞分泌糖皮质激素,主要是皮质醇;网状带细胞主要分泌性激素,如脱氢雄酮和雌二醇,也能分泌少量的糖皮质激素。肾上腺皮质激素属于类固醇(甾体)激素,其基本结构为环戊烷多氢菲。

肾上腺髓质位于肾上腺的中央部,周围有皮质包绕,上皮细胞排列成索,吻合成网,细胞索间有毛细血管和小静脉。此外,还有少量交感神经节细胞。该部上皮细胞形态不一,核圆,位于细胞中央,胞质内有颗粒。若经铬盐处理,细胞呈褐色,故称为嗜铬细胞。嗜铬细胞用组织化学方法又可分为两型:一类为肾上腺素细胞,胞体大,数量多;另一类为去甲肾上腺素细胞,胞体小,数量少。

肾上腺素(adrenaline)是肾上腺髓质的主要激素,其生物合成主要是在髓质嗜铬细胞中首先形成去甲肾上腺素,然后进一步经苯乙胺 -N- 甲基转移酶(phenylethanolamineN-methyltransferase,PNMT)的作用,使去甲肾上腺素甲基化形成肾上腺素,其化学本质为儿茶酚胺。儿童神经母细胞瘤来源于肾上腺髓质,故约 85% 的神经母细胞瘤患儿 24 小时尿香草基扁桃酸(vanillylmandelic acid,VMA)会明显增高。

肾上腺的血管由肾上腺动脉进入被膜后,分支形成动脉性血管丛,其中大部分分支进入皮质,形成窦状毛细血管网,并与髓质毛细血管通连。少数小动脉分支穿过皮质直接进入髓质,形成窦状毛细血管。髓质内的小静脉汇合成一条中央静脉,经肾上腺静脉出肾上腺。因而肾上腺的大部分血液是经过皮质到达髓质,血液中含有皮质激素,其中的糖皮质激素可增强肾上腺素细胞内 N- 甲基转移酶的活性,使去甲肾上腺素甲基化为肾上腺素。由此可见,肾上腺皮质对髓质细胞的激素生成有很大的影响。

肾上腺动脉有三个来源:①由腹主动脉发出的肾上腺中动脉;②由膈下动脉发出的肾上腺上动脉;③由肾动脉发出的肾上腺下动脉。这些动脉的分支末梢互相吻合。右肾上腺静脉短而粗,汇入腔静脉;左肾上腺静脉汇入左肾静脉。LA 中处理肾上腺血管是重点和难点。

三、适应证与禁忌证

(一) 适应证

一般认为,局限性肾上腺神经母细胞瘤直径 <6cm,无重要血管包绕,未过中线,影像学检查未发现腹膜后淋巴结肿大,无远处转移,肿瘤为 I 期或 II a 期,可考虑采用腹腔镜手术根治性切除。否则,应明确诊断后给予数次化疗,待肿瘤缩小后再进行 LA。相对于成人以上皮来源为主的肿瘤,多数儿童肿瘤对化疗更为敏感,效果好,为延期 LA 提供了一定的机会。

(二) 禁忌证

1. 肿瘤进展期,全身情况差、无法耐受手术。

2. 肿瘤已过中线或肿瘤巨大无法切除;毗邻重要器官已受侵犯。

3. 有腹腔手术史。

4. 后腹膜淋巴结广泛转移,肿瘤包绕后腹膜主要血管。

5. 已有肺、肝、骨或脑等远处转移。

6. 术后复发。

四、术前准备

1. 常规术前准备包括病史询问、体格检查(尤其注意监测血压);血生化检查、心电图、腹部超声检查;头、胸、腹部增强 CT 或 MRI 检查,四肢长骨 X 线平片检查;同位素扫描及 24 小时尿 VMA 检查;骨髓穿刺或活检等。

2. 贫血者手术前应予输血纠正。

3. 预防性使用抗生素。

4. 肠道准备。

5. 备血。

6. 其他必要的准备。

7. 手术器械准备同常规腹腔镜手术。

五、手术步骤

LA 可采取经腹腔或经后腹腔入路,经腹腔入路的优点在于手术操作空间大、解剖标志清晰,并能很好地暴露肾血管、下腔静脉及腹腔内重要脏器,有助于切除靠近下腔静脉或肾蒂前方的肿瘤,尤其适于双侧肾上腺肿瘤切除或探查性病例。但需要建立人工气腹,不适于曾有过腹腔手术史的患儿。选择经后腹腔入路进行手术操作,其优点在于手术入路近且便捷,可迅速暴露肾上腺肿瘤及其动静脉血管,对腹腔脏器干扰小,适于腹部手术史的患者。其不足在于手术操作空间有限,操作技术难度较高,肾蒂前方的肿瘤操作较为困难,术中出血难以控制等。从文献报道来看,儿童多采用经腹腔入路,本节拟重点介绍经腹腔入路 LA。操作步骤如下。

1. 术前胃肠减压、导尿。

2. 气管插管全身麻醉。

3. 患儿平卧位,监视器置于患儿头侧。脐部置入 10mm Trocar,肿瘤相应侧肋缘腋前线水平和锁骨中线脐部水平各置入 1 个 5mm Trocar,保持气腹压力 8~10mmHg。流量 1.5L/min。

4. 术中常规探查整个腹腔,了解有无肝脏、大网膜、盆腔转移及腹膜后淋巴结肿大。

5. 对左右肾上腺神经母细胞瘤分别介绍如下。

(1) 右肾上腺神经母细胞瘤:切开右三角韧带至膈顶,抬起肝右叶,向内越过下腔静脉(图3-12-3)。

沿结肠肝曲切开,游离十二指肠及胰腺头部腹膜,将结肠、十二指肠和胰头向左外下方推移。以电刀或超声刀清理腹膜外脂肪,打开 Gerota 筋膜,在肾周脂肪与肾表面之间继续游离,于该处脂肪组织中仔细探查,找出肾上腺(肿瘤)组织。必要时解剖肾蒂,探查肿瘤与下腔静脉、右肾、右输尿管等重要血管与器官的关系。由下而上,自内向外沿肿瘤表面钝性、锐性相结合仔细游离,如遇小血管则直接电凝或采用超声刀处理。先采用超声刀切断右肾上腺下动脉,再处理肾上腺中动脉,随后沿腔静脉分离,直到肾上腺静脉汇入腔静脉处(图 3-12-4)。

钝性分离右肾上腺静脉,注意要游离足够的长度,使用钛夹、Hem-o-lock 夹闭或丝线结扎,保留近端 2 个钛夹或丝线双重结扎(图 3-12-5)。

沿膈下切断肾上腺上动脉。若腹膜后有肿大淋巴结需一并切除,将肿瘤置于标本袋中,通过扩大的脐部切口取出(图 3-12-6)。

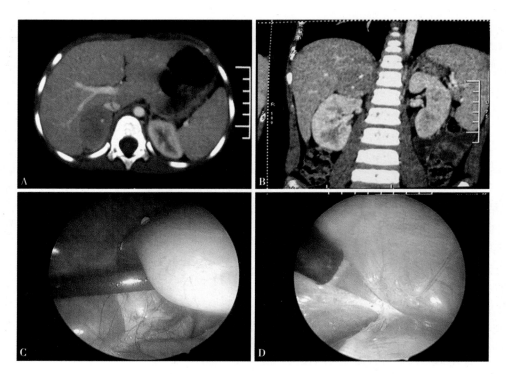

图 3-12-3　腹腔右肾上腺神经母细胞瘤切除术 1

右肾上腺神经母细胞瘤 CT 图像（A、B），掀起肝脏，暴露肿瘤（C），分离肝脏右三角韧带（D）。

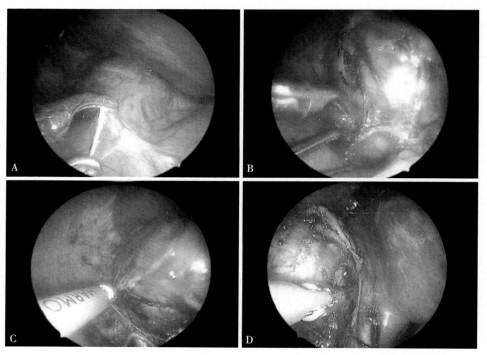

图 3-12-4　腹腔右肾上腺神经母细胞瘤切除术 2

分离右肾前腹膜（A）和肿瘤下极（B），可见右肾上腺下动脉，超声刀分离肿瘤外侧（C），沿腔静脉分离肿瘤内侧（D）。

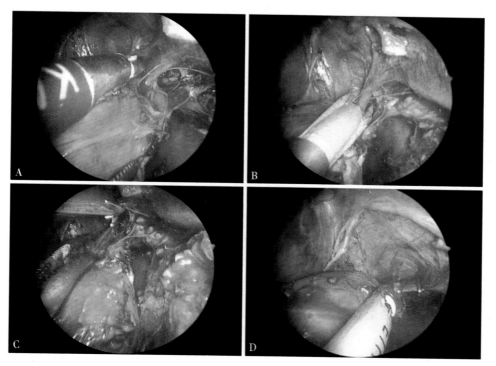

图 3-12-5 腹腔右肾上腺神经母细胞瘤切除术 3

钝性分离右肾上腺静脉(A),钛夹夹闭右肾上腺静脉(B、C),超声刀切断右肾上腺静脉(D),近端保留 2 个钛夹。

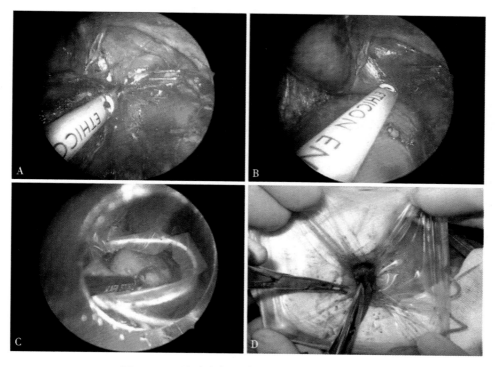

图 3-12-6 腹腔右肾上腺神经母细胞瘤切除术 4

超声刀处理右肾上腺上动脉(A),沿膈肌切除右肾上腺神经母细胞瘤上极(B),将整个肿瘤组织套入标本袋(C),经脐部切口剪碎肿瘤后取出(D)。

（2）左肾上腺神经母细胞瘤：先于降结肠外侧切开侧腹膜，再切断胃结肠韧带、结肠脾曲和脾肾韧带，以便将脾脏向上、胰腺体尾部和左半结肠线内掀起（图 3-12-7）。

若视野暴露困难，可通过腹壁丝线悬吊或增加 1 个 Trocar 抬起胃或肝脏左叶。切开肾前筋膜暴露肾上腺，必要时解剖肾蒂，找到肾上腺静脉，使用 Hem-o-lock 夹闭或丝线结扎，再于肾脏内侧沿腹主动脉进行分离，超声刀处理肾上腺 3 支动脉，直至游离整个肿瘤。最后将肿瘤套入标本袋中取出（图 3-12-8、图 3-12-9）。

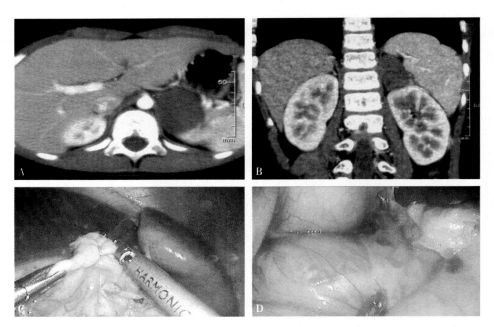

图 3-12-7　腹腔左肾上腺神经母细胞瘤切除术 1

左肾上腺神经母细胞瘤 CT 图像（A、B）；超声刀切开脾胃韧带，暴露肿瘤（C），可见肿瘤外观，其下方为脾动脉（D）。

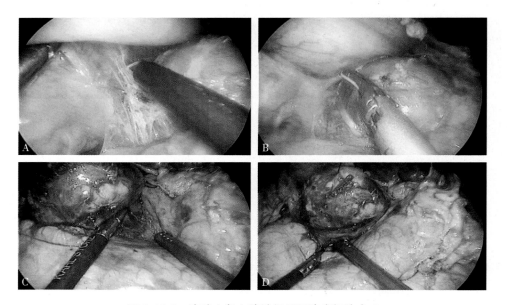

图 3-12-8　腹腔左肾上腺神经母细胞瘤切除术 2

沿主动脉分离肿瘤内侧包膜（A），超声刀切断左肾上腺中动脉（B），分离肿瘤外侧包膜（C）和左肾上腺静脉（D）。

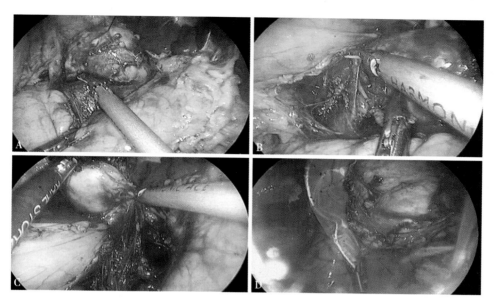

图 3-12-9 腹腔左肾上腺神经母细胞瘤切除术 3

超声刀切断左肾上腺静脉和下动脉(A),切断左肾上腺上动脉(B),沿膈肌下分离肿瘤(C),将整个肿瘤组织套入标本袋(D)。

六、术中注意事项

1. 由于儿童肾上腺神经母细胞瘤分泌儿茶酚胺类激素如肾上腺素、去甲肾上腺素等,导致持续性或阵发性高血压,常见症状包括阵发性发作症状,如心悸、头痛、出汗、面色苍白和高血压。因此,术中血压监测与控制是麻醉和手术中所面临的挑战。术中应准备血压控制药物如硝普钠和肾上腺素等,术中动作轻柔,尽量少挤压肿瘤以避免血压剧烈波动或瘤体破裂。

2. 术中注意避免损伤肠管、胃、胰腺、肾蒂、腹主动脉、腔静脉等。

3. LA 宜采用解剖性手术切除,充分利用肾上腺及肾脏周围的解剖间隙,在无血管层面内进行分离,使术中出血少,手术视野清晰,保证手术安全。

4. 在肿瘤直径 <6cm,周围脏器无浸润,均可首选 LA 治疗;Ⅳ期或Ⅳs 期神经母细胞瘤并不是腹腔镜手术的禁忌证。也有文献报道肿瘤直径≥6cm 进行 LA 的成功的病例。若术中出现肿瘤包绕重要血管无法分离、肿瘤溃破、术中大出血、重要脏器受损等情况,需及时中转开腹手术。

5. 儿童躯体较小,操作空间有限,LA 操作难度较成人大,因此术者最好有一定的腹腔镜手术操作基础后再进行 LA。

6. 除肾上腺静脉外,肾上腺周围一般无大血管,肾上腺动脉比较细,可以使用超声刀直接离断肾上腺肿块周缘组织及其血管。肾上腺静脉应采用 Hem-o-lock 夹闭或丝线结扎,并保持处理确实可靠。

七、术后处理

1. 术后 ICU 监护 24 小时。

2. 监测血压和尿量,尤其注意术中因儿茶酚胺导致的血压不稳定患儿。

3. 术后 1 天可以拔除胃肠减压管,进食半流质饮食。

4. 术后 3~4 天即可出院或转入血液肿瘤科继续治疗。

5. 一般预防性使用抗生素,对经过化疗后再进行 LA 者酌情经静脉使用抗生素。

6. 对切除标本进行 *N-MYC* 基因等监测,按神经母细胞瘤危险度进行相应的化疗等处理。

八、术后并发症及处理

LA 后,因并发症需中转开腹手术者占所有并发症的 12%~17%。目前已有因严重并发症而导致患者心搏骤停或死亡的报道。

1. 术中、术后大出血 多为术中血管损伤或结扎脱落所致,LA 中最多见的是静脉损伤,由于右肾上腺静脉短而粗,紧贴腔静脉,较左肾静脉更易受到损伤。因此,LA 中要保持动作轻柔,仔细辨识肿瘤与血管的关系,是避免术中出血的关键。另一出血原因是术中血压剧烈波动导致出血,主要是因为在手术操作中挤压肿瘤,使儿茶酚胺大量释放进入血,严重者可诱发心脑血管风险。而在切除神经母细胞瘤后,患者有可能出现低血容量性低血压,甚至并发休克而危及生命。所以术中除了常规的呼吸、心电监测外,还应行颈内静脉及桡动脉穿刺监测中心静脉压及桡动脉压,建立多条输液通道以利于及时用药。若发生无法控制的出血,需及时中转开腹手术。

2. 其他脏器损伤 文献报道,LA 腹腔脏器损伤的发生率为 6%~14%。除血管损伤外,其他主要器官损伤包括肠管穿孔、膈肌穿孔,肝脏、胰腺损伤等。当肾上腺肿瘤周围粘连,或肿瘤靠近肾血管、下腔静脉、胰尾等器官时,手术难度增大,并发症的发生率就会提高。但多数并发症主要是由于操作不熟练、对解剖结构不熟悉、过多运用锐性分离及手术组人员配合欠默契等原因所致。只有通过提高技术、熟悉解剖关系、不断总结经验教训才能避免这些并发症的发生。此外,手术结束后仔细检查腹腔,对可疑的肠管、肝脏损伤处进行修补;膈肌损伤修补后进行胸腔引流;胰腺损伤可给予引流,手术时给予抗炎、使用生长抑素等治疗。

3. 术后肿瘤复发 随着病例的积累,发现 LA 也存在复发的病例。复发的原因有:神经节细胞瘤 LA 后恶性复发,通常原因为未进行根治性 LA,或未对腹膜后淋巴结未进行完整清扫,或因对手术标本只进行局部石蜡切片,而不是整个标本的检查,导致将恶性肿瘤诊断为良性的肿瘤进行治疗,复发时才发现为恶性病变。因此,对肾上腺神经母细胞瘤进行解剖性切除是关键。同时应对切除的标本进行完整检查。

4. 其他 LA 后腹膜后血肿、伤口感染、严重高碳酸血症、气体栓塞等。

(吕志宝)

第三节 腹腔镜肾上腺外神经母细胞瘤切除术

一、概述

近年来,腹腔镜在治疗小儿腹膜后神经母细胞瘤的应用日益广泛,它具有创伤小、恢复快的优点。但采用腹腔镜切除的腹膜后神经母细胞瘤大多是肾上腺来源肿瘤,而对肾上腺外神经母细胞瘤采用腹腔镜手术的文献报道非常少。曾有一组 45 例采用腹腔镜手术切除小儿腹腔神经母细胞瘤的报道,其中肾上腺外仅有 4 例,其主要原因是小儿神经母细胞瘤绝大多数来源于肾上腺,肾上腺外如交感链来源的神经母细胞瘤发病率低,大多数病例就诊时已是进展期,且腹膜后解剖比肾上腺复杂,手术难度大。尽管如此,对于局限性的肾上腺外神经母细胞瘤,仍可选择腹腔镜手术,但具体采用何种手术方式,很大程度上取决于肿瘤分期、肿瘤大小及其与周围组织的关系,以及术者的经验、手术风险控制和能否达到肿瘤根治性切除的目的等。

二、相关解剖

腹膜后是指腹膜之后的位置,其前面为壁腹膜,后面为腰大肌,上方是膈肌,下方为骨盆入口,中间为疏松结缔组织。腹膜后间隙可分为左右腰窝、椎前区和左右髂窝。腰窝由 T_{12} 平面和第 12 肋向下延伸至骶骨岬和髂嵴,借椎前区相连,其外侧为腰方肌外缘。腰窝的底部由腰方肌和腰大肌组成;腰方肌前面的筋膜来自胸腰筋膜的前层,腰大肌筋膜向下与髂筋膜连续。这些筋膜的表面覆以腹膜后组织,即前述的腹后壁与腹膜间的结缔组织。

腹膜后组织可分为 3 层:①外层为腹横筋膜,紧贴于腹壁肌的内面;②内层是直接位于腹膜深面的结缔组织,组成腹膜的基膜;③中间层居前述两层之间,其厚薄随小儿年龄及个体而异,也因所包绕的器官和结构而不同,它填充于肌间与脏器之间,如肾、十二指肠、升结肠和降结肠的周围,也包埋着肾血管、输尿管、精索内血管、下腔静脉和腹主动脉。

髂窝被白腹膜覆盖,腹膜深面也是一层腹膜外组织,后者与腹前壁、腹外侧壁、腰窝和盆腔内的腹膜外组织相连。在髂窝的腹膜外组织有髂血管、输尿管、精索内血管、髂淋巴结和生殖股神经。覆盖于髂肌表面的髂筋膜位于腹膜外组织的深面。髂筋膜向上与腰大肌筋膜相连,内侧附于骨盆上口,向前在腹股沟韧带深面与腹横筋膜融合。后腹膜的肿瘤是由后腹膜脏器以外且未形成脏器形态的组织形成,如各种中胚叶组织、神经组织,以及在组织发生过程中残留或迷入后腹膜的组织。

三、适应证与禁忌证

同本章第二节。

一般认为,局限性的肾上腺外神经母细胞瘤直径 <6cm、无重要血管包绕,未过中线,肿瘤为Ⅰ期或Ⅱa期,可考虑采用腹腔镜手术根治性切除。否则应活检后明确诊断,给予数次化疗待肿瘤缩小后再进行腹腔镜手术切除。

四、术前准备

同本章第二节。

手术器械准备同常规腹腔镜手术。

五、手术步骤

1. 术前常规胃肠减压、导尿。

2. 气管插管全身麻醉。

3. 患儿平卧位,监视器置于患儿头侧。脐部置入 1 个 10mm Trocar,肿瘤相应侧肋缘腋前线水平和锁骨中线脐部水平各置入 1 个 5mm Trocar,保持气腹压力 8~10mmHg。流量 1.5L/min。

4. 术中常规探查整个腹腔,了解有无肝脏、大网膜、盆腔转移及腹膜后淋巴结肿大。

5. 对于右肾上腺外神经母细胞瘤,采用电钩及超声刀交替配合游离十二指肠、胰头、升结肠等,将十二指肠向左侧翻起,必要时解剖肾蒂,探查肿瘤与下腔静脉、右肾、右输尿管等重要血管和器官的关系。自外向内,由下而上沿肿瘤包膜游离肿瘤周围组织,沿腔静脉、肾静脉间隙进行分离,切开肿瘤与椎前组织的粘连,必要时使用 Hem-o-lock 夹闭切断肿瘤周围滋养血管,必要时可以切断右性腺静脉。若腹膜后有肿大淋巴结需一并切除,将肿瘤置于标本袋中,取出后送病理检查。对创面严格止血。

6. 对于左肾上腺外神经母细胞瘤(图 3-12-10),先沿横结肠系膜分离肿瘤,或降结肠外侧切开侧腹膜,再切断胃结肠韧带、结肠脾曲和脾肾韧带,以便将脾脏向上、胰腺体尾部和左半结肠线内掀起。若手术视野暴露困难,可通过腹壁丝线悬吊或增加 1 个 Trocar 抬起脾脏或肝脏左叶。必要时解剖肾蒂,在肾脏内侧沿腹主动脉分离,直至游离整个肿瘤。必要时可以切断左性腺静脉(图 3-12-11)。

六、术中注意事项

1. 某些肾上腺外神经母细胞瘤由于肿瘤细胞分泌儿茶酚胺类激素如肾上腺素、去甲肾上腺素等,导致持续性或阵发性高血压,常见症状包括阵发性发作症状,如心悸、头痛、出汗、面色苍白和高血

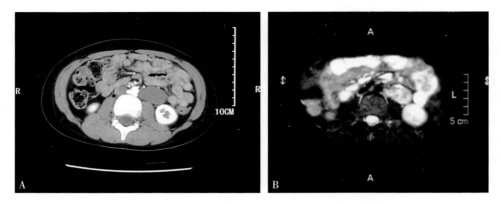

图 3-12-10　左肾内侧肾上腺外神经节母细胞瘤
A. CT 图像;B. MRI 图像。

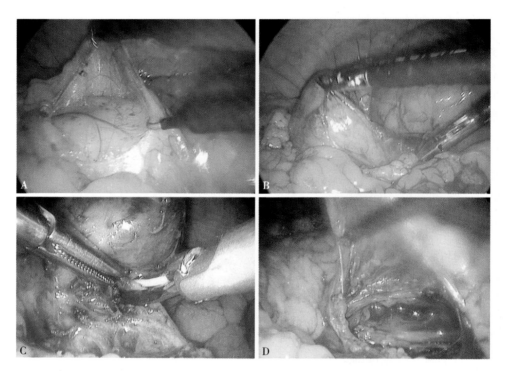

图 3-12-11　腹腔镜肾上腺外神经节母细胞瘤切除

沿横结肠系膜分离肿瘤(A),沿着肿瘤包膜分离整个肿瘤,直至肾蒂表面(B、C),保留肾动静脉完好,完整切除肿瘤(D)。

压。因此,术中血压监测与控制是麻醉和手术所面临的挑战。术中应准备血压控制药物如硝普钠和肾上腺素等,术中动作轻柔,减少对肿瘤的刺激以避免血压剧烈波动。

2. 腹膜后器官众多,解剖关系复杂,尤其注意避免对肠管、输尿管、胸导管、腹膜后大血管如腹主动脉、腔静脉、肾动静脉的误损伤。

3. 对是否切除同侧肾上腺仍然存在争议。大多数学者认为,若同侧肾上腺未与腹膜后肿瘤粘连,应该给予保留。

4. 国际儿童腔镜外科协作组(IPEG)对肾上腺肿瘤的腹腔镜切除指征是肿瘤直径 <6cm,无周围脏器浸润;Ⅳ或Ⅳs期神经母细胞瘤并不是腹腔镜手术的禁忌证。其可以作为腹腔镜治疗肾上腺外神经母细胞瘤参考。同时,对一些良性或交界性腹膜后肿瘤,如腹膜后畸胎瘤、卡斯尔曼病(Castleman

disease)、肾上腺外嗜铬细胞瘤等,只要肿瘤大小适中,与周围组织无明显粘连浸润,未包绕腹膜后大血管,完全可以通过腹腔镜手术切除。

七、术后处理

同本章第二节。

八、术后并发症及处理

1. 术中、术后大出血　多为术中血管损伤,文献报道多为静脉损伤,以肾静脉、腔静脉等血管损伤常见。因此,术中操作轻柔,仔细辨识肿瘤与血管的关系是避免出血的关键。另一出血原因是手术中高血压导致创面渗血,故保持术中血压平稳十分重要。若有无法判断出血部位或无法控制出血的情况出现,需及时中转开腹处理。

2. 乳糜腹　手术损伤淋巴干或乳糜池导致乳糜腹,或术后腹腔内感染,肿瘤或纤维束使远侧淋巴管阻塞淤滞、扩张、破裂,均可形成乳糜腹。穿刺腹水为乳白色,碱性,以淋巴细胞为主,比重1.010~1.021,静置后分层,乳糜试验呈阳性反应。细菌学检查无细菌生长。超声检查可发现大量腹水。若术中发现乳糜液漏出可给予缝合结扎处理,并放置腹腔引流管。术后发现乳糜腹水可给予静脉营养,但要避免长链脂肪酸的输入;或给予低脂肪、中链脂肪酸、高蛋白、多维生素饮食,因为中链脂肪酸由小肠黏膜吸收,不经过肠淋巴系统输送而直接进入门静脉。故中链脂肪酸不但可以补充营养,而且可以减少乳糜液的漏出。大多数乳糜腹水经保守治疗可以自愈。若大量腹水导致呼吸困难甚至腹膜刺激,可以试行腹腔穿刺引流。一般1~2周1次,必要时再手术缝合结扎淋巴干。

3. 脏器和肠管损伤　术中保证器械绝缘良好,防止导电弧或热传导损伤腹腔脏器。一切操作要在视野中进行,分离时保持电凝低功率;手术结束后仔细检查腹腔脏器有无损伤等。

（吕志宝）

推荐阅读资料

[1] 周伟平,孙志宏,吴孟超,等.经腹腔镜肝叶切除首例报道.肝胆外科杂志,1994,2(2):82.

[2] ABU HILAL M,DI FABIO F,TENG M J,et al. Single-centre comparative study of laparoscopic versus open right hepatectomy. J Gastrointest Surg,2011,15(5):818-823.

[3] AIKAWA M,MIYAZAWA M,OKAMOTO K,et al. Single-port laparoscopic hepatectomy:technique,safety,and feasibility in a clinical case series. Surg Endosc,2012,26(6):1696-1701.

[4] ALKHALILI E,BERBER E. Laparoscopic liver resection for malignancy:a reviewof the literature. World J Gastroenterol, 2014,20(37):13599-13606.

[5] AL-OTAIBI K M. Laparoscopic adrenalectomy:10 years experience. Urol Ann,2012,4(2):94-97.

[6] CANNON R M,BROCK G N,MARVIN M R,et al. Laparoscopic liver resection:an examination of our first 300 patients. J Am Coll Surg,2011,213(4):501-507.

[7] CATELLANI B,ACCIUFFI S,BIONDINI D,et al. Transperitoneal laparoscopic adrenalectomy in children. JSLS,2014,18 (3).e2014.00388.

[8] CHAN K W,LEE K H,TAM Y H,et al. Minimal invasive surgery in pediatric solid tumors. J Laparoendosc Adv Surg Tech A,2007,17(6):817-820.

[9] CHEN Y J,ZHEN Z J,CHEN H W,et al. Laparoscopic liver resection under hemihepatic vascular inflow occlusion using the lowering of hilar plate approach. Hepatobiliary Pancreat Dis Int,2014,13(5):508-512.

[10] DAGHER I,LAINAS P,CARLONI A,et al. Laparoscopic liver resection for hepatocellular carcinoma. Surg Endosc, 2008,22(2):372-378.

[11] DEL PIZZO J J. Laparoscopic adrenalectomy in children. Curr Urol Rep,2006,7(1):68.

[12] DUTTA S,NEHRA D,WOO R,et al. Laparoscopic resection of a benign liver tumor in a child. J Pediatr Surg,2007,42(6): 1141-1145.

［13］HELOURY Y,MUTHUCUMARU M,PANABOKKE G,et al. Minimally invasive adrenalectomy in children. J Pediatr Surg,2012,47(2):415-421.

［14］International Pediatric Endosurgery Group. IPEG guidelines for the surgical treatment of adrenal masses in children. J Laparoendosc Adv Surg Tech A,2010,20(2):vii-ix.

［15］IWANAKA T,KAWASHIMA H,UCHIDA H. The laparoscopic approach of neuroblastoma. Semin Pediatr Surg,2007,16(4):259-265.

［16］KELLEHER C M,SMITHSON L,NGUYEN L L,et al. Clinical outcomes in children with adrenal neuroblastoma undergoing open versus laparoscopic adrenalectomy. J Pediatr Surg,2013,48(8):1727-1732.

［17］KIM T,KIM D Y,CHO M J,et al. Surgery for hepatoblastoma:from laparoscopic resection to liver transplantation. Hepatogastroenterology,2011,58(107-108):896-899.

［18］KIM T,KIM D Y,CHO M J,et al. Use of laparoscopic surgical resection for pediatric malignant solid tumors:a case series. Surg Endosc,2011,25(5):1484-1488.

［19］KLUGER M D. Laparoscopic liver resection:basic skills for peripheral lesions. Hepatobiliary Surg Nutr,2014,3(1):44-46.

［20］LAJE P,MATTEI P A. Laparoscopic adrenalectomy for adrenal tumors in children:a case series. J Laparoendosc Adv Surg Tech A,2009,19(Suppl 1):27-29.

［21］LECLAIR M D,DE LAGAUSIE P,BECMEUR F,et al. Laparoscopic resection of abdominal neuroblastoma. Ann surg Onco,2008,15(1):117-124.

［22］LOPES R I,DÉNES F T,BISSOLI J,et al. Laparoscopic adrenalectomy in children. J Pediatr Urol,2012,8(4):379-385.

［23］MEDBERY R L,CHADID T S,SWEENEY J F,et al. Laparoscopic vs open right hepatectomy:a value-based analysis. J Am Coll Surg,2014,218(5):929-939.

［24］MISRA M C,AGGARWAL S,GULERIA S,et al. Clipless and sutureless laparoscopic surgery for adrenal and extra-adrenal tumors. JSLS,2008,12(3):252-255.

［25］NERLI R B,REDDY M N,GUNTAKA A,et al. Laparoscopic adrenalectomy for adrenal masses in children. J Pediatr Urol,2011,7(2):182-186.

［26］NODA E,ISHIKAWA T,MAEDA K,et al. Laparoscopic resection of periadrenal paraganglioma:a report of 2 cases. Surg Laparosc Endosc Percutan Tech,2008,18(3):310-314.

［27］NOZAKI T,IIDA H,MORII A,et al. Laparoscopic resection of adrenal and extra-adrenal pheochromocytoma. J Endourol,2013,27(7):862-868.

［28］OUE T,YONEDA A,SASAKI T,et al. Total laparoscopic excision of retroperitoneal ganglioneuroma using the hanging method and a vessel-sealing device. J Laparoendosc Adv Surg Tech A,2008,18(5):779-782.

［29］PATANKAR S B,SHAH R B,OZA N N. Laparoscopic resection of extra-adrenal pheochromocytoma in paediatric age. J Minim Access Surg,2012,8(1):13-15.

［30］REICH H,MCGLYNN F,DECAPRIO J,et al. Laparoscopic excision of benign liver lesions. Obstet Gynecol,1991,78(5 Pt 2):956-958.

［31］PEYCELON M,PARMENTIER B,RAQUILLET C,et al. Video-assisted surgery in children:current progress and future perspectives. Arch Pediatr,2013,20(5):509-516.

［32］SAAD D F,GOW K W,MILAS Z,et al. Laparoscopic adrenalectomy for neuroblastoma in children:a report of 6 cases. J Pediatr Surg,2005,40(12):1948-1950.

［33］SAENZ N C,CONLON K C,ARONSON D C,et al. The application of minimal access procedures in infants,children,and young adults with pediatric malignancies. J Laparoendosc Adv Surg Tech A,1997,7(5):289-294.

［34］SALDANA L J,TARGARONA E M. Single-incision pediatric endosurgery:a systematic review. J Laparoendosc Adv Surg Tech A,2013,23(5):467-480.

［35］SCHIFFMAN S C,KIM K H,TSUNG A,et al. Laparoscopic versus open liver resection for metastatic colorectal cancer:a metaanalysis of 610 patients. Surgery,2015,157(2):211-222.

［36］SHARMA R,GANPULE A,VEERAMANI M,et al. Laparoscopic management of adrenal lesions larger than 5 cm in diameter. Urol J,2009,6(4):254-259.

［37］SMALDONE M C,SWEENEY D D,OST M C,et al. Laparoscopy in paediatric urology:present status. BJU Int,2007,100:143-150.

［38］ST PETER SD,VALUSEK P A,HILL S,et al. Laparoscopic adrenalectomy in children:a multicenter experience. J

Laparoendosc Adv Surg Tech A,2011,21(7):647-649.

[39] THEILEN T M,PARAN T S,RUTIGLIANO D,et al. Experience with retroperitoneoscopy in pediatric surgical oncology. Surg Endosc,2011,25(8):2748-2755.

[40] TOMASZEWSKI J J,SWEENEY D D,KAVOUSSI L R,et al. Laparoscopic retroperitoneallymph node dissection for high-risk pediatric patients with paratesticular rhabdomyosarcoma. J Endourol,2010,24(1):31-34.

[41] TROISI R,DEBRUYNE R,ROGIERS X. Laparoscopic living donor hepatectomy for pediatric liver transplantation. Acta Chir Belg,2009,109(4):559-562.

[42] YU Y D,KIM K H,JUNG D H,et al. Laparoscopic live donor left lateral sectionectomy is safe and feasible for pediatric living donor liver transplantation. Hepatogastroenterology,2012,59(120):2445-2449.

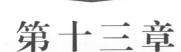

第十三章
腹腔镜胰腺假性囊肿内引流术

一、概述

胰腺囊肿分为真性和假性两类。真性囊肿体积小,具有包膜,多位于胰体或胰尾部,常无明显症状,多不需外科治疗。假性囊肿为急性胰腺炎或胰腺外伤时胰腺渗出液外漏。小儿胰腺假性囊肿多由胰腺外伤引起,部分由胰腺炎症或其他原因引起,一般发生在外伤或炎症后 2 周~14 个月,平均 6 个月形成囊肿,胰液积聚在小网膜腔内,刺激周围组织,引起纤维性假膜,常因体积膨大,出现胃肠道受压症状,而需外科手术治疗。

1. 临床表现　与囊肿大小部位有关。

(1) 囊肿表现:上腹部包块,光滑,囊性感,常伴有压痛。

(2) 疼痛:80%~90% 患儿表现为上腹持续或间断性钝痛,或伴有背部、肩部牵涉痛。

(3) 压迫症状:压迫不同脏器组织引起相应症状。如上腹不适、饱胀感,恶心、呕吐,黄疸,下肢水肿,腹水,门静脉高压食管胃底静脉曲张,脾功能亢进,肾盂积水。

(4) 胰腺功能不全症状:糖尿病、脂肪泻、消化功能减退、体重下降。

(5) 并发症引起症状

1) 感染症状:囊肿感染是常见并发症,可出现严重败血症,应积极抗感染,尽早实施外引流术。

2) 囊肿破裂:是严重的并发症,有报道死亡率为 40%,表现为囊肿缩小、腹痛、腹膜炎征象,应尽早手术。

3) 出血:因感染或胰液腐蚀大血管所致,一旦发现,应尽快手术。

2. 治疗原则　小儿假性胰腺囊肿近半数可自然消失,对于囊肿不大、未引起显著症状及并发症者,可密切监测胰淀粉酶及囊肿大小变化,保守治疗。

对已经成熟或有压迫症状者,可能发生感染、破裂、出血等,在囊肿形成后 6 周可行引流术。

二、相关解剖

(一) 胰腺与毗邻结构的解剖关系

胰腺为人体重要腺体,由外分泌和内分泌两部分(外分泌部分占 84%,内分泌部分占 2%)组成,位于胃后方,相当 L_1、L_2 高度,横行位于后腹壁。胰头膨大,被十二指肠包绕,胰体占胰腺的大部分,胰尾末端朝向左上方,与脾相邻。胰腺为腹膜后脏器,呈长条形,横位于后腹壁上部,胰腺分头、颈、体、尾和钩突 5 部分。

胰头位于十二指肠环内,三面被十二指肠包绕,相当于 L_2、L_3 平面。胰头部与十二指肠降部有结缔组织紧密相连,并有十二指肠前、后动脉弓供血给胰头及十二指肠,胰头与十二指肠实际上不可分开。胆总管从胰头的后方通过并进入十二指肠。胰腺钩突部是胰头下部向左侧突出而形成,有时钩突部较小或不明显,但也有钩突部比较发达,可突至肠系膜血管的后方,从三个方向包绕肠系膜上血管。

胰颈为连接胰头的狭窄而薄的部分,其后方为肠系膜上静脉与脾静脉汇合后构成的门静脉,胰颈后方与静脉之间一般为疏松结缔组织,无重要的血管支相连,一般容易通过钝性分离分开。

胰体位于脊柱前方,相当于 L_1 水平,再向左移行为胰尾。胰体与胰尾之间并无明确的界限。胰体向前突起,故在上腹部闭合伤时,容易受损,甚至发生断裂。胰体前方被小网膜囊后壁的腹膜覆盖,后方则无腹膜,下缘为横结肠系膜的起始部。胰体部后方有腹主动脉、肠系膜上动脉起始部、左膈脚、左肾上腺、左肾及其血管;脾静脉紧贴在胰体的后方,并有许多细小的胰腺静脉分支回流至脾静脉;脾动脉紧靠胰腺上缘,有时脾动脉亦可位于胰腺的后方。由于胰体与脾血管的关系密切,所以胰体疾病时可引起脾血管的改变,如脾静脉血栓形成、受压、受包绕,引起阻塞、扭曲、破坏,甚至动脉瘤形成等。此等现象可见于胰体尾部肿瘤、慢性胰腺炎、胰腺囊肿等,有的同时出现门静脉高压症。

胰尾是胰腺末端变细的部分,位于肾脾韧带内,伸向脾门,其位置的高低不定,高者可相当于 T_{12} 水平。在脾门处,脾血管多位于胰尾的上缘,有时可绕至胰尾的前方。在胰尾处,常有较多的细小血管分支与脾动脉、脾静脉相交通。脾脏切除、脾肾静脉吻合、脾腔静脉吻合、胰腺体尾部切除保留脾脏等手术时,均须将胰尾与脾门仔细分离,有时因胰尾过大,深入到脾门处,分离有困难,亦不得不切除部分胰尾,但有胰液渗漏,有形成胰腺假性囊肿或胰瘘的危险,应注意避免。

（二）胰腺的血管

（1）胰腺的动脉供给:胰腺的动脉血供主要来源于胃十二指肠动脉、肠系膜上动脉和脾动脉。

胃十二指肠动脉发出胰十二指肠上动脉,分为胰十二指肠前上动脉和胰十二指肠后上动脉,分别组成胰十二指肠的前、后动脉弓,与相应的胰十二指肠前下和后下动脉相吻合。胰十二指肠下动脉一般来源于肠系膜上动脉,亦可与第 1 空肠动脉共干,分为前支与后支。胰头十二指肠区的血液供应非常丰富。

脾动脉发出的胰腺动脉有胰背动脉(胰上动脉)、胰横动脉(胰下动脉)、胰大动脉、分界动脉、胰尾动脉。

（2）胰腺的静脉引流:胰腺处于门静脉主要属支肠系膜上静脉和脾静脉的交汇处,胰腺静脉血根据来源于不同部位而分别汇集至有关静脉,所以,胰腺可能成为沟通脾胃区与肠系膜上静脉区静脉血流的枢纽,在生理情况下虽然并不重要,但在如门静脉高压症分流术后,可能有重要作用。例如,在远端脾肾静脉分流术后晚期,由于经过胰腺的静脉扩张,压力高的门静脉血流经胰腺流至压力低的脾静脉,左肾静脉流至下腔静脉,即所谓"胰腺虹吸(pancreatic siphon)",因而影响了该手术后期的术式选择。

胰腺头部及颈部的静脉血汇入胰十二指肠上静脉、胰十二指肠下静脉及肠系膜上静脉,胰腺体部及尾部的静脉血通过多数小静脉回流至脾静脉。

（三）胰腺的淋巴引流

胰腺有极丰富的淋巴引流,并与胆道、十二指肠、胃窦部、脾及腹膜后的淋巴引流沟通,所以在胰腺癌时,早期便常有广泛的淋巴结转移,影响手术切除的预后。胰腺的淋巴结转移首先在其邻近部,如胰腺上缘转移到上缘的淋巴结,下部则转移至下缘淋巴结,胰头部则转移至十二指肠的淋巴结。但由于胰腺内丰富的淋巴管彼此沟通的机会很多,当某处的淋巴通道被阻塞时,淋巴流可以沿迂曲的通路进行引流,甚至逆流,故实际上胰腺癌的淋巴转移尚无明确的规律,在临床上强调尽量切除更多的淋巴结,扩大胰腺癌根治术的提出旨在切除更多的淋巴结。

（四）胰管的解剖

1. 主胰管（Wirsung 管）　起于胰腺尾部,走行于胰腺实质中,贯穿胰腺的全长,其在胰腺内的位置可有一定的变化,但胰体处胰管多靠中央且偏后,在胰腺切除术时寻找和处理胰管有一定重要的作用。主胰管从左到右,通常是在 L_1 水平横行通过,胰腺内的小胰管呈直角汇入主胰管,主胰管的管腔由细变宽,管径一般为 2~3mm,在胰头部可至 3~4mm;青壮年时,主胰管管径较细,且均匀、平滑,老年时胰腺体积缩小,主胰管增宽、扭曲。正常的主胰管系统可容纳 2~3ml 的液体,因此在 ERCP 时,造影剂应控制在 3ml 以内,若注入量过多,则可使胰小管及胰腺实质也显影,造影后发生急性胰腺炎和血清淀粉酶升高。主胰管常有两个生理性狭窄:一个是主胰管与副胰管的汇接处;另一个是胰体的中部,相当于脊柱的左前方。这些生理性狭窄是否与急性胰腺炎的好发部位有关,尚不明确。

主胰管达到胰头后,转向下及向后,至相当于十二指肠大乳头的水平时,转向水平方向与胆总管的末端交接,穿入十二指肠壁,开口于大乳头,通常相当于 L_2 水平。主胰管的末端有胰管括约肌,它是 Oddi 括约肌的组成部分。

2. 副胰管(Santorini 管) 是背胰的胰管近侧部分的残余,引流胰腺的前、上部分胰液。副胰管一般较细,在主胰管的前上方向右行,开口大致位于十二指肠大乳头上方 2cm 处的副乳头。少数情况下(1%~7.7%)副胰管与肠腔不相通。副乳头的位置较靠前且较为接近幽门,当有十二指肠的慢性后壁性溃疡时,副胰管有可能开口于该处或其附近,由于炎症的关系不易辨认,若胃大部切除手术时连同溃疡一并切除,可损伤副胰管,若副胰管为主要的通道,可发生急性胰腺炎、胰瘘等严重并发症。

在发生学上,胰腺和胰管是由两个部分发生、融合而成,故主胰管与副胰管在连接上可以有多种变异,这些变异一般并不影响胰腺手术的施行。

约 10% 的人群主胰管与副胰管之间并无联系,两者分别开口于十二指肠,此种情况称为胰腺分离(pancreatic divisum),由于缺乏胰管括约肌和乳头结构,肠液反流可引起急性和慢性胰腺炎,副乳头胰管开口狭窄,亦可以成为慢性胰腺炎和慢性上腹痛的原因。

三、适应证与禁忌证

(一) 适应证

1. 凡炎症和外伤后形成的假性囊肿,应在 3~6 个月后进行手术。

2. 胰腺囊肿切除术、胰体或胰尾切除术、囊肿外引流术等的适用范围很小,并且各有缺点,除个别真性囊肿可作切除外,其他的不宜采用。

3. 胰腺囊肿内引流术 临床常用的有三种。

(1) 胰腺囊肿胃吻合术:位于胃上方、胃后方和与胃壁相贴近的囊肿,宜采取此种术式。

(2) 胰腺囊肿十二指肠吻合术:位于胰头部或囊壁与十二指肠肠壁相贴近的囊肿,宜采取此种术式。

(3) 胰腺囊肿空肠吻合术:位于网膜腔的大而膨胀性的囊肿,以及位于胰头部但又不与十二指肠壁接近的囊肿,宜采取此种术式。

(二) 禁忌证

1. 如发病时间短于 6 个月,应先行保守治疗,以免行吻合手术时囊壁太薄,使吻合口漏液。

2. 胰腺囊肿感染。

四、术前准备

1. 常规检查 术前完善血常规、血型、凝血功能、生化等各项常规检查。

2. 影像学检查 腹部超声检查、CT 检查等。

3. 抗生素应用 术前 3 天开始口服肠道抗生素。

4. 其他相关准备 术前留置胃管和尿管、洗肠,以减小胃和膀胱的体积、排净肠内积粪和积气,可帮助术中增大手术视野。

5. 纠正水和电解质失衡 胰腺囊肿内引流术操作较复杂,且此种患儿常因进食受限而营养不良。故术前应纠正水和电解质失衡,并做好输血准备。

五、手术步骤

1. 麻醉方式与体位　采用气管插管全身麻醉,患儿取仰卧位,头稍抬高(约 30°),有利于视野暴露,监视器置于患儿头侧。

2. Trocar 放置　于脐及右上腹置入 2 个 5mm Trocar,左上腹置入 2 个 5mm Trocar(图 3-13-1)。形成 CO_2 人工气腹,腹压 8~12mmHg。

3. 探查　患儿腹腔常有明显粘连,特别是大网膜与前腹壁、小肠间粘连较重。用超声刀分离切断胃结肠韧带,可在胃后壁与胰腺体部之间见到囊肿(图 3-13-2)。

4. 囊肿游离　在其最底部横行切开 3cm,内有大量血性液体。清洗囊腔后,底部相当于胰腺的体部有一陷窝,液体从中不断溢出(图 3-13-3)。

5. 空肠空肠 Roux-en-Y 吻合　首先分离空肠粘连,辨认十二指肠悬韧带,术者用抓钳提起距十二指肠悬韧带 10cm 处空肠,稍扩大脐部切口至长 1.5~2.0cm,将空肠随 Trocar 一并从中提出腹壁外。逐渐拉出远端 40cm 范围空肠。与常规开腹手术方法相同,距十二指肠悬韧带 20cm 横断空肠,封闭远端肠腔,将近端与远侧 20~30cm 处空肠行端侧吻合,将肠管送回腹腔。

6. 囊肿空肠端侧吻合　在无血管区切开结肠中动脉右侧系膜 3cm,距十二指肠悬韧带 10cm 将胰支空肠袢经结肠后隧道提至小网膜囊。在系膜缘的对侧切开空肠 3cm,与胰腺囊肿行侧侧吻合,采用 5-0 PDS 线连续缝合,缝合要确切,保持张力不高。分别使用间断缝合或连续缝合吻合前、后壁,针距 3mm、缘距 2mm 左右(图 3-13-4)。

7. 放置引流　彻底冲洗腹腔,最后从右上腹 Trocar 孔导入一硅胶引流管置于吻合口。

8. 关腹　逐渐减低腹腔压力,检查无出血后全部放出腹腔气体,去除 Trocar,缝合切口。

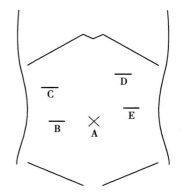

图 3-13-1　术中 Trocar 的放置位置

A 为腹腔镜,B 和 C 为术中操作孔,D 和 E 为助手操作孔。

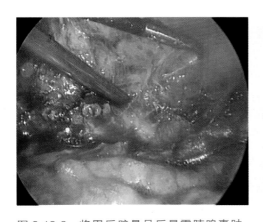

图 3-13-2　将胃后壁悬吊后暴露胰腺囊肿,术中用吸引器吸出囊内积液

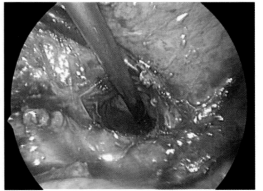

图 3-13-3　术中将囊肿游离,打开囊肿,吸出囊内积液,清洗囊肿后准备行囊肿空肠吻合

六、术中注意事项

1. 掌握和熟悉胰腺的局部解剖结构,假性囊肿使胰腺及其周围组织结构关系发生改变,手术分离囊肿时应注意解剖层次,避免损伤周围重要结构。

2. 如果远端粘连过于紧密,空肠无法从脐窝切口提出,在无血管区切开结肠中动脉右侧系膜 3cm,距十二指肠悬韧带 10cm 将空肠经此裂孔提至小网膜囊,切开小肠对系膜缘,行囊肿小肠端侧吻合。

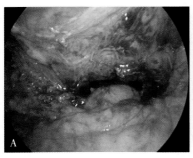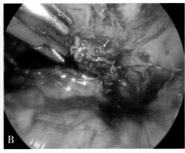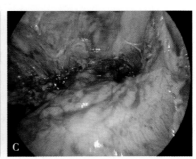

图 3-13-4　囊肿空肠吻合术

A. 吻合前;B. 吻合中;C. 吻合后。

3. 在进行 Roux-en-Y 吻合时需寻找辨认十二指肠悬韧带,以确保抓取空肠的位置正确及肠管不发生扭转,避免发生梗阻、肠管坏死。

4. 囊肠吻合时吻合口径需在 3cm 以上,边缘要整齐,留有足够的长度,剪开肠管的口径要与肝管的口径相符合,以避免狭窄和瘘的发生。

七、术后处理

1. 术后应禁食,持续胃肠减压,待肠功能恢复后停止胃肠减压,术后 2 天可下床活动,术后 3 天肠功能恢复后进食。

2. 将引流管接于床边无菌引流袋内,可靠固定,并保持通畅。每天观察、记录引流液量、颜色、清浊度。术后 2~3 天引流液量小于 30ml 后拔除。

3. 肝功能有损害者应保肝治疗,给予维生素 B$_1$、维生素 C、维生素 K 等。

4. 如出现腹痛、发热等症状,多为逆行性感染,应联合应用广谱抗生素,禁食、抑酶治疗。

八、术后并发症及处理

1. 出血　因囊壁炎症反应而形成丰富细小血管,囊液腐蚀周围大血管也可能在术中破裂造成大出血。

2. 术后胰瘘,可能发生在开展该手术的初期阶段,为了避免此并发症的发生,术中缝合要严密,连续缝合时确保缝线拉紧,不断积累经验并提高吻合技巧。术后如果引流管量大,表明瘘口大,需要开腹修补或重新吻合;如果引流量小,有自然愈合的可能。

3. 腹腔积液,一般由胰液残留、网膜炎症渗出所致,少量积液可自行吸收,较多积液超声引导下穿刺引流多可治愈,若为持续胰瘘所致,应手术修补。

（李　龙）

推荐阅读资料

［1］CHIU B,LOPOO J,SUPERINA R A. Longitudinal pancreaticojejunostomy and selective biliary diversion for chronic pancreatitis in children. J Pediatr Surg,2006,41(5):946-949.

［2］DULUCQ J L,WINTRINGER P,MAHAJNA A. Laparoscopic pancreaticoduodenectomy for benign and malignant diseases. Surg Endosc,2006,20(7):1045-1050.

［3］GAGNER M,POMP A. Laparoscopic pancreatic resection:is it worthwhile? J Gastrointest Surg,1997,1(1):20-25.

［4］KHALED Y S,AMMORI M B,AMMORI B J. Laparoscopic lateral pancreaticojejunostomy for chronic pancreatitis:a case report and review of the literature. Sug Laparosc Endosc Percutan Tech,2011,21(1):e36-e40.

［5］KURIAN M S,GAGNER M. Laparoscopic side-to-side pancreaticojejunostomy (Partington-Rochelle) for chronic pancreatitis. J Hepatobiliary Pancreat Surg,1999,6(4):382-386.

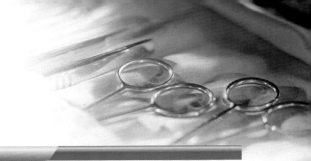

第十四章
腹腔镜胰腺次全切除术

一、概述

腹腔镜下儿童胰腺次全切除术主要用于先天性高胰岛素血症引起的婴幼儿持续性低血糖症的手术治疗。由于胰腺次全切除术可切除 80% 以上的胰腺组织,可能致胰腺内分泌和外分泌的严重不足,故应该尽量避免在儿童期合并其他疾病时进行类似手术。

婴儿持续性高胰岛素性低血糖(PHHI)又称先天性高胰岛素血症(congenital hyperinsulinism of infancy,CHI)。一般来说 PHHI 有两种主要类型:弥漫型(60%~70%)和局灶型(30%~40%)。两者都与 KATP 通路基因的突变有关,弥漫型与 *ABCC8* 和 *KCNJ11* 基因的隐性纯合子或复合杂合子的突变有关,而局灶型则与 *Katp* 基因父系遗传突变至杂合性缺失有关。因此也有学者称 PHHI 为 KATP 型高胰岛素血症(KATP-HI)。术前区分类型尤其是局灶型还需精确定位。^{18}F-L-3,4- 左旋多巴可特异性地被病灶吸收,在国外已经成功发展了 ^{18}F-L-DOPA PET/CT 技术,可较好地辅助判断,已经成为诊断和定位 PHHI 的常规手段,但其准确率仅约 70%。国外有文献认为如果检测到 *ABCC8* 和 *KCNJ11* 基因突变,即可认为是弥漫型病变,可替代 PET/CT 检查,但只有 40%~45% 的病例相关基因检查为阳性结果。

二、相关解剖

胰腺尾部常位于脾门下方,胆道常位于门静脉右侧,胰十二指肠动脉前支的后方。脾静脉行走在胰腺背面。脾动脉在胰腺上方。胆总管走行在胰头的背面。

一般来说,对于弥漫型病变需行胰腺次全切,切除 95% 以上的胰腺组织(图 3-14-1)。对于局灶型病变,则根据病灶部位切除相应胰腺组织(图 3-14-2)。

三、适应证与禁忌证

外科手术指征需从严掌握,指征为内科诊断明确,正规治疗 1 月以上疗效不佳或对二氮嗪不能耐受,需持续高渗糖水输注并需胰高血糖素治疗的患儿方考虑手术。

禁忌证方面,笔者认为由于低血糖在新生儿科中是一种常见情况,其中短暂的 PHHI 还可由母亲糖尿病、围产期窒息、小于胎龄等因素引起。故这些情况应该被视为禁忌证。

四、术前准备

1. 中心静脉置管　方便在术前、术中及术后定时监测血糖。
2. 预防性应用抗生素　可用氟氯西林、庆大霉素和头孢类。用来预防脓毒症,因为患儿常因血循环中葡萄糖水平高而导致皮下组织脂肪含量增高。

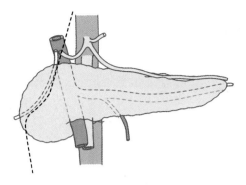

图 3-14-1　胰腺次全切除术范围

虚线为胰腺 95% 切除线,保留胆总管周围和十二指肠边缘间的胰腺组织。

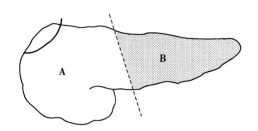

图 3-14-2　局灶型病变切除范围

常以肠系膜上静脉为界线,A 为胰头、钩突部和颈部病灶切除范围,需行胰空肠吻合;B 为胰体、尾部病灶切除范围,行胰腺远端切除术。

3. 其他　术前 3 天停用除葡萄糖以外的药物,以减少影响术中病理的病灶形态的可能。

五、手术步骤

1. 体位　患儿仰卧,以蛙式位置于手术台末端,头低足高。

术者站于手术台末端,腔镜助手站于左侧,洗手护士站于右侧。监视器置于头侧。

2. 手术方式　三孔法:第 1 个 Trocar 可采用开放的手术方式经脐置入,一般可用 10mm Trocar,大口径 Trocar 有利于活检标本和切除物的取出。置入 5mm 30° 腹腔镜。CO_2 注气压力 8mmHg,流量 2L/min。脐旁两侧可以分别置入 5mm Trocar 和 3.5mm Trocar。左侧置入 5mm Trocar 是为方便超声刀的使用。3 个 Trocar 可平行放置。

3. 操作步骤

(1) 弥漫型 PHHI

1) 用超声刀或电钩分离胃结肠网膜,打开小网膜囊。

2) 剑突下做牵引缝线,将胃后壁向上牵起暴露胰腺(图 3-14-3)。也可在剑突下穿刺置入另一 Trocar 放置 Nathanson 牵引器或抓钳帮助暴露。患儿头高足低位,以重力防止肠道的干扰。

3) 打开胰腺上下包膜后,先将胰尾部提起,将胰尾自脾门处游离,逐渐分离附着的脾血管。胰腺的游离自胰尾开始向胰体、胰头逐步进行。需注意,直接钳夹胰腺组织常易导致胰腺破碎,故也可与胰尾用一缝线牵引(图 3-14-4)。

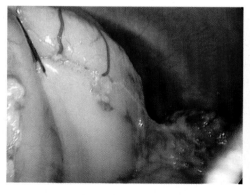

图 3-14-3　游离胰尾、胰体和胰头

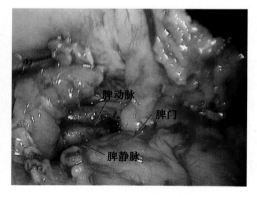

图 3-14-4　胰尾区细小血管

4）脾动静脉有多根短小血管进入胰腺，分离时需注意止血，可使用 3mm 电钩，并调高电凝设置有利于保护脾血管（图 3-14-5）。这些血管常是导致术中出血的主要原因，故在腹腔镜下仔细解剖和电凝止血尤为重要。一旦因为这些血管出血，可先用无损伤抓钳轻柔地夹住，再行止血措施。

5）切除胰尾送快速冰冻病理，以明确是否为弥漫型 PHHI。在病理结果出来前应暂停进一步胰腺分离。胰尾的切除可用超声刀进行（图 3-14-6），可避免出血和对深部组织的破坏。切除标本通过 10mm Trocar 取出。病理确认后，方可进一步进行胰腺切除手术。

6）自胰尾部切缘继续分离脾血管，脾静脉的走行位置有时在胰腺背侧形成一凹槽，此时需向上将胰腺翻起，逐渐仔细分离（图 3-14-7）。有学者推荐在胰尾切缘再作牵引缝线，然后每 2cm 节段性切除胰腺，并重复缝线，有利于分离并保护脾血管。

7）分离门静脉和胰腺时需注意肠系膜上静脉与脾静脉交会处（图 3-14-8），避免出血。由于胰腺和门静脉间无血管交通，同时有一定的空间，故分离常较易。

8）胰头游离可由十二指肠和胰腺上缘分离开始，通常在门静脉左侧分离、电凝、切断胰十二指肠动脉前支，在其深面可找到胆总管到达胰腺上缘的部分。然后游离胰头下缘与十二指肠水平部，将胰腺钩突提起，将钩突自肠系膜上静脉后方游离（图 3-14-9）。进一步分离胰头和十二指肠后可将胰头翻起，暴露胆道走行（图 3-14-10）。

9）用超声刀切除胰颈、胰体和钩突及部分胰头，完成胰腺次全切。保留胆道及其内侧胰腺组织（图 3-14-11），达 95% 切除率。超声刀切除的创面不需缝合。

10）吸尽腹腔内渗液，创面可置 1 根负压吸引引流管（有文献报道可不放置引流），自左侧穿刺孔引出。取出标本，去除各 Trocar，3-0 可吸收线关闭脐部切口，5-0 可吸收线缝合各切口皮肤。

（2）局灶型 PHHI 腹腔镜手术：由于局灶型 PHHI 只需切除局部病变就可达治愈的效果，故病灶定

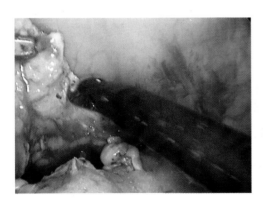

图 3-14-5 电凝胰尾区细小血管

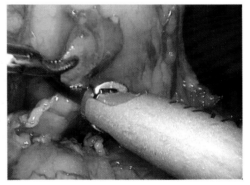

图 3-14-6 超声刀进一步离断胰尾

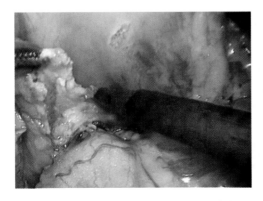

图 3-14-7 胰腺上翻，进一步分离和电凝

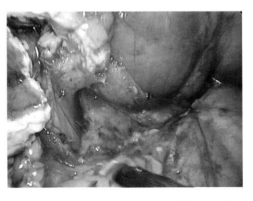

图 3-14-8 暴露肠系膜上静脉与脾静脉交会处

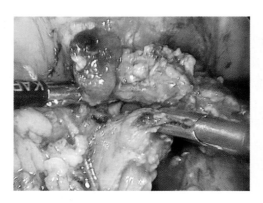

图 3-14-9　自肠系膜上静脉后方游离胰腺钩突

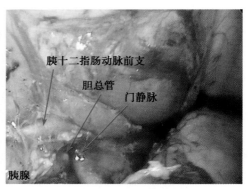

图 3-14-10　翻起胰头,暴露胆道走行

位十分重要。术前联合基因分析的 ^{18}F 多巴 PET/CT 可较好地显示病灶。但需注意 PET/CT 的准确率约为 70%。胰头部位的病变需切除病灶及其周围正常组织,需行胰空肠吻合,以保证远端胰腺的引流。胰尾的病变则切除远端胰腺即可。

　　局灶型 PHHI 的腹腔镜切除腹部的手术路径同前所述。在胰腺表面探查寻找病灶位置,但很少有病灶能在表面被发现(有学者报道能发现的病例 <10%)。局灶型 PHHI 的病灶常位于胰腺实质深部。故术中冰冻病理检查尤为重要,术中检查结果可明确以下三种情况:①病灶已被完整切除;②病灶未完整切除;③只见正常胰腺组织,提示病灶尚未切除。

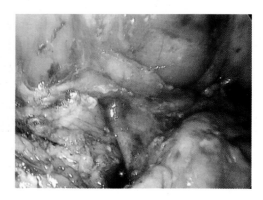

图 3-14-11　完成次全切,保留胆道及其内侧胰腺组织

　　1) 位于胰头和胰颈部病灶的处理:依据 PET/CT 扫描(图 3-14-12)提示的病灶位置横断胰腺,一般可沿胰腺上下缘打开包膜,找到肠系膜上静脉,沿其左侧横断,注意保护脾动静脉。然后提起断面向头端分离,解剖出门静脉、肠系膜上静脉、胰腺钩突,达胆总管右缘。使用超声刀切除胰头。

　　远端的胰体断端可游离约 0.5cm,但应避免过多分离,以保护血管。采用胰 - 空肠 Roux-Y 吻合以重建远端胰腺引流。Y 臂通过结肠后穿过,可用 5-0 Prolens 线分别将胰腺后缘和前缘与空肠作间断缝合(图 3-14-13)。

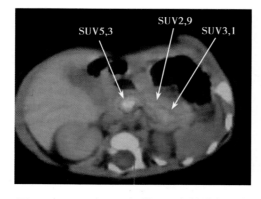

图 3-14-12　PET/CT 扫描显示病灶横断胰腺
SUV. 标准化摄取值。

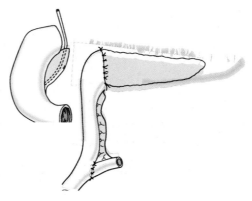

图 3-14-13　胰 - 空肠 Roux-Y 吻合以重建远端胰腺引流示意图

2）病灶在胰体和胰尾的处理（图 3-14-14~ 图 3-14-17）：采用同前叙述的方法游离胰腺远端，自胰尾部向近端游离，包括整个病灶，超声刀横断胰腺，注意冰冻病理报告有足够的切缘，并证实病灶完整切除。

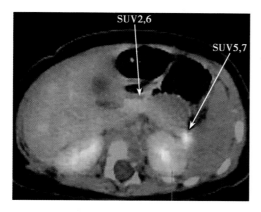

图 3-14-14 PET/CT 提示胰尾部局灶型病变
SUV. 标准化摄取值。

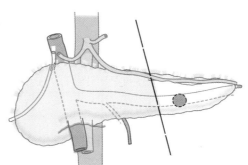

图 3-14-15 切除范围示意图

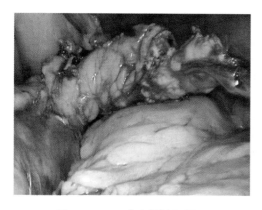

图 3-14-16 术中见胰尾肥厚

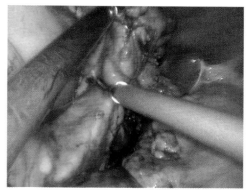

图 3-14-17 超声刀切除胰尾

六、术中注意事项

相比开腹手术，腹腔镜手术行胰腺次全切是安全有效的，手术时间、术后恢复时间、住院时间均短于开腹手术，但术后血糖控制略逊于开腹手术。腹腔镜手术对术者的手术技巧掌握有较高要求。有以下事项需要注意。

1. 腔镜下手术可自脾门处开始分离胰尾。

2. 胰尾活检可用超声刀进行，待冰冻病理报告结果出来后，再行切除。

3. 胰腺短血管来自脾血管，常是出血原因，需用电钩逐一电凝切断。

4. 脾血管常嵌于胰腺背侧，分离时需注意保护。

5. 由于胰腺钩突常被包绕于肠系膜上静脉后方，直接分离有一定困难，可先分离胰腺头部和十二指肠水平部，逐步将钩突部牵引出来，然后逐渐分离其后方的悬韧带至完全分离。

6. 对于胆道的暴露，可沿胰头上缘分离十二指肠，切断胰十二指肠动脉的前支后即可，将胰头和钩突翻起后即可判断胆道走向，沿其外侧分别切除胰体和胰腺钩突部。

七、术后处理

1. 尽早进食。

2. 因胃轻瘫而致的呕吐一般不超过 2 天。

3. 定时监测血糖,静脉注射足够的葡萄糖以维持正常血糖水平。一般说来,术中及术后短期,因手术刺激,患儿处于应激反应状态,血糖常可偏高,有时应输注胰岛素以维持正常血糖水平。一般手术 2 天以后,根据血糖变化,逐渐调整胰岛素和葡萄糖用量。

4. 病灶清除后,静脉注射葡萄糖可逐渐减少。

5. 引流管可在渗出减少后拔除。

6. 术后 3~5 天可行超声检查明确有无积液或胰腺假性囊肿。

八、术后并发症及处理

文献报道,胰腺次全切除术并发症发生率约 21%,近期并发症包括持续性低血糖(23%)、出血、脾损伤、胆管损伤(15%)、胰腺假性囊肿等,远期并发症包括低血糖复发(58%)、糖尿病(56%)及胰腺外分泌功能不足(37%)等。对于腹腔镜手术来说,因切除范围不足而导致的术后持续性低血糖可达 67%。笔者经验,出血和胆道梗阻是较易发生的并发症。出血一般来自对脾血管及其属支,手术时需小心处理。而对于胆道梗阻来说,对胰头创面的缝合处理者 25% 发生梗阻,可能是创面对合缝合使前方的胆道受到压迫,导致压力增高所致,在不缝合创面的患儿中未发生,提示超声刀处理的胰头创面不需缝合。总之腹腔镜相关的近期并发症只要积极处理,仍可取得满意结果。

(董岿然)

推荐阅读资料

［1］ADZICK N S,DE LEON D D,STATES L J,et al. Surgical treatment of congenital hyperinsulinism:results from 500 pancreatectomies in neonates and children. J Pediatr Surg,2019,54(1):27-32.

［2］JOHN C M,AGARWAL P,GOVINDARAJULU S,et al. Congenital hyperinsulinism:diagnostic and management challenges in a developing country:case report. Ann Pediatr Endocrinol Metab,2017,22(4):272-275.

［3］SCOTT ADZICK N. Surgical treatment of congenital hyperinsulinism. Semin Pediatr Surg,2020,29(3):150924.

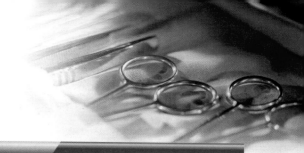

第十五章
腹腔镜胰管空肠吻合术

一、概述

胰管扩张在儿童中较少发生,是胰管梗阻的重要病理表现之一,发生的主要原因多是由于胰管结石(蛋白栓)等导致胰液流出不畅所致,若不经手术治疗,最终可导致胰腺内、外分泌功能不全。早期诊断及手术治疗可以有效减轻症状,防止胰腺内、外分泌功能不全,而腹腔镜下胰管空肠吻合术是治疗胰管扩张的有效方法之一。

(一) 临床表现

患儿应有长期的反复上腹痛,腹痛发作时有胰淀粉酶显著升高等慢性胰腺炎病史。部分病例有胰腺内、外分泌功能不全的表现。

(二) 治疗原则

腹腔镜胰管空肠吻合术治疗原则是解除小儿胰管梗阻,减轻症状;预防胰腺炎、胰腺功能不全等。

二、相关解剖

同本篇第十三章。

三、适应证与禁忌证

(一) 适应证

梗阻性胰管扩张,反复发作胰腺炎,伴有胰管结石。患儿有长期的反复上腹痛,腹痛发作时有胰淀粉酶显著升高病史。

(二) 禁忌证

全身状况差不能耐受手术;腹腔广泛粘连不适宜腹腔镜手术;胰腺急性炎症。

四、术前准备

1. 常规检查
(1) 胰腺功能:胰岛素水平检测、血糖水平检测;胰淀粉酶检测等胰腺内、外分泌功能检查。
(2) 影像学检查:胰腺、肝胆系统超声,胰腺 CT(图 3-15-1)、MRCP(图 3-15-2)、ERCP 等。
2. 抗生素应用　术前有感染表现者先行控制感染,待炎症控制后可进行胰管空肠吻合术。对无感染者术前 3 天开始口服肠道抗生素。
3. 其他相关准备　术前留置胃管和尿管、洗肠,以减小胃和膀胱的体积、排净肠内积粪和积气,可帮助术中增大手术视野。

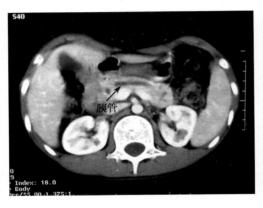

图 3-15-1　术前 CT 显示胰管扩张明显

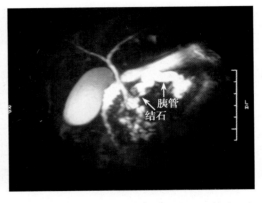

图 3-15-2　术前 MRCP 显示胰管全程扩充,胰管近端见充盈缺损,考虑胰管结石可能

五、手术步骤

1. 麻醉方式与体位　采用气管插管全身麻醉,患者取仰卧位,头稍抬高(约 30°),有利于手术视野暴露,监视器置于患儿头侧。

2. 放置 Trocar　首先于脐及右上腹置入 2 个 5mm Trocar,左上腹置入 1 个 3mm Trocar(图 3-15-3)。腹压 8~12mmHg。

3. 胆道造影　在腹腔镜引导下,用抓钳钳抓胆囊底并将其由肋缘下穿刺通道提至腹腔外,切开胆囊底置入 6~8F 橡胶管,经管注入 38% 泛影葡胺行胆道造影,准确了解胆道系统和胰管系统情况,有无胰胆管汇流异常等情况,评估手术难度,进一步确定手术方案。

4. 暴露胰腺　镜下用超声刀(或电刀)分离切断胃结肠韧带,将胃后壁悬吊在前腹壁暴露胰腺。

5. 胰腺造影　游离胰腺的前壁,结合术前影像学检查、术中造影情况选择胰腺相应部位进行穿刺造影,显示扩张胰管(图 3-15-4)。

6. 游离切开扩张胰管　游离暴露胰管扩张段胰腺,在胰管扩张部纵形切开胰管,可见内有清亮的胰液流出。进一步将胰管自扩张部向近端切开,有时发现近端胰管内有蛋白栓(图 3-15-5),将其清除。

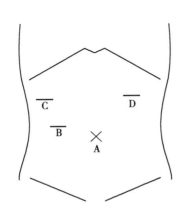

图 3-15-3　术中 Trocar 的放置位置

A 孔放置腹腔镜,B 和 C 为术者操作孔,D 为助手操作孔。

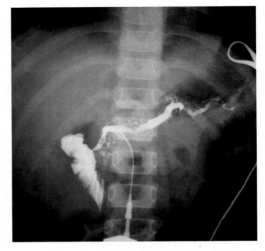

图 3-15-4　术中行胰管穿刺造影示胰管扩张明显,胰管充盈缺损

7. **空肠空肠 Roux-en-Y 吻合**　首先辨认十二指肠悬韧带,术者用抓钳提起距十二指肠悬韧带 20cm 处空肠,稍扩大脐部切口至长 1.5~2.0cm,将空肠随 Trocar 一并提出腹壁外。逐渐拉出远端 40cm 长的空肠。与常规开腹手术方法相同,距十二指肠悬韧带 15~20cm 处横断空肠,缝闭远端肠腔,将近端与远侧 15~20cm 处空肠行端侧吻合,将肠管送回腹腔。

8. **胰管空肠侧侧吻合**　切开结肠中动脉左侧无血管区的腹膜,分离成直径 3cm 的隧道。将胰支空肠襻经结肠后隧道上提至小网膜囊,切开胰支空肠对系膜缘(切口长度与胰管切开长度相等),用 5-0 PDS 线连续缝合吻合前、后壁,将其与胰管行侧侧吻合,针距 3mm、缘距 2mm(图 3-15-6)。

9. **放置引流**　彻底冲洗腹腔,最后从右上腹 Trocar 孔导入 1 根硅胶引流管置于小网膜囊内。

10. **关腹**　逐渐减低腹腔压力,检查无出血后全部放出腹腔气体,取出 Trocar,缝合切口。

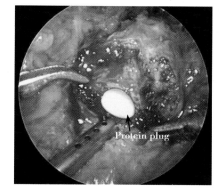

图 3-15-5　术中切开胰管后见胰管内蛋白栓

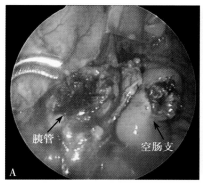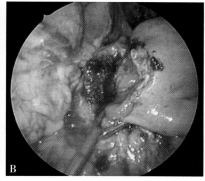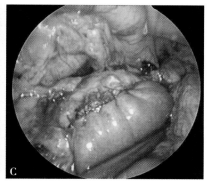

图 3-15-6　胰管空肠吻合术
A.吻合前;B.吻合中;C.吻合后。

六、术中注意事项

1. 掌握和熟悉胰腺及其周围组织器官的解剖结构,手术分离时应注意解剖层次,避免损伤胃、结肠、脾静脉等重要结构。

2. 术中胆道造影明确胆道情况,有无胰胆管汇流异常及壶腹梗阻;术中胰腺穿刺造影明确胰管扩张和胰管结石部位。

3. 胰管结石必须彻底清除,否则胰管梗阻和胰腺炎继续存在。

七、术后处理

1. 术后应禁食,持续胃肠减压,待胃肠功能恢复后停止胃肠减压,术后 2 天可下床活动,术后 3 天肠功能恢复后进食。

2. 将引流管接于床边无菌引流袋内,可靠固定,并保持通畅。每天观察、记录引流量、颜色、清浊度。术后 2~3 日引流液量小于 30ml 后拔除。

3. 为减少胰瘘发生,术后 3 天给予奥曲肽抑制胰酶分泌治疗。

八、术后并发症及处理

术后并发症常见的为胰瘘。为了避免此并发症的发生,术中缝合要严密,不断积累经验,提高吻合技术。小的胰瘘通过胃肠减压、通畅引流、抑制胰腺分泌及胰酶活性等多可自愈。如不能自愈需手术修补。

(李　龙)

推荐阅读资料

［1］ESPOSITO C,DE LAGAUSIE P,ESCOLINO M,et al. Laparoscopic resection of pancreatic tumors in children:results of a multicentric survey. J Laparoendosc Adv Surg Tech A,2017,27(5):533-538.

［2］RICHARDS M K,CLIFTON M S. Minimally invasive surgery of the pancreas:a narrative review of current practice. Transl Gastroenterol Hepatol,2021,6:38.

［3］SHAH A A,PETROSYAN M,KANE T D. Lateral pancreaticojejunostomy for chronic pancreatitis and pancreatic ductal dilation in children. J Laparoendosc Adv Surg Tech A,2018,28(11):1397-1402.

［4］ARORA A,AGARWAL P,BAGDI R,et al. Laparoscopic puestow procedure for chronic pancreatitis in children. J Indian Assoc Pediatr Surg,2020,25(1):55-57.

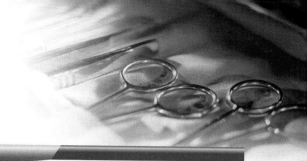

第 十 六 章
腹腔镜下胰腺坏死组织清除及引流术

一、概述

由于胰腺位于胃后方、腹膜后间隙内,部位较深,不易暴露,使腹腔镜胰腺手术有一定的难度,因此腹腔镜胰腺手术与其他腹腔镜手术相比开展较晚,儿童胰腺手术开展更晚,手术种类也较少。

急性胰腺炎多可通过保守治疗痊愈,仅20%左右患者最终需进行坏死组织清除术。因胰腺坏死组织清除术手术风险、术后并发症发生率与病死率均很高,手术适应证、手术方式仍存在争议。多数学者认为对于胰腺坏死和坏死后感染,可行腹腔镜探查和坏死组织清除术。

胰腺假性囊肿多为胰腺外伤或急性胰腺炎后并发症。目前的处理方法包括超声或放射线引导下的经皮引流、内镜经胃引流等,但都有一定的并发症,如出血、胰外瘘、穿刺孔感染及复发等,因而手术治疗仍是胰腺假性囊肿治疗的重要手段。在胰腺外伤后假性囊肿形成早期,如腹部症状、体征持续加重,囊肿有持续增大趋势,而此时囊壁又还未完全形成不宜进行内引流,可在腹腔镜下行坏死组织清除及外引流术。

因此,目前认为,腹腔镜下胰腺坏死组织清除及引流术适用于儿童急性坏死性胰腺炎合并感染和胰腺外伤假性囊肿形成早期。

二、适应证与禁忌证

(一)适应证

1. 急性胰腺炎出现弥漫性腹膜炎。
2. 胰腺假性囊肿形成早期,腹部症状、体征持续加重,囊肿有持续增大趋势。
3. 胰腺外伤后弥漫性腹膜炎。

(二)禁忌证

一般情况差,重要脏器功能不全,难以耐受腹腔镜手术。

三、术前准备

1. 纠正水、电解质及酸碱平衡紊乱,严重的患儿应输血。
2. 如有休克症状,积极抗休克处理,或抗休克治疗的同时行手术治疗。
3. 控制感染。
4. 胃肠减压。
5. 手术仪器包括腹腔镜、光源、图像存储采集系统和图像摄像显示系统;普通腹腔镜手术器械包括 Trocar、电钩、腔镜抓钳、分离钳、剪刀、腔镜持针器、腹腔镜吸引器和超声刀。

四、手术步骤

(一) 麻醉、体位及切口设计

1. 麻醉　采用气管插管或喉罩全身麻醉。

2. 体位　仰卧位,头高足低。

3. 切口　3 个 Trocar 位置:术者站于患儿右侧,右锁骨中线肋缘下 3cm 及脐右侧旁开 3cm 放置 Trocar;术者站于患儿左侧,右锁骨中线肋缘下 3cm 及左腹直肌外侧肋缘下 3cm 放置 Trocar。

(二) 操作步骤(以胰腺外伤、弥漫性腹膜炎为例)

1. 腹腔镜探查胰腺及其周围关系,了解坏死组织病变情况,网膜组织有白色或浅黄色片状脂肪坏死病灶,腹腔大量混浊渗出液(图 3-16-1)。

2. 在炎症明显处用吸引器分开胃结肠韧带,用吸引器分离可以减少手术操作对胰腺的损伤,又可在分离的同时吸出渗液及坏死组织(图 3-16-2)。

3. 用吸引器清除坏死皂化组织(图 3-16-3)。

4. 在横结肠上方找到胰腺肿胀隆起部位即为胰腺病变组织(图 3-16-4)。

5. 清理完坏死组织并局部冲洗,吸净冲洗液后,网膜腔内放置引流管(图 3-16-5)。

6. 患儿头高足低位数分钟后,吸净腹腔渗液,陶氏腔另放置 1 根引流管(图 3-16-6)。

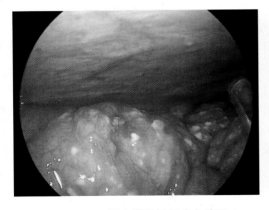

图 3-16-1　探查网膜组织病变情况

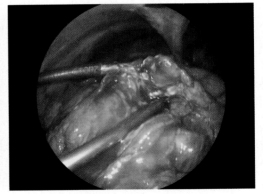

图 3-16-2　用吸引器分开胃结肠韧带

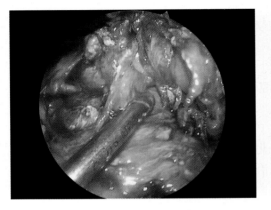

图 3-16-3　清除坏死皂化组织

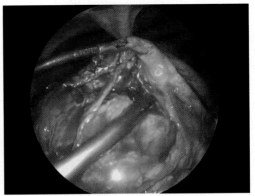

图 3-16-4　找到胰腺病变部位

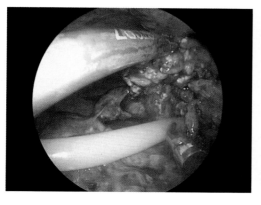

图 3-16-5　在胰腺病变部位网膜囊内放置引流管

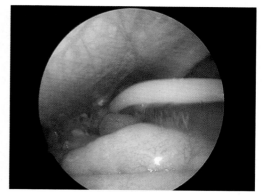

图 3-16-6　陶氏腔放置引流管

五、术中注意事项

1. 外伤后或严重胰腺炎时胰腺被膜水肿,用吸引器即可分开。

2. 分离坏死胰腺组织,尽量不要损伤正常组织。充分引流即可,不要伤及胰腺深层组织,避免损伤主胰管或副胰管。

3. 胰腺周围坏死组织用吸引器清除,不采用切割方法切除,以免增加胰腺损伤,加重胰瘘。

4. 胰腺局部肿胀即为外伤表现,其损伤可能在后壁或下部,完全暴露损伤部位可能会加重胰腺组织的损伤,找到损伤部位即可放置引流管。

六、术后处理

1. 半坐卧位,持续胃肠减压,禁食、禁水。

2. 补充液体和电解质,纠正酸碱平衡紊乱。

3. 抗生素控制感染。

3. 静脉营养,成分输血支持治疗。

4. 生长抑素:奥曲肽 0.1mg 皮下注射,每 6 小时 1 次,至症状缓解,血淀粉酶下降后改为每 8 小时 1 次,并逐渐停用。

七、术后并发症即处理

1. 胰瘘　术后常见的并发症是胰瘘。对于胰瘘的预防,可在患儿腹膜炎体征消失,网膜腔内引流出液体少于 5~10ml/d,血淀粉酶下降后,逐渐减少奥曲肽的使用次数。引流液少于 2~3ml/d,且彩色多普勒超声显示胰腺周围无积液时,即可停止使用奥曲肽。

2. 腹腔残余感染　根据药敏试验使用有效抗生素。

（卞红强）

推荐阅读资料

[1] 雷若庆,张圣道.胰腺坏死感染的手术指征、时机和方式选择.中国实用外科杂志,2003,23(9):518-520.

[2] 王春友.重症急性胰腺炎手术时机选择的个体化问题.中华普通外科杂志,2003,18(6):325-326.

[3] 赵玉沛,陈革.手术在重症急性胰腺炎治疗中的地位.中国实用外科杂志,2003,23(9):517-518.

[4] AMMORI B J. Laparoscopic transgastric pancreatic necrosectomy for infected pancreatic necrosis. Surg Endosc,2002,16(9):1362.

[5] BRADLEY E L 3rd. A clinically based classification system for acute pancreatitis. Summary of the International Symposium on Acute Pancreatitis, Atlanta, Ga, September 11 through 13, 1992. Arch Surg, 1993, 128 (5): 586-590.

[6] VIDYARTHI G, STEINBERG S. Endoscopic management of pancreatic pseudocysts. Surg Clin North Am, 2001, 81 (2): 405-10, xii.

[7] ZHU J F, FAN X H, ZHANG X H. Laparoscopic treatment of severe acute pancreatitis. Surg Endosc, 2001, 15 (2): 146-148.

第十七章
腹腔镜下门静脉高压症贲门周围血管断流术

一、概述

小儿门静脉高压症(portal hypertension)临床表现与成人相似,均以脾大、脾功能亢进、食管静脉曲张破裂出血和腹水为主要症状。虽然门静脉高压症都是由于门静脉系统的梗阻和高动力循环状态引起,但其发病原因与成人不同;成人绝大多数属肝内型,主要是肝硬化的结果;而小儿肝外型比例可占半数以上,多由于先天性门静脉海绵样变性及各种原因所致的门静脉血栓性静脉炎导致梗阻引起。尽管病因不同,但在疾病发展过程中危及患者生命的仍是食管静脉曲张破裂出血。因此,对小儿门静脉高压症的治疗重点也是防治食管静脉曲张破裂出血。

食管胃底静脉曲张出血的治疗在过去几十年已有重大改变。自 20 世纪 40 年代包括急症和择期非选择性分流手术由于患者肝性脑病使生活质量明显下降而逐渐放弃;内镜硬化治疗或套扎已被普遍接受,并作为急性出血期治疗的首选,然而,作为长期确切治疗的价值还不统一。Warren 选择性远端脾肾分流由于术后在门静脉和肠系膜间及胃脾间逐渐形成新的静脉侧支循环,但失去了保持肝脏血流灌注作用。因此,非分流性手术控制静脉曲张出血包括急症和择期处理被临床使用。

1967 年,Hassab 报道了一种减轻胃食管充血和脾切除的技术;1973 年,Sugiura 描述了经胸食管血管离断、食管横断再吻合和经腹食管胃周围血管离断联合脾切除。小儿门静脉高压症与成人一样,内镜下硬化或套扎也已成为治疗食管胃底静脉曲张出血的首选方法,但随着年龄的增长,一部分患儿因持续门静脉高压而发展成进行性脾大和全血细胞减少,巨脾并发严重脾功能亢进会引起腹痛、鼻出血、进食受限甚至生长发育迟缓等严重并发症。内镜治疗既不能降低门静脉压力和解决脾功能亢进,也不能缓解上述严重并发症。因此,针对这些严重并发症仍需要更复杂的手术如脾切除和贲门周围血管离断。近年来,由于腹腔镜技术的进步使腹腔镜下完成食管胃周围血管离断成为可能。

Hassab 手术是经典的胃食管周围血管离断术(图 3-17-1),然而,杨镇等通过对食管贲门区的血管解剖研究,对此术式进行了一些改进,主张保留食管旁静脉的选择性贲门周围血管离断术(图 3-17-2)。

选择性贲门周围血管离断术是一种有效、安全、合理的手术方式。"有效"是指断流彻底,该术式紧贴下段食管壁和胃底贲门区的肌层外面,逐一离断所有进入下段食管壁和胃底贲门区的各支穿支血管,因而可完全彻底地消除形成食管胃底静脉曲张的反常血流,不仅能即刻控制出血,还可避免复发出血和远期再出血。"安全"是指手术的创伤小,由于仅离断胃冠状静脉通向下段食管壁和胃底贲门区胃壁的穿支血管,不需花费时间和精力去分离、解剖、离断食管旁曲张的静脉丛,以及在胰腺上缘离断胃左动静脉的主干,因而简化了手术的操作步骤,提高了手术的安全性。"合理"是指保留食管旁静脉丛,因而在一定程度上可维持门静脉向奇静脉的门体自发分流,降低门静脉压力,避免再次形成食管胃底静脉曲张,并有利于胃的静脉回流,可防止形成和加重门静脉高压性胃黏膜病变。

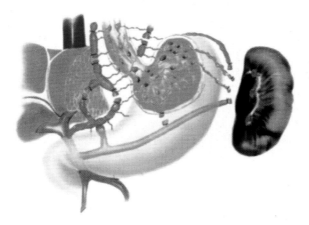

图 3-17-1　非选择性贲门周围血管离断术

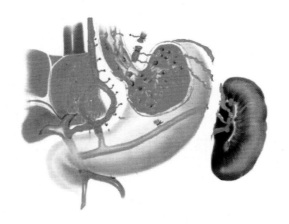

图 3-17-2　选择性贲门周围血管离断术

二、相关解剖

门静脉是腹腔内器官最大的回流静脉,它收集胃、肠、胰、脾、胆道等的血液汇入肝脏,是肝脏血供的主要来源,占入肝总血量的 70%~75%。门静脉走行于肝十二指肠韧带两层腹膜之间,位于胆总管与肝动脉后方。其长度和直径因年龄而异。在肝门部分为左、右支分别进入肝脏左、右叶。

(一)门静脉的特点

1. 门静脉与一般静脉不同,其始末两端均为毛细血管,开始于胃、肠、脾、胰、胆道等器官的毛细血管网,汇集成门静脉主干后进入肝脏,终止于肝脏的毛细血管网,即肝小叶内的肝窦。

2. 门静脉系统内无静脉瓣,故其中的血液在门静脉高压症时可以产生逆流。

3. 门静脉系统与腔静脉系统间存在广泛的侧支吻合,当门静脉压力增高时侧支开放形成侧支循环,由于门静脉与腔静脉间存在压差,致使门静脉血液部分流入腔静脉系统(图 3-17-3)。

(二)门静脉的主要属支

门静脉由肠系膜上静脉、肠系膜下静脉、脾静脉、胃左静脉、胃右静脉等汇合而成。

1. 肠系膜上静脉　由胃网膜右静脉、胰十二指肠下静脉、小肠静脉、回结肠静脉、中结肠静脉、右结肠静脉等汇合而成。在肠系膜上动脉的右侧与之伴行,经肠系膜根部上行,经胰颈部后方与脾静脉汇合形成门静脉主干。

2. 肠系膜下静脉　由左结肠静脉、乙状结肠静脉、直肠上静脉汇合而成。乙状结肠静脉与左结肠静脉汇合后沿后腹膜深面十二指肠悬韧带的左侧上行汇入脾静脉,少数汇入肠系膜上静脉。

3. 脾静脉　由 2~6 条脾静脉分支汇合而成。脾静脉分支类型有集中型和分散型两种。集中型占 30%,脾静脉距脾门 0.6~2cm 分成脾叶静脉,脾静脉主干相对较长,脾叶静脉较短,管径较粗,支数较少,进入脾门范围比较集中;分散型约占 70%,脾静脉距脾门 2.1~6cm 分为脾叶静脉,脾静脉主干相对较短,脾叶静脉较细长,进入脾脏的范围较分散。脾静脉在其起始部接纳胃短静脉、胃网膜左静脉的血液,形成一条脾静脉主干,与脾动脉伴行在胰腺的后方向右走行,在近胰颈部与肠系膜上静脉汇合形成门静脉。沿途接纳肠系膜下静脉及来自胰腺的细小静脉。此外,脾静脉还可以接受胃后静脉的血液,胃后静脉自胃体后壁经胃膈韧带下行汇入脾静脉或其分支。门静脉高压时胃后静脉内血液逆流是造成食管胃底静脉曲张及出血的主要原因之一。国内有报道胃后静脉出现率在 60% 以上,因此在施行断流术时不可遗漏该静脉的结扎。

4. 胃左静脉(胃冠状静脉)　接收来自胃小弯胃支的血液后在贲门右侧转向右下方,在其转向右

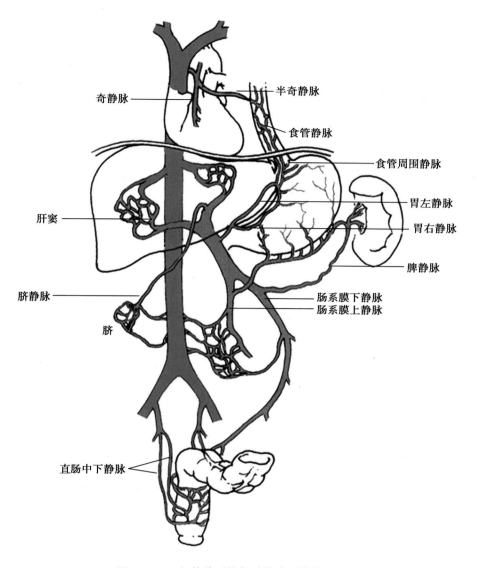

奇静脉

半奇静脉

食管静脉

食管周围静脉

胃左静脉

胃右静脉

肝窦

脾静脉

脐静脉

肠系膜下静脉

肠系膜上静脉

脐

直肠中下静脉

图 3-17-3 门静脉系统与腔静脉系统的交通

下方处又接收来自高位食管支(食管旁静脉)的血液,形成冠状静脉干,51.2% 汇入门静脉,40.1% 汇入脾静脉,其余 8.7% 汇入门静脉、脾静脉交界处。

5. 胃右静脉 胃右静脉位于幽门小弯侧,与同名动脉伴行。该静脉汇入门静脉,与胃左静脉间有吻合支。

(三) 贲门周围血管离断术的应用解剖

食管胃底静脉曲张破裂出血的部位大多数位于食管下端 3~5cm。胃食管壁的静脉分为三层,分别为上皮下浅静脉丛、深固有层(黏膜下层)静脉丛和食管旁静脉丛(图 3-17-4)。穿支静脉将这三层静脉丛连接在一起。正常情况下在胃食管黏膜连结处上方 2~3cm 的穿支静脉血流方向是向外的。门静脉高压症时,穿支静脉扩张且瓣膜关闭不全,部分血流可逆向回流,重度门静脉高压症时,穿支静脉的瓣膜关闭不全,使奇静脉和门静脉内的血液反流入高压和充盈的深固有层静脉(曲张静脉),它最终接受来自门静脉和奇静脉的双重静脉血。呼吸、咳嗽和呕吐等情况可增加食管胃连结处的压力,加剧血流动力学紊乱,在食管胃连接处形成一个压力高而且极易波动、充血、扩张、浅表和易破裂的静脉系统。

241

胃食管周围静脉主要有胃左静脉、胃后静脉、胃短静脉和左膈下静脉四组血管相互交通。

1. 胃左静脉 分胃支、食管支和高位食管支。

（1）胃支较细，伴行于胃右动脉，紧沿着胃小弯行走，分出数支进入胃壁。实际上胃支就是胃右静脉，左侧段收纳胃底分支静脉和贲门分支静脉，右侧段汇入胃右静脉，形成一弓状血管。

（2）食管支较粗，下段伴行于胃左动脉，又称食管旁静脉，实际上就是胃左静脉主干，位于胃胰皱襞中（胃胰皱襞是胃左静脉的解剖学标志，该襞是由胃小弯靠近贲门侧至胰腺上缘弧形的后腹壁腹膜皱襞）。胃左静脉的一端多在胰体上缘注入脾静脉或门静脉，另一端在贲门下方和胃支汇合而进入胃底和食管下段。

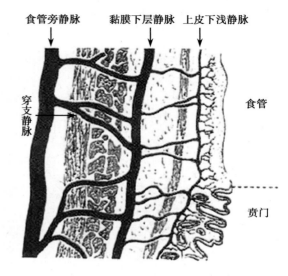

图 3-17-4 食管贲门区的静脉分布

（3）高位食管支源自胃冠状静脉的凸起部，沿食管下段右后侧向上走行，于贲门上方 3~4cm 或更高处进入食管肌层，并发出数支小分支（穿支静脉），垂直进入贲门和食管下段。高位食管支的直径一般为 0.5~0.8cm，迂曲附着在贲门周围和食管下段。门静脉高压症时胃左静脉明显增粗迂曲，发出多支分支静脉，分布于右侧食管壁的周围，形成食管旁静脉丛。食管旁静脉、胃短静脉与奇静脉、半奇静脉的属支在食管下段相互吻合成静脉丛。门静脉血经此吻合大量流入上腔静脉，与胸腔食管周围静脉丛相连，然后汇入奇静脉。

2. 胃后静脉 门静脉高压症时，胃后静脉亦是造成食管胃底静脉曲张及出血的主要血管之一。胃后静脉位于贲门后方胃膈韧带网膜囊的后壁，一般起始于胃底后壁，偏小弯侧，主要收集胃底后壁的静脉血，汇入脾静脉。胃后静脉多为 1 支，汇入脾静脉中 1/3 段，少数有 2 支分别汇入脾静脉和脾静脉上极支。将胃向上翻起暴露胃底后壁，于胃膈韧带内可找到胃后静脉。

3. 胃短静脉 位于脾胃韧带内，有 2~6 支，收纳胃底大弯侧的静脉，回流汇入脾静脉上、中属支。

4. 左膈下静脉 起自膈肌，可单支或分支进入胃底或食管下段左侧肌层，管径为 3~5mm。

胃食管肌层外的侧支血管相互连接呈网络状，并与食管周围的侧支血管相通。穿支静脉是门静脉高压症时胃食管壁特有的血管结构，胃食管肌层外的侧支血管通过它进入黏膜下层，从而形成食管胃底静脉曲张。胃在腹膜后亦有广泛的侧支循环。因此，胃曲张静脉破裂可发生严重出血。鉴于上述四组侧支血管在胃底贲门区的浆膜内外相互连接，故只有完全游离出食管下段至少 4~6cm 和近半胃，才能达到完全、彻底的断流。

三、适应证与禁忌证

（一）适应证

1. 肝内型门静脉高压症。反复食管静脉曲张破裂出血并有脾功能亢进，一般状况较好，肝功能符合 Child 分级 A、B 或中华医学会外科分会门静脉高压症肝功能分级标准 I 级、II 级。

2. 肝前型门静脉高压症并有食管静脉曲张破裂反复出血，不适合内镜套扎治疗或效果差，一般状况较好但不适合做分流手术。

3. 急性食管静脉曲张破裂大出血保守治疗无效，在及时补充血容量的同时行紧急贲门周围血管离断术。

（二）禁忌证

1. 患儿情况差，合并腹水、黄疸或已有肝性脑病不能耐受气腹。

2. 已行脾切除、贲门周围血管离断术后再出血。

四、术前准备

1. 全面体格检查,了解心、肝、肺功能情况。

2. 彩色多普勒超声检查脾脏大小、脾血管走行、分支类型及与胰腺的关系。

3. 有条件者应进行 MRI 检查或螺旋 CT 脾门静脉成像,以了解门静脉及其分支情况,确定肝内、外梗阻类型,并了解胃底贲门周围血管曲张情况(图 3-17-5)。

4. 配血及进行输血准备。

5. 因患儿有食管静脉曲张,术前禁食但不放置胃管,待麻醉诱导后再置鼻胃管。

6. 由于小儿身高、体重范围跨度大,应选择合适型号的手术器械和腹腔镜,最好配备超声刀或 LigaSure。另外,可选用 Endo-GIA、血管结扎夹、圆形钉合吻合器等。手术仪器包括腹腔镜、光源、图像摄像显示系统和图像采集储存系统;腹腔镜手术器械包括 Trocar 及标本袋、电钩、电铲、腔镜无损伤抓钳、腔镜弯分离钳、腔镜剪刀和腔镜推结器;机械分割及缝合器械包括超声刀或 LigaSure、施夹钳或连发钛夹钳、Hem-o-lok 及合成夹、线性切割钉合器(Endo-GIA)和圆形钉合吻合器。

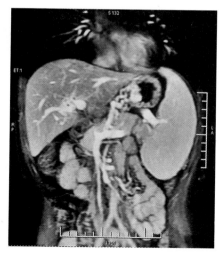

图 3-17-5 门静脉系统成像

五、手术步骤

1. 麻醉和体位 气管插管、静脉复合麻醉。患儿头高仰卧,将其左季肋部垫高,两腿分开。监视器置于患儿头侧,术者站于患儿两腿之间。

2. 建立气腹、放置 Trocar 采用四孔技术,脐环右侧切开穿刺 Veress 针建立 CO_2 气腹,压力控制在 10~12mmHg,穿刺置入第 1 个 10mm Trocar 放入腹腔镜;左中下腹、剑突下和中上腹分别穿刺置入 3 个 5mm Trocar。

3. 脾切除术 切除脾脏可减少门静脉血流的 20%~40%,同时离断胃短静脉,是断流术的重要组成部分。腹腔探查后抬起脾下极,超声刀切断脾结肠韧带和部分脾胃韧带,向右侧牵开胃大弯暴露脾门;如在胰腺上缘容易分离暴露脾动脉,则先予以结扎或夹闭脾动脉主干(图 3-17-6),使淤血肿大的脾脏缩小,如脾蒂血管在胰腺后走行则用超声刀紧贴脾门将胰尾剥离后再分离脾动脉结扎。对于集中型脾蒂血管主干游离至少 2cm,近端粗丝线双重结扎、远端单次结扎后离断;对于分散型脾蒂血管先双重结扎脾蒂主干后再分别结扎脾脏下极和上极血管并于分叉处离断。断开脾蒂后,超声刀继续离断脾胃韧带和胃短血管。最后切断脾肾韧带和脾膈韧带,切下脾脏暂推至左髂窝。

4. 贲门周围血管选择性离断 脾切除即已离断胃短血管,然后推开肝左叶暴露膈食管区,牵拉胃大弯侧胃壁,离断左膈下静脉和胃后动静脉(图 3-17-7);再将胃后壁向右侧上翻切开胃胰皱襞暴露胃左静脉的胃支(图 3-17-8),结扎、离断胃左静脉的胃支和进入胃壁的分支(图 3-17-9),注意保留胃左静脉主干。将胃复位向左下方牵拉,切开食管贲门区的前浆膜,紧贴食管贲门右侧壁离断胃左静脉和食管旁静脉发出的穿支静脉及伴行的胃左动脉分支,保留胃左静脉及延续的食管旁静脉的完整性(图 3-17-10)。至少游离食管下段 4~6cm 和贲门胃底近半个胃(图 3-17-11)。

5. 取出脾脏、放置引流 将标本袋折叠成烟卷状由脐环 Trocar 送入腹内,展开标本袋将脾脏装入,暂时取下 Trocar,扩大脐环戳孔提出袋口,伸入手指搅碎脾脏,逐块取出脾组织。重新放置 Trocar 固定,再建气腹,冲洗吸引,检查脾窝及贲门周围有无活动性出血,创面喷涂止血胶,由左侧腹戳孔导入引流管放置左膈下区固定,最后将大网膜覆盖脾床,关闭戳孔、术毕。

6. 食管下段横断钉合吻合术 选择性胃食管周围血管离断手术仅适用于胃冠状静脉走行清晰

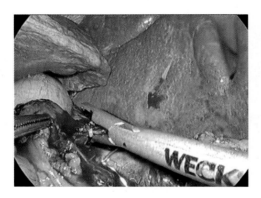

图 3-17-6 首先夹闭脾动脉

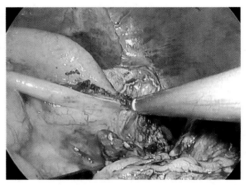

图 3-17-7 超声刀凝切离断胃后血管

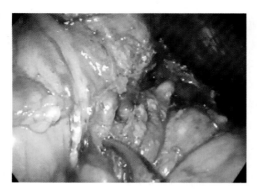

图 3-17-8 切开胃胰皱襞暴露胃穿支静脉

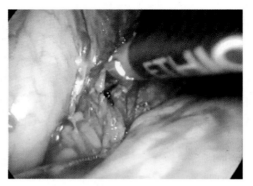

图 3-17-9 结扎离断穿支静脉

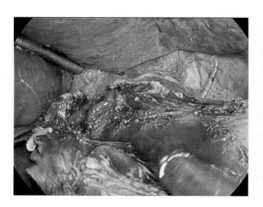

图 3-17-10 保留食管旁静脉的分流

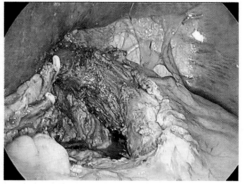

图 3-17-11 裸化食管下段、贲门和胃底

可辨且食管旁静脉和贲门食管壁容易分离者。如果食管旁静脉的主干与食管贲门区周围的曲张静脉丛难以解剖分离，应放弃保留食管旁静脉的操作，实施传统的贲门周围血管离断加食管下段横断钉合吻合术，即在胃冠状静脉的起始部予以结扎离断，确保阻断食管胃底曲张静脉的反常血流，从而控制其可能致命的大出血；然后，沿胃底、贲门和食管下段超声刀裸化游离，在胃体前壁切开 2cm，经腹壁主操作孔扩大放入直径 21mm 圆形钉合器，由胃体前壁切口送入食管下段，距贲门食管交界处以上 2cm 结扎钉合吻合切除食管下段 2cm 左右，彻底离断食管壁内的曲张静脉（图 3-17-12）。

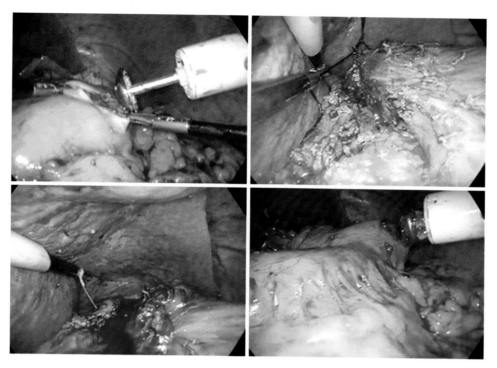

图 3-17-12　食管下段离断钉合吻合

六、术中注意事项

1. 离断贲门周围血管　在操作时要循序渐进,切勿过快,离断血管凝固不彻底发生出血会导致被迫中转开腹。可根据术中具体情况交替、配合进行,先处理易于暴露的血管,在胃底贲门区的逐步离断过程中,手术视野亦随之扩大,有利于寻找高位食管支和胃后静脉,一旦发生术中出血,亦易发现出血点。超声刀对直径 3mm 以下的血管可直接凝切离断,如血管直径超过 3mm 需要分离结扎后再离断。

2. 静脉损伤出血　贲门周围血管离断术要求离断来自食管、贲门周围的各条静脉。对于门静脉高压症患儿,这些静脉均有不同程度的扩张、迂曲,且静脉壁薄,再加上腹膜后水肿在分离过程中稍有不慎会造成血管损伤、破裂出血,有时形成大血肿。故在手术时应先看清静脉走行,根据其解剖部位逐一结扎离断。即便是不慎损伤出血,沿静脉走向钳夹即可达到止血的目的。

3. 迷走神经损伤　胃的迷走神经有左、右两干。右迷走神经干(后干)沿食管的后侧穿食管裂孔入腹腔再分出较小的胃支和较大的腹腔支,分布于幽门以外胃的后方。左侧迷走神经干(前干)于食管前方穿膈肌入腹腔分布于胃前壁。在行静脉高位食管支离断时,由于其位置较高且隐蔽,故必须在切开膈下食管前浆膜将食管游离,用一条纱布带将贲门向下牵拉,再沿食管右后侧作钝性分离,才可暴露。因此,在剥离过程中,如两侧神经干损伤可造成胃排空障碍,甚至潴留。发生双侧迷走神经干损伤应同时作幽门成形术。

4. 损伤胃壁　在游离凝切胃冠状静脉的胃支、食管支等穿支静脉,特别是处理胃短血管时需要紧靠胃壁凝切离断,否则有可能因热辐射造成胃壁损伤。若胃壁坏死,术后有形成胃穿孔的可能,造成弥漫性腹膜炎而危及生命。故在凝切穿支静脉时必须明确胃壁,需要缝扎止血时缝针不可穿透胃腔。如因胃短血管过短必须累及部分胃壁才能夹闭离断血管时,则在离断血管后将该处胃壁作一层浆肌层缝合包埋,以防形成胃瘘。

七、术后处理

1. 严密监测体温、呼吸、血压、脉搏等生命体征变化。测定血红蛋白、红细胞、血小板变化。
2. 观察胃管引流物内容,特别注意术后有无血液引出。待胃肠功能恢复后可拔除胃管。
3. 禁食,由静脉给液并输入抗生素,待胃肠功能恢复后由口进食。
4. 详细记录和观察腹腔引流液体量、性质。如引流物不多,术后 48~72 小时可拔除引流管。

八、术后并发症及处理

1. 腹腔内出血　可由于脾周围韧带血管凝切不确切、结扎夹或线结脱落所致,亦可由于贲门周围侧支循环迂曲增多,广泛分离后渗血所致。严重出血者可出现贫血、血压下降、休克等表现,腹腔引流管有血液流出。严重出血者应再次手术止血。为防止术后出血,术中应牢固结扎或凝固每支血管。广泛渗血者除全身应用止血药物外,局部可用止血材料压迫止血。手术结束前一定要详细再检查有无活动性出血。

2. 膈下感染　术后由于腹腔内渗血、渗液,或胃壁切开离断食管下段吻合时胃内容物的污染,术后可发生膈下积液和继发感染。此外,分离脾门粘连时胰腺损伤,胰液外溢对周围组织的侵蚀作用,更促使炎症发生。有膈下感染者表现为术后高热,胸部 X 线检查可见膈肌运动减弱。超声检查可见膈下有积液。早期可采用超声引导下穿刺引流,如无效可再手术引流,同时联合应用抗生素。

3. 胃穿孔腹膜炎　由于凝切分离贲门周围血管可造成胃壁损伤。发生胃穿孔后可有腹痛、发热、腹肌紧张及腹腔引流量增多且有胃内容物等病征。如腹腔引流管通畅、超声检查示腹腔内积液不多,腹部体征局限且逐渐减轻,可加大抗生素用量并密切观察。若引流管已拔除,腹腔渗出物潴留多,全腹体征加重应再次手术,行胃穿孔修补及腹腔引流术。

4. 复发消化道出血　选择性贲门周围血管离断术只离断食管下段、贲门和胃底浆肌层外面的穿支静脉,但食管贲门部黏膜下曲张的血管仍存在,只是暂时张力减低、血流量减少。进食硬、带刺、粗糙食物和刺激性食物,口服水杨酸类药物,以及情绪激动等因素仍可诱发急性胃黏膜病变出血,因此,术后应指导患儿及家属做好防止各种诱发出血的因素,一旦发生出血应首先行保守疗法。若胃镜检查仍有食管胃底静脉曲张,可内镜辅助下套扎治疗。

(李索林)

推荐阅读资料

[1] 李索林,左长增,于增文,等. 内结扎法腹腔镜巨脾切除联合选择性贲门周围血管离断术. 中国微创外科杂志,2007,7(1):20-22.

[2] 王果,李振东. 小儿外科手术学. 2 版. 北京:人民卫生出版社,2010.

[3] 杨镇. 选择性贲门周围血管离断术. 临床外科杂志,2004,12(7):393-394.

[4] 朱安东,刁守志,郝彬,等. 手助腹腔镜下脾切除及贲门周围血管离断术的应用研究. 中国微创外科杂志,2005,5(11):884-885.

[5] Helmy A,Salama I A,Schwaitzberg S D. Laparoscopic esophagogastric devascularization in bleeding varices. Surg Endosc,2003,17(10):1614-1619.

[6] LI S L,LI Y C,XU W L,et al. Laparoscopic splenectomy and periesophagogastric devascularization with endoligature for portal hypertension in children. J Laparoendosc Adv Surg Tech,2009,19(4):545-550.

[7] SUBHASIS R C,RAJIV C,KUMAR S A,et al. Surgical treatment of massive splenomegaly and severe hypersplenism secondary to extrahepatic portal venous obstruction in children. Surg Today,2007,37(1):19-23.

[8] YESILDAG E,EMIR H,TEKANT G,et al. Esophageal variceal bleeding secondary to portal hypertension:endoscopic sclerotherapy as the first-step treatment. J Laparoendosc Adv Surg Tech A,2002,12(3):199-202.

第十八章
腹腔镜下肾上腺肿瘤切除术

一、概述

自 1992 年首次采用腹腔镜技术切除肾上腺以来,腹腔镜肾上腺切除术已成为治疗肾上腺疾病的首选术式。与传统开放手术相比,腹腔镜手术切除肾上腺肿瘤具有视野暴露较好、出血少、恢复快、伤口美观等优点。对于双侧肾上腺疾病术中需保留部分肾上腺腺体的情况下,腹腔镜手术的优势更加突出。随着小儿外科腹腔镜技术经验的不断积累,腹腔镜技术切除小儿肾上腺肿瘤已逐渐得到推广。但是,腹腔镜手术切除肾上腺肿瘤也有其局限性,如果肾上腺肿瘤浸润周围脏器(尤其包裹下腔静脉),腹腔镜下要完成肿瘤切除及局灶淋巴结清扫会很困难,手术风险很高。

对于有腹腔镜手术指征的患儿,手术可采用经腹腔或经后腹腔入路,二者各有优势,选择何种途径尚存争议。经腹腔入路因操作空间大,容易辨认肾上腺静脉,为目前小儿肾上腺手术的主要方式。经后腹腔入路分离肾上腺更容易,对腹腔干扰更小,但操作空间有限。国内张旭等总结认为后腹腔入路手术效果优于经腹腔入路。笔者认为,对于儿童患者而言,后腹腔操作空间小,经腹腔入路更有优势。尤其采用单孔腹腔镜及机器人腹腔镜技术情况下,经腹腔入路优势可能更明显。对于初期开展该手术的医师,建议采用经腹腔入路。

二、相关解剖

肾上腺位于肾脏上方,与肾脏之间有脂肪组织相隔,与肾脏一起被包绕在肾脂肪囊内。右侧肾上腺呈三角形,左侧呈半月形。每个肾上腺的后部有肾上腺门,静脉和淋巴管经肾上腺门出肾上腺,而动脉和神经则经多处进入肾上腺。肾上腺动脉包括起自膈下动脉的肾上腺上动脉、起自腹主动脉的肾上腺中动脉及起自肾动脉的肾上腺下动脉(图 3-18-1)。右肾上腺静脉多为一支直接汇入下腔静脉,

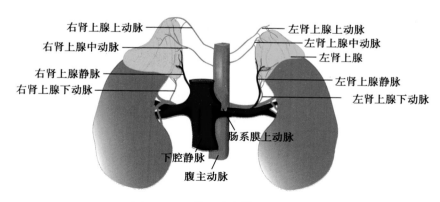

图 3-18-1　肾上腺血管解剖示意图

变异情况下可发出两支静脉汇入下腔静脉；左肾上腺静脉直接汇入左肾静脉，变异时左肾上腺静脉发出一个分支汇入膈下静脉。

三、适应证与禁忌证

1. 适应证 嗜铬细胞瘤、肾上腺腺瘤、神经节细胞瘤、肾上腺偶发瘤。
2. 禁忌证 巨大肿瘤（直径 >8cm）、已确诊的肾上腺癌、既往肾脏手术史。

四、术前准备

1. 超声、增强 CT 和 / 或 MRI 是所有怀疑肾上腺疾病的患儿必须进行的基本检查。以上检查手段可以提供病变的大小、囊实性及血供情况，明确病变与周围组织器官关系，明确包块是否包裹下腔静脉、肠系膜上动脉和静脉，是否浸润肾脏、胰腺等。以上重要信息将决定腹腔镜是否适用并有助于手术风险评估。

2. 对于高度怀疑嗜铬细胞瘤的患儿，充分的术前准备是减小手术风险、避免死亡的关键。检测及观察的指标包括卧立位血压、体重、血糖、血气及电解质，每 2 周复查尿儿茶酚胺。对于持续性高血压患儿，可逐渐增加酚苄明剂量，根据血压变化调整药物使用量。若患儿卧位心率持续大于 120 次 /min 或有室上性心律失常时，在已使用 α 受体拮抗剂的情况下，可考虑使用 β 受体拮抗滞剂（如普萘洛尔）。药物准备时间以 2~4 周为宜，一般根据血压等变化而定。经过积极的术前准备，当患儿血压控制大致正常，高代谢症状改善或消失，如出汗减少，体重增加，血糖等代谢紊乱纠正、血容量恢复，末梢循环改善、原有直立性低血压减轻，提示术前准备就绪。

3. 原发性醛固酮增多症患儿的主要表现是难治性低钾血症，而这与心律失常密切相关，因此在术前必须加以纠正。

4. 预防性使用抗生素。常选用第一代头孢菌素（如头孢唑啉），于术前 1 小时静脉滴注。

5. 术前特殊器械准备。Ligsure 血管闭合系统（图 3-18-2）可用于分离肿瘤与周围组织。其优点是可闭合直径 7mm 以上的血管，减少术中出血，并且组织粘连和焦痂少、热传导范围小。

超声刀（图 3-18-3）具有分离、电凝、切割功能，是最为常用的分离肿瘤与周围组织的专用器械。其优点是切割精确、有可控制的凝血作用、组织热损伤小，便于在重要器官附近分离。

Hem-o-lok（图 3-18-4）用于夹闭肾上腺动脉和静脉。

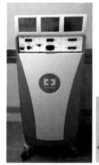
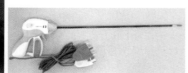

图 3-18-2 Ligsure 血管闭合系统

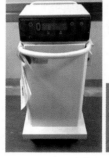
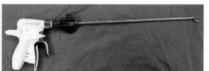

图 3-18-3 超声刀

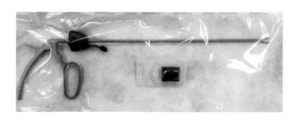

图 3-18-4 Ham-o-lok

五、手术步骤

（一）经腹腔腹腔镜左侧肾上腺肿瘤切除术

1. 全身麻醉诱导成功后,患儿仰卧,适度垫高其下肋缘以抬高患侧,常规消毒铺巾。

2. 监视器和腹腔镜设备置于术者和助手对面,术者和助手站于健侧肾同侧,洗手护士站于患儿足侧(图3-18-5)。

3. 建立一个观察镜通道和两个操作通道,穿刺点位置见图3-18-6。于脐孔切口将Veress针插入腹腔。充气完毕,拔除Veress针,于脐孔切口置入5mm Trocar作为观察镜通道。在剑突与脐部中点处及下腹部置入3mm或5mm Trocar作为操作通道,必要时脐部放置第4个Trocar为辅助操作通道。

4. 暴露肾上极及肿瘤。用超声刀或电钩切断结肠脾曲(图3-18-7),小心移开位于肾脏表面的肠管,切开肾上极处的后腹膜。分离周围组织充分暴露和扩大手术空间。

5. 离断肾上腺血管。因肿瘤内侧邻近下腔静脉、腹主动脉、肠系膜上动脉,肿瘤贴近其上方的胰腺,且肿瘤供血血管往往在此处更丰富,为保护好重要组织器官及减少术中出血,首先应从肿瘤内侧开始分离。用分离钳与超声刀或Ligsure交替进行分离。须沿肿瘤包膜与结缔组织间的间隙进行剥离(图3-18-8),钝性剥离并轻柔推进,需警惕肿瘤表面结缔组织中走行的肾上腺血管。将肾上腺血管充分暴露后,用止血夹夹闭,并用超声刀或Ligsure离断(图3-18-9)。肿瘤内侧分离完成后,可游离肿瘤下部并夹闭、离断肿瘤下极血管(图3-18-10)。此时可将肿瘤下极向上方提起,以便游离横断肿瘤上方血管。处理嗜铬细胞瘤时,宜先将肾上腺静脉结扎,以减小血压波动。

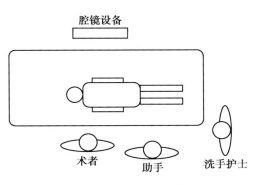

图3-18-5　术中站位

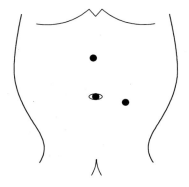

图3-18-6　Trocar穿刺点

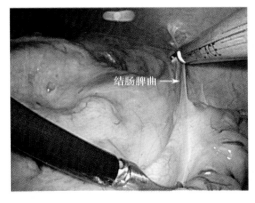

图3-18-7　超声刀切断结肠脾曲

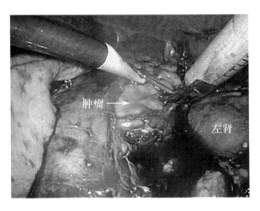

图3-18-8　沿肿瘤包膜表面间隙进行剥离

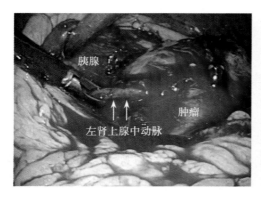

图 3-18-9　游离左肾上腺中动脉

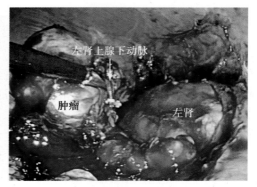

图 3-18-10　游离左肾上腺下动脉

6. 切除肾上腺肿瘤。肾上腺肿瘤的供血血管被完全离断后，利用超声刀离断所有余下纤维连接组织(图 3-18-11)，随即完整切除肿瘤(图 3-18-12)。将肾上腺肿瘤装入标本袋并通过观察镜通道取出，必要时可适当扩大切口。

7. 右侧肾上腺肿瘤切除方法基本同前。由于左、右侧肾上腺部位的解剖差异，为充分暴露右侧肾上腺肿瘤，需先将肝肾韧带离断，以便将肝右叶向前方提起。另有粗短的肾上腺静脉直接汇入下腔静脉，在分离、辨认和结扎这些短血管时需更加仔细。

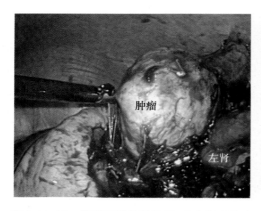

图 3-18-11　离断纤维连接组织，完全游离肿瘤

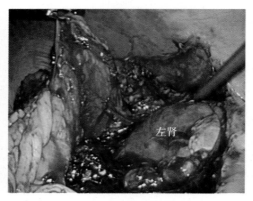

图 3-18-12　肿瘤被完整切除

(二) 经后腹腔腹腔镜肾上腺肿瘤切除术

1. 全身麻醉诱导成功后，患儿取健侧卧位，抬高腰桥，常规消毒铺巾。穿刺点位置见图 3-18-13。

2. 建立腹膜后间隙。球囊有商业制造和自制两种。自制球囊既廉价又实用，是将手术手套剪去 5 个手指并用 4 号丝线结扎，然后插入 12F 普通尿管并用丝线双重结扎而成。在髂嵴上方切开皮下各层至腰背筋膜下，伸入示指将腹膜前推，置入球囊并用注射器将气体经导管注入，气体量需根据患儿体型决定，一般注入 100~300ml。保持球囊扩张约 5 分钟，以达到止血的目的。最后放出气体，拔除球囊。

3. 建立通道。从球囊置入孔置入 Trocar 作为观察镜通道，用 4 号丝线缝合关闭切口，避免漏气。注入 CO_2 气体，气体压力控制在 10~12mmHg。依次在腋后线、腋前线与肋下缘交界处放置 2 个 5mm Trocar 作为操作通道。

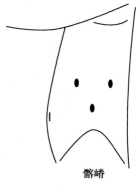

髂嵴

图 3-18-13　经后腹腔入路穿刺点

4. 暴露肾脏。用电刀剪开 Gerota 筋膜即可见肾周脂肪,分离周围组织以扩大手术空间。Gerota 筋膜为一层紧贴腰大肌上方的白色筋膜,较易与腹膜区分,术中需轻柔操作勿伤及腹膜。

5. 分离肾上腺。在肾脏背侧向肾上极钝性分离,用超声刀切开肾上极处肾周脂肪囊,可以看见位于肾上极内侧的肾上腺。

6. 离断肾上腺血管的方法基本同经腹腔肾上腺肿瘤切除术。紧贴肾上腺腺体内侧游离,充分暴露肾上腺血管后,用止血夹夹闭血管,并用超声刀离断。

7. 肾上腺肿瘤完全游离后,将肿瘤装入标本袋并通过观察镜通道取出。

(三) 单孔后腹腔镜肾上腺切除术

单孔后腹腔镜肾上腺切除术(SARA)是一项需要特殊训练的高度专业化的技术。目前已证实该技术可安全、有效地用于良性肾上腺包块的患儿。SARA 平均手术时间明显长于传统手术,但是住院时间较短。

六、术中注意事项

1. 手术总原则　沿肾上腺肿瘤包膜与结缔组织间的间隙进行剥离,最大限度减少出血。手术成功的关键是手术开始时即从肾上腺肿瘤内侧分离、辨认和结扎肾上腺血管。

2. 肾上腺嗜铬细胞瘤　在手术时患儿可能发生血流动力学不稳定。术中需要麻醉医生将血压控制在正常范围,减少因高血压导致手术区域渗血,影响肿瘤或肾上腺血管暴露。早期结扎肾上腺静脉可减少由于儿茶酚胺释放引起的血流动力学紊乱。

3. 肾上腺功能不全　与嗜铬细胞瘤患儿不同,分泌醛固酮(Conn's 综合征)或皮质醇(库欣综合征)的肾上腺肿瘤患儿并不会出现典型的术中血流动力学不稳定。但是为了预防单侧或双侧肾上腺切除术后即刻发生的肾上腺功能不全而导致的低血压,在切除肾上腺后要静脉给予氢化可的松(50~100mg)。当患儿恢复进食后,可调整为口服氢化可的松。

4. 血管受累　若肿瘤紧靠或侵入下腔静脉,则在术中或术后有发生潜在致命性出血的风险。可采用通过扩大右肋下缘切口进腹的开放性手术方式,该术式有利于在下腔静脉受损或血管受累时迅速接近和控制下腔静脉。同时有利于下腔静脉和 / 或肝脏受累时完整切除肿瘤。

5. 肿瘤包膜破裂　在术中处理肿瘤包膜时有发生破裂的风险。但是术中必须保持包膜的完整以防止肿瘤细胞溢出。因此,充分地暴露并对肿瘤及其周围结构进行仔细解剖分离是切除的最佳策略。肿瘤的完整切除常需要连同周围的结构进行整块切除,这在开放手术中看得最清楚。复发性肿瘤常与周围的结构和器官有粘连,建议进行开放手术。

6. 血管的分离　部分肿瘤的生长改变了肾上腺血管解剖位置,甚至难以辨认肿瘤及肾上腺血管,建议采用超声刀或 Ligsure 分离切割组织。

7. 术中大出血　是最严重的并发症。术中出血可能是不慎损伤肾上腺动脉和静脉或腔静脉,或止血夹从肾上腺动脉和静脉滑脱所致。如果手术开始即直接分离肾上腺而未充分暴露肾上腺血管,或未能沿肿瘤包膜与结缔组织间的间隙进行剥离,由于解剖层次不清易导致下腔静脉、肾静脉或肠系膜上动脉等大血管损伤。分离肿瘤时切勿使用暴力,大多数情况下,可用止血夹夹闭出血血管,保持手术视野清晰。对于难以控制的出血需要中转开放手术来结扎受损血管。

8. 器官损伤　由于肾上腺位置隐蔽,邻近脏器多,分离肿瘤时可能损伤肾、胰腺、肝、十二指肠等器官。对于肠管的损伤,为避免污染腹腔,应开腹手术修补。对于实质脏器的损伤,可经腹腔镜下或开腹手术修补。术中勿用超声刀头接触肠管、胆囊、肝脏等,以免造成热损伤。

9. 球囊充气　对于经腹膜后手术的患儿,当球囊充气太快或球囊太大超过其极限张力时可造成球囊破裂。发生该情况时,须将球囊的破裂残片全部清除。

10. 引流　肾上腺切除术后不需要常规放置引流。但是若怀疑腹膜后淋巴漏或创面较大、渗血较多时(尤其是嗜铬细胞瘤)放置引流是有意义的。

七、术后处理

1. 密切监测生命体征变化情况。对于嗜铬细胞瘤患儿,严格控制其血压,勿使血压过低或过高,血压过低将导致脏器循环灌注不足。具体治疗措施与传统开放手术相同。

2. 密切观察是否有活动性出血。

3. 术后静脉使用抗生素 2 天,48 小时后拔除肾周引流管。

八、术后并发症及处理

1. 术后出血　腹腔镜手术损伤小,即使有出血也容易被发现。但是由于术中气腹使后腹腔压力高,可以使压力小的血管闭合,当腹腔压力解除后可出现继发性出血。所以对引流液和伤口渗出液的量及性质的观察十分重要,如果引流液增多,颜色鲜红,应考虑有活动性出血,需及时处理。采取制动、给予止血药物等措施。尤其是嗜铬细胞瘤患儿,术中使用超声刀或 Ligsure 切割血管,术后血压控制不稳定,高血压可致切割的小血管开放,出现大出血。因此,术后应密切观察引流管出血量,如果出血持续增加,血红蛋白持续下降,建议尽早手术结扎出血血管。为避免术后出现大出血,建议术中尽量对肾上腺血管丝线结扎,或采用 Ham-o-lok 夹闭血管。

2. 术后腹膜后血肿或积液　如前所述,若术中对血管处理不当或当腹腔压力解除后出现的继发性出血均可聚积于腹膜后狭小空间而导致腹膜后血肿。若术者对局部解剖不熟悉,可致术中组织损伤过多。当肿瘤靠近肾上腺内侧,分离瘤体粘连时,对周围伴行的淋巴管破坏过多,可造成淋巴瘘。应保持腹膜后引流管通畅,密切观察引流液情况,及时作相应处理。

3. 术后低血压　嗜铬细胞瘤所分泌的大量肾上腺素与去甲肾上腺素使整个血管床长期处于收缩状态,当肿瘤切除后血管床突然松弛扩张,可导致恶性低血压而危及生命。因此,术前、术中及术后补充足够的全血、血浆及生理盐水等至关重要,可避免发生休克。

4. 术后低血糖　除围手术期禁食可导致患儿低血糖以外,更应注意当具有内分泌功能的肾上腺皮质瘤被切除后出现因皮质醇降低而导致的低血糖。因这类肿瘤能抑制垂体功能,可导致对侧肾上腺萎缩。术前、术中及术后需补充皮质激素,具体用法为:术前肌内注射氢化可的松(2mg/kg);术中静脉滴注氢化可的松($100mg/m^2$);术后第 1 天静脉滴注氢化可的松($100mg/m^2$,分 3 次),术后第 2 天氢化可的松减半使用;以后可改口服,并密切监测血糖、电解质等指标。

5. 术后高碳酸血症　人工气腹形成后,大量 CO_2 通过腹膜、腹腔脏器及血管壁快速吸收入血,进入血液循环。血液、体液、组织中 CO_2 增高但机体无法代偿时,导致 $PaCO_2$ 明显升高,引起高碳酸血症。术毕用吸引器吸出腹腔内残余 CO_2,手术部位放置负压引流管,引流残留气体和液体。入麻醉恢复室后应注意呼吸的监测和管理,给予适当过度通气,严密观察患儿生命体征及血气变化。

总之,不论开放或微创手术,还是经腹或后腹腔肾上腺切除术,其基本的手术原则均为充分暴露、仔细控制血管、精确解剖肾上腺和肿瘤,同时使用整块切除技术以防止包膜破裂。对于需行肾上腺切除术的有或无功能的良性肾上腺包块患儿,推荐采用腹腔镜手术方法而不是开放术式。腹腔镜术式可根据术者的倾向及专业技术选择经腹腔或后腹腔方法。对于恶性或怀疑恶性的肾上腺包块(如恶性嗜铬细胞瘤),以及以前有多次手术史患儿,推荐行开放手术。

(何大维)

推荐阅读资料

［1］张旭,叶章群,宋晓东,等. 腹腔镜和后腹腔镜肾上腺手术与开放肾上腺手术的疗效比较(附 93 例报告). 中华泌尿外科杂志,2002,23(6):332-334.

［2］FERRER F A,MACGILLIVRAY D C,MALCHOFF C D,et al. Bilateral laparoscopic adrenalectomy for adrenocorticotropic dependent Cushing's syndrome. J Urol,1997,157(1):16-18.

[3] GAGNER M,LACROIX A,BOLTÉ E. Laparoscopic adrenalectomy in Cushing's syndrome and pheochromocytoma. N Engl J Med,1992,327(14):1033.

[4] SUNG G T,GILL I S,HOBART M,et al. Laparoscopic adrenalectomy:prospective,randomized comparison of transperitoneal versus retroperitoneal approaches. J Urol,1999,161:21.

[5] SUZUKI K,KAGEYAMA S,HIRANO Y,et al. Comparision of 3 surgical approaches to laparoscopic adrenalectomy:a nonrandomized background matched analysis. J Urol,2001,166(2):437-443.

第十九章

腹腔镜下重复肾输尿管切除术

一、概述

重复肾输尿管畸形是最常见的先天性泌尿系统畸形之一,随着医学影像技术的发展,临床确诊病例逐渐增多。1993 年,Jordon 和 Winslow 首次报道采用腹腔镜技术经腹腔入路治疗重复肾输尿管畸形,而经后腹腔腹腔镜下治疗重复肾输尿管畸形最早由 Miyazato 等于 2000 年首先报道。但是,目前对小儿腹腔镜重复肾输尿管切除术的途径尚无定论。一般认为经腹腔镜途径操作空间大,可以完成重复输尿管全长切除,手术时间较短。同时,经脐单孔腹腔镜半肾切除术后可以达到类似经自然腔道手术技术的腹壁无瘢痕效果,被部分学者推荐。

近年来,随着腹腔镜技术的进步和器械的完善,后腹腔腹腔镜重复肾输尿管切除术也在逐渐发展,国内外均有利用经后腹腔腹腔镜治疗重复肾输尿管的报道。相比经腹腔途径,经后腹腔腹腔镜手术具有对肠道影响小,术后麻痹性肠梗阻、腹腔感染及肠道损伤的发生率低,若术后并发尿漏、出血也只局限于腹膜后间隙等优点,同时经后腹腔腹腔镜手术视野清楚,能更快地暴露肾蒂和重复肾血管。目前主要采用经后腹腔腹腔镜入路行重复肾输尿管切除术,这也是当前腹腔镜行重复肾输尿管切除的常用途径。

二、相关解剖

根据重复肾的形态、位置大小、肾盂及输尿管的扩张及迂曲程度、重复肾上肾与下肾间分界的清晰度等解剖特点,可将其分为以下不同的类型。

1. 赘生型(Ⅰ型) 是在重复肾的胚胎发生过程中,两个肾发育不均衡所致。可见到两个重复肾中,一个肾(多为下肾)发育良好,肾盂和输尿管影像清晰,大小、结构、功能均正常;另一个肾(多为上肾)发育不良,功能差,体积小,为正常肾的 1/8~1/5,似板栗状附着于下肾的顶端,似正常肾的一个分叶。在肾的表面,可见上肾和下肾间有浅沟状分界。上肾盂多轻度扩张积水。上肾的输尿管轻度或中度迂曲、扩张,多数伴有输尿管异位开口。少数为 Y 形输尿管或伴有输尿管末端囊肿(图 3-19-1)。

2. 融合型(Ⅱ型) 由重复肾在胚胎发生的过程中相距很近所致,表现为两个重复肾位于同一个包膜中,肾轮廓表面无明显的分界痕迹,形似一个单一的肾。当切开包膜后,可见上肾较小,仅相当于正常肾的 1/10~1/8,融合在下肾的内上方。下肾发育良好,功能正常。两重复肾的肾盂虽然独立存在,但上肾和下肾实质融合在一起,无明显分界线,上肾肾盂轻度扩张积水,上肾的输尿管明显迂曲、扩张,常伴有输尿管异位开口或囊肿(图 3-19-2)。

3. 积水型 A 型(ⅢA 型) 发育不良的一个肾伴有重度肾盂积水,表现为两个重复肾中,肾表面有分界痕迹。下肾发育正常,功能良好,肾盂和输尿管显影清晰;上肾明显扩张积水,肾皮质菲薄,输尿管重度迂曲扩张,多伴有输尿管异位开口或囊肿(图 3-19-3)。

4. 积水型 B 型(ⅢB 型) 发育不良的一个肾伴有重度肾盂积水,表现为两个重复肾中,上肾发育

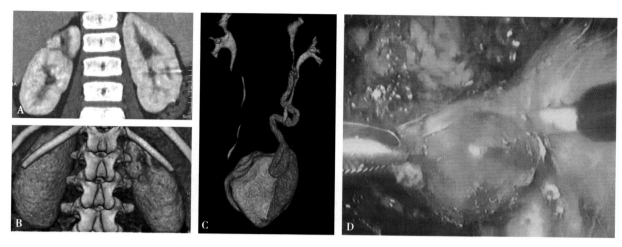

图 3-19-1　赘生型重复肾

CT(A、B)显示重复肾上肾发育较小,与下肾有浅沟状分界(箭头),重建图像(C)可见上肾的输尿管迂曲、扩张,多伴有输尿管异位开口;腹腔镜手术(D)可见赘生型重复肾上肾与下肾的分界(箭头)。

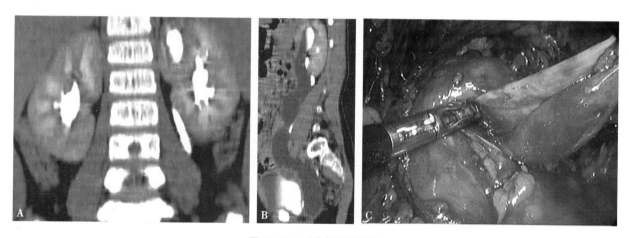

图 3-19-2　融合型重复肾

CT(A)显示上下肾实质融合在一起,无明显分界线(箭头),上肾盂轻度扩张积水,上肾的输尿管明显迂曲、扩张,常伴有输尿管异位开口或囊肿(箭头)(B);腹腔镜手术(C)可见融合型重复肾上肾与下肾融合,上肾的输尿管扩张积水(箭头)。

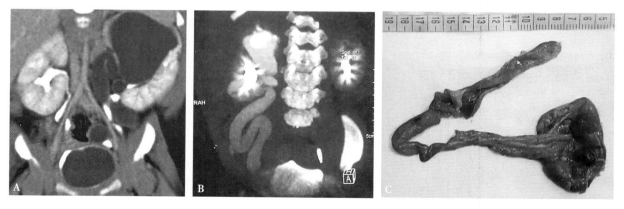

图 3-19-3　积水型 A 型重复肾

CT 显示(A、B)上肾明显扩张积水,肾皮质菲薄,输尿管重度迂曲扩张;手术切除(C)的积水型 A 型重复肾上肾及输尿管标本。

小,但功能良好,肾盂输尿管无扩张;下肾明显扩张积水,肾皮质菲薄,为肾盂输尿管连接部梗阻;多数为 Y 形输尿管(图 3-19-4)。

5. 双劣型(Ⅳ型)　重复肾的上肾及下肾均发育不全,部分可见有 Y 形输尿管。输尿管不扩张。合并有输尿管异位开口(图 3-19-5)。

6. 双良型(Ⅴ型)　重复肾上肾与下肾体积相近,均无明显积水,两肾功能均较好,位于同一包膜内。重复输尿管不扩张,有的形成 Y 型输尿管。该型患儿不需要手术切除重复肾。有重复输尿管异位开口者需行膀胱输尿管移植手术(图 3-19-6)。

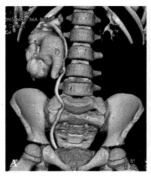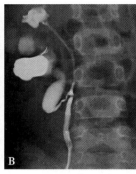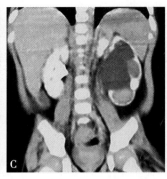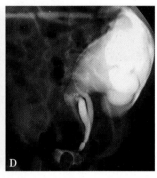

图 3-19-4　积水型 B 型重复肾

CT(A、C)示下肾明显扩张积水,肾皮质菲薄,为肾盂输尿管连接部梗阻;多数为 Y 形输尿管;输尿管插管逆行造影(B、D)示重复肾下肾肾盂输尿管连接部梗阻,上肾和下肾输尿管呈 Y 形汇合。

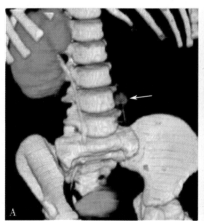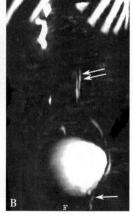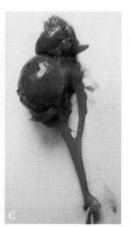

图 3-19-5　双劣型重复肾
CT(A)示重复肾的上肾及下肾均发育不全,位置异常;有时上肾和下肾输尿管呈 Y 形汇合(B),输尿管异位开口;手术切除(C)见发育不良的重复肾上下肾。

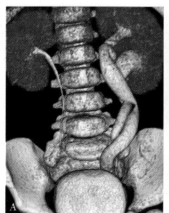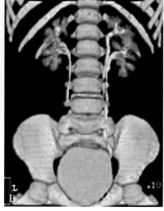

图 3-19-6　双良型重复肾
重复肾上肾与下肾体积相近,功能均较好,位于同一包膜内,输尿管轻度扩张或无扩张(A、B)。

三、适应证与禁忌证

（一）适应证

1. 赘生型及融合型重复肾（Ⅰ型和Ⅱ型） 因上肾本身发育较小，肾功能差，并常合并输尿管异位开口，出现尿滴沥；或合并输尿管末端囊肿并引起梗阻导致输尿管迂曲、扩张，常继发感染；需行上肾输尿管切除术。

2. 积水型重复肾（尤其ⅢA型） 在上肾积水重，皮质菲薄，肾功能重度降低，输尿管重度迂曲、扩张，挤压下肾，影响下肾发育时，需行上肾输尿管切除。

3. 双劣型重复肾（Ⅳ型） 两个重复肾均发育不良，体积小，且往往是在合并输尿管异位开口，发生尿滴沥时被发现。因肾功能差，排尿功能全靠对侧正常肾，则可切除两个发育不良的小肾及输尿管。

（二）禁忌证

1. 年龄在 3 个月以下，不需要早期手术干预。

2. 患儿体质较差，不能耐受手术。

3. 双良型重复肾（Ⅴ型），两个重复肾均正常发育，形成两个相互连接并在一个包膜内的独立的肾，肾功能良好。如果无症状，不需要治疗；如果合并输尿管异位开口引起尿滴沥，可对异位开口的输尿管行膀胱输尿管再植术。

4. 其他手术通用的禁忌证。

四、术前准备

腹腔镜手术与传统开放手术相比具有难度高、风险大的特点，而小儿腹腔镜手术与成人相比又有许多不同之处，更加增加了手术难度。因此，小儿行腹腔镜手术前进行充分的术前准备是十分必要的。

1. 病情评估 全面评估患儿的病情，确定手术指征，行胸片、心电图及各项相关血液检查排除手术禁忌，同时制订详细的手术方案，充分评估手术风险及应对措施，并做好中转开放手术的准备。

2. 手术区备皮 对穿刺点区域进行皮肤准备。经腹腔入路时尤其注意脐部皮肤的消毒。

3. 胃肠道准备 术前 6 小时禁食、禁水。术前行清洁灌肠排空粪便，必要时给予插胃管持续胃肠减压。

4. 预防感染 因手术涉及泌尿道，为Ⅱ级切口，故术前 30 分钟预防性应用 1 次抗生素。

5. 术前留置导尿管。

6. 手术器械准备 术前手术医生必须非常熟悉小儿腹腔镜各种手术器械。根据患儿的实际情况选用合适型号的手术器械和腹腔镜。

五、手术步骤

（一）经后腹腔腹腔镜入路

1. 建立腹膜后间隙 气管插管全身麻醉后，患儿健侧卧位，术者站于其背侧。于髂嵴上 1cm 处做一横切口，长约 1.5cm，作为第一切口，切开侧腹壁各层后，在腹横筋膜与腹膜后脂肪间分离出腹膜后间隙，放入灭菌手套自制水囊，依年龄不同，注水 300~500ml 扩大腹膜后腔。在髂嵴上第一切口处放入第 1 个 Trocar，建立腹膜后腔 CO_2 气腹（压力 8~14mmHg），进腹腔镜观察。腹腔镜监视下，分别在肋下缘与腋前线及腋后线交叉点处，穿刺建立第 2 个、第 3 个 Trocar 通道，置入器械准备操作（图 3-19-7）。

2. 暴露重复肾重复输尿管 腹腔镜进入腹膜后间隙后，首先确认后腹腔解剖标记物，如腰大肌及腹膜后脂肪等。超声刀分离去除腹膜外脂肪，扩大手术视野。于腰大肌表面找到输尿管，沿输尿管向上分离至肾下极。解剖肾周筋膜，暴露肾脏及肾门。

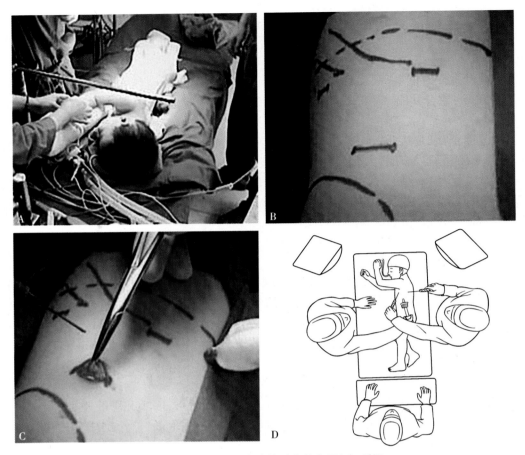

图 3-19-7 后腹腔腹腔镜手术体位及切口选取

患儿取健侧卧位(A),于髂嵴上 1cm 处做一横切口作为进镜口及标本取出口,肋下缘与腋前线及腋
后线交叉点处切口作为腹腔镜操作孔(B、C),另见患儿手术体位及术者站位示意图(D)。

3. 切除重复肾上肾并游离上肾输尿管 解剖重复肾上肾、下肾引流输尿管。沿上肾引流输尿管,解剖上肾肾盂并找到上肾和下肾分界线。解剖供应上肾及下肾的血管,将供应上肾的血管结扎切断(如血管较粗,可用 Hem-o-lok 夹闭后切断;如血管较细,可单纯用超声刀将其切断)。以铲状超声刀沿上肾和下肾分界线、偏上肾侧切除重复肾上肾,允许在下肾上极处的切面残留少许上肾组织,以免损伤下肾。切除上肾后,检查下肾上极创面渗血情况,必要时可填塞止血纱布止血。游离上肾输尿管,注意勿损伤下肾肾蒂及输尿管。至盆腔段时,腔镜手术结束,再次探查创面无明显渗出血后改为直视下操作(图 3-19-8)。

4. 标本取出 在第一切口继续向盆腔端游离上肾引流输尿管。将上肾引流输尿管从下肾输尿管后方穿过。游离至近盆腔最低位,结扎切断上肾输尿管,将切除物取出。如创面渗血明显,可留置肾周引流管。逐层缝合各切口,手术结束(图 3-19-9)。

(二)经脐腹腔镜入路

1. 建立气腹 气管插管全身麻醉后,患儿健侧 70° 卧位,常规消毒铺巾。于脐缘切开皮肤约 1cm,建立人工 CO_2 气腹(压力 8~14mmHg),腹腔镜监视下分别于患侧上腹部腹直肌外侧缘及下腹部麦氏点处,置入 2 个 5mm Trocar。置入相应腹腔镜手术器械准备操作。

2. 暴露重复肾 先切开患侧侧腹膜及结肠旁沟,将结肠牵向内侧。切开肾周筋膜及脂肪囊,暴露肾脏及肾门。

3. 切除重复肾上肾及输尿管 辨认无功能的上肾组织及与其相连的肾盂、输尿管和肾血管。

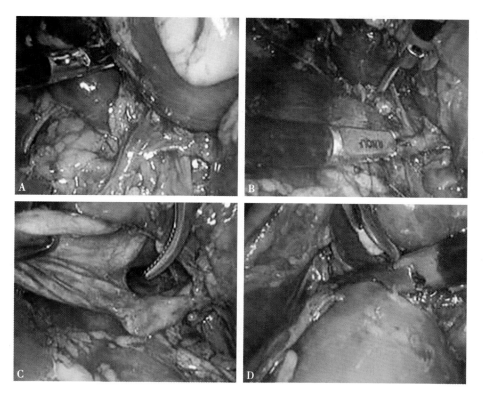

图 3-19-8　切除重复肾上肾并游离上肾输尿管

A. 游离肾蒂血管;B. 切短供应上肾的血管;C. 解剖上肾输尿管;D. 注意上肾四周切线。

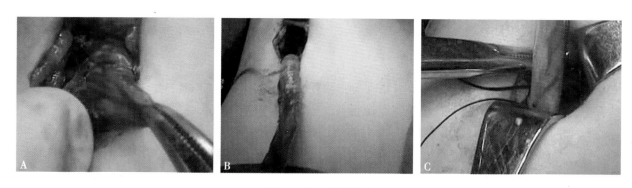

图 3-19-9　标本取出

切除重复肾标本的取出(A、B),于髂嵴上切口将切除的重复肾输尿管提出体外,将输尿管近低位结扎切断(C)。

将肾血管、输尿管与周围组织分离,将上肾输尿管在下肾下极水平切断,吸尽积液。解剖供应上肾及下肾脏的血管,将供应上肾的血管结扎切断(如血管较粗,可用 Hem-o-lok 夹闭后切断;如血管较细,可单纯用超声刀切断)。提起肾盂向上游离变薄的肾实质,沿上肾和下肾交界处偏上方用超声刀将上肾完整切除,创面用超声刀或双极电刀电灼止血,可用止血纱布填塞肾创面;再向下提起上肾输尿管,将扩张的输尿管游离到膀胱入口处,Hem-o-lok 夹闭并用超声刀离断,注意保护正常的输尿管。

　　4. 标本取出　再次探查创面无明显渗出血后推出腹腔镜,将标本经脐部切口取出,可在盆腔最低处留置引流管,常规缝合各切口,手术结束。

六、术中注意事项

1. 输尿管的处理。由于输尿管位于肾蒂血管的后方,原则是先游离出重复输尿管上段,将重复的输尿管上段靠近肾盂处离断,吸尽积液。在肾蒂血管后方向上提起肾盂组织,并向上游离变薄的肾实质。因上肾输尿管与下肾输尿管常包裹在共同的外鞘内,分离时需注意保护下肾输尿管的血供,原则上应尽量紧贴上肾输尿管向下游离并于最低位切断,减少对下肾输尿管的影响,避免使下肾输尿管出现缺血、狭窄等情况。

2. 在游离肾蒂血管时,由于重复肾血管解剖变异,因此要仔细辨认较小的营养血管及分支血管,并分别钳夹、切断,同时避免损伤供应下肾的血管。

3. 沿上肾、下肾边界切除几乎无功能的上肾时,应避免损伤下肾实质,应靠上肾端切除。同时为避免损伤下肾上极肾组织,切面上允许残留少许上肾组织,但上肾肾盂应完整切除,以免日后上肾窝处形成尿性囊肿。

4. 上肾、下肾的输尿管在近盆腔入口处有一交叉,向盆腔端游离输尿管时应注意勿损伤下肾输尿管。对于是否完全切除重复输尿管,目前仍有争论,因保输尿管残端有可能造成反复发作的尿路感染,而重复输尿管的完全切除有损伤正常输尿管的危险。一般治疗的原则是仅在尽可能低的位置切除即可。只有当重复输尿管伴有输尿管下端囊肿或有反流症状时,才行重复输尿管全段切除术。

5. 经腹腔入路行腹腔镜下右侧重复肾输尿管切除术时,由于肝脏的遮挡,对上肾游离不利时,可选用 2-0 带针线缝合肝圆韧带穿出体外牵引肝脏。

七、术后处理

1. 小儿外科术后护理常规,如给予吸氧、心电监护、监测血氧饱和度等。注意引流管及导尿管引流情况。

2. 术后及时拔除胃肠减压管,禁食、禁饮,给予静脉补液等营养支持治疗。胃肠蠕动恢复后逐渐恢复到普通饮食。

3. 术后静脉滴注 1 次抗生素预防感染。

4. 术后第 1 天复查血常规。术后第 3 天,可行多普勒超声检查,了解下肾血供及肾周、盆腔积液情况等。如无肾周及盆腔积液,可拔除引流管。

5. 切口处及时换药,注意观察切口愈合情况。术后第 4~5 天拔除导尿管,如无不适,可出院。

八、术后并发症及处理

1. 术后出血　主要由肾创面及输尿管残端创面止血不彻底引起;术后绝对卧床也很重要,待引流管无新鲜血液流出后可适度活动。术后应观察引流管引流情况,及时复查血常规和超声。如出现渗血导致的贫血,应及时给予纠正。

2. 尿漏　形成原因是切除重复肾上肾时损伤了下肾集合系统。要在重复肾上肾切除后反复观察创面,如发现集合系统破裂应立即缝闭。如术后发现尿漏,可经膀胱镜下输尿管双 J 管置入引流尿液,必要时再次手术缝闭。

3. 尿性囊肿　切除上肾时保留部分上肾肾盂是形成术后尿性囊肿的原因。因此在避免损伤下肾上极肾组织的同时,应将上肾肾盂切除完整。

4. 反复尿路感染　患儿多伴有输尿管末端囊肿、输尿管异位开口和 / 或膀胱输尿管反流。在切除重复肾上肾后,应随访观察囊肿大小变化及是否有感染,并进行对症处理。多数病例囊肿会萎缩,可不必再处理。如囊肿无变化,并有感染时,应经膀胱途径行囊肿及盆腔内残留输尿管一并切除。如术前合并输尿管异位开口,术后也应观察盆腔残留输尿管是否会发生感染。如发生感染,同样需经膀胱途径行残端输尿管切除。

5. 膀胱输尿管残端反流　在部分重复肾输尿管患儿中,因解剖的变异,上肾输尿管会形成输尿管异位开口或输尿管末端囊肿,而下肾输尿管会垂直进入膀胱,缺少了抗反流机制,常会发生下肾输尿管反流,引起感染。对重复肾上肾切除术后发生尿路感染的患儿,应行逆行排泄性膀胱尿路造影,排除膀胱输尿管反流。若存在下肾输尿管反流情况,应行膀胱输尿管再植术。

(吴荣德)

推荐阅读资料

［1］吴荣德.后腹腔镜在小儿泌尿外科的应用.临床小儿外科杂志,2008,7(3):55-57.

［2］吴荣德,陈新国,于启海.后腹腔镜在小儿肾及半肾切除术中的应用.中华小儿外科杂志,2001,22(6):357-359.

［3］吴荣德,马睿,于启海,等.重复肾输尿管畸形的大体病理特点及腹腔镜手术治疗.中华小儿外科杂志,2005,26(5):242-245.

［4］周辉霞,孙宁,马立飞,等.腹腔镜下重复肾半肾切除术手术路径探讨.临床小儿外科杂志,2011,10(1):24-27.

［5］Castellan M,Gosalbez R,Carmack A J,et al. Transperitoneal and retroperitoneal laparoscopic heminephrectomy-what approach for which patient. J Urol,2006,176(6 Pt 1):2636-2639.

［6］CHEN Z, TANG Z Y, FAN B Y,et al. Retroperitoneoscopic upper pole nephroureterectomy in duplex kidney:focus on the role of dilated upper pole ureter. Urol J, 2014,10(4):1046-1053.

［7］LECLAIR M D, VIDAL I, SUPLY E,et al. Retroperitoneal laparoscopic heminephrectomy in duplex kidney in infants and children:a 15-year experience. Eur Urol, 2009,56(2):385-389.

［8］MA R,WU R D,LIU W,et al. A new classification of duplex kidney based on kidney morphology and management. Chin Med J(Engl), 2013,126(4):615-619.

［9］NERLI R B, VERNEKAR R, GUNTAKA A K, et al. Laparoscopic hemi/partial nephrectomy in children with ureteral duplication anomalies. Pediatr Surg Int,2011,27(7):769-774.

［10］NG C S, GILL I S, RAMANI A P,et al. Transperitoneal versus retroperitoneal laparoscopic partial nephrectomy:patient selection and perioperative outcomes. J Urol, 2005,174(3):846-849.

［11］SINGH R R, WAGENER S, CHANDRAN H. Laparoscopic management and outcomes in non-functioning moieties of duplex kidneys in children. J Pediatr Urol,2010,6(1):66-69.

［12］YOU D, BANG J K, SHIM M,et al. Analysis of the late outcome of laparoscopic heminephrectomy in children with duplex kidneys. BJU Int,2010,106(2):250-254.

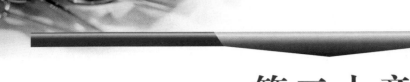

第二十章

腹腔镜下肾切除术

一、概述

随着微创外科技术的发展,腹腔镜手术因其具有切口创伤小、出血少、并发症少、术后恢复快及美容效果好等优点在泌尿外科临床中得到了广泛的应用,部分手术已成为手术治疗的首选。国内外经过近20年的发展,腹腔镜下肾切除术逐渐成熟,已能达到开放手术的临床疗效。1991年,Glayman首次经腹腔镜途径施行了腹腔镜下肾切除术(laparoscopic nephrectomy,LN),并于次年首次采用腹腔镜技术治疗肾盂的移行细胞癌。因腹腔镜手术具有空间大、解剖学标志明确等优点,早期的手术均经腹腔入路进行。但经腹腔入路有引起肠损伤、肠麻痹、腹膜炎、粘连性肠梗阻的危险,故许多学者探索不经腹腔而直接进入腹膜后治疗泌尿系统疾病。

Gaur于1992年设计了类似血压气泵和袖带样结构的腹膜后球囊分离器,并于次年用这套装置经腹膜后途径行腹腔镜肾切除手术。腹膜后手术空间相对较小,缺乏清晰的解剖学标志,且腹膜后过多的脂肪组织也妨碍了腹腔镜操作。但这种路径能直接、迅速进入手术视野,分离组织少,损伤轻,对腹腔脏器干扰少,且可避免结核、感染性积液或肿瘤细胞在腹腔内种植播散,在熟练掌握腹腔镜操作技术后,完全能克服这种路径的缺陷。然而,标准腹腔镜手术严格要求三个或更多的操作通道,其切口长0.5~2cm。每个切口都有潜在出血、疼痛、切口疝和内部器官损害的风险及美容效果差等缺点。为进一步减少穿刺孔带来的创伤及其相关并发症,一些外科医生曾建议限制腹部切口的数量,如单孔腹腔镜手术(LESS)。2007年Raman首次行单孔腹腔镜肾切除后,泌尿外科医生对LESS的关注和兴趣大大提升,并成为该领域的前沿技术和热点课题之一。

采用单孔腹腔镜肾切除术,仅从脐部切口即可取出肾脏标本,较大切口隐蔽在脐部,相对常规腹腔镜肾切除术更加微创;可更好地减少穿刺对腹壁的损伤、减轻疼痛、美观效果更佳。随着腹腔镜肾切除术的病例数逐渐增多,经验日趋成熟,LESS不仅安全、有效,而且创伤小、痛苦轻,将成为小儿泌尿外科成熟定型的腹腔镜手术。

二、相关解剖

1. 肾脏的形态和结构　肾是实质性器官,左、右各一,形似蚕豆,位于腹后壁。新生儿肾呈分叶状,至2~4岁分叶状消失,左肾较右肾稍大,每侧肾平均重量为12g。肾脏由肾实质和肾盂及肾盏组成,肾实质分为外层的皮质和内层的髓质。出生后初期皮质发育不良,皮质与髓质之比为1:4,婴儿期内皮质发育较快,大约在7岁达成人1:2的比例。肾盂由3~4个肾大盏集合而成,由肾门发出,1岁左右婴儿肾盂容积为1~2ml,5岁以内者以1ml/岁来估计,年长儿为5~7ml,成人一般为10ml左右。

肾分内、外侧两缘、前后两面及上下两端,内侧缘中部呈四边形的凹陷称肾门,为肾的血管、神经、淋巴管及肾盂出入的门户,肾门诸结构被结缔组织包裹称肾蒂,右肾蒂较左肾蒂短,是因为下腔静脉靠近右肾蒂的缘故。肾蒂内各结构的排列关系,自前向后顺序为肾静脉、肾动脉和肾盂末端;自上而下顺序为肾动脉、肾静脉和肾盂。由肾门伸入肾实质的凹陷称肾窦,被肾血管、肾小盏、肾大盏、肾盂和脂肪等占据。肾门是肾窦的开口,肾窦是肾门的延续。小儿肾脏体积相对较成人大,肾周围脂肪囊发育欠佳,腰腹肌肉及肋骨的框架保护作用不够完善,加上幼儿肾脏保留了胎儿期的分叶状态,因而易受损伤。

2. 肾脏的位置和毗邻 肾位于脊柱两侧,腹膜后间隙内,属腹膜外位器官。新生儿的肾脏位置比成人略低,上端靠近 T_{12},下端大部分位于髂峰之下。因受肝的影响,右肾比左肾稍低,婴儿期肾上端相当于 T_{11}、T_{12} 水平,2 岁以后相当于 T_1,肾下端相当于 L_4 水平。新生儿和婴幼儿肾的支持装置较薄弱,因此其位置不固定,因呼吸运动、体位和其他因素而移动的范围可达一个椎体。

新生儿肾脏的两轴自外上向内下辐辏,间或平行,随身体生长发育,两肾上极距离逐渐较两肾下极距离变小。肾上腺位于两肾的上方,二者虽均被肾筋膜包绕,但其间被疏松的结缔组织所分隔。故肾上腺位于肾纤维膜外,肾下垂时,肾上腺可不随肾下降。左肾前上部与胃底后面相邻,中部与胰尾和脾血管相接触,下部邻接空肠和结肠脾曲。右肾前上部与肝相邻,正前方为胆囊,下部与结肠肝曲相接触,内侧靠下腔静脉,十二指肠第二段贴近肾门。两肾后面的上 1/3 与膈相邻,下部自内向外侧与腰大肌、腰方肌及腹横肌相毗邻。

3. 肾脏的被膜和韧带 肾皮质表面由平滑肌纤维和结缔组织构成的肌织膜包被,它与肾实质紧密粘连,不可分离,进入肾窦,被覆于肾乳头以外的窦壁上。除肌织膜外通常将肾的被膜分为三层,由外向内依次为肾筋膜、脂肪囊、纤维囊。肾周筋膜为比较坚韧的纤维结缔组织,分前后两叶,包绕整个肾脏及肾上腺。前后两叶在顶部及肾脏外侧缘相互融合,前叶越过肾脏前面,在腹主动脉及下腔静脉前与对侧叶汇合,后叶经肾脏后面与腰部肌肉筋膜汇合后再向内附着于椎体筋膜上,两叶下缘则呈开放状态。脂肪囊在新生儿几乎不存在。纤维囊薄,直接紧贴肾实质,极易分离。腹膜从腹腔脏器回转到肾形成韧带,如肾横膈韧带、肝肾韧带、脾肾韧带、肾十二指肠韧带、回肠韧带,具有固定肾的作用。

4. 肾脏的血管 双侧肾动脉均起于腹主动脉,主干多为 1 支,少数为 2 支或多支,相当于 L_1 椎体水平,少数从 L_2 椎体上缘发出,右肾动脉比左肾动脉长,于下腔静脉及右肾静脉后右肾盂前进入右肾,左肾动脉则在左肾筋脉及胰腺后左肾盂前进入左肾。在肾门处,肾动脉主干分为较粗的前支和较细的后支,分别供应肾血运的 3/4、1/4,2 支之间有一自然分界线,此处切开肾脏出血较少。前支再分为上、中、下支,为 3~4 支,有时上支又分出顶支。这些分支在肾盂前方进入肾实质,分别供应肾脏上、中、下及腹侧中部血液。后支常不分支,在肾盂后方肾门的后唇进入肾脏,供给肾脏背侧血液。肾动脉各支在肾实质中缺乏侧支循环。

肾极或肾下极常可见到异位血管,可发自肾动脉主干,或发自腹主动脉,有时亦可来自膈下动脉、肠系膜上动脉、髂总或髂内动脉,手术时应注意。进入肾下极的异位动脉有时亦压迫输尿管造成肾积水。肾脏的静脉与动脉伴行,肾静脉直径平均为 2~3mm,左、右肾静脉长度分别为 1.6~1.8cm、1.2~1.4cm,两肾静脉在 L_1、L_2 椎体水平进入下腔静脉。左肾静脉较右肾静脉长,跨腹主动脉前方,并有左精索内静脉汇入。

5. 肾脏的神经和淋巴 支配肾脏的神经来自脊髓胸椎下段及腰椎上段,通过腹腔神经丛到达肾神经丛,伴随肾血管进入肾实质。肾脏的淋巴分浅、深两组,相互交通。深淋巴管分布在肾实质内,在肾蒂处汇合成较粗的淋巴管。浅淋巴管分布于脂肪囊,引流肾包膜之外的淋巴。深、浅两组均注入肾盂后淋巴结,再汇入腹主动脉及下腔静脉周围腰淋巴干。肾脏的恶性肿瘤易侵犯肾门淋巴结。新生儿肾的淋巴系统发育较好,而瓣膜装置不如成人明显,区域淋巴结分布在肾门,沿血管和腹主动脉走行。

三、适应证与禁忌证

（一）适应证

随着腹腔镜技术的成熟和经验积累,目前,LN 适应证基本与开腹肾切除术相同。

1. 肾脏良性疾病,如多囊肾、无功能肾积水、肾动脉狭窄引起的肾萎缩。

2. 肾肿瘤,但仅限于肾包膜内的恶性肿瘤,以及肾盂、输尿管移行细胞肿瘤。

3. 肾外伤后,肾破裂不能修复,肾盂撕裂或输尿管断裂无法修补或吻合。

4. 肾结核病灶严重破坏,患肾功能丧失,邻近组织器官未被累及。

（二）禁忌证

LN 的禁忌证随着腹腔镜技术的进步在逐渐减少,但仍有以下情况不适宜进行。

1. 一般情况差,重要脏器功能不全,对麻醉或长时间手术不能耐受。

2. 既往有上腹部手术史,估计腹腔内有严重粘连。

3. 难以纠正的贫血及凝血功能障碍。

4. 肾周感染、脓肾、肾与周边组织器官粘连较严重。

5. 肾内较大的恶性肿瘤。

6. 肾肿瘤已扩散到肾包膜外或周围淋巴结转移。

四、术前准备

由于小儿 LN 难度大、风险高,因此做好充分的术前准备对整个手术过程的顺利进行及术后康复极为重要。术者必须全面而准确地掌握患儿病情,评价手术风险,详细设计手术方案,充分评估可能出现的意外情况及应急处理措施,做好中转开腹手术的准备。

1. 心肺功能检查及改善心肺功能　术前应详细询问有无心肺疾患,进行心电图(较小患儿行心脏彩色多普勒超声检查)及胸部 X 线检查。有肺部感染及支气管哮喘者,应给予有效的治疗。

2. 辅助检查　详细了解患侧和对侧尿路包括膀胱的形态、病变和功能。除尿液分析和一般的肾功能检查外,应行超声、尿路平片、IVP、必要时行膀胱镜检查及逆行尿路造影、CT 或 MRI 检查。

3. 改善全身情况　术前注意营养的补充,情况较差及手术较复杂者,术前应交叉配血,有大量血尿、贫血和全身衰竭的患儿,术前应输血以提高血红蛋白,纠正血容量不足,待全身情况好转后再施行手术。

4. 改善肾功能、纠正水和电解质紊乱　对于出现肾功能障碍及水和电解质紊乱的患儿应在术前予以纠正。

5. 控制感染　对疑有或已肯定有尿路感染者,术前必须进行尿液细菌学检查;肾结核患儿,术前应有一段时间的抗结核治疗;非特异性尿路感染者,应根据病原菌的种类给予敏感的抗生素治疗。一般应待急性感染控制后再行手术。慢性感染也应于术前数日给予有效抗生素,以防感染扩散。

6. 胃肠道准备　术前 4~8 小时禁食、禁水,麻醉后留置鼻胃管减压、避免胃膨胀妨碍手术,术前开塞露塞肛排除结肠粪便及术中留置导尿管排空膀胱以增加手术操作空间。

7. 手术器械　由于小儿身高、体重范围跨度大,应选择合适型号的手术器械和腹腔镜,最好配备超声刀或电钩。

五、手术步骤

采用气管插管全身麻醉,插管麻醉时适当按压上腹部以减轻胃肠胀气干扰手术。摆放体位时应将棉垫置于患儿腋窝下,以降低臂丛神经损伤的风险。对于所有经腹腔入路手术,患儿的前腹壁均位于手术台的边缘。患儿小腿自膝盖处弯曲,膝盖以上伸直。患儿臀部、膝盖和肩膀等受力部位也应以棉垫衬垫,并用宽胶带固定在手术台上防止移位。

（一）标准经腹腔腹腔镜肾切除术

1. Trocar 取位　麻醉成功后，患儿 45°~60° 健侧卧位（图 3-20-1），于脐窝下缘行弧形切口，长约 0.5cm，气腹针建立气腹，维持气腹压在 10mmHg 左右，进入腹腔镜，观察腹腔状态，决定其他操作孔道位置。一般取锁骨中线和脐平行线的交点，腋前线肋缘下，脐与剑突的中点。选择操作孔道时，应在直视下进行。避免损伤并应避开腹腔镜孔与手术操作区的连线，以便器械操作。根据手术难易程度和患儿腹壁的厚度确定操作孔的数目，一般 2~4 个。

2. 游离肾脏、处理肾门　左肾切除：将结肠和小肠推向内侧，脾向外上侧推开，暴露结肠旁沟。用电钩（超声刀）或剪刀切开侧腹膜（图 3-20-2），将结肠向内侧游离，打开左肾筋膜暴露输尿管和肾前壁。切开脾肾韧带，使脾在重力作用下自然翻向腹壁，钝性、锐性分离胰腺后方，暴露左肾上极。游离输尿管适当长度，用 Hem-o-lok 夹住并离断（图 3-20-3），用无创抓钳牵引输尿管近端，游离肾下级，继续向肾门分离，暴露左肾动静脉。用 Hem-o-lok 分别三重结扎肾动脉和静脉并于远心端离断（图 3-20-4）。最后游离肾背侧及上极。保留或切除肾上腺，完整切除左肾。根治性切除时需注意完整切除脂肪囊。

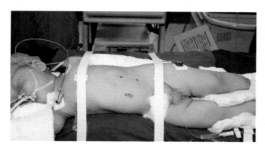

图 3-20-1　标准经腹腔腹腔镜手术体位及 Trocar 放置位置

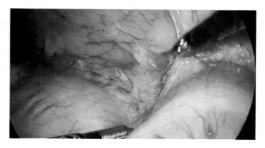

图 3-20-2　超声刀切开侧腹膜

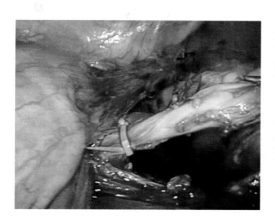

图 3-20-3　Hem-o-lok 夹闭远端输尿管

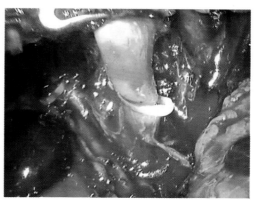

图 3-20-4　Hem-o-lok 夹闭肾动脉

右肾切除：首先将肝及胆囊推向上方，结肠和小肠推向内侧，暴露结肠旁沟。用电钩（超声刀）或剪刀切开侧腹膜及结肠肝曲，将结肠向内侧游离，暴露右肾周筋膜，推开十二指肠，暴露下腔静脉。沿腰大肌分离右肾下极，找到输尿管，用 Hem-o-lok 夹闭离断。提起输尿管断端，向上寻找肾蒂，游离右肾静脉，分离肾静脉深面组织，找到肾动脉，Hem-o-lok 多重夹闭后离断肾动脉，同法离断肾静脉。在肾周筋膜和腹膜之间充分游离右肾上极，保留或切除肾上腺，完整切除右肾。

对于肾发育不良者（伴或不伴重复畸形），因异常肾脏小、肾血管细，用超声刀直接离断即可。如有输尿管异位开口，腹腔镜下直视游离输尿管可以达到盆腔最低位。

3. 标本取出　大多数外科医生愿意完整取出标本,这时需要适当延长经脐切口。标本也可以碎片的方式取出,将切下来的肾脏放入标本袋或在特制的标本袋内用组织粉碎器打碎或用大卵圆抓钳夹碎后经主操作孔拉出体外。

4. 探查、结束手术　冲洗手术区,仔细彻底止血,特别注意肾门处动脉和静脉血管钉合处,5-0可吸收线间断缝合侧腹膜,结肠解剖复位,并在肾窝留置引流管,5-0可吸收线间断缝合主操作孔较大切口,医用胶粘合各切口皮缘。

（二）标准后腹腔腹腔镜肾切除术

1. 通道建立　麻醉成功后,患儿取健侧卧位(图3-20-5),抬高腰部,术者站于其背侧。自腋后线第12肋缘下做纵形1.0cm小切口,用血管钳钝性分离并打开腰背筋膜进入后腹腔。示指经切口向前推开腹膜,分离腹膜后间隙。经切口放入自制球囊(图3-20-6),注气250ml左右扩张腹膜后间隙,维持约5分钟,在示指的引导下分别在腋前线肋弓下及腋中线髂嵴上0.5cm处做小切口,置入5mm Trocar,腋后线切口置入5mm Trocar,2-0慕斯线固定各Trocar,后腹腔间隙充入CO_2气体,维持气腹压在10mmHg左右。腋中线髂嵴上Trocar放置30°腹腔镜,另2个孔分别放置操作钳或超声刀。

2. 游离肾脏、处理肾蒂　沿腰大肌外缘切开侧椎筋膜,分离肾脏背侧面并游离肾上极。辨认腹膜反折,分离肾脏腹侧面至肾门前方,将肾脏推向腹侧,于肾脏后方暴露肾门,分别游离肾动脉、肾静脉,用Hem-o-lok分别三重结扎肾脏动脉和静脉并于远心端切断。

3. 标本取出　游离肾下极,结扎、切断输尿管,完整切除肾脏。仔细检查无活动性出血后,标本经延长腋后线切口取出,或经粉碎器粉碎后经主操作孔拉出体外。

4. 探查、结束手术　冲洗手术区,仔细彻底止血,特别注意肾门处动脉和静脉离断处,放置1根腹膜后引流管。5-0可吸收线缝合各切口,医用胶水粘合皮缘。

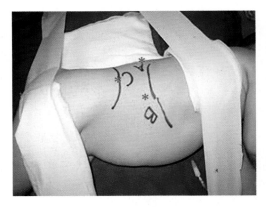

图3-20-5　后腹腔腹腔镜手术体位及Trocar放置位置

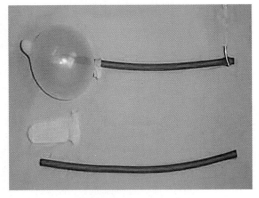

图3-20-6　自制球囊

（三）单孔腹腔镜肾切除术

1. 通道建立　患儿45°~60°健侧卧位,于脐轮做一约2.0cm弧形切口,逐层切开腹壁至腹直肌前鞘,切开筋膜约2.0cm,打开腹膜置入1个Tri-port,连接气腹管,维持气腹压(10±2)mmHg。通过中央孔道入5mm的硬性30°腹腔镜,其他2个操作孔置入传统的腹腔镜手术器械(图3-20-7)。

2. 游离肾脏、处理肾蒂　同标准经腹腹腔镜手术方法。

3. 标本取出　如为肾萎缩或切除肾组织较小者,肾组织标本直接经Tri-port取出(图3-20-8),如切除肾标本较大可在退出Tri-port后经原切口取出,结肠侧腹膜间断缝合2~3针固定并将结肠解剖复位。

4. 探查、结束手术　冲洗手术区,仔细彻底止血,检查无活动性出血后,通过切口将封闭负压引

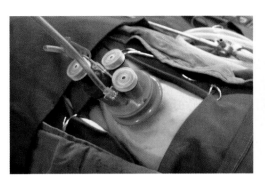

图 3-20-7 单孔腹腔镜 Tri-port 放置位置

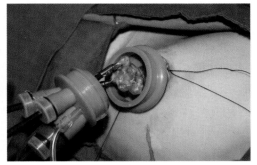

图 3-20-8 标本经 Tri-port 取出

流管置于肾周,固定引流管,并用可吸收线逐层缝合关闭,医用胶粘合皮缘(图 3-20-9)。

六、术中注意事项

腹腔镜肾切除术最严重和常见的术中并发症是出血,也是中转开腹手术的主要原因,其次为周围脏器的损伤。

1. 肾蒂滑脱、撕裂或退缩 ①Hem-o-lok 钳夹肾蒂血管时要完全夹紧,防止其松开后导致肾蒂血管滑脱发生大出血;②肾蒂周围有感染、粘连严重、肾蒂周围淋巴

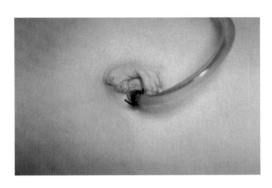

图 3-20-9 术后留置引流管

结肿大解剖困难时,手术应仔细轻柔,将血管与肾蒂分离清楚,分别结扎肾动脉、肾静脉,避免将其与肾蒂夹在一起而致结扎不牢。必要时可增加 Trocar 通道及中转开放手术,避免在分离肾蒂血管时撕破动脉或静脉,造成大出血;③术中发现肾蒂血管过短,应充分游离肾蒂,上好 Hem-o-lok 后于断端进行贯穿缝扎,避免钳夹滑脱,引起大出血;④当肾蒂粘连严重,无法分别结扎肾动脉、肾静脉而必须集束结扎肾蒂时,也应尽量将肾蒂游离长些,然后紧靠肾门通过 2 个把钳切断肾蒂,必要时可加用丝线结扎。

2. 肾上、下极异位血管 在处理肾蒂及血管时应注意有无异位血管,特别是经后腹腔入路时,术前行 CT 尿路造影(CTU)检查可明确是否有异位血管。腹腔镜肾切除术需要清晰显示重要结构、谨慎地解剖和快速控制出血。一旦出血,快速用电凝、夹闭、缝合或中转开腹手术控制出血。

3. 下腔静脉损伤 在右侧肾脏手术,用肾蒂钳钳夹肾蒂时,应注意检查肾蒂与下腔静脉的关系,不要过分牵拉肾脏。如肾盂及输尿管与下腔静脉粘连无法分离时,可于输尿管外侧将增厚的纤维化的输尿管鞘切开,于鞘内切断输尿管后,再沿输尿管向上游离肾盂,然后再处理肾蒂。当发生肾蒂意外时,切忌盲目大块钳夹,避免将下腔静脉壁钳入。若出现这种情况应做好输血及各项抗休克准备,中转开腹手术。

4. 十二指肠损伤 在处理右侧肾蒂时,应看清楚是否已将十二指肠推向内侧。若肾周感染及粘连严重,无法游离肾周脂肪囊时,以行包膜下肾切除术较为安全。术中发现十二指肠破损时,应立即修补,用丝线双层间断缝合,一般不会发生严重后果。术毕应在肾床放置橡胶管引流,术后应持续胃肠减压,应用广谱抗生素,并密切观察有无十二指肠瘘形成。

5. 结肠损伤 结肠是最先游离的步骤,处理这部分时电凝或超声刀可能导致直接损伤,也可能在穿刺气腹针或 Trocar 时损伤。最重要的是术中要及时发现并修补,如果术中遗漏,则可能导致术后腹腔脓毒症,需要急诊开腹和结肠造口。

6. 胰腺损伤 胰腺损伤大多发生在胰尾靠近肾上极处,手术时尽可能确定胰尾位置并游离肾上

极,如果手术时损伤胰腺应进行引流,如果忽视会形成左上腹脓肿、积液或胰腺炎、胰瘘甚至脓毒症。严重胰腺损伤少见,必要时需中转开腹手术。

7. 恶性肿瘤　根据 Robson 原则,根治性肾切除术在 Gerota 筋膜外,肾脏恶性肿瘤的游离应在肾周筋膜与腰大肌间进行。一方面避免进入肾周脂肪囊内撕裂怒张的血管而引起出血;另一方面可对肾周脂肪及其淋巴结进行整块切除,包括肾蒂和附近腹主动脉旁淋巴结。

8. 肾上腺　在分离肾上极时,应避免损伤肾上腺。肾结核时对侧肾上腺也可能有相同的结核病变,切除后可能引起肾上腺皮质功能不全。

9. 高碳酸血症　患儿对高碳酸血症的耐受差,如术中气腹压力过高,CO_2 大量吸收,同时横膈升高影响气体交换,患儿可出现严重心律不齐、缺氧等症状。预防的方法是根据年龄和病情调整气腹压力,避免压力过高。术中与麻醉医生保持良好的协调,必要时可关闭气腹,暂停手术。

七、术后处理

1. 体位　手术当天一般取平卧位,以后可取低坡半坐卧位。

2. 镇痛药物使用　术后使用持续静脉镇痛泵 24 小时,多数患儿完全清醒后即可饮水,排气后进流质饮食。

3. 观察肾功能　术后尿量的观察非常重要。记出入量,对术后 12 小时内尿量过少或过多的患儿均应及时行血、尿生化检查,并根据临床表现及血、尿生化测定结果,相应调整水和电解质摄入量。

4. 抗菌药物的使用　常规应用抗生素 3~4 天,宜选用对肾脏无损害或损害较轻的抗菌药物,如肾结核患儿需要继续常规应用抗结核药物。

5. 引流管的处理　一般术后 1~2 天如无腰部胀痛、发热即可拔除,如引流液多可视引流液情况而延期拔管。术后第 2 天拔除尿管后可下床活动。

八、术后并发症及处理

腹腔镜肾切除术后并发症与开腹肾切除术类似。

1. 出血　内出血可能来自肾蒂或下腔静脉意外及创面渗血。如为创面渗血可予以保守治疗(输血、补液及使用止血药物),一般可进行制止;如出血量较多,通过保守治疗无效,出现心率加快、血压下降、血红蛋白减少,则需及时手术探查止血。

2. 气胸　多由术中胸膜损伤所致。术后应严密注意呼吸情况,必要时进行 X 线检查,如肺萎陷 >50% 可予以胸腔穿刺抽气,但一般可自行吸收。

3. 皮下气肿　儿童腹壁较薄,气腹针穿刺时突破感不明显,可因气腹针未进入腹腔时注气而发生皮下气肿,有时因切口较大从 Trocar 周围漏气使气体进入皮下间隙,尤其经后腹膜入路更易发生。一般气肿范围较小时不需特殊处理,严重的大范围皮下气肿可进行小切口排气。

4. 邻近器官损伤　腹内结肠、胰腺或脾损伤可很晚才出现症状,患儿腹痛加重、发热伴白细胞升高时应行腹部超声或 CT 检查,一经确诊应及时手术探查。

5. 切口疝　可发生在 10mm 或更大 Trocar 部位,应及时手术修复以免肠梗阻或肠绞窄。

6. 感染　随着腹腔镜的微创化治疗,切口感染已很少见,如术后持续发热不退,切口疼痛,需考虑切口感染可能。如怀疑肾周积液,则需进行超声检查,证实后需充分引流并加抗生素治疗。

7. 残端综合征　应行残端输尿管切除术。

8. 肾动静脉瘘　常发生于肾蒂周围严重粘连、大块钳夹缝扎后的患儿,如瘘口小而未影响血流动力学者,可继续临床观察,否则应再次手术封闭瘘口。

9. 低体温　小儿免疫功能不完善,体温调节能力差,如术后低体温或体温不升应注意保暖及静脉补充营养液,如为感染所致应加强抗感染治疗,必要时转小儿重症监护室(PICU)监护。术中应注意手术室温度及保暖,根据患儿年龄及术中体温检测适当应用温毯及暖风机,冲洗手术视野时应用温生理盐水,避免术后低体温。

（周辉霞）

推荐阅读资料

［1］金锡御,俞天麟.泌尿外科手术学.北京:人民军医出版社,2009.

［2］王林辉,刘冰,王富博,等.经脐单孔多通道腹腔镜下肾切除术20例报告.中华泌尿外科杂志,2011,32(2):79-82.

［3］吴阶平.泌尿外科学.济南:山东科学技术出版社,2012.

［4］曾国华,吴文起,吴开俊,等.经脐单孔腹腔镜肾切除术:首例经验与体会.中国内镜杂志,2009,15(10):1019-1021.

［5］张金哲,刘啟政,刘贵麟.中华小儿外科学.郑州:郑州大学出版社,2006.

［6］CLAYMAN R V,KAVOUSSI L R,SOPER N J,et al. Laparoscopic nephroureterectomy:initial clinical case report. J Urol,1991,146(2):278-282.

［7］DESAI M M,RAO P P,ARON M,et al. Scar LESS single port transumbilical nephrectomy and pyeloplasty,first clinical report. BJU Int,2008,101(1):83-88.

［8］GAUR D D. Laparoscopic operative retroperitoneoscopy:use of a new device. J Urol,1992,148(4):1137-1139.

［9］LOWRY P S,MOON T D,ALESSANDRO A D,et al. Symptomatic port-site hernia associated with a non-bladed trocar after laparoscopic live-donor nephrectomy. J Endourol,2003,17(7):493-494.

［10］MENG M V. Reported failures of the polymer self-locking(Hem-o-lok)clip:review of data from the Food and Drug Administration. J Endourol,2006,20(12):1054-1057.

［11］RAMAN J D,BENSALAH K,BAGRODIA A,et al. Laboratory and clinical development of single keyhole umbilical nephrectomy. Urology,2007,70(6):1039-1042.

［12］STOLZENBURG J U,KALLIDONIS P,HELLAWELL G,et al. Technique of larparoscopic endoscopic single site surgery radical nephrectomy. Eur Urol,2009,56(4):644-650.

第二十一章
腹腔镜下肾盂输尿管成形术

一、概述

先天性肾盂输尿管连接部梗阻(pelviureteric junction obstruction, PUJO)是小儿肾积水的常见原因,其发生率为 1/800~1/600。临床上,肾盂输尿管成形术已被广泛接受,特别是离断式肾盂输尿管成形术的成功率已在 90% 以上。

1993 年,Schuessler 首次报道了 5 例腹腔镜离断肾盂成形术,虽然手术时间较长(3~7 小时),但患者术后疼痛轻、恢复快、住院时间短,平均随访 12 个月症状均完全缓解,认为这项新技术尽管在开展早期难度较大,但疗效满意,有临床推广价值。1995 年,Tan 等首次报道了经腹腔的小儿腹腔镜肾盂输尿管成形术。经过 10 余年的发展,腹腔镜下治疗 PUJO 的技术逐步发展成熟,已成为临床一线治疗技术。Klingler 等比较腹腔镜与开放性肾盂成形术,认为离断性肾盂成形术优于非离断性肾盂成形术,而腹腔镜和开放性手术的效果一样,但腹腔镜手术并发症明显少于开放性手术,认为腹腔镜肾盂成形术将取代开放性肾盂成形术成为治疗 UPJO 的金标准。

目前常用的术式为经腹腔途径或后腹腔途径。经腹腔途径手术操作空间大,解剖标志明显,暴露清晰,操作相对简单,但游离的范围大,术后发生肠道并发症的机会多。经后腹腔途径手术,稍加分离即可到达手术部位,分离组织少,损伤轻,对腹腔脏器干扰轻微,减少了胃肠反应及术后腹腔感染和粘连的机会;另外考虑到潜在的尿漏风险,该途径可以减少尿漏对肠道的刺激。相对不足是手术空间较小,解剖标志不明显。

自开展腹腔镜肾盂成形术以来,通过对该术式的关键技术如镜下肾盂的裁剪及输尿管导管的放置等进行改进,取得了良好效果,尤其采用经脐单孔腹腔镜技术、经脐三通道腹腔镜技术行小儿离断式肾盂输尿管成形术,充分满足了患儿对腹壁无瘢痕的美观要求。

二、相关解剖

同第二十章。

三、适应证和禁忌证

(一)适应证

1. 原发性 UPJO 合并积水、肾功能损害和 / 或继发结石、感染。
2. 积水有明显临床症状,如腰部胀痛者、尿路感染或血尿、消化道症状等。
3. 异位血管压迫输尿管连接部造成梗阻。
4. 输尿管高位开口造成肾积水。
5. 输尿管腔内扩张或内切开失败的 UPJO。

6. 马蹄肾或盆腔异位肾合并 UPJO。

（二）禁忌证

1. 绝对禁忌证　严重凝血功能障碍,严重心、脑、肺疾病,或其他原因不能耐受手术。

2. 相对禁忌证　有患侧肾、上段输尿管手术史,或外伤及慢性炎症病史等,导致肾周粘连严重。

四、术前准备

全身常规检查包括血、尿常规,肝肾功能,电解质、血糖、出凝血功能、心电图和胸部 X 线检查等。术前感染者需行尿培养及药敏试验,并使用敏感抗生素。常规影像学检查包括肾脏超声和 IVU。IVU 不显影或显影欠佳不能肯定诊断时,需行肾盂输尿管逆行造影、肾图、CTU 或 MRU 等检查证实诊断。

术前 1 天进食无渣流质饮食,术前晚灌肠。术前留置胃肠减压管、导尿管、肛管。手术日术前预防性应用抗生素。

五、手术步骤

（一）麻醉

双腔管气管插管,复合静脉全身麻醉。

（二）体位

1. 经后腹腔途径　通常采用健侧卧位,腰部垫高,使肋间隙尽可能扩大,方便操作。

2. 经腹腔途径　通常采用患侧抬高成 45°~70° 的斜卧位,因重力作用有利于腹腔内肠管等脏器向健侧推移,更好地暴露结肠旁沟和手术视野。

（三）放置 Trocar

1. 经腹膜后途径　分别于腋后线第 12 肋间隙下、腋前线肋缘下、腋中线髂棘上方 1~2 横指处放置 3 个 5mm Trocar,腋中线髂嵴上 Trocar 放置 30° 腹腔镜,另 2 个孔分别放置操作钳或超声刀。

2. 经脐腹腔途径　改良腹腔镜途径(图 3-21-1):2 个 Trocar 分别置于脐轮上端、下端,第 3 个 Trocar 置于脐轮下方约 2cm 处腹正中线。3 个 Trocar 近似直线排列,中间 Trocar 放置 30° 腹腔镜,另 2 个 Trocar 分别放置操作钳和超声刀。

经脐单孔腹腔镜途径(图 3-21-2):于脐轮正中做一长约 2.0cm 横切口,单孔 Triport 通道内同时置入目镜、操作钳和超声刀。

经脐三通道腹腔镜途径(图 3-21-3):2 个 Trocar 分别置于脐轮上端、下端,第 3 个 Trocar 置于脐轮健侧缘。3 个 Trocar 近似等腰三角形,中间 Trocar 放置 30° 腹腔镜,另 2 个 Trocar 分别放置操作钳和超声刀。切口可根据患儿的体型和病灶部位适当调整。

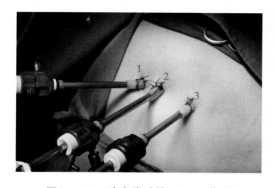

图 3-21-1　改良腹腔镜 Trocar 位置

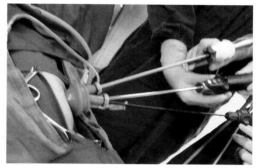

图 3-21-2　经脐单孔腹腔镜 Trocar 位置

（四）操作步骤

1. 经腹膜后途径

（1）取腋后线第 12 肋间隙下纵行切开皮肤 1.5~2.0cm，血管钳钝性分离腹横肌起始部的腱膜和腰背筋膜达肾周，示指钝性分离肾周间隙后置入自制球囊（图 3-21-4），建立腹膜后操作空间（图 3-21-5、图 3-21-6），气腹压力维持在 8~14mmHg，平均 10mmHg。

（2）超声刀纵行剪开肾周筋膜，暴露肾下极背侧，分离暴露肾盂及输尿管上段，明确狭窄部位和狭窄原因（图 3-21-7）。

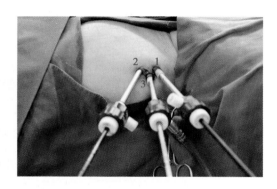

图 3-21-3　经脐三通道腹腔镜 Trocar 位置

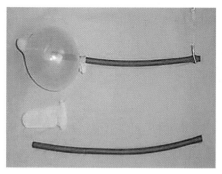

图 3-21-4　自制的扩张球囊

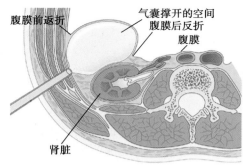

图 3-21-5　扩张效果示意图

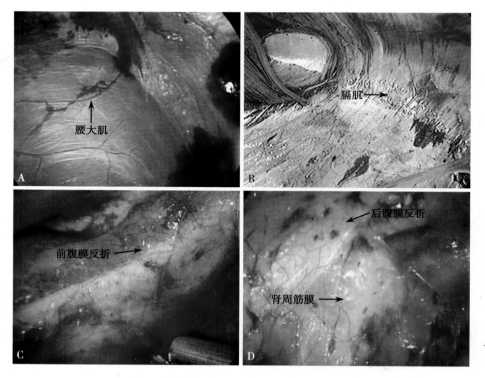

图 3-21-6　常规清理腹膜外脂肪，显露腹膜后解剖标志

A. 建立腹膜后空间，暴露该间隙后方的腰大肌；B. 暴露该空间最上方的膈肌；C. 暴露覆膜反折；D. 暴露肾周筋膜组织。

（3）弧形剪开肾盂，使肾盂口成喇叭状，保持肾盂内侧部分不全离断，仍与输尿管相连（图3-21-8），纵形切开输尿管，越过狭窄部1.0~2.0cm。

（4）用5-0薇乔线或可吸收线将肾盂瓣下角与输尿管切开处最低位缝合在一起（图3-21-9）。

（5）在狭窄段近端约0.5cm处离断输尿管（图3-21-10），并进一步完成肾盂裁剪，去除肾盂输尿管连接部狭窄段和部分扩张的肾盂（图3-21-11）。

（6）连续缝合吻合口后壁，每2针锁边1次（图3-21-12）。

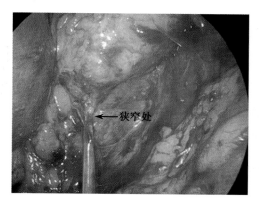

图3-21-7 分离肾脏背侧中下极，游离、充分暴露肾盂和输尿管上段，明确狭窄原因

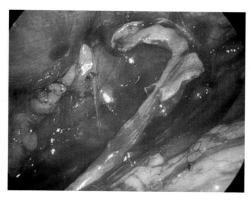

图3-21-8 裁剪肾盂，保持肾盂不全离断，仍与输尿管相连，纵形切开输尿管，越过狭窄部1~2cm

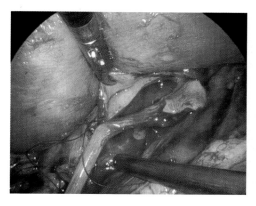

图3-21-9 用5-0可吸收线将肾盂瓣下角与输尿管切开处最低位缝合在一起

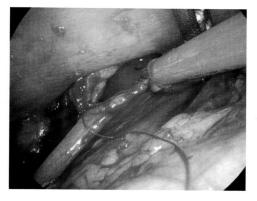

图3-21-10 在狭窄段远端约0.5cm处离断输尿管

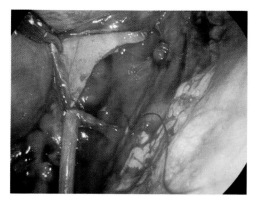

图3-21-11 进一步完成肾盂裁剪，去除病变段组织

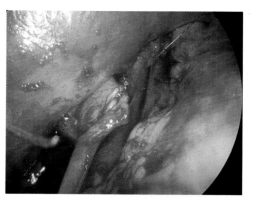

图3-21-12 连续缝合吻合口后壁，每2针锁边1次

（7）不剪断缝线，继续缝合多余的肾盂瓣开口（图3-21-13）。

（8）经吻合口顺行放置双J管（图3-21-14）。

（9）间断缝合吻合口前壁（图3-21-15、图3-21-16）。

（10）存在异位血管压迫者，将血管置于肾盂输尿管背侧行成形术，降低气腹压力，确认手术视野内无活动性出血，经髂嵴上Trocar留置1根腹膜后引流管，关闭切口。

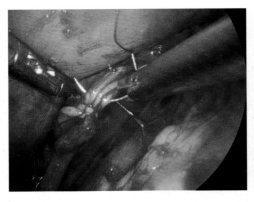

图3-21-13 不剪断缝线，继续缝合多余的肾盂瓣开口

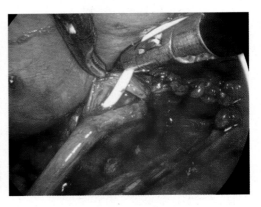

图3-21-14 经吻合口顺行放置双J管

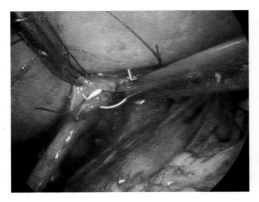

图3-21-15 间断缝合吻合口前壁

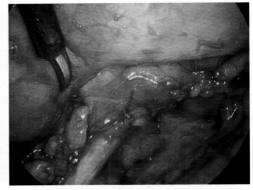

图3-21-16 手术完成后肾盂输尿管连接部的情况

2. 经脐腹腔途径

（1）建立普通Trocar通道或单孔Triport操作平台后，气腹压力维持在8~14mmHg，平均10mmHg。

（2）沿结肠旁沟外侧打开侧腹膜充分游离结肠，将结肠推向内侧，辨认性腺静脉和输尿管，行左侧肾盂成形术时，可沿肠系膜间隙无血管区打开，游离肾周脂肪后，暴露肾盂及输尿管上段（图3-21-17）。

（3）采用向下牵拉和钝性分离的方式将肾盂与肾门血管充分游离，向背侧游离扩张肾盂，观察有无横跨输尿管肾盂连接部的迷走血管，明确狭窄部位和狭窄原因。

（4）肾盂上角用2-0慕斯线悬吊于腹壁（图3-21-18），由后下方向上方弧形裁剪肾盂成漏斗状，适当游离输尿管，纵形切开输尿管外侧壁，越过狭窄部1~2cm（图3-21-19）。

（5）用5-0薇乔线或可吸收线将肾盂瓣下角与输尿管切开处最低位缝合在一起。

（6）在狭窄段远端约0.5cm处离断输尿管，并进一步完成肾盂裁剪，去除肾盂输尿管连接的狭窄段和部分扩张的肾盂。

（7）连续缝合吻合口后壁,每2针锁边1次。

（8）不剪断缝线,继续缝合多余的肾盂瓣开口。

（9）经吻合口顺行放置双J管(图3-21-20)。

（10）连续缝合吻合口前壁,仔细彻底止血,温生理盐水冲洗手术视野。

（11）间断缝合侧腹膜或肠系膜间隙,结肠解剖复位。

（12）检查无活动性出血后,通过切口放置封闭负压引流管于陶氏腔,取出标本后固定引流管,并用可吸收线逐层缝合关闭,医用胶粘合皮缘。如患儿系双侧病变,术中更换体位后,仍可使用原有的操作通道。

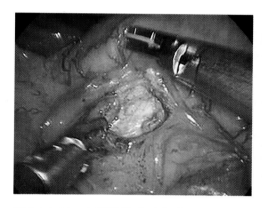

图 3-21-17　左侧肾盂成形术时,可沿肠系膜间隙无血管区打开

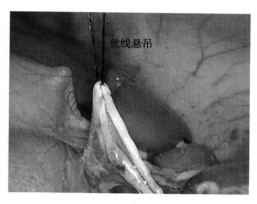

图 3-21-18　将肾盂上角用 2-0 慕斯线悬吊

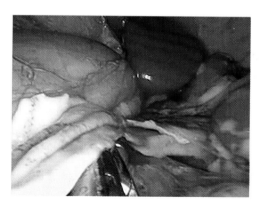

图 3-21-19　肾盂由后下方向上方弧形裁剪成漏斗状

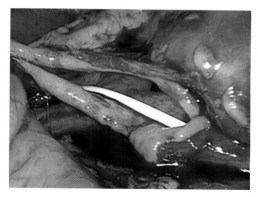

图 3-21-20　经吻合口顺行放置双 J 管

六、术中注意事项

1. 小儿腰背筋膜发育不成熟,缺乏很明显突破感;腹膜较薄,用手指前推时要紧贴侧腹壁,动作轻柔;用扩张球囊制备后腹腔时,避免充气过多撕裂腹膜,以 200~300ml 气体为宜。放置 Trocar 时,为避免损伤腹膜,可在腋后线首先置入 Trocar,接气腹机,置入腹腔镜,在内镜监视下再放置腋前线肋缘下和腋中线髂嵴上的 2 个 Trocar。

2. 肾盂的完整暴露及近肾盂部输尿管的充分游离是手术成功的关键。游离肾脏时只需分离肾脏背侧中下部分,保持肾脏腹侧和后腹膜相连,在气腹压力作用下,肾脏可被腹膜牵拉向中线,即发挥"自牵拉"作用,可以更好地暴露肾盂和上段输尿管。肾窦处不宜过多游离,出血及渗出增加会影响手术视野;输尿管上段也不要过多分离,只要能做到无张力吻合即可,但应充分游离肾盂,遇到迷走血管,必须先观察其血供范围,以判定是离断血管还是肾盂。

3. 由于气腹压力的原因,镜下肾盂扩张的程度小于开放手术,裁剪肾盂时应考虑压力因素对肾盂形态的影响,相对多裁剪一些肾盂。

4. 由于镜下不便留置牵引线,如将肾盂输尿管完全离断后再吻合,容易发生输尿管的扭曲。所以在裁剪时要刻意保留肾盂输尿管内侧部分的连接(即不完全离断),先纵行切开输尿管外侧壁,越过狭窄部位;将肾盂瓣下角与输尿管切开处最低位用 5-0 可吸收线缝合固定,再进一步完成肾盂和输尿管的裁剪。这样在完全去除扩张肾盂和肾盂输尿管连接部狭窄段之前,肾盂和输尿管已被固定,这不但可有效避免输尿管的旋转,也降低了后面吻合的难度。而经腹腔途径由于空间大,手术视野相对清楚,可完全离断肾盂输尿管连接部,裁剪后再吻合。

5. 第 1 针缝合至关重要。如果输尿管管腔显示不佳,可能导致吻合失败;如完全离断,断端回缩,需重新寻找、暴露,尤其在视野不太清晰时,耗费时间长;所以第 1 针非常重要,也是最困难的。

6. 腔镜下缝合技术的熟练程度直接影响手术时间和术后疗效。吻合时宜用 5-0 可吸收外科带针缝线,宜选用非自动归位型持针器,方便调整持针器角度。吻合口后壁均可采用连续缝合,每 2 针锁边 1 次,这样既可以节约时间,又可以防止吻合口过松而出现尿漏或过紧出现吻合口狭窄。在后壁和肾盂开口缝合完成后,吻合口前壁一般只需 3~5 针即可完成缝合,因此宜间断缝合。

7. 双 J 管可以于术前在膀胱镜下逆行置入,也可直接在腹腔镜下置入。推荐在经后腹腔途径术中完成吻合口后壁缝合后(经腹腔途径采用吻合前壁及后壁后),直接经吻合口放置双 J 管。可将双 J 管用 1 根导丝做内支架管送入吻合口,两把弯钳交替将双 J 管顺行置入,当肾盂内留置双 J 管末端 5~8cm 即表示双 J 管位置正常。疑有远端未到位时,可在膀胱内充盈亚甲蓝生理盐水,根据有无反流作出判断,术中必要时可应用 C 形臂机或膀胱镜观察双 J 管是否在膀胱内。

8. 保持内外引流通畅是术后处理的关键。

七、术后处理

1. 患儿清醒后拔除胃管。
2. 常规静脉使用抗生素。
3. 腹膜后引流管留置 3~5 天,无明显引流液体 2 天后拔除。
4. 导尿管保留 6~7 天。
5. 双 J 管留置 4~6 周后经膀胱镜取出。
6. 术后 3 个月和 6 个月复查肾脏超声和 IVU、发射计算机断层成像(ECT)。

八、术后并发症及处理

1. 穿刺道出血　拔出 Trocar 前先用腹腔镜检查穿刺道有无出血,如发现有出血需及时缝合止血。
2. 肠管损伤　放置 Trocar 时应避免损伤肠管,特别是分离右侧肾盂输尿管连接部时应避免损伤十二指肠,如术中发现肠管损伤应及时缝合,术后发现则开腹修复。
3. 下腔静脉损伤　游离右侧输尿管时,注意勿损伤下腔静脉,术中发现下腔静脉损伤可适当增大气腹压力至 18~20mmHg,由于静脉压较低,此时静脉基本不出血,可观察到血液在静脉腔内刚刚不至于溢出或少许溢出,然后使用钛夹夹闭破损的下腔静脉或用 5-0 血管线缝合。注意气腹压不宜过高,时间不宜过长,以防气栓形成或加重 CO_2 蓄积。上述措施无效时,应立即改开腹手术。
4. 吻合口尿漏　通常为腹腔镜下吻合不够严密、双 J 管移位或下尿路压力过高引起反流所致。良好的腹腔镜下吻合技术、常规留置双 J 管、保留导尿管保持膀胱低压引流防止逆流等可最大限度避免此类并发症。有尿漏时要首先排除吻合口远端有无梗阻的情况,如行 KUB 检查,了解有无双 J 管移位等;加强抗感染治疗;如果术后尿漏持续存在,应注意输尿管及肾周引流管引流的通畅,加强营养,促进伤口愈合,一般 1~2 周后均可好转。

5. 吻合口狭窄　多为周围瘢痕形成所致,首先可考虑腔内治疗(输尿管球囊扩张、输尿管镜或经皮肾镜下冷刀或激光切开等),必要时行手术探查或再次肾盂成形术。

(周辉霞)

推荐阅读资料

[1] 金锡御,俞天麟. 泌尿外科手术学. 北京:人民军医出版社,2009.

[2] 吴阶平. 泌尿外科学. 济南:山东科学技术出版社,2012.

[3] 张金哲,刘啟政,刘贵麟. 中华小儿外科学. 郑州:郑州大学出版社,2006.

[4] 张旭,李宏召,马鑫,等. 后腹腔镜离断性肾盂成形术(附 22 例报告). 临床泌尿外科杂志,2003,18(12):707-710.

[5] 周辉霞,孙宁,谢华伟,等. 经脐单部位三通道腹腔镜治疗小儿上尿路疾病. 中华小儿外科杂志 2011,32(7):515-518.

[6] 周辉霞,张旭,李爽,等. 小儿后腹腔镜 Andserson-Hynes 肾盂成形术. 中华小儿外科杂志,2008,29(1):19-21.

[7] DESAI M M,RAO P P,ARON M,et al. Scarless single port transumbilical nephrectomy and pyeloplasty:first clinical report. BJU Int,2008,101(1):83-88.

[8] SCHUESSLER W W,GRUNE M T,TECUANHUEY L V,et al. Laparoscopic dismembered pyeloplasty. J Urol,1993,150(6):1795-1799.

[9] KLINGLER H C,REMZI M,JANETSCHEK G,et al. Comparison of open versus laparoscopic pyeloplasty techniques in treatment of uretero-pelvic junction obstruction. Eur Urol,2003,44(3):340-345.

[10] SHOMA A M,EL NAHAS A R,BAZEED M A. Laparoscopic pyeloplasty:a prospective randomized comparison between the transperitoneal approach and retroperitoneoscopy. J Urol,2007,178(5):2020-2024;discussion 4.

[11] TUGCU V,ILBEY Y O,POLAT H,et al. Early experience with laparoendoscopic single-site pyeloplasty in children. J Pediatr Urol,2011,7(2):187-191.

[12] ZHANG X,LI H Z,MA X,et al. Retrospective comparison of retroperitoneal laparoscopic versus open dismembered pyeloplasty for ureteropelvic junction obstruction. J Urol,2006,176(3):1077-1080.

[13] ZHANG X,LI H Z,WANG S G,et al. Retroperitoneal laparoscopic dismembered pyeloplasty:experience with 50 cases. Urology,2005,66(3):514-517.

[14] ZHANG X,XU K,FU B,et al. The retroperitoneal laparoscopic Hellstrom technique for pelvi-ureteric junction obstruction from a crossing vessel. BJU Int,2007,100(6):1335-1338.

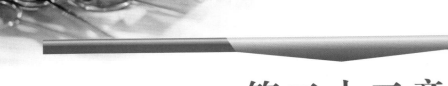

第二十二章
腹腔镜前列腺囊切除术

一、概述

前列腺囊可能是副中肾管退化不全,或尿生殖窦男性化不全的遗迹,开口于前列腺部尿道的后方。正常人的精阜中央有一小凹陷称为前列腺囊。而尿道下裂合并前列腺囊拉长、向膀胱后方延伸,形成一个大的囊腔,可能并发感染及结石,最常见的是合并附睾炎,也可影响导尿管的插入。小儿单纯性前列腺囊发病率较低,但在尿道下裂及性别异常患儿中发病率为11%~14%,而在重度尿道下裂患儿中可高达57%。由于手术操作困难,损伤大,没有症状的前列腺囊不必处理。

二、相关解剖

前列腺囊开口于后尿道,多位于膀胱后方,类似膀胱憩室。Vries 将前列腺囊分为 5 度:Ⅰ度,前列腺囊的深度仅数毫米;Ⅱ度,前列腺囊底部达膀胱颈;Ⅲ度,前列腺囊底部超过膀胱颈;Ⅳ度,前列腺囊底部超过精囊;Ⅴ度,前列腺囊伴发其他米勒管残留组织。

三、适应证与禁忌证

前列腺囊常无症状,多因插导尿管困难才发现。前列腺囊可能会并发感染,附睾炎反复发作。对于尿道下裂患儿,尿道成形术后由于尿道延长,增加了尿道阻力,易伴发附睾炎。对无症状者不需处理。反复出现附睾炎、尿路感染、尿道成形术后排尿疼痛及排尿困难的患儿,可以考虑手术切除。

四、术前准备

术前应做超声、排尿期膀胱尿道造影(VCU)检查明确前列腺囊的大小、位置。CT 重建亦可确诊。必要时可行尿道镜检查,可在精阜中央找到前列腺囊开口,伸进镜体,观察前列腺囊。

五、手术步骤

1. 膀胱内留置导尿管。脐下横切口,放入气腹针,建立 CO_2 气腹。穿刺放入 5mm Trocar 及腹腔镜观察。

2. 分别于双侧髂前上棘内侧锁骨中线处穿刺放置 5mm Trocar 及操作器械。

3. 将丝线穿过膀胱并将其悬吊于腹壁,将膀胱向上牵拉,充分暴露膀胱后方(图 3-22-1)。

4. 膀胱后下方为前列腺囊。用超声刀切开前列腺囊表面腹膜。沿囊壁顶部周围向近端分离至前列腺囊开口,注意保护输精管。如果囊腔大,可以切开囊腔,便于辨认解剖标志(图 3-22-2~ 图 3-22-4)。

5. 由于合并附睾炎,一侧输精管与囊壁粘连重,大部分难以分开,只能切断输精管(图 3-22-5)。

6. 分离囊壁至后尿道处切除囊壁(图 3-22-6)。经 Trocar 孔取出囊壁。

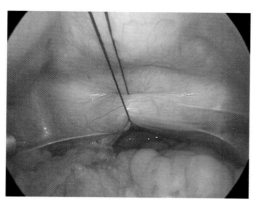

图 3-22-1　悬吊膀胱

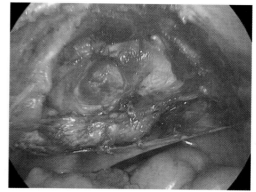

图 3-22-2　切开前列腺表面腹膜

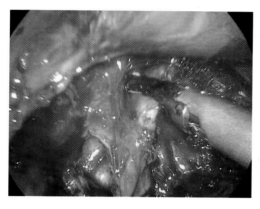

图 3-22-3　切开前列腺囊壁

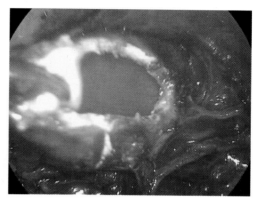

图 3-22-4　暴露前列腺囊内部

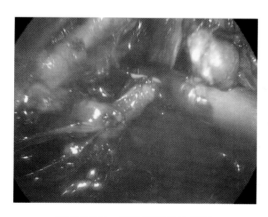

图 3-22-5　与输精管粘连严重

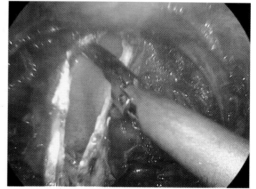

图 3-22-6　切除囊壁

7. 用 2-0 或 4-0 可吸收线连续缝合前列腺囊断端（图 3-22-7）。

8. 于膀胱后方放置腹腔引流管，留置导尿管。取出腹腔镜操作器械。

六、术中注意事项

由于双侧输精管与前列腺囊关系密切，反复感染的患儿粘连严重，术中有时很难分离，故极易损伤输精管。手术时应尽量分离并保护输精管，必要时可切断附睾炎发作频繁或较重的一侧输精管。

七、术后处理

1. 术后需静脉滴注抗生素预防感染。

2. 留置腹腔引流管 7~10 天,根据每天引流量决定拔除时间。

3. 导尿管需在拔除腹腔引流管后观察 1 天无异常后拔除。

八、术后并发症及处理

1. 吻合口尿漏　留置腹腔引流管。

2. 残端感染　选用敏感抗生素。

3. 附睾炎复发　尽量完整切除囊壁,必要时再次手术切断患侧输精管。

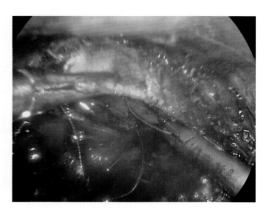

图 3-22-7　缝合前列腺囊断端

（张潍平）

推荐阅读资料

［1］MOSTAFA I A,WOODWARD M N,SHALABY M S. Cystoscopic-assisted laparoscopic excision of prostatic utricle. J Pediatr Urol,2018,14（1）:77-78.

［2］LIU B,HE D,ZHANG D,et al. Prostatic utricles without external genital anomalies in children:our experience,literature review,and pooling analysis. BMC Urol,2019,19（1）:21.

［3］DAI L N,HE R,WU S F,et al. Surgical treatment for prostatic utricle cyst in children:a single-center report of 15 patients. Int J Urol,2021,28（6）:689-694.

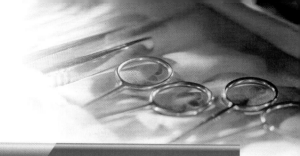

第二十三章
肝包虫病手术

一、概述

包虫病(hydatidosis,hydatid disease)是细粒棘球绦虫(犬绦虫)和泡状棘球绦虫的幼虫(蚴)引起的一类动物源性人畜(兽)共患寄生虫病,分为棘球蚴病和泡球蚴病,具有地方流行性。肝包虫病(hydatid cyst of liver)在包虫病中最为常见,是上述两种绦虫的蚴侵入人体肝内所致,在我国主要分布在新疆、西藏、青海、甘肃、内蒙古、宁夏及四川(阿坝、甘孜)、云南(迪庆)等地区,随疫区人员和犬的流动进入华东及华南地区而散发的病例也偶有报告。肝包虫病的诊断多无困难。对于有畜牧地区特别是包虫病流行疫区居住史、与疫区犬密切接触史的儿童出现腹部囊性包块,应首先考虑本病的可能性。

肝包虫病的治疗分为药物治疗和手术治疗,口服阿苯达唑等抗包虫药服药疗程长而且部分患儿效果不明显,故不作为首选。在包虫治疗中手术疗法占主导地位,肝泡球蚴(泡型包虫)的治疗以肝部分切除为主。囊型肝包虫病一经确诊即应考虑手术治疗,最为传统的手术方式是包虫内囊摘除术,部分患儿适宜行肝部分切除术,近年来肝包虫外囊摘除术逐渐被接受。随着现代医学模式的转变和微创理念的确立,腹腔镜技术已应用于肝包虫的诊治,腹腔镜下包虫内囊摘除术已经被许多临床医生采用并取得了较为满意的效果,故本节以此术式为主。腹腔镜下肝包虫外囊摘除术国内外均已有报道,但由于技术要求较高目前尚未普及。

二、相关解剖

小儿肝脏呈红褐色,组织质地软而脆,血管供应丰富。肝脏相对较大,约占体重的 1/20~1/16,不同年龄阶段所占比例不尽相同,年龄越小,肝脏所占比例越大。肝脏大部分位于右季肋区,小部分位于腹上区和左季肋区。肝膈面最高点与膈穹窿最高点一致,由此上界向左下方横过剑胸结合,再转向左上方,止于左侧近心尖水平。正常婴幼儿的肝脏右前下缘在锁骨中线右侧肋缘下 2.0cm 可以触及。4 岁以后逐渐缩入肋下,仅极少数可以在肋下触及。由此肝下界沿右肋缘斜向左上方,越过胸骨下角至左侧第 8 肋软骨与左肋缘交界处。

目前国际上肝胆外科的临床医生多采用的肝脏 Couinaud 分类方法,即以肝内静脉的走行为分类基础,将肝脏分为 8 段:尾状叶为第 I 段,左外叶分为第 II、III 段,左内叶为第 IV 段,右前叶分为第 V、VI 段,右后叶分为第 VII、VIII段。

腹腔镜肝脏包虫病手术首先要游离肝脏及暴露病变。覆盖于肝表面的腹膜,向腹壁和附近脏器反折,形成腹膜韧带和小网膜。所形成的腹膜韧带又称肝韧带,大多有双层腹膜构成,主要有镰状韧带、左三角韧带和右三角韧带。镰状韧带是一矢状位的镰形双层腹膜折襞,将肝的前上面连于膈下面和脐以上腹前壁后面,有固定肝的作用。需注意镰状韧带内含有脐静脉和附脐静脉,当分离附脐静脉时需用钛夹或生物可吸收夹夹闭,以防术中及术后出血。左三角韧带为膈与肝左外叶上方的腹膜反折,也由双层腹膜构成。左三角韧带内常含有血管,有时有迷走胆管,因此,在左三角韧带左侧缘应以钛夹或生物可吸收夹夹闭,以防术后出血及胆瘘发生。右三角韧带是冠状韧带的右侧端,自肝右后面的外侧连至膈,一般情况下韧带内没有粗大的血管通过。

了解小儿肝脏的相关解剖特点、肝脏的分段及与其周围韧带之间关系,对于肝脏包虫囊肿的定位和术中正确处理具有重要的指导意义。

三、适应证与禁忌证

(一) 适应证

严格掌握适应证是腹腔镜成功治疗肝包虫病的前提。目前多选择既往无腹部手术史、包虫囊肿位于肝脏相对表浅部位且手术视野能够清晰暴露。

(二) 禁忌证

1. 严重营养不良,对手术、麻醉耐受能力差。
2. 合并其他严重先天性畸形特别是存在心肺功能不全。
3. 包虫巨大、腹胀明显,腹腔内难以形成有效的操作空间。直径大于 10cm 的肝包虫囊肿在镜下处理难度较大,特别是穿刺抽吸囊液、摘除内囊、处理残腔过程中要避免囊液的污染较为困难,应谨慎选择。
4. 囊肿位置深在,腹腔镜下暴露困难。
5. 向其他器官穿破的肝包虫、复发肝包虫局部粘连严重。

四、术前准备

1. 一般术前准备,如完善相关检查,有贫血、营养不良者先予以纠正,一般状况改善后择期手术。术前常规静脉应用抗生素。
2. 腹腔镜术前准备,术前 4~6 小时禁食、禁水,留置鼻胃管和尿管使胃和膀胱处于排空状态,有利于术中扩大腹腔空间。根据包虫囊肿位置选定 Trocar 位置并做标记。
3. 针对包虫的特殊准备。术前 10 天起口服抗包虫药阿苯达唑(10mg/kg),术后继续服用 3 个月,可预防术中头节种植。术中注入包虫囊腔的硬化剂多选用 20% 的灭菌高渗盐水,其作用是直接杀灭头节,对生发层起破坏作用,对未破的子囊则通过渗透作用破坏其生存环境,达到治疗的目的。以往曾使用 10% 福尔马林溶液为硬化剂,但存在引起硬化性胆管炎、全身毒性反应甚至导致死亡的危险,现已基本弃用。另外,为防止术中出现过敏性休克,可以在术中穿刺前应用 1 次糖皮质激素。
4. 由于小儿身高、体重范围跨度大,应选择合适型号的手术器械和腹腔镜,最好配备超声刀或 LigaSure。手术仪器包括腹腔镜、光源、图像摄像显示系统和图像采集储存系统;腹腔镜手术器械包括具有外 Trocar 的穿刺针、无菌储物袋、高渗盐水纱条及标本袋、电钩、电铲、腔镜无损伤抓钳、腔镜弯分离钳、腔镜五爪拉钩、腔镜推结器、腔镜吸引器和腔镜持针器。

五、手术步骤

(一) 患儿体位及手术人员站位

1. 患儿体位　仰卧位,轻度头高足低。根据包虫囊肿具体位置可适度侧倾(30° 以内)以利暴露。
2. 手术人员站位　根据包虫所在位置,监视器及腹腔镜相关设备置于患儿头端偏左或偏右侧,术者站于患儿一侧,持镜者一般站于术者对侧,洗手护士一般与术者同侧站位。

(二) Trocar 位置

选择脐环一侧逐层切开入腹,直视下放置第 1 个 Trocar 并作缝合固定后建立 CO_2 气腹,儿童气腹压力一般不超过 10mmHg;置入 5mm 先端 30° 斜面腹腔镜,立即探查以明确诊断并判断腹腔镜手术的可行性。若决定行腹腔镜手术,在腹腔镜监视下分别于预定位置穿刺置入其余 3mm 或 5mm

Trocar（图 3-23-1）。

（三）腹腔镜操作步骤

1. 腹腔镜探查　腹腔镜很容易发现存在于肝脏表浅部位的肝包虫囊肿，探查重点在于确认包虫囊肿在肝脏的具体部位、大小、数量、有无粘连及粘连程度，选择穿刺点（一般选在肝包虫囊肿的表面最薄裸露点）（图 3-23-2）。

2. 穿刺与灭活　视包虫囊肿大小准备好长度为 30~60cm 的纱布条，经 20% 高渗盐水泡湿并拧干至不滴水，经距离包虫囊肿最近的 Trocar 送入腹腔，环形放置在选择好的肝包虫囊肿穿刺点周围形成"环形堤坝"（图 3-23-3），防止后续穿刺过程中包虫囊液外漏污染腹腔，并将吸引管口对准穿刺点，随时准备吸引漏出的包虫囊液。

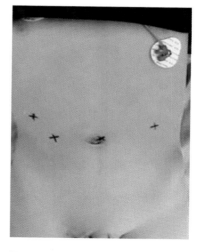

图 3-23-1　标准腹腔镜肝包虫病手术 Trocar 取位

选择距穿刺点最近的腹壁直接刺入穿刺针（14# 以上），从环形纱布条围住的穿刺点刺入包虫囊腔后拔出针芯，用大注射器或吸引器吸除包虫囊液。体积小的囊肿一次吸尽并计量，随后注入 20% 高渗盐水，注入量约为吸出囊液量的一半，留置 10 分钟后吸出（图 3-23-4）。体积较大的囊肿一次往往难以吸尽，残留囊液可稀释注入的高渗盐水而影响对头节的杀灭作用，故在首次注入 20% 高渗盐水并留置 10 分钟后尽量全部吸出，重复注入 20% 高渗盐水再次进行杀灭。

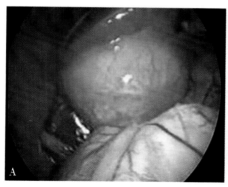
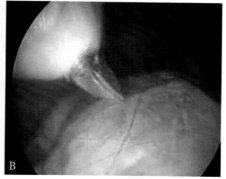

图 3-23-2　观察囊肿位置、放置 Trocar。
A. 暴露囊肿位置；B. 直视下放置 Trocar。

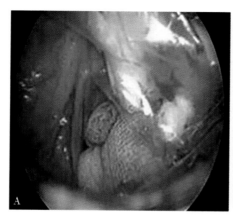
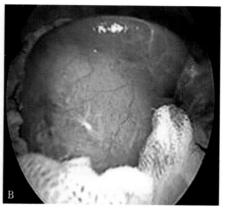

图 3-23-3　预先置入无菌纱布条及高渗盐水纱布条环形堤坝
A. 高渗盐水纱布条经 Trocar 送入腹腔；B. 高渗盐水纱布条建立"环形堤坝"。

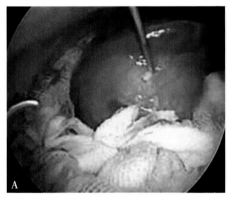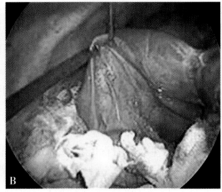

图 3-23-4 腹腔镜监视下穿刺囊肿抽取囊液

A.穿刺针刺入包虫囊腔;B.吸除包虫囊液。

注意高渗盐水接触肠管等可导致肠粘连,故一定要防止注入的高渗盐水溢出外囊,并保持高渗盐水纱布条尽量不接触肠管(图 3-23-5)。穿刺针腹内部分用高渗盐水擦拭后方可拔出。

3. 处理内囊 在囊肿表面肝组织最菲薄处(多为所选穿刺点)以电刀切开外囊壁,切口应尽可能大(图3-23-6)。

对于直径较小的包虫,其内囊往往较薄,可调高吸引器负压后经过较粗的吸引器管直接吸出,若遇内囊壁阻塞吸引管头部时,可用剪刀剪碎后再行吸引,若内囊内含有子囊亦可剪碎之后一并吸出,吸尽外囊内所有液体(图

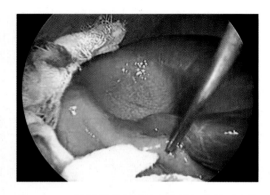

图 3-23-5 腹腔镜监视下注入高渗盐水杀灭头节

3-23-7)。对较大的包虫,其内囊不仅直径大而且也比较厚,即使吸尽囊液仍难以用吸引器吸除,可以将其装标本袋后取出,注意标本袋口径应足够大,装袋过程中严防内囊及囊液污染周围。

对于距脐孔较近的包虫囊肿,也可拔出 Trocar 后用棉片保护脐孔切口周缘、自切口内直视下取出内囊。摘出内囊后,向外囊再次注入适量 20% 高渗盐水,以小纱布条蘸取高渗盐水对外囊内面进行涂擦(图 3-23-8),以便彻底消灭可能残留的头节。吸尽高渗盐水后,反复用生理盐水冲洗囊腔,直至液体清亮,注意观察有无胆瘘及出血,用电凝对切开的外囊壁边缘进行彻底止血(图 3-23-8)。

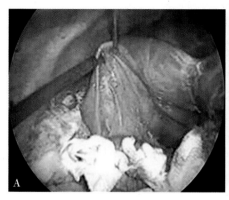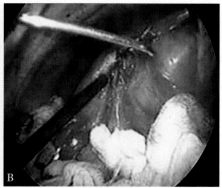

图 3-23-6 应用电刀切开外囊

A.选择最最菲薄处;B.电刀切开外囊壁。

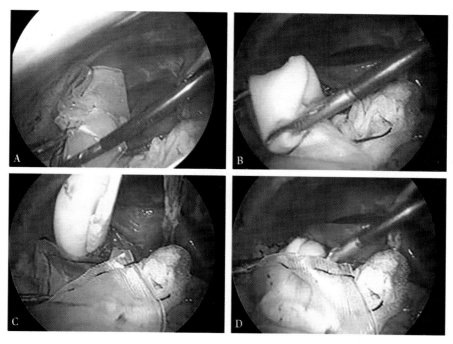

图 3-23-7　腹腔镜监视下摘除内囊装入标本袋

A. 经 Trocar 孔置入标本袋；B. 展开标本袋；C. 内囊装标本袋入；D. 封闭标本袋口后提出。

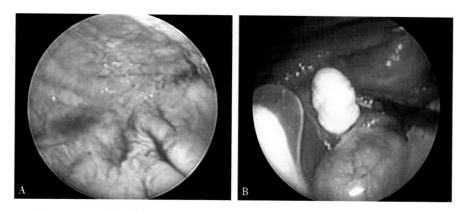

图 3-23-8　腹腔镜伸入残腔观察有无胆瘘、应用高渗盐水棉球反复擦拭囊腔

A. 观察残腔内情况；B. 高渗盐水棉球反复擦拭囊腔。

4. 处理外囊　处理外囊前可将腹腔镜伸入外囊腔对残腔进行检查，再次了解有无残存内囊碎片、渗血及胆瘘等情况，若无明显胆瘘和出血且残腔较小，用电刀尽量切除游离的外囊壁后敞开外囊残腔，可以不进行引流，也可以不切除外囊壁而将其内翻缝合闭合残腔。较大包虫残腔（包虫囊肿直径大于 5cm）较难缝闭，一般需要进行引流。选距囊腔最近的 Trocar 放入有侧孔的引流管，并将其前端置于囊腔内最低点，摆好引流管后缝合外囊切口，外接闭式引流袋（图 3-23-9），术后每天数次负压抽吸，但不建议持续负压吸引。

囊腔过大怀疑有胆瘘者可利用大网膜填塞残腔后间断缝合闭合外囊，可防止术后出现囊腔积液感染等并发症。

5. 后续处理　内囊、外囊处理完毕之后，高渗盐水纱布条应视为污染物装袋取出。纱布条较短

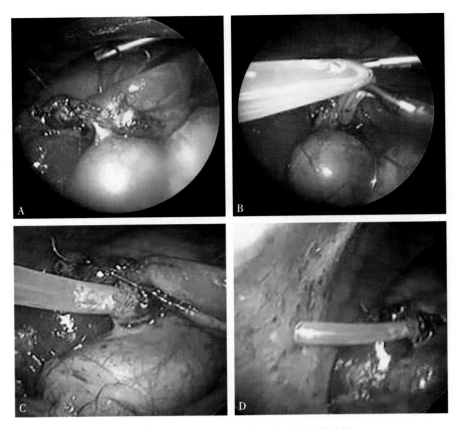

图 3-23-9 连续缝合关闭外囊同时放置引流管

A. 内翻缝合闭合残腔;B. 直视下置入引流管;C. 引流管前端置于囊腔内最低点;D. 直视下固定引流管,确保引流管位置摆放准确。

者也可用抓钳拉入 Trocar,连同 Trocar 一并取出。腹腔镜再次探查腹腔并观察术区情况,确认无异常后拔除所有 Trocar,排净腹腔内残余气体,关闭各孔,结束手术。

六、术中注意事项

1. 术中穿刺及处理内囊时防止污染 肝包虫在腹腔镜下显示直观,确定穿刺位置及穿刺等操作均无困难。术中最大的难点是确保包虫囊液不污染腹腔,即使开腹手术中穿刺和处理内囊时少量囊液外溢也并不少见,腹腔镜手术中亦属难免,因而首先要强调"囊液不接触"的观念,并在穿刺和操作时采取一些保护措施,尽可能防止囊液污染腹腔而导致过敏性休克及包虫复发。穿刺和外囊切开、内囊取出均应在 20% 高渗盐水浸泡后的纱布条围成的区域内进行,即使囊液外溢也不至于污染腹腔内其他脏器和组织。穿刺针一定要足够粗(14# 以上),以保证顺畅地抽吸囊腔内容物、注入高渗盐水及时灭活包虫头节,也是保证术中不产生污染的重要手段。穿刺针拔出前以 20% 高渗盐水浸泡后的纱布条进行擦拭。内囊取出后,外囊残腔内注入高渗盐水并对外囊内面进行擦拭以消灭可能残留的头节。部分病例内囊可以经脐孔切口取出。

2. 术中胆瘘的处理 术中将腹腔镜伸入残腔进行探查,若存在胆瘘多能发现。胆瘘的处理特别是缝合瘘口,因残腔空间有限、暴露较为困难,而且缝合深浅要适宜,对术者技术水平要求较高。但由于外囊壁较厚且质地坚韧,便于缝合,用 5-0 可吸收线细心操作均能达到目的。

3. 掌握及时中转开腹手术指征 术中如出现难以控制的出血、胆瘘难以处理等情况时,应及时中转开腹手术。

七、术后处理

1. 术后禁食、禁水,静脉输液补充水、电解质及维生素。肠功能恢复后停止胃肠减压,先饮水,无异常后再开始少量多餐进食,逐渐恢复至正常饮食。

2. 无特殊并发症者麻醉清醒后即可拔除尿管。

3. 静脉应用抗生素 2~3 天后视情况决定是否继续应用。

4. 引流管的管理。体积较小且不合并感染、胆瘘者包虫残腔引流管一般放置 3~5 天,每天引流量小于 5ml 时即可拔管;若囊肿大于 10cm 或术中发现有渗血、渗液和渗胆汁时,虽经术中妥善处理,仍建议术后 1 周内不拔引流管,当引流量逐渐减少到每天小于 3~5ml,体温正常,夹管 3~4 天,行残腔造影和超声检查后,如残腔基本愈合即可拔管。

5. 术后定期复查腹部超声观察残腔情况及有无包虫复发。

八、术后并发症及处理

1. 术中并发症　腹腔镜手术中一般并发症的预防和处理不再赘述。过敏性休克是包虫内囊摘除术中最为严重的特殊并发症,发生率为 4%~5%,可以出现气道痉挛、血压下降、呼吸停止、心率先快后慢甚至心搏骤停等,既可以发生在包虫内囊穿刺时,也可能在气腹开始而尚未穿刺时发生,后者可能是气腹过快或压力过高造成内囊破裂,含有抗原的囊液进入内囊与外囊之间、经由外囊血管进入循环而导致过敏性休克。为防止过敏性休克的发生,强调气腹压力及升压速度要严格控制,在气腹开始前应静脉滴注 1 次氢化可的松及抗组胺药物非尼拉明。一旦发生应按照过敏性休克的处理原则进行抢救。

2. 术后包虫复发　常见原因有两个。一是术中囊液污染所致;二是手术前包虫已破裂,其囊液所含头节在术前或术中种植所致。术前后口服抗包虫药物、整个手术过程中遵守"囊液不接触"原则可以避免头节污染种植而防止复发。如果术后生活环境和习惯未能改变,再次食入包虫卵而造成再次感染(再发),应与包虫复发区别对待。但无论是复发还是再发,只要情况允许都应该积极再次手术治疗。

3. 术后胆瘘　术中对外囊残腔应仔细探查,如果发现小的胆瘘,可进行电凝封闭瘘口,如瘘口较大可以用可吸收线进行缝合,瘘口靠近外囊切缘者还可用钛夹进行夹闭,可靠地闭合术中发现的胆瘘瘘口是有效降低术后胆瘘发生的最有效手段。微小的胆瘘瘘口可以不做修补,只要残腔放置有效的引流管,术后保持通畅,引流量多可逐渐减少并最终停止。对于残腔引流管术后一定要严密观察注意引流液量及性状;引流管留置时间过长,可以造成残腔继发感染而导致病程迁延。若持续有较多胆汁漏出,则必须持续引流,多数患儿于数周内逐渐减量而拔管,也有少数患儿胆瘘经久不愈,甚至需要手术处理。

4. 残腔积液　为包虫内囊摘除术后常见并发症之一,积液持续时间可长可短,无症状者可以定期复查,多数可逐渐减少并最终痊愈。残腔积液不减少者可在超声引导下行经皮残腔穿刺抽液,1~2 次后多可痊愈。少数残腔积液者可合并感染形成脓肿,可行超声引导下穿刺抽出或行切开引流术。

(王　昆)

推荐阅读资料

[1] 董蒨,李龙.小儿肝胆外科学.北京:人民卫生出版社,2005.

[2] 姬永忠,李发智.腹腔镜下肝包虫囊肿外囊完整摘除术 3 例报道.中国微创外科杂志,2008,8(5):475-476.

[3] 李龙,李索林.小儿腹腔镜手术图解.上海:第二军医大学出版社,2005.

[4] 李荣梓,柴福录,肖毅,等.腹腔镜技术在肝包虫病治疗中的应用。腹腔镜外科杂志,2009,14(9):674-675.

［5］廖霄斌,赵晋明,张金辉.腹腔镜在肝包虫病手术中的应用.中华肝胆外科杂志,2010,16(7):555-558.

［6］吕西,李徐生.腹腔镜治疗肝包虫的现状与展望.中华腔镜外科杂志,2010,3(1):75-79.

［7］李徐生,王琛,高鹏.经电视腹腔镜治疗肝包虫病.腹腔镜外科杂志,2001,6(4):214-215.

［8］孙家骏,李金福.实用包虫病外科学.西宁:青海人民出版社,1995.

［9］谢金敏,高毅,师龙生,等.腹腔镜治疗肝包虫病:附120例报告.中华普通外科杂志,2010,13(12):892-894.

［10］谢玉慧,郑治平,张元洲,等.腹腔镜治疗肝包虫囊肿术中过敏性休克的观察及预防(附7例报告).腹腔镜外科杂志,2007,12(3):201-205.

［11］周跃兴,张武.肝包虫囊肿微创治疗进展.中国微创外科杂志,2001,1(5):318-320.

［12］KATKHOUDA N,FABIANI P,BENIZ E,et al. Laser resection of a liver hydatid cyst under videolaparoscopy. Br J Surg, 1992,79(6):560-561.

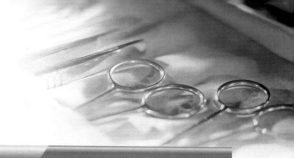

第二十四章
腹腔镜下脐尿管囊肿切除术

一、概述

脐尿管囊肿（urachal cyst）临床少见，发病率约 1/30 万，男性多见，多在儿童期发现。脐尿管囊肿可发生脐尿管靠近脐的一段，但多发生在脐尿管靠近膀胱处，囊肿较小者无明显症状。如囊肿合并感染则临床表现为腹痛、发热、局部压痛等。患儿表现为腹痛、发热时，需与阑尾炎、梅克尔憩室炎、卵巢囊肿扭转等鉴别。

因脐尿管有分泌功能，易引起感染、出血，长期慢性感染刺激，可恶变，所以，脐尿管畸形均应行手术切除。传统手术方式切口长，创面深，对机体损伤大，住院时间长，腹部瘢痕大，影响美观。1990 年首次报道腹腔镜下脐尿管瘘切除术，有学者认为应将腹腔镜下脐尿管切除术作为治疗脐尿管畸形的金标准。本病手术治疗效果良好。

二、相关解剖

在镜下可看到前腹壁五条纵行皱襞（图 3-24-1），正中的一条连接膀胱尖至脐，是胚胎时脐尿管的遗迹，名为脐正中襞；其两侧为脐内侧襞，是脐动脉的遗迹；最外侧的一对为脐外侧襞，由腹壁下动脉形成。

脐尿管囊肿位于脐下正中腹壁深处，介于腹横筋膜与腹膜之间，是由于脐尿管两端闭合，而中间未闭，脐尿管上皮分泌的液体形成。在胚胎发育过程中，膀胱自脐部沿腹壁下降，在下降过程中，脐与膀胱顶部有一脐尿管相连，最后退化成纤维索。一般将脐尿管畸形分为四种类型：出生后脐尿管两端已闭塞，中间段一处或几处未闭合，为先天性脐尿管囊肿；脐尿管全程均未闭合，形成脐尿管瘘，脐端未闭锁则形成脐尿管窦道；仅与膀胱顶部相连部分未闭锁称为脐尿管憩室。

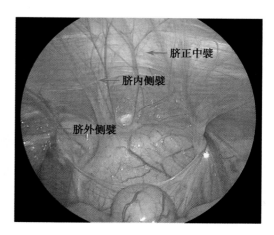

图 3-24-1　脐尿管相关前腹壁解剖

三、适应证与禁忌证

有临床症状并术前诊断明确的脐尿管囊肿都需手术治疗，有明显感染者可先抗感染或切开引流后再手术。术前检查符合腹腔镜手术标准则没有禁忌证。

四、术前准备

1. 控制感染。

2. 脐部脐尿管插管,或用稀释的亚甲蓝液注入脐孔,便于术中辨认。

3. 经尿道插入导尿管,注入生理盐水充盈膀胱。

4. 手术仪器包括腹腔镜、光源、图像采集存储系统和图像摄像显示系统;普通腹腔镜手术器械包括 Trocar 及切口保护套、电钩、腔镜抓钳、分离钳、剪刀、腔镜持针器、腹腔镜吸引器和超声刀。

五、手术步骤

(一) 麻醉、体位及切口设计

1. 麻醉　采用气管插管或喉罩全身麻醉。

2. 体位　仰卧位,头低足高。

3. 切口　3 个 Trocar 位置:脐与剑突间下 1/3 处,平脐两侧腹直肌外侧缘。

(二) 操作步骤

1. 腹腔镜探查辨认囊肿与其周围组织关系,了解炎症及粘连情况(图 3-24-2)。

2. 沿囊肿周围切开与囊肿粘连的大网膜(图 3-24-3)。

3. 囊肿较小时可以直接用超声刀从囊肿近膀胱处游离,较大的囊肿影响手术视野,只能从囊肿的近脐端开始,先切开脐尿管与腹壁的间隙(图 3-24-4)。

4. 沿囊肿与前腹壁的间隙进行游离、解剖,尽量保留前腹膜(图 3-24-5)。

5. 游离囊肿盆腔腹膜,亦要尽量保留腹膜,有利于囊肿切除后修复腹膜(图 3-24-6)。

6. 在炎症情况下,囊肿与膀胱间隙有时没有明确分界线,可反复充盈膀胱,找到两者间隙,避免误切膀胱组织,贴近囊肿分离可见脐尿管囊肿逐渐变细并进入膀胱(图 3-24-7)。

7. 用一定张力牵引脐尿管,充盈膀胱,再向膀胱壁肌层游离,至拖出脐尿管远端呈扇形的膀胱黏膜组织,表明已经完全切除脐尿管(图 3-24-8)。

8. 在膀胱黏膜扇形扩大处结扎,完全切除脐尿管囊肿(图 3-24-9)。

9. 用 2-0 可吸收线将膀胱壁进行全层间断或连续缝合修补膀胱壁(图 3-24-10),由导尿管向膀胱内注入生理盐水,观察并确认膀胱缝合处无尿漏。

10. 切除脐尿管后,闭锁的脐动脉应一并切除,避免形成索带(图 3-24-11)。

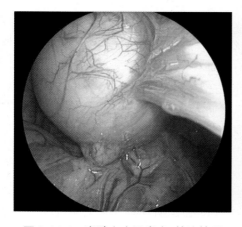 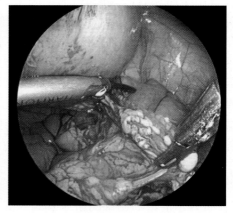

图 3-24-2　囊肿大小及炎症、粘连情况　　　图 3-24-3　切开与囊肿粘连的大网膜

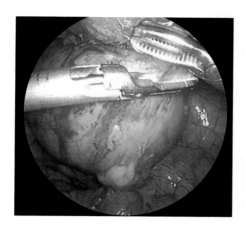

图 3-24-4　脐部开始切开腹壁与囊肿的间隙

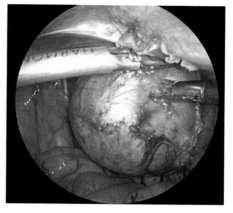

图 3-27-5　游离与腹壁的间隙

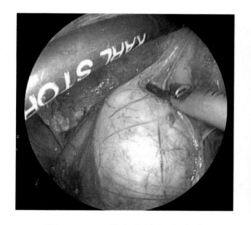

图 3-24-6　游离囊肿盆腔腹膜

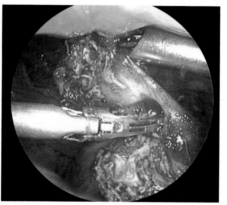

图 3-24-7　显露脐尿管入膀胱段

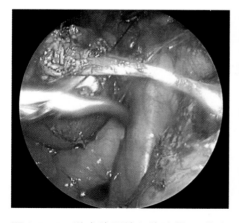

图 3-24-8　游离脐尿管入膀胱段，至拖出膀胱黏膜呈扇形

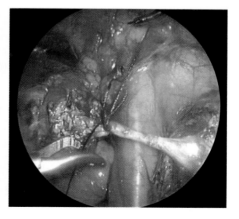

图 3-24-9　在扇形黏膜处结扎脐尿管

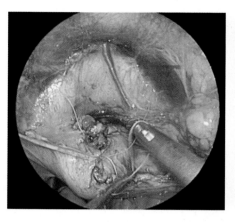 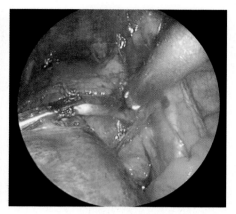

图 3-24-10 缝合膀胱壁 　　　　图 3-24-11 切除闭锁的脐动脉

六、术中注意事项

1. 囊肿较大时从脐部开始切除,囊肿小不影响手术视野时可从膀胱处开始手术。

2. 分离脐尿管时,如与腹膜粘连较紧,可将粘连的腹膜一并切除。

3. 炎症较重时,术中反复适度充盈膀胱,分辨膀胱与囊肿的间隙。

4. 将脐尿管从膀胱壁游离时,见到脐尿管膨大呈扇形则提示拖出到膀胱黏膜,即可进行结扎,不切除膀胱壁即可达到完全切除脐尿管的目的。

5. 膀胱切口缝合要严密,反复充盈膀胱,确认缝合处不漏液体。

6. 闭锁的脐动脉因囊肿牵拉变长,应一并切除以免形成索带粘连。

7. 腹膜缺损大于 2cm 时,需修补腹膜,即腹壁腹膜左右缝合,盆腔腹膜上下缝合。

8. 术中注意输尿管和输精管走行,避免误伤。

9. 脐尿管脐部端用超声刀在腹壁内切断,可不结扎。

七、术后处理

1. 妥善固定留置导尿管,保持引流通畅。导尿管于术后 5~7 天拔除。

2. 用抗生素预防感染。

八、术后并发症的预防和处理

1. 伤口尿漏　　主要由于留置导尿管不通畅,膀胱缝合不严密或膀胱切口感染所致。应保持留置导尿管通畅,伤口充分引流及加强抗生素的应用。

2. 感染　　主要指膀胱周围、膀胱创口及膀胱切口感染。其原因多为术前尿路有感染,术中尿液污染创口及术后抗生素应用不够。应对伤口充分引流,加强抗生素的应用。

（卞红强）

推荐阅读资料

［1］杨运芳,阮翊,卢占兴. 腹腔镜治疗先天性脐尿管畸形的应用价值(附 10 例报告). 中国内镜杂志,2005,11(3):263-264.

［2］CASTANHEIRA DE OLIVEIRA M,VILA F,VERSOS R,et al. Laparoscopic treatment of urachal remnants. Actas Urol Esp,2012,36(5):320-324.

［3］GREGORY GC，VIJAY R，LIGAJ M，et al. Laparoscopic management of urachal cyst associated with umbilical hernia. Hernia，2011，15（1）：93-95.

［4］MADEB R，KNOPF J K，NICHOLSON C，et al. The use of robotically assisted surgery for treating urachal anomalies. BJU Int，2006，98（4）：838-842.

［5］MCLUCAS B，MARCH C. Urachal sinus perforation during laparoscopy. A case report. J Reprod Med，1990，35（5）：573-574.

［6］PATRZYK M，GLITSCH A，SCHREIBER A，et al. Single-incision laparoscopic surgery as an option for the laparoscopic resection of an urachal fistula：first description of the surgical technique. Surg Endosc，2010，24（9）：2339-2342.

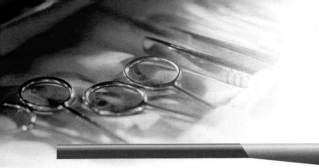

第二十五章
腹腔镜梅克尔憩室切除术

一、概述

梅克尔憩室（Meckel diverticulum）是最常见的小肠先天畸形。尸检研究估计梅克尔憩室发生率为 1%~2%，男女发病比例为 2∶1。

梅克尔憩室是胚胎期卵黄管残留衍化物，通常无症状，仅约 4% 的患儿有临床表现，多发生在 10 岁以下的儿童。主要表现：①消化道出血，梅克尔憩室多含有异位胃黏膜，易导致溃疡出血，表现为反复下消化道大出血，暗红色血便；②肠梗阻，细长憩室可环绕肠管形成结扣，未退化纤维的纤维索带亦可压迫肠管导致梗阻，或憩室作为套头形成肠套叠，肠梗阻在梅克尔憩室并发症中约占 25%；③憩室炎，占梅克尔憩室症状的 10%~20%，常表现为下腹偏右侧疼痛，易与阑尾炎混淆，穿孔后易形成腹膜炎；④梅克尔憩室扭转，憩室长而基底窄者可能发生憩室扭转，出现急性腹痛，可能导致穿孔、腹膜炎；⑤憩室肿瘤，较少见，曾见脂肪瘤、血管瘤、平滑肌瘤、腺癌、类癌等报道。

如有以上临床表现，应疑诊本病。辅助诊断可采用 $^{99}Tc^m$-Pertechnetate 放射性同位素扫描（图 3-25-1）。用五肽胃泌素或 H_2 受体阻断剂可增加摄取，提高诊断率，准确率可达 90%。

临床上多数病例因消化道出血、腹膜炎、肠梗阻或疑诊阑尾炎等行腹腔探查时发现。一旦确诊，原则上应行憩室切除术。近年来随小儿腹腔镜广泛应用，因其创伤小、探查范围广、术中选择灵活等优势，越来越多地取代开腹手术成为术式首选。

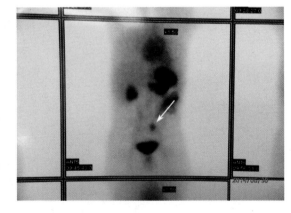

图 3-25-1 放射性同位素扫描可见箭头所指同位素浓聚处为梅克尔憩室

二、相关解剖

梅克尔憩室通常位于回肠末端 200cm 以内肠系膜对侧缘，长 1~12cm，有独立的血供，部分与脐部有索带相连（图 3-25-2）。憩室具有小肠的四层结构，其黏膜层往往含有异位组织，有症状的患儿中 >75% 为异位胃黏膜，5% 的憩室中有异位胰腺组织，少数憩室内含有良性肿瘤如血管瘤、脂肪瘤、平滑肌瘤、神经纤维瘤和恶性肿瘤如平滑肌肉瘤、类癌、腺癌。异位组织可导致炎症、溃疡、出血而出现症状。

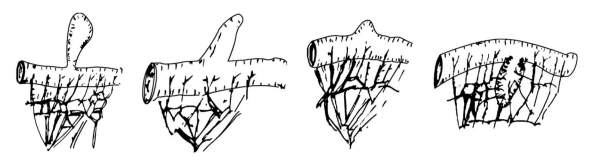

图 3-25-2　常见憩室解剖类型图

三、适应证与禁忌证

（一）适应证

1. 临床疑诊梅克尔憩室伴出血、炎症、肠梗阻等并发症。
2. 具有其他腹腔镜腹腔探查术指征。

（二）禁忌证

1. 严重肠梗阻致重度腹胀。
2. 既往有腹部手术史，疑腹腔粘连严重。
3. 有胎粪性腹膜炎、肠梗阻病史。
4. 其他腹腔镜手术禁忌证。

总之，凡具有临床手术指征（同传统开腹手术），同时无腹腔镜手术禁忌者，可考虑行腹腔镜梅克尔憩室切除术。

四、术前准备

1. 一般准备　按常规进行。
2. 设备准备及位置预留　一般可采用单个监视器，将其置于患儿足端右侧，有条件者亦可在患儿头端左侧加放一个监视器。术者、助手一般站于手术台左侧，面向患儿足端右侧的监视器，器械护士及器械台可站于同侧。

五、手术步骤

1. 腹腔镜下探查，腹腔外憩室切除、吻合术

（1）麻醉：采用吸入全身麻醉或静脉全身麻醉 + 呼吸机辅助通气麻醉。

（2）体位：一般采用平卧位，根据憩室病灶位置，术中可采用头低足高位或左斜位体位。

（3）置孔：通常采用脐部及两侧腹部三孔技术，手术孔位置见图 3-25-3。

（4）探查：术者交替抓放两把肠钳，按顺序从回盲瓣向近侧回肠检查，直至找到梅克尔憩室（图 3-25-4）。

（5）拖出、切除：沿脐环弧形延长脐部 Trocar 切口，长约 2cm，将憩室及肠管从脐部小切口拖出腹壁外（图 3-25-5）。游离憩室系膜及预切除肠段的系膜，完整切除憩室及部分相连肠管，腹腔外常规吻合肠管（图 3-25-6~ 图 3-25-8）。

（6）还纳：吻合成功后将肠管由切口推回腹腔，检查腹腔内无出血后退镜、缝合切口。

2. 完全腹腔镜下手术方式　也有专家尝试完全腹腔镜下憩室切除术。首先对憩室位置、大小、形态及血供进行全面评估，条件成熟者可考虑完全腹腔镜下手术。方法包括利用切割闭合器直接切割、闭合（图 3-25-9~ 图 3-25-12），或镜下憩室"楔形"切除、肠吻合术。

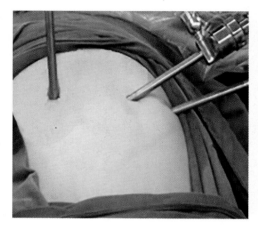

图 3-25-3 脐部及其两侧共三个戳孔

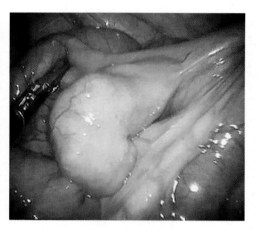

图 3-25-4 寻找到梅克尔憩室

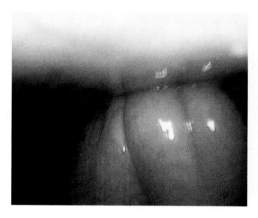

图 3-25-5 将憩室段肠管经脐孔拖出（腹腔内观）

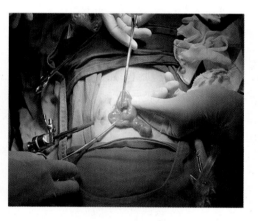

图 3-25-6 憩室及相连回肠（腹腔外观）

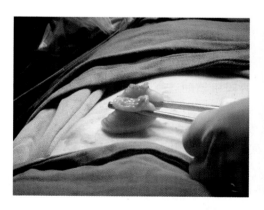

图 3-25-7 切除憩室及相连肠管

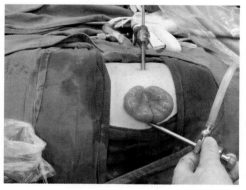

图 3-25-8 腹腔外行肠吻合术

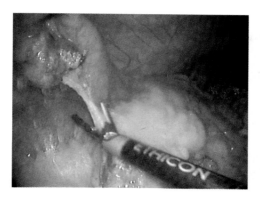

图 3-25-9　处理梅克尔憩室血供

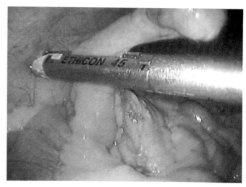

图 3-25-10　放入切割闭合器

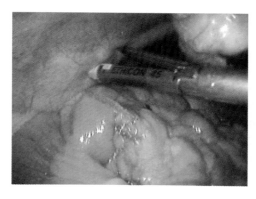

图 3-25-11　切割、闭合

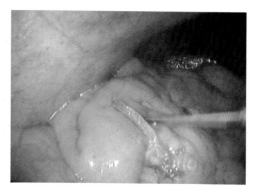

图 3-25-12　切割、闭合后

六、术中注意事项

1. 探查方法　腹腔镜下肠管探查具有视野放大、方向可调整等优点,但通过器械远距离操作,初学者应注意动作需轻柔,肠管摆放有序,顺序前行,耐心细致,如遇术中位置迷失,切忌存在侥幸心理,宜从回盲部重新开始探查。

2. 探查范围　建议充分利用腹腔镜视野,探查全部小肠,必要时可扩大范围至十二指肠及相关脏器,避免遗漏其他病变。

3. 器械位置　术中可根据需要,调换观察孔及操作孔以便于获得最佳视野及操作角度。

4. 脐部切口　建议勿盲目追求小切口,以免肠管受压水肿,影响吻合操作及增大还纳难度。

5. 关于完全腹腔内操作　与拖出腹腔外切除、吻合术相比,目前完全腹腔内操作优势并不明显,且存在操作难度加大、手术时间延长、可能遗漏病变、术后并发症多等缺点,建议慎重选择。

七、术后处理

1. 按肠吻合术后 + 腹腔镜术后常规方案进行。

2. 根据憩室出血、炎症、肠梗阻等并发症类型及术中情况,相应处理。

八、术后并发症及处理

1. 肠管损伤　多由于初学者探查时操作不熟所致,常见肠壁出血、小血肿形成等,应仔细观察,必要时拖出腹腔外处理或中转开腹手术。

2. 肠吻合口瘘　多由于缝合技术失误或切口过小,还纳时受损引起,建议手术结束前,观察肠吻合口,确认无破损等情况。

3. 其他　腹腔镜手术常见并发症如皮下气肿、切口渗血、CO_2 气腹相关并发症等,处理参考相关章节。

（刘　潜）

推荐阅读资料

［1］王果,李振东. 小儿外科手术学. 北京:人民卫生出版社,2010.

［2］吴孟超,吴在德. 黄家驷外科学. 8 版. 北京:人民卫生出版社,2021.

［3］MACKEY W C,DINEEN P. A fifty year experience with Meckel's diverticulum. Surg Gynecol Obstet,1983,156(1):56-64.

［4］MENEZES M,TAREEN F,SAEED A,et al. Symptomatic Meckel's diverticulum in children:a 16-year review. Pediatr Surg Int,2008,24(5):575-577.

［5］PAPPARELLA A,NINO F,NOVIELLO C,et al. Laparoscopic approach to Meckel's diverticulum. World J Gastroenterol,2014,20(25):8173-8178.

［6］REDMAN E P,MISHRA P R,STRINGER M D. Laparoscopic diverticulectomy or laparoscopic-assisted resection of symptomatic Meckel diverticulum in children? A systematic review. Pediatr Surg Int,2020,36(8):869-874.

［7］RHO J H,KIM J S,KIM S Y,et al. Clinical features of symptomatic Meckel's diverticulum in children:comparison of scintigraphic and non-scintigraphic diagnosis. Pediatr Gastroenterol Hepatol Nutr,2013,16(1):41-48.

［8］RUSCHER K A,FISHER J N,HUGHES C D,et al. National trends in the surgical management of Meckel's diverticulum. J Pediatr Surg,2011,46(5):893-896.

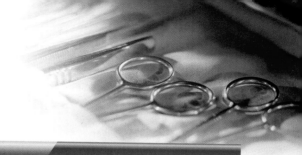

第二十六章

肠重复畸形

一、概述

　　小儿肠重复畸形（duplication of intestine）是一种比较少见的消化道畸形，是附着于消化道系膜侧，具有与消化道结构相似特性的球形或管形空腔肿物。可发生在消化道的任何部位，以回肠最多，其次是食管、结肠、胃、十二指肠、直肠等。本畸形曾称为肠内囊肿、肠源性囊肿、胃肠道巨大憩室等。1937年，Ladd 提出以消化道畸形命名，现已普遍使用。

　　肠重复畸形是一种先天性疾病，其病因有多种学说，但以胚胎早期消化道再管化受障碍学说较有说服力。该学说认为再管化时，腔内空泡融合，如有一部分空泡未与肠管完全融合，则形成与消化道并行的囊性空腔。

　　小儿消化道重复畸形的来源有多种解释，但总的来说仍然病因不明。大体有以下几种学说：①胚胎期肠管空腔化过程异常，形成与消化道并行的囊肿状空腔；②憩室样外袋学说，胚胎早期消化道常有憩室外袋，正常发育时外袋逐渐退化消失，如有残留则可形成该病；③脊柱原肠空化障碍学说，可以解释肠重复畸形可发生于消化道任何水平，并常伴有脊柱 - 神经系统畸形；④原始胚板中心分裂学说；⑤原肠缺血坏死学说，可以解释肠重复畸形发生时常伴有肠闭锁、肠狭窄等畸形。

　　肠重复畸形临床分为囊状型和管状型，其中囊状型约占 80%，为球状或椭圆形附着于肠系膜侧面的囊肿；管状型表现为在正常肠管的系膜侧有与其平行的异常肠管。

　　镜下肠重复畸形壁层含分化完全的消化道各层结构，即浆膜、平滑肌及黏膜，其黏膜类型多与邻近消化道黏膜相同，20%~30% 则有异位胃黏膜和胰腺组织。该病的病理分型可分为囊肿型与管状型。囊肿型约占 82%，囊肿呈圆形，多与肠腔不相连。囊肿位于肠壁肌层外者，称肠外囊肿型；位于肠壁肌间及黏膜下层者，称肠内囊肿型。管状型约占 18%，呈管状，与主肠管平行走行，多在远端有共同开口。肠重复畸形发生部位以回肠及回盲部多见，占 50%~70%，其次为大肠、空肠、胃、十二指肠。

　　肠重复畸形大多数在婴幼儿期就出现症状，临床表现多样，但缺乏特异性。当重复畸形中分泌物蓄积，肠腔内压增高时，可引起腹痛；重复畸形囊性扩张，压迫或堵塞肠管，可引起肠梗阻或肠扭转；异位的胃黏膜或胰腺组织，分泌胃液或胰液，可导致肠管消化性溃疡而出血；回盲部肠重复畸形，特别是肠内囊肿易诱发肠套叠。

　　由于肠重复畸形发生的部位、形态、大小、并发症、是否合并畸形及合并畸形不同，在临床表现方面表现出很大差异，多以腹痛、腹胀、吞咽困难、消化不良、消化道出血、穿孔、梗阻、腹部包块等症状较多，其中以肠梗阻最为常见。腹部肿块、渐进性肠梗阻和便血为 3 个月以下小婴儿肠重复畸形的主要特征。因此，当小婴儿出现不明原因的肠梗阻、便血，同时又发现腹部肿块时应考虑肠重复畸形的可能性。较小婴儿肠重复畸形发病晚，一般也无腹部肿块和肠梗阻症状。小婴儿肠重复畸形的出血常伴有阵发性腹痛（临床上可表现为阵发性哭闹），腹部肿块和肠梗阻症状，且每次便血量少，每天便血次数较多。

手术是肠重复畸形唯一有望治愈的方法,但术前诊断率仅 15.2%~45.7%。X 线、超声、CT、MRI、99m- 锝扫描等有助于诊断,部分患儿出现急性并发症时才就诊。手术是确诊及治疗的唯一方法。消化道重复畸形的临床表现取决于发生部位和类型,患儿可完全无症状,而在行其他腹部手术时意外发现并切除。术中采取个体化处理,行重复畸形切除或连同主肠管一并切除,壁内囊肿型者行肠切除肠吻合,而结肠重复畸形宜行结肠大部切除,残余结肠行共壁切开吻合术。本病预后均较好。

二、相关解剖

重复畸形黏膜同主肠管,多有异位的胃黏膜,其次为胰腺组织或呼吸道黏膜,可发生溃疡、出血、甚至穿孔,形成弥漫性腹膜炎。

结肠重复畸形多为全结肠性,重复肠管与主肠管之间有共壁和共同的系膜、血液供应及浆膜,可合并急性阑尾炎、粪石性肠梗阻、远端穿孔,盲肠壁内囊肿可突向肠腔,造成不同程度的梗阻。

典型的肠重复畸形超声表现为腹腔内囊性包块,边界清,壁较厚,用高频探头仔细观察可发现囊壁呈三层,由外至内呈强、弱、强回声,即"双环征",这是肠重复畸形的超声表现(图 3-26-1)。

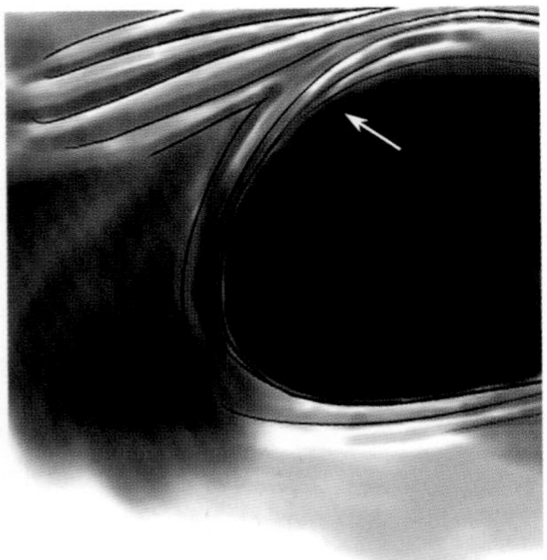

1. **胃重复畸形** 多发生于胃大弯侧,以近幽门部多见,呈囊状或管状,与正常胃腔相通或不通。畸形内衬有胃黏膜,通常与胃共同分享肌层和血供。

2. **十二指肠重复畸形** 十二指肠重复畸形极少与主肠管相通,多发生在十二指肠内侧或后侧,分型如下。

(1)肠外囊腔型:约 68%,为圆形、椭圆形或管状紧密附着于消化道一侧,与肠腔不相通的囊状肿物(图 3-26-2)。

(2)肠内囊腔型:在肠腔内有一囊性肿块,囊腔位于肠壁肌层或黏膜下,该段肠壁向外突起,呈圆形或椭圆形肿块(图 3-26-3)。

(3)管状型畸形:与正常肠管平行附着于肠系膜侧缘。其长度可自数厘米至数十厘米,甚至可穿过腹膜后通过膈肌某一异常孔隙或食管裂孔进入后纵隔,附着于上胸椎或颈椎,可伴有脊椎畸形,称胸腹腔内重复畸形(图 3-26-4)。

3. **小肠重复畸形** 小肠重复畸形大致分四种类型。

(1)肠管外囊肿型重复畸形:囊肿位于小肠系膜两页间,与所依附的小肠肠腔无交通(图 3-26-5)。

图 3-26-1 超声示意图由外向内呈强、弱、强回声

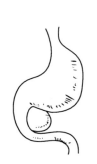

图 3-26-2 十二指肠重复畸形(肠外囊腔型)

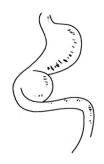

图 3-26-3 十二指肠重复畸形(肠内囊腔型)

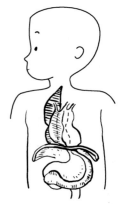

图 3-26-4 十二指肠重复畸形(管状型畸形)

（2）肠管内囊肿型重复畸形：位于小肠壁肌层内或黏膜下的孤立性囊肿，尤其好发于末端回肠，容易诱发肠套叠，囊肿大时可造成肠梗阻（图3-26-6）。

（3）憩室样管状重复畸形：畸形呈憩室样，一端开口于主肠管系膜侧肠腔，末端则从小肠系膜伸向腹腔任何部位，其末端可呈游离状态或与所接触的脏器粘连（图3-26-7）。

（4）并列型管状重复畸形：长管样重复畸形依附于小肠系膜侧，与主肠管并列而行，其肠壁与正常小肠肠管相通，有的重复畸形远端向主肠管开口并与其相通，与主肠管不相通的畸形可发展为巨大囊肿，巨大囊肿可造成肠梗阻（图3-26-8）。

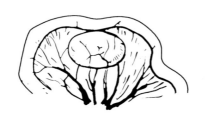

图3-26-5　小肠重复畸形（肠管外囊肿型）

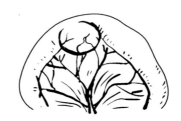

图3-26-6　小肠重复畸形（肠管内囊肿型）

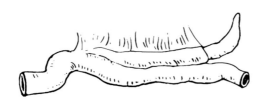

图3-26-7　小肠重复畸形（憩室样管状重复畸形）

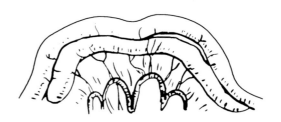

图3-26-8　小肠重复畸形（并列型管状重复畸形）

4. 结肠直肠重复畸形　可分为囊肿型、管状型、憩室型和复杂型。复杂型为直肠重复下端并发泌尿生殖系统瘘或神经管瘘。

三、适应证与禁忌证

1. 胃重复畸形手术　理论上凡是有胃重复畸形者均应手术，但现实中常在发生并发症后手术。早产儿、极低体重出生儿或因其他因素全身状况差者，可在其情况改善后再行手术。

2. 十二指肠重复畸形

（1）重复畸形为囊腔型位于十二指肠内侧或外侧，或十二指肠壁内向腔内突出者，适合行十二指肠重复畸形开窗口术。

（2）重复畸形位于十二指肠外侧或内侧管状型适合行重复畸形切除术。

（3）巨大的十二指肠重复畸形可行囊腔空肠Roux-Y吻合，或邻近的十二指肠内引流术。

3. 小肠重复畸形

（1）肠壁内重复畸形诱发肠套叠、肠管外囊肿引起肠扭转或压迫肠腔造成完全性肠梗阻者应急诊手术。

（2）重复畸形黏膜内含有异位胃黏膜或胰腺组织，因溃疡形成引起消化道出血者应依据病情的缓急行择期或急诊手术。

（3）因重复畸形而溃疡穿孔或囊肿破裂造成弥漫性腹膜炎者应尽快手术。

（4）腹部扪及囊性肿物，超声检查显示肠管外厚壁囊肿提示有本病的可能，行择期手术。

（5）因腹部其他疾病行开腹手术并发现并存小肠重复畸形，应同时予以切除，以免发生并发症或癌变。

4. 结、直肠重复畸形

(1) 盲肠重复黏膜剥脱术　①盲肠重复与正常盲肠共壁血运或盲肠重复与正常盲肠交通者。此术式能保存正常的回盲瓣；②共壁盲肠重复腔内严重感染或穿孔，被周围肠管、大网膜严密包裹，不能完全分离切除者，应先行外引流术，二期行囊内黏膜剥脱术。

(2) 直肠重复腔内黏膜剥脱术　适用于正常直肠共壁的囊肿型直肠重复畸形(不需术前插胃管)。

(3) 结肠直肠重复中隔下端切开术　全结肠直肠重复或左半结肠直肠重复，其远侧为盲端或狭窄瘘口，开口位于正常直肠内。

(4) 直肠重复为憩室型，开口于直肠内，瘘口狭窄。

(5) 作为结肠直肠重复并发泌尿、生殖系统瘘的一期手术。二期按先天性肛门直肠畸形并发泌尿、生殖系统瘘处理。

四、术前准备

1. 禁食。

2. 放置鼻胃管。

3. 血、尿常规和生化检查。

4. 补充和纠正水、电解质紊乱，对穿孔的患儿要特别注意纠正酸碱失衡。

5. 肠梗阻和肠出血按急腹症行术前准备。

6. 应用广谱抗生素。

7. 配血、备血。

8. 肠套叠和肠扭转患儿的肠重复畸形术前准备同肠套叠和肠扭转。

9. 消化道出血严重者应先纠正休克和低血容量。

10. 囊肿破裂或溃疡穿孔导致腹膜炎者，联合使用广谱抗生素。

11. 有高热者给予物理降温，将体温控制在 38℃以下。

12. 结肠直肠重复畸形术前 2 天进少渣流质食物和灌肠，术前夜和术日晨清洁灌肠。

13. 手术仪器包括腹腔镜、光源、图像采集存储系统和图像摄像显示系统；普通腹腔镜手术器械包括 Trocar 及切口保护套、电钩、腔镜抓钳、分离钳、剪刀、腔镜持针器和腔镜吸引器；机械缝合器械包括钛夹钳及钛夹、Hem-o-lok 及合成夹、超声刀或 LigaSure。

五、手术步骤

(一) 患儿体位及手术人员站位

1. 患儿体位为仰卧位，轻度头高足低。术中根据情况可变换倾斜 20°~30° 以利于术中暴露及操作。

2. 腹腔镜系统及监视器位于患儿左侧或头侧，术者站于患儿右侧，持镜者站于术者对侧或患儿足侧，洗手护士站于术者右侧(图 3-26-9)。

(二) Trocar 取位

选择脐环左侧切开(或经脐孔切开)，直视下放置第 1 个 5mm Trocar 并缝合固定，建立 CO_2 气腹，新生儿气腹压力控制在 6~8mmHg，婴幼儿设定在 8~10mmHg；放入 5mm 30° 腹腔镜，分别于右上腹和右中下腹穿刺置入 3mm 或 5mm Trocar (也可于左上腹及左下腹穿刺置入 Trocar) (图 3-26-9)。

(三) 操作步骤

进镜及操作抓钳后，首先探查十二指肠悬韧带位置，沿十二指肠悬韧带开始向远端探查，利用 2 把无损伤抓钳逐步交替向远端探查整个小肠。向近端探查胃及十二指肠。或进入操作钳后，探查定位回盲部，自回盲部开始，向近侧探查小肠，向远侧探查结肠，定位病变部位(图 3-26-10)。根据病

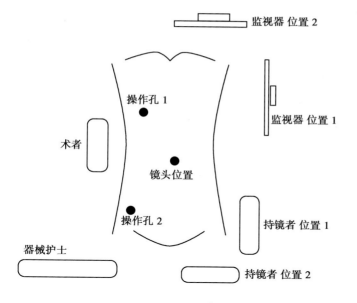

图 3-26-9　患儿体位、手术人员站位及 Trocar 取位

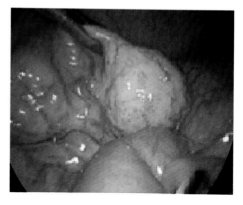

图 3-26-10　腹腔镜探查证实小肠重复畸形

变部位决定手术方式。

1. 胃重复畸形

（1）首先探查明确胃重复畸形。

（2）探查进入腹腔后如已穿孔,应吸净脓液,进行细菌培养。腹腔镜监视下,将小肠向下方推挤暴露胃（此时可将床体改变为头高足低位）。

（3）对大多数胃大弯侧重复畸形,于胃大弯侧切开浆膜层、肌层,黏膜下分离重复组织,间断缝合修补周围的肌层缺损,修补前应在胃内注入空气,观察有无黏膜损伤、穿孔,如果有则予以缝合。

（4）对较小的重复畸形,可沿其边缘进行部分胃楔形切除,全层、浆肌层缝合。

（5）如病变从胃底沿至幽门,应部分切除重复胃,剥离残留的黏膜层并修补缺损。也可部分切除或大部分切除重复胃壁,再切除胃与重复胃间的共同壁,然后将重复胃壁与正常胃壁吻合。也可应用吻合器插入近端,将正常胃和重复胃之间的间隔切开并吻合,使两腔相通,但由于此法不能切除重复的黏膜,仅作为次选。

2. 十二指肠重复畸形

（1）十二指肠重复畸形开窗术

1）腹腔镜监视下探查确定重复畸形的部位和范围。

2）在十二指肠内侧可见重复畸形囊腔,于囊肿前壁做较长纵形切口,吸净囊内容物。

3）暴露囊腔与十二指肠间隔,于囊腔最低部位,梭形剪除间隔,使之成为一个窗口,用 5~0 号线缝合窗口的切缘止血。

4）切除部分囊腔前壁,做双层缝合。

5）关闭囊腔前壁的切口。

6）于右侧结肠旁沟放置 1 根橡胶管引流。

（2）十二指肠重复囊腔与空肠或附近的十二指肠内引流术

1）腹腔镜监视下确定重复畸形的部位和范围。

2）切开囊腔吸净内容物,于十二指肠侧壁浆肌层及黏膜下缝扎止血,缝合囊腔壁与十二指肠侧壁全层,同样方法缝合前壁,切口应在囊腔下方,出口尽量大些,以方便引流。

3）若进行囊腔与空肠 Roux-Y 吻合术,则应找到十二指肠悬韧带,于 10~15cm 处切断空肠,游离系膜,于横结肠系膜右侧穿一空隙,将远端空肠牵出空隙,与囊腔吻合,离吻合口35~40cm处,行空肠空肠端侧吻合(图3-26-11)。

4) 放置1根引流管。

5) 逐层关腹。

3. 小肠重复畸形

(1) 肠管外重复畸形 肠管外重复畸形具有独立的系膜和血液供应者,腹腔镜监视下利用超声刀、钛夹等器械可将重复畸形单独切除。注意在切断重复肠管血管前仔细检查主肠管的血运状况,切勿损伤。

(2) 单纯重复肠管切除术

1) 小肠肠管游离度较大,可在腹腔镜监视下,定位重复肠管,然后将脐部穿刺孔扩大,将肠管提出腹腔外行肠切除肠吻合术(图3-26-12)。

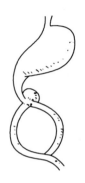

图 3-26-11 十二指肠重复畸形
(与空肠 Roux-Y 吻合术)

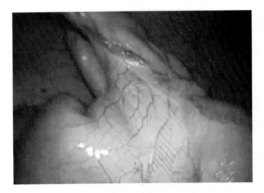

图 3-26-12 将肠管提出腹腔外行肠切除肠吻合术

2) 用组织钳提起重复肠管近端肠壁,在重复肠管与肠系膜交界处紧贴重复肠管侧,向远端逐一结扎和切断系膜及进入重复肠管的动脉、静脉,按肠管走行方向顺序游离重复肠管。通常在两肠管肌层共壁处呈沟隙状,于距沟隙约0.2cm处重复肠管壁侧,用电刀纵行切开共壁浆肌层直达重复肠管远端。共壁切开后由黏膜下将重复肠管完整切除,注意保留共壁肌层于主肠管侧,将系膜断裂缘与主肠管浆肌层缝合覆盖重复肠管留下的裸区。

3) 肠壁内重复畸形、并发肠扭转坏死、重复肠管发生感染或穿孔者,难以单独切除重复肠管,如病变范围较小,可将重复肠管连同主肠管一并切除后,行一期小肠端端吻合术。

4) 手术完成后,将肠管放入腹腔,逐层关闭各穿刺口。腹腔内留置引流管。

(3) 小肠重复黏膜剥脱术 广泛累及小肠又不宜行单独切除的巨型重复畸形,需要进行重复肠管黏膜剥脱术。

1) 进入腹腔后确定病变的范围和部位。

2) 将脐部置入口开大,将病变肠管拖出腹腔外行手术治疗。

3) 于相应的肠系膜根部放置软质肠钳,采用电刀在其一侧肠壁上做数个长4~5cm的纵行切口,切开浆肌层直达黏膜下。每个切口间的距离以能满意分离全部黏膜为准。注意在重复肠管远近两端的肠壁上设计切开以便完整剥除黏膜。向每个切口黏膜下注入适量含肾上腺素的生理盐水(30ml生理盐水加5滴肾上腺素),剥离黏膜直至全部黏膜游离。用1~0号线结扎黏膜筒的一端或中部,由肠壁切口提出,完整切除。撤去肠钳,有活动出血处缝扎止血。

4) 手术完成后,将肠管放入腹腔,逐层关闭各穿刺口。

4. 结肠直肠重复畸形手术

（1）盲肠重复黏膜剥脱术

1）盲肠重复肠壁部分切除和共壁黏膜剥脱术（参考"小肠重复黏膜剥脱术"）。

2）盲肠重复囊内黏膜剥脱、交通口缝合术（适用于盲肠重复与正常肠管相通者，方法同"小肠重复畸形"，可将脐部穿刺孔开大，然后将病变肠管拖出腹腔外行手术治疗，手术方式同开腹手术）。

① 腹腔镜监视下，利用电钩或超声刀切开盲肠外侧腹膜直达髂窝，游离盲肠及升结肠起始部。

② 将病变肠管拖出腹腔外。

③ 用肠钳暂时阻断回肠末端和升结肠起始部，防止肠内容物流入盲肠重复腔内影响操作和污染腹腔。重复盲肠外周以纱布保护，切开囊壁后吸干净腔内积液，腔内以碘附液消毒。手指探查交通口部位、大小及共壁范围，参照小肠重复黏膜剥脱术操作，切除共壁外的大部分囊壁。于正常肠壁留一带蒂囊壁肌瓣，用作加固。沿交通口剥除盲肠重复的黏膜后，间断全层内翻缝合交通口，外加双层肌层间断缝合。再将准备好的带蒂囊壁肌瓣与对侧囊壁缝合并固定于缝合的交通口上。缝合侧腹膜切口，关闭腹腔。

④ 手术完成后，将肠管放入腹腔，逐层关闭各穿刺口。

（2）盲肠重复囊肿外引流术　适用于囊内严重感染，囊壁穿孔，囊壁被周围肠管严密包裹及不能分离的盲肠重复畸形。

1）囊腔橡胶管引流术

① 若囊肿穿孔，腹腔镜监视下进入腹腔吸净渗液和粪汁，扩大穿孔口，吸净囊内积液。

② 若囊肿未穿孔，在囊壁顶点切开小口，吸净囊内粪汁和脓液，消毒后，钝性分离重复盲肠的肌层和黏膜层。创面以浸有稀释肾上腺素的纱布临时填塞止血，溃疡表面残留黏膜，应以电钩或超声刀灼烧，勉强剥离可能引起相邻肠管破裂。囊内留置剪有侧孔的粗橡胶管或蕈状导管引流，可利用圈套器结扎于腹腔内固定橡胶管，封闭囊肿引流口（或行缝合，将引流管口固定完好，同时将穿刺口封闭，避免外渗），引出体外的橡胶管与皮肤固定后每天进行冲洗。

2）重复囊肿袋状缝合术：适用于囊壁破口较大，囊腔内炎症溃疡严重，渗血较多，全身衰竭，不能行囊内黏膜剥脱术者。

腹腔镜监视下将囊肿提出腹壁外，将破口边缘与邻近腹壁切口腹膜肌鞘和皮肤间断缝合固定成袋状，直接向体外引流，重复腔内填塞碘附纱布，待炎症控制 6~8 周后，再行囊内黏膜剥脱术或囊肿附着肠管切除、肠吻合术，关闭腹壁切口前应彻底冲洗污染的腹腔。

（3）直肠重复腔内黏膜剥脱术：直肠重复畸形腹腔镜下手术操作困难，建议直接行开腹手术（图 3-26-13）。

1）经肛门直肠重复腔内黏膜剥脱术：适用于低位或能脱垂于肛门外的重复畸形。扩张肛门括约肌，经肛门，在囊肿的最下端切开与正常直肠共壁。在直肠肌层与直肠重复黏膜层间注入稀释肾上腺素，钝性分离并电灼止血，将囊内黏膜全部剥离后，腔内留置橡胶片经肛门引出体外。用 1~0 号线间断缝合直肠壁上肌层，然后间断缝合直肠黏膜。

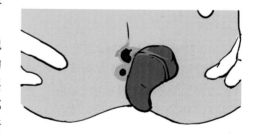

图 3-26-13　直肠重复畸形

2）骶路直肠重复腔内黏膜剥脱术：适用于囊肿下极较高较大、上极超过骶骨岬的直肠重复。切口路径和操作类似切除骶尾部隐形畸胎瘤（图 3-26-14）。

3）结肠直肠重复中隔下端切开术：扩肛，拉钩拉开肛门，可见突入直肠腔内的结肠直肠重复盲端或瘘管开口。盲端穿刺抽出粪水或积液后，在穿刺处或瘘口上下各缝 1 针牵引线。在两线之间切开盲端全层 2~3cm，有瘘管者扩大瘘口 2~3cm，以不切破直肠或肠重复侧壁为度，将两把 Kocher 钳两叶张开，分别插入直肠和直肠重复腔内，扣紧两把 Kocher 钳两叶，钳顶靠拢，在两叶之间电刀切开直肠和结肠直肠重复中隔下端 4~6cm，示指伸入畅通无阻，即可撤出两把 Kocher 钳，完成手术（图 3-26-15）。

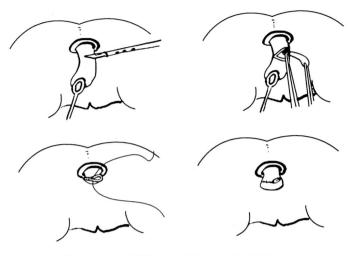

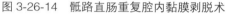

图 3-26-14 骶路直肠重复腔内黏膜剥脱术

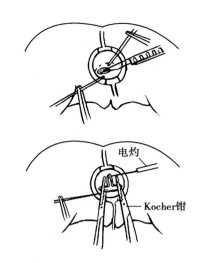

图 3-26-15 结肠直肠重复中隔下端切开术

六、术中注意事项

1. 囊肿型重复肠管切除时可能损伤肠壁、大血管或导致大出血,故宁可残留部分囊壁,也勿勉强分离造成严重后果。残留少许囊壁,用碘附烧灼后一般不会复发或可直接行病变肠管切除肠吻合术。

2. 肠重复畸形穿孔并发感染者应避免污染腹腔;已有污染应冲洗腹腔并放置引流管,术前、术后加强抗感染治疗。

3. 术中误认为腹腔脓肿,仅作切开引流者或多病变未发现者,可致复发,术中应仔细检查,特别是剥离结束后应再次探查腹腔。

4. 如果发现肠管有损伤则需行肠修补术,防止术后有肠穿孔。

5. 为防止术中因粘连严重分离时出血或术后出血,有条件者尽可能用超声刀分离,而且防止电凝造成肠管副损伤。

6. 掌握及时中转开腹手术指征,如发现腔镜下操作困难,不能继续完全在腹腔镜下操作时,应及时中转开腹手术。

七、术后处理

1. 禁食、禁水,持续胃肠减压 48~72 小时(根据患儿恢复情况可适当延长时间),待肠功能恢复后先给流质饮食,关闭鼻胃管无呕吐或仅吸出清亮胃液后即可拔除鼻胃管。

2. 静脉输液,纠正水、电解质失衡,因肠切除、肠吻合术后或肠麻痹、肠蠕动恢复较慢、禁食时间较长者,应给予静脉高营养支持治疗,可补充血浆或蛋白支持治疗,避免肠瘘的发生。

3. 应用抗生素和维生素 7~10 天。

4. 生命体征的监测,必要时上呼吸机支持。

5. 术后 5~7 天根据引流情况拔除引流管。

6. 采用橡胶管引流者,每天用 1∶4 000 呋喃西林液冲洗 1~2 次。15 天~3 个月注入泛影葡胺造影,证明囊腔消失后,拔除引流管。引流口能自行愈合。

7. 袋状缝合者,术后 4 天更换腔内敷料并冲洗。炎症控制后 2 个月,再行囊内黏膜剥脱术或行囊肿附着肠管切除、肠吻合术。

八、并发症及处理

1. 术中出血　由于肠管周围血管较多,损伤后可引起大出血或出血不止,甚至需立即中转开腹止血。因此预防血管损伤很重要。

术者要有丰富的开腹和腹腔镜手术经验,对消化道的解剖、血管分布及与周围组织及脏器的毗邻关系应非常熟悉。术中操作要认真、仔细、准确,解剖层次清楚。应在良好的视野下进行操作,避免在视野不清,或暴露不佳的情况下操作。由于肠管周围血管多,一旦出血后应及时给予压迫止血,观察清楚损伤部位后再决定采用何种方式进行处理。切忌慌乱牵拉、钳夹,以免造成进一步损伤。小血管出血可用超声刀、可吸收合成夹或钛夹止血;如对腔镜下止血没有经验,应立即中转开腹后直视下缝合止血。

2. 术后出血　肠重复畸形,肠管巨大合并感染、粘连严重或存在穿孔及感染,伴有肠粘连,剥离困难者,可发生术后肠系膜血肿或腹腔渗血,术中要彻底止血,用超声刀游离一般不会形成血肿,必要时可放置引流管观察。

3. 术后肠梗阻　常见原因为术前已经有破裂感染,术后肠粘连所致;粘连松解剥离面较广,创面出血或渗血,也可造成再次粘连梗阻。对术后肠梗阻,首先保守治疗,如不见好转应再次手术,术中针对造成肠梗阻的原因采取相应措施。

4. 腹腔感染　腹腔镜行肠重复畸形切除术一般不会造成腹腔脓肿等感染,但术前已有囊肿破裂或感染时,应行腹腔冲洗,术后联合应用抗生素,加强抗感染治疗。

5. 内脏损伤　儿童腹腔操作空间小,穿刺置入 Trocar 或操作时易造成肠管损伤,因此,第 1 个 Trocar 最好开放式放置并缝合固定,其他 Trocar 放置和各种器械放入及操作一定要在腹腔镜监视下进行。儿童腹壁薄,金属 Trocar 较重、易自动移位或脱落,最好选用轻便的塑料或生物高分子 Trocar。如未及时发现电钩损伤的肠壁,术后可能发生肠穿孔,但发生率较小,用超声刀更安全。

6. 乳糜腹　较少发生,重复畸形肠管较大压迫造成肠系膜淋巴管内压力增高,淋巴液漏入腹腔形成乳糜腹,术中用超声刀或电钩一般不会造成淋巴管损伤。术中吸引干净腹腔内所有乳糜液,充分暴露肠系膜,仔细寻找破裂口,用 5-0 可吸收线缝扎或缝合修补。

(李爱武)

推荐阅读资料

[1] 高明太,李乐,靳曙光,等. 回肠重复畸形并穿孔误诊 1 例. 临床小儿科杂志,2006,5(1):77.

[2] 黄志见,汪健. 肠重复畸形 8 例报告. 苏州大学学报(医学版),2004,24(5):672.

[3] 李恭才,王修忠,顾建章,等. 消化道重复畸形 40 例临床分析. 中华小儿外科杂志,1986,7(5):271-272.

[4] 李会,晨孟荣,贵张卫,等. 成人直肠重复畸形 1 例. 中华普通外科杂志,2007,22(1):73.

[5] 李胜利. 胎儿畸形产前超声诊断学. 北京:人民军医出版社,2004.

[6] 刘岱,扬付勇,王瑾,等. 小肠重复畸形的影像学诊断. 中国现代普通外科进展,2005,28(1):12.

[7] 钱福友. 小肠重复畸形的分型与诊断. 中华小儿外科杂志,1997,18(2):91-93.

[8] 温尔刚,俞小炯,修瑞龄. 肠重复畸形致肠梗阻误诊分析. 中国误诊学杂志,2001,2(1):69.

[9] NORRIS R W,BRERETON R J,WRIGHT V M,et al. A new surgical approach to duplication of the intestine. J Pediatr Surg,1986,21(2):167-170.

第二十七章
腹腔镜胃肠道穿孔修补术

一、概述

急性穿孔是胃、十二指肠溃疡的常见并发症,也是小儿外科常见急腹症之一。其特点是起病急、病情重、变化快,如处理不及时常危及生命。近年来,尽管新型 H_2 受体拮抗剂和质子泵抑制剂对溃疡病的治愈率明显提高,使其择期手术率下降 60% 左右,但溃疡并发急性穿孔的发生率并未下降,近年来反而略呈上升趋势。小肠、结肠穿孔也较常见,多继发于肠套叠、炎症性疾病、闭合性或开放性创伤、医源性因素、异物或肿瘤等。急性穿孔一经确诊,均需急诊治疗。近年来随着内镜技术的普遍发展及应用,医源性结肠镜并发肠穿孔并不少见,一旦发生可导致急性腹膜炎、感染性休克,甚至死亡,应引起重视。

自 1990 年 Mouret 首次报道腹腔镜消化道溃疡穿孔修补术后,腹腔镜技术行消化道穿孔修补的应用越来越广泛。腹腔镜消化道穿孔修补的方法有三种:①单纯缝合修补术,操作简单,用时较短,效果可靠,是胃十二指肠穿孔比较理想的治疗手段;②生物胶粘堵修补术,操作方法更加简单,不要求缝合技术,但是对于直径大于 0.6cm 的穿孔,粘堵法的效果不确切,且价格昂贵;③缝合修补加迷走神经切断术,对于少数正规使用药物治疗不敏感的顽固性溃疡穿孔患儿,特别是十二指肠溃疡穿孔,修补后加迷走神经切断术是较为合理的手术方式。目前,随着腹腔镜技术的发展、腹腔镜仪器及腹腔镜手术器械的改进及临床普及应用,以上治疗手段均可采用腹腔镜技术安全、有效地开展,达到满意的治疗效果。

与开腹手术相比,腹腔镜胃肠道穿孔修补术具有创伤小、患儿痛苦轻、手术时间短、腹壁瘢痕轻微、术后恢复快、腹腔干扰少等优势。而且术中视野大,能够发现膈下、腹腔、盆腔内的脓液,从而减少术后肠粘连、腹腔脓肿、盆腔脓肿的发生。此外,对于症状不典型、诊断不明确的消化道穿孔,腹腔镜探查能够发挥其独特的诊断价值并同时采取相应的治疗措施,避免延误手术时机。

二、相关解剖

胃是消化管中最膨大的部分。胃分为前后壁,胃右侧为胃小弯,左侧为胃大弯,向上与食管相接处为贲门,向下与十二指肠相连处为幽门(图 3-27-1)。

胃的位置因体型、体位和充盈程度不同而有较大变化,通常胃在中等度充盈时,大部分位于左季肋部,小部分位于中上腹部。胃前壁右侧胃小弯部分与肝左叶和方叶相邻,胃左侧贲门及胃底与膈相邻,被左肋弓覆盖。剑突下方,部分胃前壁与腹前壁相贴,是临床上进行胃触诊的部位。胃后壁与胰腺、横结肠、左肾上部和左肾上

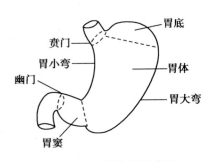

图 3-27-1　胃的解剖分区

腺相邻,胃底与膈和脾相邻。胃溃疡穿孔多发于胃小弯,也见于胃窦和胃体,其余部位少见(图 3-27-2、图 3-27-3)。

小肠位于中腹部,分为十二指肠、空肠和回肠三部分。十二指肠呈"C"形,包绕胰头,分为上部、降部、水平部和升部。十二指肠上部与幽门相接处的一段肠管,长约 2.5cm,其肠壁薄,管径大,黏膜面光滑平坦,无环状襞,临床称此段为"十二指肠球部",为十二指肠溃疡及其穿孔的好发部位(图 3-27-4)。"球后溃疡"虽较少见,但症状重,并发症多,内科治疗效果差,术前确诊较为困难,常被漏诊或误诊。空肠和回肠一起被肠系膜悬于腹后壁,其活动度较大。腹部外伤导致小肠穿孔较多见,可发生于小肠任何部位。

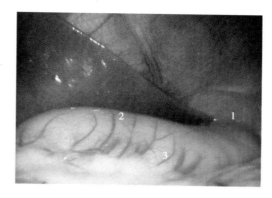

图 3-27-2　腹腔镜下胃解剖
1. 贲门;2. 胃前壁;3. 胃大弯。

结肠包括盲肠、升结肠、横结肠、降结肠和乙状结肠,下与直肠相连,结肠和直肠间无明显界限,穿孔并不少见。其中,在乙状结肠与降结肠、直肠交界处存在一定的角度,且乙状结肠活动度较大,过度牵拉容易造成肠系膜对侧肠壁穿孔,临床上行结肠镜检查时,应注意这些部位,避免导致肠壁损伤甚至肠穿孔。

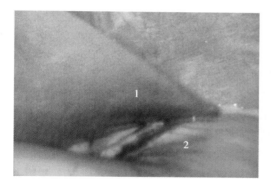

图 3-27-3　腹腔镜下显露胃小弯
1. 肝左叶;2. 胃小弯。

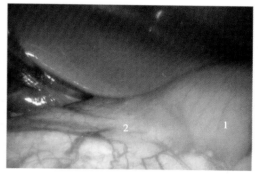

图 3-27-4　腹腔镜下胃幽门及十二指肠球部
1. 胃体;2. 幽门及十二指肠球部。

三、适应证与禁忌证

(一) 适应证

胃肠道溃疡并发急性穿孔是手术治疗的绝对适应证。穿孔部位一般多在胃小弯及幽门前壁或十二指肠球部前壁,腹腔镜下行胃十二指肠单纯穿孔修补术操作相对简单,易于掌握,适于推广。随着腹腔镜技术的发展、设备的更新及术中操作技能的提高,胃后壁穿孔、右上腹轻度肠粘连等病例也能进行腹腔镜下溃疡穿孔修补术。适应证如下。

1. 全身情况较好,生命体征尚平稳,能够耐受全身麻醉及应用腹腔镜手术。
2. 急性穿孔,时间一般在 12 小时以内;或超过 12 小时,但术中发现腹腔污染不严重。
3. 溃疡穿孔直径较小,边缘柔软,瘢痕不多。
4. 良性胃肠道穿孔。
5. 无瘢痕性狭窄或梗阻的穿孔。
6. 无开腹手术史。

(二)禁忌证

受各种条件限制,即使患儿全身情况良好,以下几种情况仍不适宜腹腔镜下穿孔修补术。

1. 有开腹手术史,腹腔粘连严重。

2. 直径较大的穿孔或瘢痕。

3. 球后溃疡穿孔。

4. 多发溃疡穿孔。

5. 穿孔伴其他并发症,如幽门梗阻、合并大出血、顽固性溃疡或恶变等。

四、术前准备

1. 若有休克情况,应积极抗休克治疗。

2. 术前放置胃管,持续胃肠减压,抽净胃内容物,切勿洗胃;术前开塞露塞肛排除结肠粪便,术中留置导尿管排空膀胱,以增加腹腔操作空间,避免术中损伤。

3. 给予补液、抗炎、抑酸等治疗,积极纠正水、电解质紊乱。

4. 根据小儿身高、体重,选择适合小儿的手术器械和腹腔镜,必要时配备超声刀等。手术仪器包括腹腔镜、光源、图像摄像显示系统和图像采集储存系统;腹腔镜手术器械包括 Trocar、电钩、电铲、腔镜无损伤抓钳、腔镜弯分离钳、腔镜剪刀、腔镜五爪拉钩、腔镜推结器、腔镜吸引器和腔镜持针器;机械分割器械有超声刀。

五、手术步骤

(一)腹腔镜十二指肠穿孔修补术

1. **麻醉与体位**　常规气管插管静脉复合麻醉。头高足低 15°~20°,左倾 20°。

2. **切口设计**　于脐下做 10mm 切口,建立人工气腹,气腹压力设定为 11.25mmHg 以下,置入腹腔镜。分别在左右锁骨中线肋缘下 2cm 处做 5mm 切口,置入操作器械(图 3-27-5)。

3. **腹腔探查**　腹腔镜进入腹腔后,及时吸净腹腔内液体及食物残渣(图 3-27-6)。

4. **仔细寻找穿孔部位**　一般可根据消化液外溢及纤维素性脓胎附着等情况容易找到,穿孔部位常在十二指肠球部前壁。有时穿孔部位常被大网膜及邻近组织等黏着覆盖,可根据大网膜移位方向稍加分离网膜、肠曲、肝脏或胆囊,方可找到穿孔部位(图 3-27-7、图 3-27-8)。

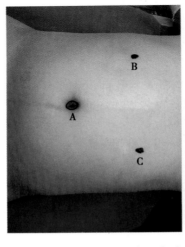

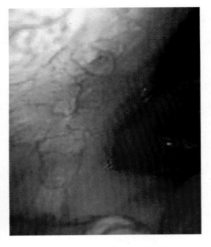

图 3-27-5　腹腔镜十二指肠穿孔修补术 Trocar 位置

A. 观察孔;B、C. 操作孔。

图 3-27-6　吸净腹腔内脓液及食物残渣

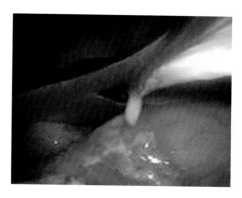

图 3-27-7　纤维素性脓胎附着处

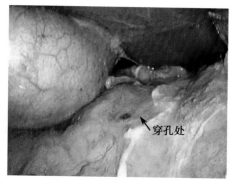

图 3-27-8　暴露穿孔部位

5. 修补穿孔部位　沿着胃十二指肠纵轴,距离穿孔边缘 10mm 的正常组织进针,根据穿孔直径大小,在穿孔处上、中、下各缝 1 针,全层间断缝合(图 3-27-9)。若穿孔边缘瘢痕组织小而柔软,亦可做浆肌层间断缝合。应做横形缝合,以免术后发生狭窄。缝线暂不打结,游离部分大网膜覆盖在穿孔处,打结(图 3-27-10)。若穿孔较大,或组织较硬,且有水肿者,可将大网膜堵塞穿孔部位,再将大网膜缝合在周边的胃或十二指肠肠壁。结扎线不宜过紧,以免阻断大网膜血液循环而使其发生坏死。

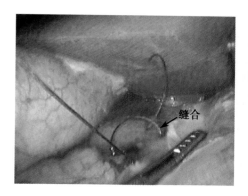

图 3-27-9　全层间断缝合

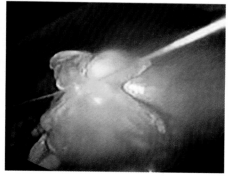

图 3-27-10　大网膜覆盖穿孔部位并结扎

6. 放置腹腔引流,结束手术　大量温生理盐水冲洗腹盆腔,吸净积液,尤其注意吸净膈下、膀胱直肠(子宫)陷凹、髂窝等处的积液。再次探查腹腔,放置腹腔引流管,用可吸收线间断缝合主操作孔较大切口,排出腹内 CO_2,去掉其余 Trocar,缝合或粘合戳孔皮肤。

(二)腹腔镜胃穿孔修补术

胃穿孔常见于胃小弯、胃后壁,手术方法大致同"腹腔镜十二指肠穿孔修补术"。胃小弯血供丰富,需先缝合胃壁全层,再缝合浆肌层。胃部体积较大,沿胃纵轴缝合不致发生狭窄。外伤所致的胃破裂,胃前壁穿孔处理完毕后,应注意探查有无胃后壁穿孔。须切开胃结肠韧带,将胃向上翻转,仔细检查胃后壁,处理方式同胃前壁。清洗小网膜囊及腹腔,缝合胃结肠韧带切口。关闭气腹,缝合各切口。

(三)腹腔镜小肠、结肠穿孔修补术

适用于较小、分散,且不影响肠壁血液循环的穿孔。仔细寻找到穿孔部位后,同样间断全层缝合肠壁,外做浆肌层缝合。怀疑结肠穿孔时,需仔细检查结肠各个部位,包括结肠升、降结肠位于腹膜后的部位,在穿孔修补前,应剪开侧腹膜,充分游离该段结肠,必要时切开肝结肠韧带或脾结肠韧带,确保无张力缝合。

六、术中注意事项

1. 气腹压力控制在 11.25mmHg(1.5kPa)以下,以免因气腹压力过高而致内毒素血症和细菌移位。
2. 进针部位选择在距穿孔边缘 10mm 处较为安全、可靠。
3. 缝合时进针不宜太浅,做到全层缝合,避免缝到消化道后壁,造成术后狭窄或梗阻。
4. 进针及拔针时动作轻柔,切忌使用暴力,做到无张力打结,避免缝线切割组织。
5. 当腹腔镜下三孔操作困难时,可行四孔操作。中转开腹并不代表手术失败。

七、术后处理

1. 术后常规持续胃肠减压、禁食、禁水、抗炎、抑酸和营养支持治疗。
2. 术后根据引流量,第 2 天或第 3 天拔除腹腔引流管。
3. 出院后常规进行内科抗溃疡治疗,胃镜复查。

八、术后并发症及处理

腹腔镜胃肠穿孔修补术的并发症主要分两类:手术并发症和气腹并发症。严格掌握适应证和熟练的腹腔镜操作技术有助于减少术后并发症的发生。

1. 手术并发症
(1) 穿孔复发:二次手术。
(2) 膈下脓肿、腹腔脓肿:使用抗生素,必要时行脓肿切开引流。
(3) 切口感染:清洁换药及使用抗生素。
2. 气腹并发症　同所有腹腔镜手术,常见的有皮下气肿、高碳酸血症、肺栓塞及循环、呼吸抑制,应对症处理。

(李贵斌)

推荐阅读资料

[1] 李贵斌,邱云,宋连杰.腹腔镜修补术在青少年十二指肠溃疡穿孔中的临床应用.中华小儿外科杂志,2009,30(9):588-590.

[2] DOMÍNGUEZ-VEGA G,PERA M,RAMÓN J M,et al. A comparison of laparoscopic versus open repair for the surgical treatment of perforated peptic ulcers. Cir Esp,2013,91(6):372-377.

[3] HUQAR B S,HARISH S,GIRISHCHANDRA Y P,et al. Study of sudden gestrointestinal deaths:an outopsy study. Med Sci Law,2014,54(2):63-67.

[4] JONSON A G,CHIR M. Porximal gastric vagotomy:does it have a place in future manageent of peptic ulcer? World J Surg,2000,24(3):259-263.

[5] LAU H. Laparoscopic repair of perforated peptic ulcer:a meta-analysis. Surg Endosc,2004,18(7):1013-1021.

[6] SAUERLENAD S,AGRESTA F,BERGAMASCHI R,et al. Laparoscopic for abdominal emergencies:evidence-based guidelines of the European Association for Endoscopic Surgery. Surg Endosc,2006,20(1):14-29.

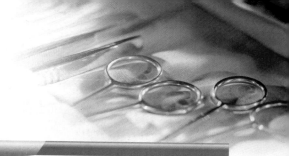

第二十八章
腹腔镜下腹腔粘连松解术

一、概述

各种原因引起的肠管与肠管之间、肠管与腹膜之间、肠管与腹腔内脏器之间发生的不正常黏附，均可导致腹腔粘连，发生粘连性肠梗阻(adhesive intestinal obstruction)。腹腔粘连可发生在任何年龄段，大多数婴幼儿的肠梗阻为胚胎原因，多发生在1岁以内，常见原因包括先天性的肠闭锁、肠狭窄、肠旋转不良、巨结肠、肛门闭锁、异常索带、梅尔克憩室及新生儿期胎粪导致的疾病等；后天获得性原因包括腹部外伤、外科手术、各种腹部炎症(如胆囊炎、阑尾炎)等。临床应根据不同的发病原因进行不同的治疗。本章主要介绍腹腔粘连性肠梗阻的治疗。尽管发生粘连性肠梗阻的病因学各不相同，但多数学者认为多与外科手术有关。目前，临床上腹腔粘连性肠梗阻是采用急诊手术还是保守减压治疗存在争议，采用腹腔镜进行治疗则有明确的腹腔镜技术要求和手术指征。

二、相关解剖

由于儿童发育特点，腹腔发育优于胸腔，腹腔内肠管发育快，低年龄儿童腹腔几乎被肠管占据，肝脏、脾脏同时具有造血功能，体积也相对加大，婴幼儿尤其明显，腹部处于膨隆状，腹腔腔隙相对较小，而当肠梗阻肠粘连发生后，腹腔肠胀气腹部膨隆更加明显，使得腹腔镜操作受限。腹腔粘连的发生多与外科手术有关，通常会出现以下几种类型。

1. 与切口粘连，大网膜与手术切口处粘连或肠切除肠吻合口处与伤口的粘连。
2. 与大网膜粘连，如大网膜与手术后的创面粘连。
3. 粘连形成索带压迫肠管或导致肠管内疝，可出现多条索带，形成多处或单一的肠梗阻。
4. 肠管间粘连或成团，肠管与肠管之间完全没有界限。
5. 几种粘连同时存在导致全腹腔粘连。

三、适应证与禁忌证

利用腹腔镜粘连松解术治疗粘连性肠梗阻不仅具有手术解除原粘连彻底的优点，又有创伤小、创口远离原粘连处、可早期下床活动、胃肠功能恢复快等优点，并可预防再粘连的发生，提高粘连性肠梗阻的治疗效果，但腹腔镜肠粘连分解术属相对禁忌手术。随着腹腔镜技术的发展与术者操作技能的提高，其应用也越来越多。

1. 适应证　原则上适用于行开腹手术的所有粘连性肠梗阻都可以在腹腔镜下完成粘连松解术。
(1) 单纯粘连性肠梗阻经非手术治疗无效。
(2) 单纯粘连性肠梗阻经非手术治疗缓解后，反复发作。
(3) 既往有腹盆腔手术史。

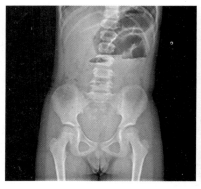
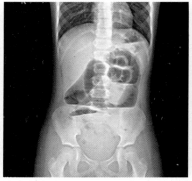
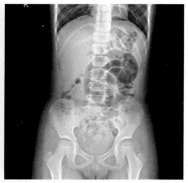

图 3-28-1　连续 3 天平片显示固定扩张的肠袢

（4）轻中度的腹胀。

（5）立位腹部平片显示固定扩张的肠袢（图 3-28-1）。

2. 禁忌证

（1）合并有难以纠正甚至不可逆的休克状态。

（2）重度腹胀或腹部出现肠形。

（3）腹腔镜下探查证实小肠坏死或穿孔应终止腹腔镜手术中转开腹手术。

（4）曾有多次开腹手术或腹腔内严重感染，疑似腹腔广泛粘连。

四、术前准备

1. 改善全身情况，纠正水、电解质及酸碱失衡。

2. 有低蛋白血症时，可给予输血；疑有肠坏死者需行肠切除肠吻合者需要备血。

3. 放置胃肠减压管抽出胃内容物、肠道积气等减轻腹胀、放置导尿管导尿。

4. 适当给予镇静剂镇静，术前给抗生素预防感染，控制肠道细菌繁殖及毒素产生。

五、手术步骤

1. 远离原手术切口或经脐开放腹膜放置第 1 个 Trocar（图 3-28-2），置入腹腔镜观察腹部情况后再分别置入另外 2~3 个 Trocar，根据三角原则进行放置（图 3-28-3），自回盲部开始检查肠管，有些肠粘连不一定都引起肠梗阻，镜下操作时不要盲目分离粘连，重要的是应先找到梗阻部位。梗阻的部位即膨胀肠管与瘪缩肠管的交界处。尽量避免过多钳夹扩张肠管，可采用不同方法进行粘连松解，常用的有剪刀、电钩、超声刀等（图 3-28-4）。用剪刀逐步松解粘连，双极电凝钳或超声刀松解较粗的含血管的粘连带，有时粘连仅需松解索带，肠梗阻会随即解除（图 3-28-5），如果粘连多发或有广泛粘连则中转开腹手术。

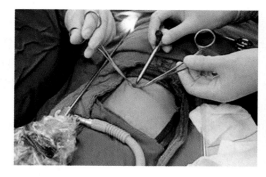
图 3-28-2　开放置入第 1 个 Trocar

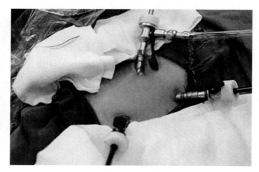
图 3-28-3　Trocar 放置

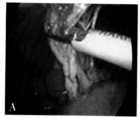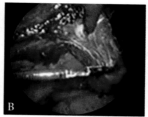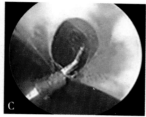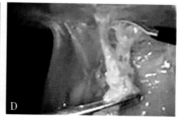

图 3-28-4 腹腔镜下的不同松解方法

A. 超声刀离断;B. 腹腔镜离断;C. 电钩离断;D. 腹腔镜钝性分离。

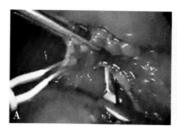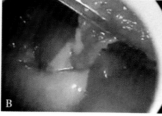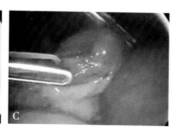

图 3-28-5 内疝松解术

A. 腹腔镜下剪刀松解;B. 腹腔镜下双极电凝松解;C. 腹腔镜下超声刀松解。

2. **手术所见的类型** 腹腔粘连可在不同的手术中发现,如巨结肠根治术、阑尾切除术、梅尔克憩室切除术、十二指肠闭锁等手术时被发现而同时进行处理,单纯粘连性肠梗阻手术类型有:①与切口粘连(图 3-28-6);②与大网膜粘连(图 3-28-7);③粘连形成索带压迫肠管(图 3-28-8)或导致肠管内疝;④单一的索带形成(图 3-28-9);⑤肠管间粘连或成团(图 3-28-10);⑥多种粘连混合存在(图 3-28-11)。

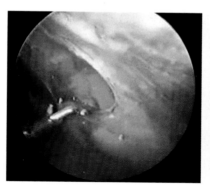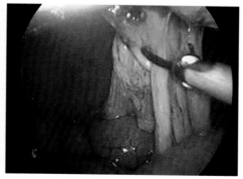

图 3-28-6 与切口粘连　　　　图 3-28-7 与大网膜粘连

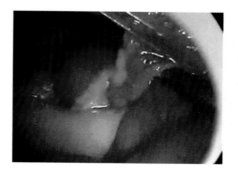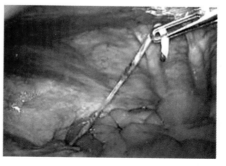

图 3-28-8 粘连形成索带压迫肠管　　　图 3-28-9 粘连形成索带

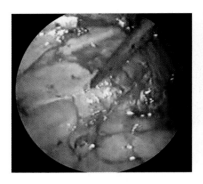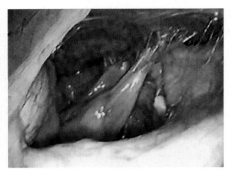

图 3-28-10 肠管间粘连或成团　　　图 3-28-11 多种粘连混合存在

六、术中注意事项

1. 手术时机选择

(1) 腹部手术后长期无腹痛者,如突发腹痛、呕吐等典型的肠梗阻症状,一般应尽早行腹腔镜手术。

(2) 在术后近期出现的粘连性肠梗阻,如果在腹部扪及固定的胀气肠袢,腹部平片或透视下可见液气平面经短期治疗仍不能缓解者,应及时行腹腔镜手术。

(3) 有腹部手术史,出现突发性腹痛、呕吐等症状,腹部立位平片显示从无梗阻到出现梗阻,应及时行腹腔镜手术(图 3-28-12)。

(4) 腹部手术后,腹痛反复发作且越来越频繁者,可尽早行腹腔镜探查术,明确病变所在。

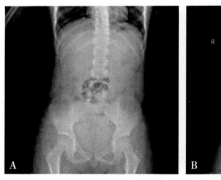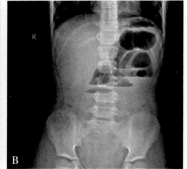

图 3-28-12 无肠梗阻(A)到出现肠梗阻征象(B)

2. 手术操作注意

(1) 切记不要过分牵拉扩张的肠管,尽量使用肠钳或无损伤钳。

(2) 不要过分强调肠管减压,肠管气体通过受压部位即可。

(3) 避免副损伤,损伤后及时修补或及时中转开腹手术。

七、术后处理

除需要一定时间段的过度给氧外同开腹手术后的处理。

八、术后并发症及处理

1. 迟发的肠穿孔、手术副损伤,需对症处理。

2. 预防术后腹腔感染或腹膜炎,应常规给予抗炎处理。

3. 预防再发肠粘连、肠梗阻,需适时再手术。

(刘继炎)

推荐阅读资料

[1] 李龙,李索林.小儿腹腔镜手术图解.上海:第二军医大学出版社,2005.

[2] 瞿明,钟林坚,刘德梁.腹腔镜在肠粘连松解术中的应用.腹腔镜外科杂志,2006,11(6):35-36.

[3] 吴孟超,吴在德.黄家驷外科学.8版.北京:人民卫生出版社,2021.

[4] BASTUG D F,TRAMMELL S W,BOLAND J P,et al. Laparoscopic adhesiolysis for small bowel obstruction. Surg Laparosc Endosc,1991,1:259-262.

[5] DRĂGHICI I,DRĂGHICI L,POPESCU M,et al. Laparoscopic exploration in pediatric surgery emergencies. J Med Life,2010,3(1):90-95.

[6] WARREN O,KINROSS J,PARASKEVA P. Emergency laparoscopy-current best practice. World J Emerg Surg,2006,1:24.

[7] WULLSTEIN C,GROSS E. Laparoscopic compared with conventional treatment of acute adhesive small bowel obstruction. Br J Surg,2003,90(9):1147-1151.

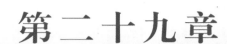

第二十九章

大网膜囊肿切除术

一、概述

大网膜囊肿多因淋巴管发育异常,造成淋巴管梗阻而形成囊肿。有些囊肿在胚胎期已经形成。囊肿位于大网膜的两层膜之间。囊腔内容物为浆液性、乳糜性或血性液体。囊壁菲薄,由结缔组织和弹力纤维构成,内衬扁平上皮细胞。囊肿大小不等,边界清楚,以单发常见,少数为多发。

二、相关解剖

大网膜连接于胃大弯与横结肠之间,呈围裙状下垂,遮盖于横结肠和小肠的前面。大网膜由四层膜折叠而成,其前两层由胃前、后壁浆膜延续而成,向下伸至脐平面或稍下方,然后向后反折,并向上附着于横结肠,贴于腹后壁,形成后两层。

三、适应证及禁忌证

1. 适应证　经彩色多普勒超声和/或 CT 确诊后即应手术。
2. 禁忌证　心肺功能差,不能耐受气腹手术。

四、术前准备

1. 术前 4~6 小时禁食、禁水,腹部备皮等腹部手术前常规准备。
2. 麻醉后可留置鼻胃管减压、避免胃膨胀妨碍手术暴露。术前可开塞露塞肛排出结肠粪便及术中留置导尿管排空膀胱以增加手术操作空间。

五、手术步骤

(一)多孔法大网膜囊肿切除术
1. 患儿体位　仰卧位。
2. 手术人员站位　术者站于患儿左侧,助手站于患儿右侧。监视器置于患儿足侧。
3. Trocar 取位　取脐窝下缘做 5mm 切口放置腹腔镜,左中腹及脐耻中点处分别做 3mm 或 5mm 切口放置操作钳(图 3-29-1)。
4. 操作步骤
(1)探查腹腔,了解囊肿的位置、大小及与周围脏器的关系(图 3-29-2)。
(2)于囊肿无血管区剪开囊肿,吸引器吸净囊内液体(图 3-29-3),钳夹囊壁。
(3)部分囊肿与周围组织和脏器有粘连(图 3-29-4),游离囊肿与周围组织的粘连(图 3-29-5)。
(4)扩大脐部 Trocar 处切口,由此处将囊壁送出腹外。

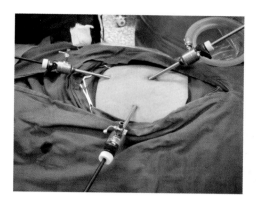

图 3-29-1　Trocar 取位

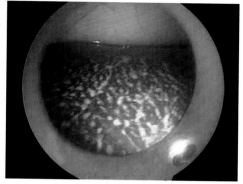

图 3-29-2　探查腹腔

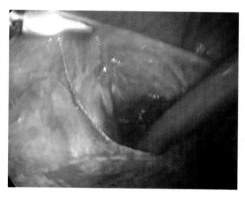

图 3-29-3　吸引器吸出囊内液体

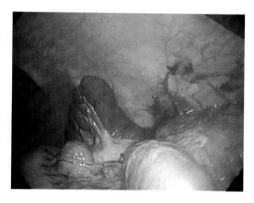

图 3-29-4　囊肿与周围组织的粘连

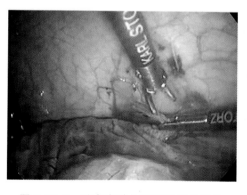

图 3-29-5　游离囊肿与周围组织的粘连

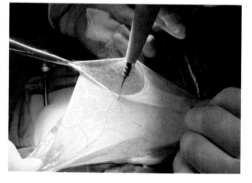

图 3-29-6　腹外切除囊肿

（5）腹外切除囊肿，结扎残端（图 3-29-6）。

（6）将残留大网膜送回腹腔，缝合关闭切口。

（二）单孔或单部位法大网膜囊肿切除术

1. 患儿体位　仰卧位。

2. 手术人员站位　术者站于患儿左侧，助手站于患儿右侧。监视器置于患儿足侧。

3. Trocar 取位　单孔法：于脐窝内纵行切开皮肤及皮下组织 2cm，切开腹膜，放置多孔 Port（图 3-29-7）。

单部位法：于脐窝下缘、左侧缘及右侧缘切开皮肤及皮下组织，置入 3~5mm Trocar，脐窝下缘 Trocar 内置入腹腔镜，左侧缘及右侧缘 Trocar 内放置操作钳（图 3-29-8）。

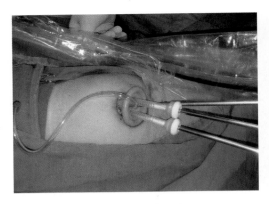

图 3-29-7　单孔法

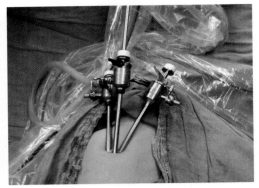

图 3-29-8　单部位法

4. 操作步骤　同"多孔法大网膜囊肿切除术"。当两个操作钳互相干扰,或操作钳与镜头互相干扰时,使用可弯曲操作钳进行操作(图 3-29-9)。

六、术中注意事项

1. 建立气腹时使用开放式 Trocar 放置的方法,尽量不要使用气腹针,避免气腹针直接刺入囊肿,无法建立气腹及导致囊肿破裂。

2. 由于囊壁菲薄,提出腹外时容易撕裂或不能完全提出,可适当将切口扩大。

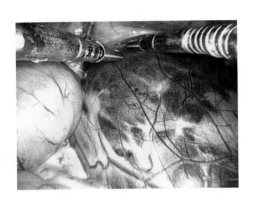

图 3-29-9　使用可弯曲钳操作

3. 大网膜为疏松的组织,囊肿切除后,大网膜放回腹腔时由于切口小,可能放入困难,动作要轻柔,避免强行或暴力挤压,否则可能导致大网膜撕裂出血。

4. 单孔腹腔镜及单部位腹腔镜手术术中镜头和操作钳相距太近,可能会互相干扰,操作困难,可使用 30° 镜头以减少干扰,并且使视野扩大。

5. 单孔腹腔镜及单部位腹腔镜手术操作钳相距太近,操作困难,在使用可弯曲操作钳时要注意操作钳运动的方向是相反的。

七、术后处理

1. 预防性使用抗生素 1~2 天。
2. 早期下床活动,排气后即可进食。

八、术后并发症及处理

1. 复发　术中必须将囊壁彻底切除,仔细检查是否为多发,是否有小的囊肿,要一并切除,避免遗漏。

2. 肠粘连　切开囊肿时要及时吸除囊内液体,尽可能减少囊内液体流入腹腔,减少腹腔吸引等操作,减少引起肠粘连的机会。

3. 出血　大网膜残端结扎要可靠,送入腹腔时不要撕裂大网膜。

(席红卫)

推荐阅读资料

［1］王果,李振东.小儿外科手术学.2版.北京:人民卫生出版社,2010.

［2］席红卫,崔强强,王建峰,等.腹腔镜辅助下腹腔淋巴管囊肿切除术的临床应用.中华小儿外科杂志,2010,31(1):71-72.

［3］席红卫,张鹏,崔强强.经脐单孔腹腔镜治疗腹腔内淋巴管囊肿.中华小儿外科杂志,2012,33(10):789-790.

［4］TRAN N S,NGUYEN T L. Laparoscopic management of abdominal lymphatic cyst in children. J Laparoendosc Adv Surg Tech A,2012,22(5):505-507.

［5］PAMPAL A,YAGMURLU A. Successful laparoscopic removal of mesenteric and omental cysts in toddlers:3 cases with a literature review. J Pediatr Surg,2012,47(8):5-8.

［6］TROMPETAS V,VARSAMIDAKIS N. Laparoscopic management of mesenteric cysts. Surg Endosc,2003,17(12):2036.

［7］SHAH A,MOFTAH M,MORRIN M. Single site laparoscopic excison of mesocolic cyst lymphangioma-a video vignette. Colorectal Dis,2014,16(7):566.

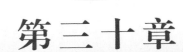

第三十章
肠系膜囊肿切除术

一、概述

肠系膜囊肿是一种少见病，其病因一般认为是先天性胚胎淋巴管发育异常或异常淋巴管的不断生长所致；另外，还有创伤、感染、淋巴结退行性变等后天原因引起的淋巴管梗阻所致的囊肿。小肠系膜囊肿比结肠系膜囊肿多见。临床表现取决于囊肿的大小、所在部位及对周围器官的压迫。40% 的病例是在其他手术中偶然发现。术前检查以超声和 CT 最有意义，尤其 CT 可判定囊肿的范围及与周围脏器的关系。手术治疗是唯一选择。

二、相关解剖

肠系膜由两层腹膜组成，含有分布到肠祥的血管、神经和淋巴。肠系膜将肠管悬吊、固定连接于腹后壁、脊柱。肠系膜的肠缘连于肠管的系膜缘，与肠管等长。肠系膜由于根短而肠缘长，因此整体呈扇形，并随肠祥形成许多折叠，其左右活动度大，上下活动度小。肠管因系膜较长而活动度大，如小肠、横结肠、乙状结肠等。

三、适应证与禁忌证

1. 适应证　经彩色多普勒超声和 / 或 CT 确诊后即应手术。
2. 禁忌证　心肺功能差，不能耐受气腹手术的情况。

四、术前准备

1. 术前 4~6 小时禁食、禁水，腹部备皮等腹部手术前常规准备。
2. 麻醉后可留置鼻胃管减压、避免胃膨胀妨碍手术暴露。术前可开塞露塞肛排出结肠粪便及术中留置导尿管排空膀胱，以增加手术操作空间。

五、手术步骤

（一）多孔法肠系膜囊肿切除术

1. 患儿体位　仰卧位。
2. 手术人员站位　术者站于患儿左侧，助手站于患儿右侧。监视器置于患儿足侧。
3. Trocar 取位　取脐窝下缘做 5mm 切口放置腹腔镜，左中腹及脐耻中点处分别做 3mm 或 5mm 切口放置操作钳（同第二十九章）。
4. 手术操作

（1）探查腹腔，了解囊肿的位置、大小及与肠系膜的关系（图 3-30-1）。

（2）于无血管区剪开肠系膜，游离囊肿（图 3-30-2）。

（3）探查囊肿与系膜的关系，完整切除囊肿（图 3-30-3）。

（4）切开囊肿，吸净囊内液体。

（5）扩大脐部 Trocar 处切口，由此处将囊壁送出腹外。

（6）缝合关闭切口。

（二）单孔法或单部位法肠系膜囊肿切除术

患儿体位、手术人员站位及 Trocar 取位与"多孔法肠系膜囊肿切除术"相同，手术操作与单孔法或单部位法大网膜囊肿切除术相同，当两个操作钳互相干扰，或操作钳与镜头互相干扰时，使用可弯曲操作钳进行操作（图 3-30-4）。

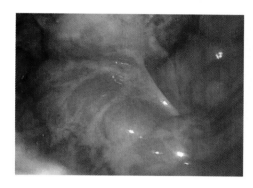

图 3-30-1　探查腹腔

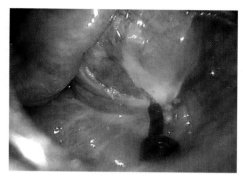

图 3-30-2　游离囊肿

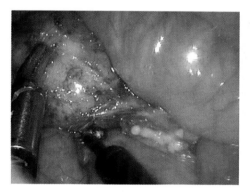

图 3-30-3　切除囊肿

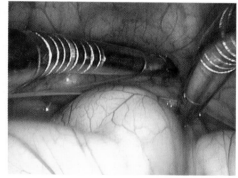

图 3-30-4　使用可弯曲钳操作

六、术中注意事项

1. 由于囊肿位置可以在肠系膜的任何一个部位，因此寻找囊肿时要仔细，避免遗漏。

2. 游离囊肿时要仔细检查囊肿和肠系膜的关系，尽可能不要损伤系膜上肠管的供应血管，造成肠管坏死。

3. 如囊肿较大或与肠管粘连紧密，无法分离，可将该段肠管与囊肿一起钳夹后，扩大脐部切口，将囊肿与所属肠管一起提出腹壁外（图 3-30-5），在腹外行包括囊肿在内的肠管切除肠管吻合。然后再

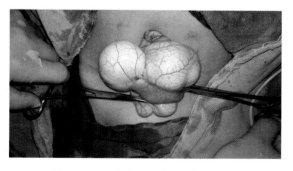

图 3-30-5　扩大脐部切口，提出腹外

放回腹腔。

七、术后处理

1. 预防性使用抗生素 1~2 天。
2. 早期下床活动,排气后即可进食。

八、术后并发症及处理

1. 复发 术中必须将囊壁彻底切除,仔细检查是否为多发,是否有小的囊肿,要一并切除,避免遗漏。
2. 肠粘连 尽可能减少对肠管的无效牵拉和钳夹,减少引起肠粘连的机会。
3. 出血、肠管坏死 游离囊肿时要注意避免损伤肠系膜上肠管的供应血管,避免出血及肠管坏死。

(席红卫)

推荐阅读资料

［1］席红卫,崔强强,王建峰,等. 腹腔镜辅助下腹腔淋巴管囊肿切除术的临床应用. 中华小儿外科杂志,2010,31(1):71-72.

［2］席红卫,张鹏,崔强强. 经脐单孔腹腔镜治疗腹腔内淋巴管囊肿. 中华小儿外科杂志,2012,33(10):789-790.

［3］ESPOSITO C,ALICCHIO F,SAVANELLI A,et al. One-Trocar ileo-colic resection in a newborn infant with a cystic lymphangioma of the small-bowel mesentery. J Laparoendosc Adv Surg A,2009,19(3):447-449.

［4］GAIED F,EMIL S. Laparoscopic excision of a gastric lymphatic malformation. Am Surg,2012,78(4):E232-E234.

［5］HOFFMAN J,KIRSCHNIAK A,SCHARF G. Laparoscopic resection of a lymphangiomatous cyst of the colon:a case report. J Med Case Rep,2011,5(5):431.

［6］MAKNI A,CHEBBI F,FETIRICH F,et al. Surgical management of intra-abdominal cystic lymphangioma. report of 20 cases. World J Surg,2012,36(5):1037-1043.

［7］SHAH A,MOFTAH M,MORRIN M. Single site laparoscopic excison of mesocolic cyst lymphangioma-a video vignette. Colorectal Dis,2014,16(7):566.

［8］SIMOGLOU C,SIMOGLOU L,BABALIS D. Laparoscopic resection of a giant mesenteric cystic lymphangioma. Hellenic J Surg,2013,85(1):62-63.

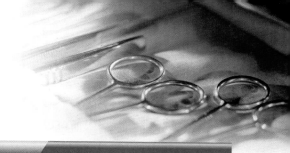

第三十一章

胸骨后疝

一、概述

胸骨后疝也称为 Mongagni 疝，是位于任何一侧胸骨后横膈膜和胸壁连接处的前中部，此部位融合缺损，造成一部分腹腔内脏器疝入胸腔。胸骨后疝发病率约占先天性膈肌缺损的 2%。

二、相关解剖

胚胎期从横膈中央腱前部有两条厚而短的肌束连接至剑突后方，其侧方遗留狭窄三角形开口，包绕腹壁上动静脉和淋巴管。因发育缺陷，肝脏、横结肠、网膜、小肠或胃等腹腔内脏器经此薄弱区进入胸腔，大多有腹膜形成的疝囊，个别与心包相连，极少数无疝囊并可延伸至心包周围间隙。因左侧有心脏和心包，故右侧多见，极少数为双侧。虽然这种缺陷发生于新生儿期，但是通常在年长儿和成年人中更多见，且可合并肠旋转不良等畸形。

三、适应证与禁忌证

本病大多无症状，常于呼吸道感染而行 X 线检查时偶然被发现，极少数病例有腹腔内容物疝入绞窄引起胸骨后疼痛而被发现，特别是胃全部疝入时可出现胃"翻转"或呕血。X 线显示胸骨后或心影旁肿物或液平面，必要时做钡剂造影检查。钡剂灌肠或 CT 检查见胸骨后、心膈角等处气体或软组织影等有助于诊断（图 3-31-1）。一旦明确诊断，手术治疗是唯一的选择。本病除常规术前血液指标检测和重要脏器功能检查除外脏器功能不全不利于手术外，无特殊禁忌证。

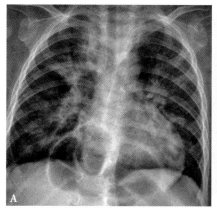
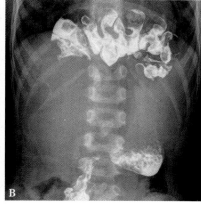
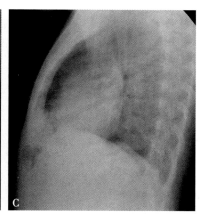

图 3-31-1　平片检查

A. 平片；B. 钡剂灌肠显示横结肠；C. 胸骨后气体影位于横膈上方。

四、术前准备

无特殊术前准备,术前可以给予开塞露通便和排气,以防止结肠扩张。

五、手术步骤

气管插管全身麻醉,置入胃管吸引以防胃扩张后影响视野。患儿平卧,双腿分开。先从脐部中央开放直视下置入 5mm Trocar,置入内视镜头。另外分别从脐部两侧稍上部对称位置且离脐孔适当距离置入 2 个 3~5mm Trocar 作为操作孔。

置入内视镜头观察膈肌部位,可见腹中线部位膈肌近腹壁存在缺损,有时可见横结肠疝入疝囊,或形态发育异常的肝叶,也有部分病例胃组织可成为疝入物。置入抓钳将疝入物轻柔拖出回纳入腹腔,观察疝入物是否存在缺血坏死表现。此时可完整观察疝囊大小、部位和结构,胸骨后疝大多存在疝囊,极少数可不伴疝囊。可在不处理疝囊的情况下用 2-0 不可吸收线"U"形缝合疝囊颈部,注意缝合时应缝合膈肌肋缘处与腹直肌后鞘,腔内打结或推结器打结均可。如疝囊过大、疝囊颈部结构不清或腹腔内结构成为部分疝囊壁时,可以镜下解剖切除疝囊组织使缝合对合处结构清晰,行"U"形或单纯吻合(图 3-31-2~ 图 3-31-8)。一般情况下不需应用人工生物疝补片,但是如果缺陷范围大、缝合缘张力较高时,可以选择补片,以避免疝复发。然后检查有无肠旋转不良或其他畸形。

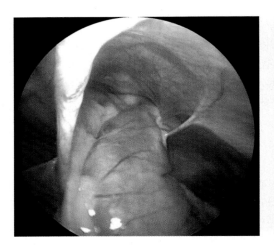

图 3-31-2　横结肠疝入胸骨后

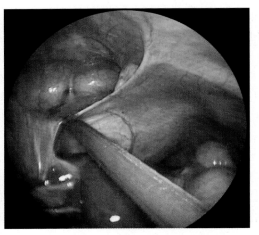

图 3-31-3　部分肝圆韧带构成疝囊内侧壁

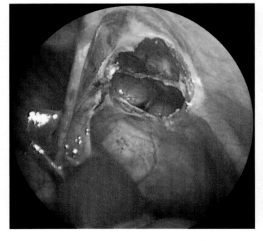

图 3-31-4　完整游离并离断疝囊颈部

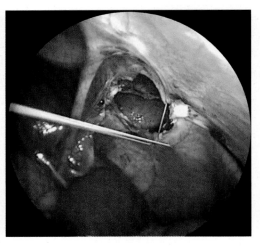

图 3-31-5　"U"形缝合缺损 1

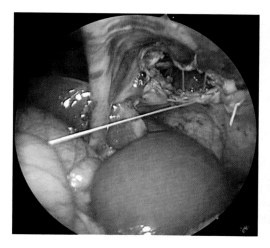

图 3-31-6　"U"形缝合缺损 2

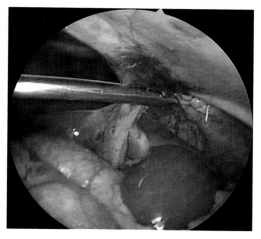

图 3-31-7　推结器打结，缓解张力

也有报道第 1 针可选择从腹壁外穿入 2-0 不可吸收线，然后从腹腔内"U"形穿过部分疝囊后再穿出腹壁，于腹膜外侧打结，余下部分可从腹腔内间断缝合。

随着腹腔镜技术和器械的持续发展，近年来单孔或经脐部单一切口的腹腔镜胸骨后疝也有报道。

六、术中注意事项

注意膈肌缺损后缘与胸膜和心包紧密相连，缝合过深会损伤胸膜和心包，太浅易裂开致复发。缝合时应注意无张力对合和缝合。手术时注意检查相关可能存在的其他合并畸形。

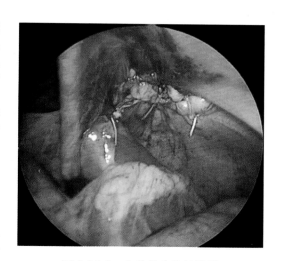

图 3-31-8　完整缝合修补缺损

七、术后处理

自胃管内抽吸胃内容物后可移除胃管，术后当天可进流质饮食，次日可恢复常规饮食。如有疼痛等不适情况可对症处理。

八、术后并发症及处理

本病术后一般效果较好。术后应随访 3~5 年，注意横膈运动情况。

胸骨后疝手术主要并发症为术后疝复发，主要原因在于缝合时可能仅缝合了浅薄的疝囊组织而遗漏了组织结构较为厚实的膈肌组织和腹直肌后鞘，且术后患儿存在腹部压力增高的相关因素，从而导致疝复发。也可因缺损范围较大，对合缘张力过高，或误用可吸收线等原因复发。如果明确胸骨后疝复发则需再次手术。再次手术仍然可以选择腹腔镜手术，但缝合方法以选择经腹壁外穿入缝合较为合适。如果缺损范围较大，可以用人工生物补片修补。

（王　俊）

推荐阅读资料

[1] BEAMEUR F,PHILIPPE P,VAN DER ZEE D,et al. Laparoscopic surgery of Morgagni-Larrey hernia:a multicenter study of the Groupe d'Etudeen Coeliochirurgie Infantile(GECI). Pediatric Innov Tech,2003,7:147-150.

[2] GARRIBOLI M,BISHAY M,KIELY E M,et al. Recurrence rate of Morgagni diaphragmatic hernia following laparoscopic repair. Pediatr Surg Int,2013,29(2):185-189.

[3] IPEK T,ALTINLI E,YUCEYAR S,et al. Laparoscopic repair of a Morgagni-Larrey hernia:report of three cases. Surg Today,2002,32(10):902-905.

[4] VAN DE WINKEL N,DE VOGELAERE K,DE BACKER A,et al. Laparoscopic repair of diaphragmatic Morgagni hernia in children:review of 3 cases. J Pediatr Surg,2011,46(2):e23-e26.

[5] VAN NIEKERK M L. Laparoscopic morgagni hernia repair using single-site umbilical and full-thickness abdominal wall repair:technical report of two cases. Afr J Paediatr Surg,2013,10(1):55-57.

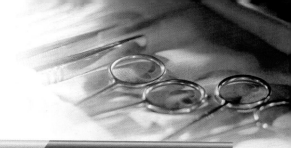

第三十二章
腹腔镜下胆总管切开探查及引流术

一、概述

1990 年,Bagnato 首次报道腹腔镜胆总管探查术(laparoscopic common bile duct exploration,LCBED),1992 年,国内张诗诚、胡三元等先后成功开展 LCBED。LCBED 一般分为腹腔镜经胆囊管胆总管探查术(laparoscopic transsystic common bile duct exploration,LTCBED)和腹腔镜胆总管切开探查术(laparoscopic choledochotomy,LCD)两大类。前者适用于胆囊管短粗(直径 >5mm)、胆管内结石较小且数目较少的胆管结石;否则宜选择后者。由于 LTCBED 较多受胆囊管解剖变异及技术设备等因素的限制,因此国内大多采用 LCD。小儿因胆囊管细,故 LCD 是最佳选择。

二、相关解剖

胆总管由肝总管与胆囊管汇合而成,胆总管的长度取决于两者汇合部位的高低,一般 4~8cm,直径因年龄而异(表 3-32-1)。因此,14 岁以下患儿胆总管直径若超过 0.5cm,可视为病理状态。胆总管壁内含有大量弹性纤维,有一定舒缩能力,但胆总管下端梗阻时(结石、胆道蛔虫或发育畸形),管腔可随之扩张,甚至达肠管粗细,但不致破裂。胆总管在肝十二指肠韧带内下行于肝固有动脉的右侧、门静脉前方,然后于十二指肠上部后方再向下,在胰头与十二指肠降部之间或经胰头后,最后斜穿十二指肠降部后内侧壁,在此处与胰管汇合,形成略膨大的肝胰壶腹,开口于十二指肠大乳头。少数情况下,胆总管未与胰管汇合而单独开口于十二指肠腔。根据胆总管的走行,可将其分为四段,即十二指肠上段、十二指肠后段、胰腺段和十二指肠壁段。

表 3-32-1　不同年龄的胆总管直径

年龄 / 岁	胆总管直径 / mm	年龄 / 岁	胆总管直径 / mm
≤1	≤2.26	≤7	≤3.03
≤4	≤2.99	≤14	≤4.10

三、适应证与禁忌证

1. 适应证

(1) 术前超声、CT、MRCP 等影像学检查提示胆总管增宽。

(2) 原发性、继发性胆总管结石,全身情况良好。

(3) 胆总管结石继发急性梗阻性化脓性胆管炎,通过经皮肝穿刺胆道引流(PTBD)或鼻胆管引流(EST),全身情况好转。

(4) 胆道蛔虫。

（5）胆囊管胆总管探查（LTCBED）失败。

（6）EST 失败。

（7）先天性胆管扩张症合并梗阻性胆管炎，暂时无法行根治手术。

2. 禁忌证

（1）伴有肝门胆管狭窄的肝内外胆管结石。

（2）胆总管结石继发急性梗阻性化脓性胆管炎，全身情况差，不能耐受手术。

（3）重要脏器功能不全或凝血功能障碍，不能耐受手术。

（4）胆道术后或多次上腹部手术致腹腔广泛粘连。

四、术前准备

1. 详细询问病史　腹痛发作史、既往治疗方式、手术史。

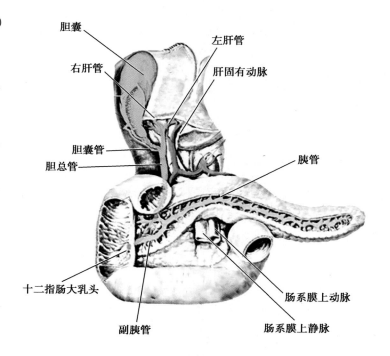

图 3-32-1　胆总管的应用解剖示意图

2. 术前检查　明确诊断，了解全身及重要脏器功能状态。

3. 控制感染　对胆总管结石合并胆道感染的患儿，根据胆道感染致病菌多为肠道阴性杆菌及厌氧菌的特点，合理选择抗生素；对没有合并胆道感染的患儿，也应常规预防性给予抗生素；对合并急性梗阻性化脓性胆管炎的患儿，可通过 PTBD 或 EST 并放置鼻胆管引流，待感染控制、全身情况好转再行 LCD。

4. 支持疗法　纠正贫血及低蛋白血症，纠正水、电解质紊乱及酸碱平衡失调。

5. 保肝利胆　静脉输注葡萄糖、胰岛素和钾（GIK）及支链氨基酸，补充维生素，特别是维生素 K，口服保肝利胆药。

6. 备皮　大龄患儿。

7. 备血　手术输血不是必需，但应常规准备。

8. 麻醉前用药　术前 30 分钟肌内注射苯巴比妥钠 3~5mg/kg，阿托品 0.01~0.02mg/kg。

9. 器械准备　除常规腹腔镜手术设备外，还包括纤维胆道镜、腹腔镜持针钳、可吸收无损伤 5-0 圆针缝线、腹腔镜左弯微型手术剪、腹腔镜无损伤绝缘抓钳、乳胶 T 形管、取石钳、结石收集袋、Hem-o-lok 及合成夹、钛夹钳及钛夹。

五、手术步骤

1. 麻醉　一般采用气管插管全身麻醉。在每个预定穿刺的部位皮下注射 0.25% 布比卡因 1ml 可极大减少患儿苏醒后的疼痛，硬膜外麻醉则不需要。

2. 手术布局　患儿取反头高足低仰卧位（Trendelenburg 位），稍左侧倾斜。术者站于患儿左侧，助手站于患儿右侧，持镜者站于左下，器械护士站于右下。其他设备置于仪器架柜上（图 3-32-2）。

3. 气腹建立　Veress 针或经脐开放式建立气腹，压力为 6~12mmHg，根据不同年龄调整；插入腹腔镜后大体观察腹腔，然后观察胆囊及肝门区，了解与周围组织的解剖关系（图 3-32-3）。

4. 建立操作孔　剑突下 1cm 做 1 个 5mm 切口，插入 Trocar，作为主操作孔，由此插入电钩；于锁骨中线、肋缘下 1cm 做 1 个 5mm 切口，插入 5mm Trocar，此通道为胆囊抓钳的操作孔；于腋前线、肋缘

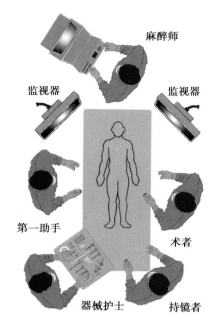

图 3-32-2　腹腔镜胆总管探查术手术布局

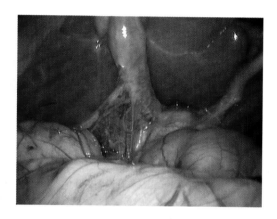

图 3-32-3　腹腔镜下暴露胆囊及肝门区

下做 1 个 5mm 切口,由此插入 5mm Trocar,此通道为辅助操作孔,第一助手可经此孔术中协助暴露手术视野(图 3-32-4)。

5. 胆总管的辨认及切开　游离胆囊,暂不切除留作牵引及标识;穿刺胆总管抽出胆汁或穿刺孔有胆汁溢出即确认为胆总管(图 3-32-5);解剖胆囊管直至胆总管,电钩切开胆总管前壁浆膜 1~2cm,电凝止血,注意保护胆总管前壁变异的胆囊动脉或肝右动脉。直接牵引胆囊或在胆总管前壁缝吊 2 针作为牵引,以微型尖刀挑开胆总管前壁(图 3-32-6),改用微型剪刀纵行延长切口,至能够置入胆道镜取出结石为宜(1cm 左右),切口过长易造成出血、缝合困难、术后胆瘘及胆总管狭窄等并发症。胆总管多因炎症充血水肿,切开其前壁时应避免用力过度而伤及后壁和门静脉,切缘的出血点可以电凝或压迫止血。

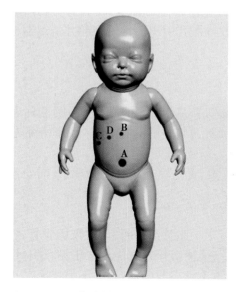

图 3-32-4　腹腔镜胆总管探查术操作孔
(A~D)位置示意图

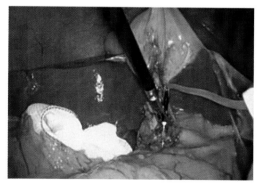

图 3-32-5　腹腔镜下胆总管穿刺

6. 胆总管的探查及取石 位于胆总管切口附近的结石,可用抓钳向胆总管切口挤压并直接取出,或用吸引器直接吸出。依次向胆总管上下段插入尿管或球囊导管,注入生理盐水反复冲洗胆道,将大部分小结石冲出。用球囊导管或药物(硝酸甘油或胰高血糖素)扩张胆总管壶腹部,有助于小结石排入十二指肠。然而最直接、最有效的方法是采用纤维胆道镜探查(图 3-32-7)及网篮取石,经右肋下锁骨中线 Trocar 置入胆道镜,依次向胆总管上下段探查,发现结石后以网篮套住取出,如难以套住亦可将结石推入十二指肠。对于难以取出的大结石或嵌顿性结石,可用抓钳直接抓碎,或采用激光碎石后逐步取出。检查取出结石的大小和数量与术前、术中胆道造影及超声所显示的结果是否相符。

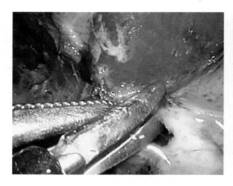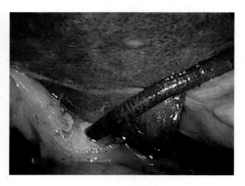

图 3-32-6 腹腔镜下胆总管切开　　　　图 3-32-7 腹腔镜下胆道镜探查胆总管

7. 胆总管缝合及 T 管引流 T 管的放置及胆总管的缝合是手术最关键、最困难的一步,需要精湛的技术和极大的耐心。根据胆总管直径的大小选择口径合适的 T 管(12~28 号),T 管的短臂宜剪成较短的沟槽状(上臂 5mm,下臂 10mm),经剑突下 Trocar 切口将 T 管放入腹腔,将 T 管的两臂依次放入胆总管切口的上下两端。将带细针的 1 号丝线或 4-0 可吸收线剪短至 10~15cm,并以液状石蜡浸泡,间断缝合胆总管切口,边距和针距分别约为 1mm 和 3mm,腹腔内器械打结;然后将 T 管外口自引入的操作孔引出(图 3-32-8)。为简便操作,Philips 主张将 T 管置于胆总管切口的最远端,在 T 管近端紧贴 T 管缝合 1 针固定,在胆总管切口的最近端缝合 1 针,然后在 2 针牵引线之间间断缝合胆总管切缘;Hunter 则主张将腹腔镜置于剑突下 Trocar,而将持针器置于脐下 Trocar,持针器与胆总管方向平行易于缝合胆总管切口。可经 T 管注入生理盐水检查胆总管缝合处有无渗漏。T 管长臂自右肋下锁骨中线的戳孔引出,Winslow 孔置腹腔引流管自右肋下腋前线的戳孔引出。冲洗腹腔并清点器械后拔出所有 Trocar,结束手术。

六、术中注意事项

1. 胆总管的确认 用电钩或剪刀解剖肝十二指肠韧带浆膜时,可根据下面解剖标志确定胆总管:①胆囊管残端与之连接处;②温氏孔;③十二指肠上缘,尤其是解剖肝十二指肠韧带后发现肝动脉右侧一浅蓝色与胆囊管相连的管道即是胆总管。

通常用以上方法判定胆总管多无困难,但炎症粘连重、无法顺利解剖的情况下,需要用细针诊断性穿刺抽吸胆汁。

2. 切开胆总管的部位

(1) 经胆囊管 - 胆总管弧形切开法:在解剖胆囊管行术中胆管造影时,如发现胆囊管较粗,胆囊管在胆总管的汇合口位于胆总管前壁或右前壁最为合适。这种切开方法优点在于易牵引,切开胆总管壁较少,该处胆总管壁也较厚,易于缝合,仅需缝 1~2 针再上钛夹或残端结扎,不易狭窄。

(2) 胆总管前壁切开法:在靠近胆囊管汇合口处的胆总管前壁处切开,该处视角好,胆总管上的血管也较少,不易出血。切忌靠近十二指肠上缘切开胆总管,该处血管多,视角不好,不易缝合。

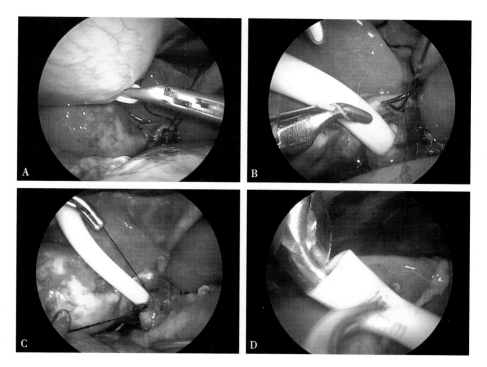

图 3-32-8　腹腔镜下 T 管放置
A. T 管引入；B. T 管置入胆总管；C. T 管缝合；D. T 管引出。

3. 中转开腹的情况

（1）术中发现胆囊三角处胆总管、胆囊管、肝总管有难以分离的粘连、解剖结构难以分辨。

（2）胆囊管开口接近肝门，分离胆囊管困难。

（3）胆囊管过短（<3mm）、过粗（>5mm）而无法施夹。

（4）胆囊管与肝总管或胆总管并行。

（5）胆囊动脉变异。

另外，如果术中发现已经出现血管损伤而造成活动性出血、胆管损伤、胆管壁电灼伤及十二指肠等脏器损伤也应及时中转开腹，以便更好地处理。

七、术后处理

1. 麻醉后管理　术后将患儿送入麻醉复苏室，密切监护心率、呼吸、血压及尿量等指标，有心脏病的患儿需继续心电监护，发现异常及时处理。患儿清醒后即可拔除气管插管。大多数患儿不需术后镇痛。

2. 术后管理

（1）注意观察生命体征、腹部体征及引流管情况；术后 24 小时禁食、胃肠减压、静脉补液，维持水、电解质及酸碱平衡。对于合并胆道感染的患儿应根据胆汁培养结果选用抗生素，对于合并黄疸的患儿应加强保肝利胆、营养支持及抑酸护胃治疗。

（2）胃管及尿管：由于麻醉、手术时间较长，术中胆总管切开及胆汁污染腹腔等因素，一般术后需要胃肠减压，待有肛门排气且无腹胀、呕吐即可拔除胃管，给予流质饮食，并逐步恢复普通饮食。术毕患儿清醒后即可拔除尿管。

（3）腹腔引流管：注意保持引流管通畅，观察引流液的性质和引流量。一般术后 48~72 小时引流量逐渐减少至数毫升，可拔除腹腔引流管。如引流量多应尽快查明原因，如为腹腔活动性出血或大流量胆瘘等情况应开腹探查处理。

(4) T管:术后 7~10 天若 T 管造影显示胆管无梗阻,则可间歇性夹闭 T 管,以利于患儿术后恢复。T 管引流不畅时应通过 T 管造影查明原因加以处理:T 管堵塞应予冲洗;T 管折叠应重新调整。由于腹腔镜手术损伤小,不利于腹腔粘连,从而影响 T 管周围窦道形成,T 管拔除时间相应延迟,一般术后 2 个月。

八、术后并发症及处理

1. 出血　术中止血不严、损伤变异胆囊动脉及肝右动脉等是造成出血的主要原因;偶有门静脉变异走行于胆总管前,如未沿胆囊管仔细解剖胆总管,又未先试行穿刺排除门静脉的可能,一旦误切实为门静脉的"胆总管"即会导致大出血,危及患儿生命。此外,用尖刀直刺胆总管易于贯通胆总管前后壁,甚至伤及胆总管后方的门静脉。解剖细致以避免损伤上述结构及彻底止血,是防止出血的基本措施。腹腔如有活动性出血应尽快开腹止血处理。

2. 胆瘘　主要由术中缝合胆总管不严、损伤胆管及拔除 T 管过早所致。术中应避免过度解剖及电凝胆总管壁,经 T 管注入生理盐水检查胆总管缝合处有无渗漏,术后应适当延迟拔除 T 管时间。变异副胆管或迷走胆管损伤后未被发现处理、胆管下端结石残留或狭窄也可导致胆瘘。小流量胆瘘通过充分的腹腔引流多能自愈,大流量胆瘘可通过内镜胆管内支架引流或鼻胆管引流处理,必要时需开腹处理。

3. 胆管残留结石　术中应检查取出结石的大小及数目与影像学检查结果是否一致,尽量彻底取出结石;急诊手术或结石较多时胆管结石残留发生率高。胆管残留结石可待术后 EST 取石或 6 周后经 T 管窦道胆道镜取石。

4. 胆管狭窄　胆总管不扩张及缝合过多易造成胆管狭窄,可采用内镜胆管内支架及球囊扩张处理,严重者需内引流手术治疗。

5. 腹腔感染　腹腔残留结石、胆瘘及腹腔冲洗不彻底均易致腹腔感染,取尽腹腔残留结石、彻底冲洗腹腔、充分腹腔引流及根据胆汁培养结果合理应用抗生素,是防治腹腔感染的有效方法。

6. 其他　腹腔脏器损伤、伤口感染及皮下气肿等并发症的防治与腹腔镜胆囊切除术相同。

(汤绍涛　高明太)

推荐阅读资料

[1] 胡三元,牛军,姜希宏,等.腹腔镜胆总管切开取石术 93 例报告.中华肝胆外科杂志,1999,5(2):131-132.

[2] 刘崇忠,胡三元,王磊,等.腹腔镜胆总管探查术 587 例临床分析.中华外科杂志,2007,45(3):189-191.

[3] 张诗诚,杜渊,唐志,等.腹腔镜胆总管探查术 43 例报告.中华外科杂志,1993,31(6):404-406.

[4] BAGNATO J. Laparoscopic common bile duct exploration. J Miss State Med Assoc,1990,31(11):361-362.

[5] HUNTER J G. Laparoscopic transcystic common bile duct exploration. Am J Surg,1992,163(1):53-56;discussion 57-58.

[6] LEZOCHE E,PAGANINI A M. Technical considerations and laparoscopic bile duct exploration:transcystic and choledochotomy. Semin Laparosc Surg,2000,7(4):262-278.

[7] PHILLIPS E H,CARROLL B J,PEARLSTEIN A R,et al. Laparoscopic choledochoscopy and extraction of common bile duct stones. World J Surg,1993,17(1):22-28.

[8] SHAH R S,BLAKELY M L,LOBE T E. The role of laparoscopy in the management of common bile duct obstruction in children. Surg Endosc,2001,15(11):1353-1355.

[9] ZHANG Y,WANG X L,LI S X,et al. Ultrasonographic dimensions of the common bile duct in Chinese children:results of 343 cases. J Pediatr Surg,2013,48(9):1892-1896.

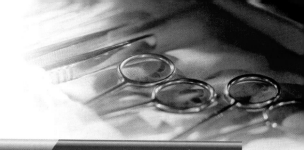

第三十三章
腹腔镜肝活检术

一、概述

肝活检作为肝脏疾病诊断的金标准,目前已广泛应用于临床。现有经颈静脉肝穿刺活检术、经皮肝穿刺活检术、开腹肝活检及腹腔镜肝活检等方式。经颈静脉肝穿刺活检取材准确率及质量均低于其他方式,且有可能肝组织过少达不到活检要求,目前临床应用较少,主要作为特殊的高危患儿安全获取肝组织标本的一种方式。经皮肝穿刺活检是目前临床应用最广泛的一种方式,但获取样本过小、盲穿风险大,在肝硬化伴门静脉高压的患儿中容易引起动静脉瘘、出血及胆瘘,该方法对凝血功能差、大量腹水及血管瘤等病变患儿属于禁忌。开腹肝活检由于损伤大目前已很少应用于临床。随着腹腔镜技术的发展、手术经验的积累及手术安全性的提高,腹腔镜肝活检术目前得到了较广泛的应用。

腹腔镜肝活检术以创伤小、恢复快为优点,能够直接窥视肝脏表面情况,针对肝脏病变组织进行取材,大大提高了活检的阳性率。诊断性腹腔镜肝活检成功率达 95% 以上,并发症少,病死率低,对一些凝血功能障碍的患儿亦能安全、有效地进行。该方法是一种安全有效的诊断方法。

二、相关解剖

肝脏是人体中最大的实质性脏器,主要位于右季肋部和上腹部,小部分位于左季肋部。肝脏有丰富的血液供应,呈棕红色,质软而脆。肝右端圆钝,左端窄薄,呈楔形,有上、下两面,前、后、左、右四缘。上面隆凸贴于膈肌,由镰状韧带分为左、右两叶;下面略凹,邻接腹腔脏器,此面有略呈 H 形的左、右纵沟及横沟,左纵沟窄而深,沟前部有肝圆韧带,右纵沟阔而浅,前部有胆囊窝容纳胆囊,后部有下腔静脉窝通过下腔静脉,横沟内有门静脉、肝动脉、肝管、神经及淋巴管出入,称为肝门。肝的邻近脏器为左叶上面经膈邻近心包和心脏;右叶上面经膈邻近右胸膜腔和右肺,右叶后缘内侧邻近食管;左叶下面接触胃前壁;方叶下面接触幽门;右叶下面前边接触结肠肝曲;中部近肝门处邻接十二指肠;后边接触肾和肾上腺。

三、适应证与禁忌证

(一) 适应证

1. 肝脏弥漫性疾病,如胆道闭锁、胆汁淤积症、肝硬化等。
2. 肝脏肿瘤,如肝母细胞瘤、肝血管瘤等疾病。
3. 肿瘤分期、不明原因肝脾肿大、遗传代谢疾病。
4. 凝血功能较差,经皮肝穿刺禁忌证。
5. 不明原因的腹水。

6. 腹腔感染。

7. 腹部包块的评估。

（二）禁忌证

1. 绝对禁忌证

（1）一般情况差,重要脏器功能不全,难以耐受麻醉及手术刺激。

（2）既往有上腹部手术史,腹腔内有严重粘连或肠梗阻。

（3）严重的心肺功能衰竭。

（4）急性细菌性腹膜炎。

2. 相对禁忌证

（1）不合作。

（2）重度凝血功能障碍。

（3）病态肥胖。

（4）巨大腹壁疝。

四、手术前准备

充分做好术前准备对整个手术过程的顺利完成及术后康复极为重要。

1. 术者根据病史及术前检查评估患儿病情,能否耐受手术及麻醉;评价手术风险,详细设计手术方案,充分估计可能出现的意外情况及应急处理措施;告知家属手术风险,做好中转开腹手术的准备。

2. 肝病患儿长期存在凝血功能差、白蛋白低及贫血等问题,手术耐受性差,术前需纠正和改善凝血功能及营养状况,以提高手术成功率及降低术后感染概率。

3. 术前 4~6 小时禁食、禁水,进行胃肠减压及肠道准备,避免术中胃肠胀气影响手术视野,增加手术难度及周围组织损伤风险。

4. 应选择合适型号的手术器械和腹腔镜。手术仪器包括腹腔镜、光源、图像摄像显示系统和图像采集储存系统;腹腔镜手术器械包括 Trocar、电钩、腔镜无损伤抓钳、腔镜剪刀和腔镜吸引器等。

五、手术步骤

1. Trocar 位置　患儿仰卧位,麻醉成功后,取脐部切口,将 5mm Trocar 经脐部切口插入腹腔,固定,建立 CO_2 气腹(压力 8~10mmHg),将腹腔镜沿第 1 个 Trocar 伸入腹腔。第 2 个 Trocar 位置选取在右肋缘下 2cm 与腋前线交界处,切开皮肤,用文氏钳扩开皮肤及皮下组织,在腹腔镜监视下,将第 2 个 Trocar 插入腹腔。将带有针芯的 Trocar 与右侧肋缘下腹壁切口垂直,旋转插入,当针芯尖端穿透腹壁后,调整针芯方向,再用力将带有针芯的 Trocar 插入腹腔(图 3-33-1、图 3-33-2),插入时切忌用力过猛,避免导致肝脏损伤出血及周围脏器损伤。

2. 腹腔探查　腹腔镜进入腹腔后进行常规探查,包括胃肠道有无胀气,是否影响手术视野,肝脏大小、颜色、形态、质地及病变位置,胆囊大小、形态,充盈情况及周围血管分布情况。

3. 肝活检　将腔镜剪刀从第 2 个 Trocar 中伸入腹腔,绕过镰状韧带至肝左叶,选取肝左叶边缘较锐的部位,剪刀垂直于肝左叶,并将肝微微向上挑起,使其与肠道保持一段距离。张开剪刀,沿左侧肝缘剪取一小块条状组织,注意要保持肝组织左侧与左肝有一小部分相连(图 3-33-3、图 3-33-4)。否则肝组织掉入腹腔,难以寻找。退出腔镜剪刀,将腔镜无损伤抓钳从第 2 个 Trocar 伸入腹腔,并将肝组织取出(图 3-33-5)。将电钩沿第 2 个 Trocar 伸入腹腔,电钩与肝创面以最大面积接触,并将肝缘略微上抬,远离肠道及周边脏器。然后沿肝创面进行电凝,至肝创面出现焦痂、无渗血为止(图 3-33-6、图3-33-7)。该方法主要适用于肝脏弥漫性病变,如胆道闭锁、遗传代谢性疾病、肝硬化等。

4. 肝穿刺活检术　在腹腔镜可视下进行肝穿刺活检为腹腔镜肝活检的另一方法,该方法能够准确定位病变组织位置,提高病变组织活检阳性率。 Trocar 放置位置同前,将 16G 穿刺活检针从第 2 个

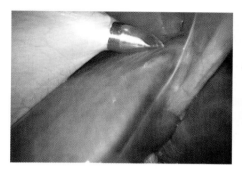

图 3-33-1　第 2 个 Trocar 穿入腹腔

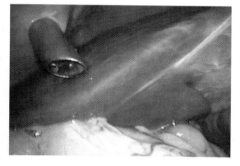

图 3-33-2　第 2 个 Trocar 穿入腹腔后状态

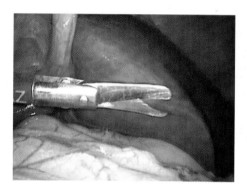

图 3-33-3　腔镜剪刀剪取肝组织

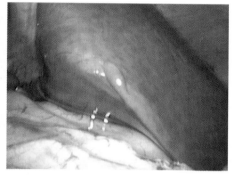

图 3-33-4　剪取后的肝组织

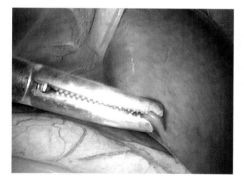

图 3-33-5　抓钳抓取肝组织

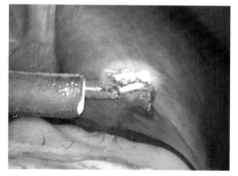

图 3-33-6　电钩电凝肝创面

Trocar 中伸入腹腔,在腹腔镜引导下,抵达肝表面病变部位,对肝左叶或肝右叶表面的病变部位进行穿刺活检。取出活检组织后,可以使用电钩或生物材料在穿刺部位进行预防性凝结止血。如病变位于右肝部位,穿刺活检针也可以经右侧肋下进入腹腔进行穿刺活检。该方法主要适用于病变位于肝表面或通过视觉可辨别位置的疾病,如肝肿瘤、肝脏表面结节性病变等。对肝血管瘤尽量避免穿刺活检,否则易引发大出血。若病变位于肝内,肝表面光滑,则超声引导下肝穿刺活检为首选方法。

5. 标本取出　肝标本取出后,装入标记患儿姓名、性别、

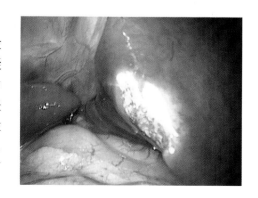

图 3-33-7　肝活检后残端处理

住院号及年龄的标本袋。标本装入标本袋后尽量避免挤压,尽快使用福尔马林固定并送检。

6. 结束手术　检查肝活检部位是否有活动性出血,然后排出腹腔内 CO_2,拔除 Trocar,缝合戳孔。

六、术中注意事项

1. 预防出血　腹腔镜肝活检并发症之一是出血,也是中转开腹及二次手术的主要原因。出血可能与患儿凝血功能差或肝活检创面止血不完全有关,导致创面渗血。因此,腹腔镜肝活检前尽量改善患儿凝血功能,术中将肝活检部位凝结彻底,避免遗漏。

2. 预防周围组织损伤　胃肠道严重胀气影响手术操作时,应首先进行胃肠减压,以增加手术操作空间,避免手术视野不清出现组织损伤。腔镜剪刀除剪肝时剪刀张开之外,其余时间均处于闭合状态,以免损伤周围组织。电凝时一定要将肝与肠道及周围脏器保持一定距离,避免烫伤,导致胃肠道穿孔、出血、周围脏器损伤等不良事件的发生。

3. 手术禁忌　一般情况下,腹腔镜肝活检术不用于可能存在肝恶性肿瘤的患儿。除非该患儿已经失去手术机会或在化疗前需要进行组织学诊断。

4. 其他中转手术　中转手术的其他原因包括肥胖、广泛粘连、不能耐受气腹及其他技术因素。

七、术后处理

1. 术后禁食、禁水 6 小时,并予以心电监护及吸氧,尽量避免患儿烦躁及哭闹。监测患儿呼吸、血压、脉搏等生命体征。

2. 术后 6 小时可由进水并逐渐过渡至正常饮食。

3. 术后监测患儿体温、神智及精神变化,若发现异常,尽早寻找原因并积极对症处理。

八、术后并发症及处理

腹腔镜肝活检并发症包括出血、腹腔脏器穿孔、肿瘤种植转移、胆瘘等,部分患儿会合并胆汁性腹膜炎、感染、疼痛及切口疝等,也有患儿可能出现迟发性出血需要再手术。

1. 出血　对有凝血功能障碍的患儿,需要监测血压、凝血功能、血红蛋白,这些患儿术后易出现大出血,如患儿出现烦躁、大汗、血压下降及尿量减少,需警惕出血的发生,可行床旁腹部超声及诊断性腹腔穿刺明确。必要时行二次手术治疗。

2. 腹腔脏器穿孔　肝活检后创面进行电凝时,或穿刺针进行肝活检穿刺时,很容易误伤到腹腔脏器,如结肠、胆囊、肺及肾脏。这些并发症有一部分可以通过保守治疗解决,但有一部分可能会导致腹膜炎需要外科手术干预。

3. 肿瘤种植转移　腹腔镜下进行肝恶性肿瘤活检或穿刺活检很容易引起肿瘤的种植转移,从而使患儿的远期生存率降低,甚至使可切除肿瘤变为不可切除的肿瘤。随着腹部超声、CT、PET、MRI 的不断发展及肿瘤标志物的增多,在无组织学结果的情况下,这些检查项目预测肿瘤的准确率超过 97%,能够为大部分病例的治疗决策提供足够信息。唯一可以对肝可疑恶性病变进行活检的指征是专科医生评估已无法进行手术,或必须获取组织学诊断才能制订化疗方案。

4. 胆瘘　胆瘘为肝穿刺活检术后极为罕见的一种并发症,一般分为内瘘和外瘘,内瘘主要表现为胆管之间及胆管与周围结构之间形成瘘,易出现胆道出血及胆汁栓塞,一般进行保守治疗,瘘可自愈,或需借助介入方法对瘘管进行栓塞。

(李　龙)

推荐阅读资料

[1] BECKMANN M G,BAHR M J,HADEM J,et al. Clinical relevance of transjugular liver biopsy in comparison with

percutaneous and laparoscopic liver biopsy. Gastroenterol Res Pract,2009,2009:947014.

[2] BRAVO A A,SHETH S G,CHOPRA S. Liver biopsy. N Engl J Med,2001,344(7):495-500.

[3] BUCKLY A,PETRUNIA D. Practice guidelines for liver biopsy. Can J Gastroenterol,2000,14(6):481-482.

[4] CRESSWELL A B,WELSH F K,REES M. A Diagnostic paradigm for resectable liver lesions:to biopsy or not to biopsy. HPB(Oxford),2009,11(7):533-540.

[5] DENZER U,ARNOLDY A,KANZLER S,et al. Prospective randomized comparison of minilaparoscopy and percutaneous liver biopsy:diagnosis of cirrhosis and complications. J Clin Gastroenterol,2007,41(1):103-110.

[6] Denzer U,Helmreich-Becker I,Galle P R. Liver assessment and biopsy in patients with marked coagulopathy:value of mini-laparoscopy and control of bleeding. Am J Gastroenterol,2003,98(4):893-900.

[7] GRANT A,NEUBERGER J. Guidelines of the use of liver biopsy in clinical practice. Gut,1999,45(Suppl 4):Ⅳ1-Ⅳ11.

[8] HATZIDAKIS A,PETRAKIS I,MANTATZIS M,et al. Bilio-cutaneous fistula formation after percutaneous liver mass biopsy:embolization of the tract with a gelatin matrix. Int Surg,2006,91(6):341-344.

[9] LEBREC D. Various approaches to obtaining liver tissue-choosing the biopsy technique. J Hepatol,1996,25(1):20-24.

[10] PICCININO F,SAGNELLI E,PASQUALE G,et al. Complications following percutaneous liver biopsy. a multicentre retrospective study on 68 276 biopsies. J Hepatol,1986,2(2):165-173.

[11] STRASSBURG C P,MANNS M P. Approaches to liver biopsy techniques -revisited. Semin Liver Dis,2006,26(4):318-327.

[12] TOBKES A I,NORD H J. Liver biopsy:review of methodology and complications. Dig Dis,1995,13(5):267-274.

[13] TORZILLI G,OLIVARI N,FABBRO D D,et al. Indication and contraindication for hepatic resection for liver tumors without fine-needle biopsy:validation and extension of an eastern approach in a western community hospital. Liver Transpl,2004,10(2 Suppl 1):S30-S33.

[14] VAN DER POORTEN D,KWOK A,LAM T,et al. Twenty-year audit of percutaneous liver biopsy in an major Australian teaching hospital. Intern Med J,2006,36(11):692-699.

[15] VARGAS C,JEFFERS L J,BERNSTEIN D,et al. Diagnostic laparoscopy:a 5-year experience in a hepatology training program. Am J Gastroenterol 1995,90(8):1258-1262.

第三十四章

腹腔镜下假性胰腺囊肿外引流术

一、概述

胰腺假性囊肿(pancreatic pseudocyst)多继发于急、慢性胰腺炎,胰腺外伤为其常见病因。胰腺假性囊肿的形成是由于胰管破裂,外漏胰液及坏死胰腺组织积聚于网膜囊内,刺激周围组织及器官的浆膜形成纤维包膜,但包膜内壁缺乏上皮细胞覆盖,故称为胰腺假性囊肿,以区别于真性囊肿。儿童胰腺假性囊肿 60% 由外伤引起,30% 为急性胰腺炎伴发,其他原因者约占 10%,多数位于胰腺体、尾部。胰腺假性囊肿的形成有一个发展过程,一般在发生胰腺炎或胰腺外伤后 2 周~14 个月,平均 6 周形成囊肿。

胰腺假性囊肿的处理目前尚有争议。一般认为,无症状的假性囊肿可试行保守治疗,对于囊肿进展迅速或有压迫及感染等征象者应及时行外科干预,囊肿破裂引起腹膜炎时,应急诊开腹探查。

囊肿引流术是目前胰腺假性囊肿外科处理最常用的手段,其方法大致可分为内引流术及外引流术。囊肿内引流术是目前较为公认的胰腺假性囊肿的有效治疗方法,包括:①囊肿胃吻合术;②囊肿十二指肠吻合术;③囊肿空肠 Roux-en-Y 吻合术;④内镜下经胃壁囊肿引流术。由于囊肿外引流术操作简单、安全,大部分患儿可获痊愈,在临床也有广泛开展,主要包括:①开腹囊肿外引流术;②超声引导下经皮穿刺囊肿外引流术;③腹腔镜下囊肿外引流术等。超声引导下经皮穿刺囊肿外引流术简单、微创,疗效确切,但由于囊肿大小及部位限制,对部分假性囊肿无法实施;腹腔镜下囊肿外引流术则可以应用腹腔镜良好地暴露囊肿,进而穿刺引流,避免开腹手术,为胰腺假性囊肿提供了新的治疗选择。

二、相关解剖

胰腺假性囊肿好发于胰腺体、尾部的前方,胃后面的小网膜囊,约 2/3 发生于胰腺体、尾部,1/3 发生于胰头部。囊肿常见的解剖位置有三种:①位于结肠上区胃大弯下方;②位于肝胃韧带后方;③位于结肠下区。囊肿一般为单房性,仅部分后壁与胰腺相连,囊肿的其余部分由腹后壁腹膜、肝胃韧带、胃后壁、脾胃韧带、横结肠及横结肠系膜等组织构成。由于局部粘连及炎症水肿,囊肿与周围脏器特别是胃、十二指肠、结肠等关系密切,有时分界不清,术中注意避免损伤。

三、适应证与禁忌证

1. 适应证　外引流术简单易行,适用于以下几种情况:①囊肿较大,经 6 周保守治疗无效;②囊肿迅速增大;③有症状的胰腺假性囊肿;④囊肿并发症,如合并感染、出血、肠道或胆道压迫梗阻等;⑤有胰腺坏死表现;⑥一般情况差,不能耐受复杂手术。

2. 禁忌证　①腹腔内广泛污染或弥漫性腹膜炎;②胰腺炎发作 4 周以内的囊肿;③有严重的凝

血功能障碍;④既往有腹部手术史,腹腔内广泛粘连。

四、术前准备

1. 完善血常规、肝肾功能、凝血功能及血淀粉酶、脂肪酶的检测。

2. 超声、CT 或 MRI 检查明确囊肿位置及其与周围脏器的关系。

3. 禁食、胃肠减压,清洁灌肠,留置导尿管。

4. 静脉输液,防治感染及休克,如发热需降温等对症支持治疗。

5. 手术人员的配备,包括主刀、助手各 1 名,洗手护士及巡回护士各 1 名。

6. 手术仪器及器械准备,包括一套 30° 5mm 腹腔镜、光源系统、CO_2 气腹机、图像摄像显示系统,抓钳、分离钳及电钩各 1 把;1 套经皮穿刺肾盂造瘘管,也可以使用普通硅胶引流管或蕈状导管;1 套备用超声刀。

五、手术步骤

(一)单房性胰腺假性囊肿腹腔镜外引流术

1. 体位　患儿一般仰卧位,术者站于患儿右侧;年长儿也可采用膀胱截石位,术者站于患儿两腿之间。助手站于患儿右侧,洗手护士站于患儿左侧,监视器置于患儿头侧。

2. 操作孔位置　脐部 5mm 穿刺孔放置主视镜;右上腹、左中腹 3mm 操作孔各 1 处(根据实际所见具体处理,对于腹腔镜下发现囊肿暴露良好、囊肿与腹壁间无肠管组织者,可在腹腔镜监视下直接穿刺;如单个操作钳即能良好地暴露囊肿,则不需做 2 个操作孔)。

3. 腹腔镜下推开肠管及分离粘连后,电刀或超声刀处理囊肿前组织,打开胃结肠韧带,良好地暴露囊肿前壁(图 3-34-1)。左上腹切开小切口,肾盂造瘘管经腹壁穿刺(图 3-34-2),在腹腔镜监视下穿刺囊肿前壁,回抽证实囊肿后置入引流管(图 3-34-3),收紧牵引线使引流管前端蜷曲固定。腹腔镜监视无出血及管周渗漏后,复位胃网膜,排气撤镜(图 3-34-4)。也可用普通硅胶管头端开几个侧孔或蕈状导管,用分离钳抓住导管的头部直接刺入囊肿,将其放于囊肿底部,缝合囊壁固定导管以防滑脱。若遇囊壁厚实,可用电刀在囊壁开口后再置入引流管。视术中情况决定是否放置腹腔引流管。

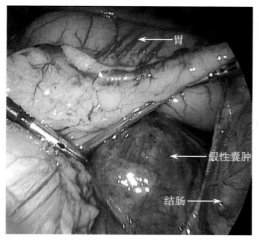

图 3-34-1　电刀或超声刀处理囊肿前组织,良好暴露囊肿前壁

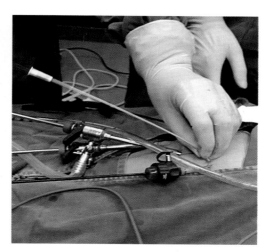

图 3-34-2　肾盂造瘘管经腹壁穿刺

（二）复杂多房性胰腺假性囊肿腹腔镜外引流术

由于炎症或外伤后胰液渗出积聚在胰腺周围不同部位分别包裹形成囊肿或囊肿内纤维分隔形成，临床上有一小部分胰腺假性囊肿呈多房性。对于这部分患儿，单纯放置外引流管术后可能引流不畅，不能达到治愈目的。因此，术中需去除纤维分隔，清除囊内坏死组织，必要时放置多根引流管。根据术中具体情况经引流管分离纤维分隔或切开囊肿分离纤维分隔。

（三）经引流管纤维分隔清除囊肿外引流术

1. 体位　同"单房性胰腺假性囊肿腹腔镜外引流术"。

2. 操作孔位置　脐部 5mm 穿刺孔放置主视镜；左中上腹 5mm 操作孔放置分离钳或电钩。

3. 分离粘连　暴露囊肿前壁无血管区，撤出左上腹 Trocar 及抓钳，扩大切口至 1cm，抓钳抓取蕈状导管直接穿入囊肿（图 3-34-5）。排出囊液后经导管侧孔放置腹腔镜进入囊肿（图 3-34-6），经导管用腹腔镜剥开囊肿内分隔建立通畅引流（图 3-34-7、图 3-34-8），必要时予以生理盐水反复冲洗囊肿至冲洗液透亮。

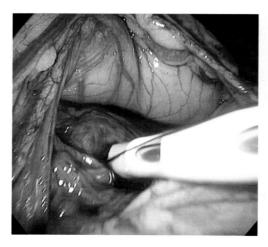

图 3-34-3　在腹腔镜监视下穿刺囊肿前壁，置入引流管

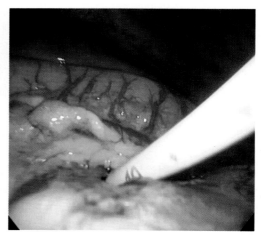

图 3-34-4　腹腔镜监视无出血及管周渗漏后，复位胃网膜，排气撤镜

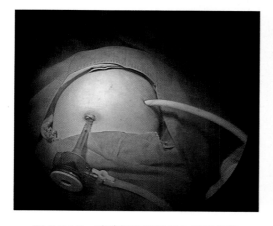

图 3-34-5　胰腺假性囊肿置入蕈状导管

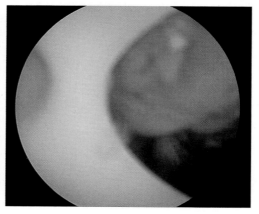

图 3-34-6　经引流管放置腹腔镜进入胰腺假性囊肿

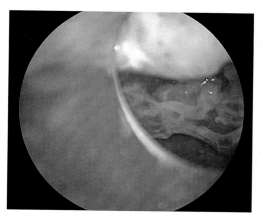

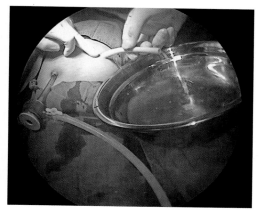

图 3-34-7 经引流管用腹腔镜剥开胰腺假性囊肿内分隔

图 3-34-8 剥开囊肿内分隔后通畅引流

（四）囊肿切开纤维分隔清除囊肿外引流术

对于囊肿周围粘连严重，囊壁较厚直接穿刺不易突破或纤维分隔厚实，单纯腹腔镜下分离困难时，可切开囊壁去除纤维分隔后放置引流管。

1. 体位 患儿一般采取头高足低右侧倾斜 30° 卧位，术者站于患儿右侧或两腿之间，助手站于患儿右侧，洗手护士站于患儿左侧，监视器置于患儿头部左侧。

2. 操作孔位置 脐部 5mm 穿刺孔放置主视镜，左中上腹 5mm 主操作孔放置分离钳、电钩或超声刀，上腹正中偏右辅助操作孔放置抓钳，脐下偏左辅助操作孔放置吸引器、持针器。

3. 清除纤维分隔 腹腔镜探查腹腔内情况，推开肠管及分离粘连，电刀或超声刀处理囊肿前组织，打开横结肠左侧系膜无血管区，良好暴露囊肿前壁，凝固囊肿表面的血管后切开囊肿前壁 2~3cm，充分吸除囊内液体及坏死组织，吸引器或抓钳去除多发囊肿间的纤维分隔。

4. 放置引流管 经左中上腹操作孔放置硅胶引流管或蕈状导管至囊腔内 4~6cm，缝合引流管两侧囊壁并固定引流管。腹腔镜监视无出血及管周渗漏后，冲洗腹腔，脐下操作孔放置引流管至盆腔，排气撤镜。

六、术中注意事项

1. 当囊肿内坏死组织较多时，极易堵塞引流管导致术后引流不畅，需切开囊壁，吸引器吸净坏死组织后放置引流管，必要时可选用侧孔较大的蕈状导管。

2. 当囊肿与肠管间粘连明显，不排除肠瘘的可能时，不必过多分离粘连以免肠管破裂。建立通畅引流后肠瘘有自行闭合可能。

七、术后处理

1. 禁食、胃肠减压，直至胃肠功能恢复后进食。有条件者可通过胃镜放置鼻空肠管或腹腔镜下同时放置空肠造瘘管，肠功能恢复后持续灌注高度水解蛋白奶，以利损伤胰腺恢复。

2. 静脉输液等支持疗法，重症者应注意防治休克。

3. 静脉应用抗生素控制感染。

4. 引流液混浊、絮状物较多时，需定期冲洗引流管以免管道堵塞。

5. 每天记录引流量，并等量静脉补入，监测水、电解质及酸碱平衡。囊肿消失，日引流量少于10ml 时，夹闭引流管，24~48 小时无不适反应，超声检查胰腺周围未见积液即可拔除引流管，必要时需行囊肿泛影葡胺造影，用凡士林纱布条塞入窦道，每 1~2 天更换 1 次直至愈合。如胰腺炎迁延，引流量多,应持续引流,多能在 1~2 个月后自愈。

6. 术后每周定期影像学检查,监测囊肿消退情况。如术后持续腹痛或囊肿复发,有必要行经内镜逆行性胰胆管造影(ERCP)检查以排除主胰管损伤。

八、术后并发症及处理

1. 出血 囊壁及囊肿内渗血经术中止血及术后药物止血多能缓解,术后避免过高负压引流,出血量大时需及时输血。对于囊液腐蚀动脉引起的大出血应再次手术止血。

2. 引流管脱出 造瘘早期引流管周围窦道尚未形成,引流管脱出可引起囊液外溢及胰源性腹膜炎,需手术处理。术后 2~3 周窦道形成后引流管脱出而无腹膜炎征象,视囊肿情况经窦道放置导尿管或直接拔除引流管。

3. 胰瘘形成 一旦发现胰瘘形成需坚持通畅引流,一般 1~2 个月后可以自愈,很少需再次手术修补。

4. 逆行性感染 加强引流管护理,预防引流液倒灌,抗生素的合理应用常可防止其发生。

5. 水、电解质及酸碱平衡紊乱 大量引流液丢失,可能引发水、电解质及酸碱平衡紊乱,小婴儿尤其应注意,需每天计算引流量并补充等量液体,定期复查血气并进行电解质分析。

6. 其他 远期一般不会发生慢性复发性胰腺炎及胰腺内外分泌功能不全。

(熊启星)

推荐阅读资料

[1] ANGELIS P D. Miniprobe EUS in management of pancreatic pseudocyst. World J Gastrointest Endosc,2013,5(5):255-260.

[2] GROSSFELD J L. Pediatric surgery. 6th ed. Philadelphia:Elsevier,2006.

[3] RUSSELL K W,BARNHART D C,MADDEN J,et al. Non-operative treatment versus percutaneous drainage of pancreatic pseudocysts in children. Pediatr Surg Int,2013,29(3):305-310.

[4] SAXENA A K. Essentials of pediatric endoscopic surgery. Berlin:Springer,2010.

[5] SHARMA S S,MAHARSHI S. Endoscopic management of pancreatic pseudocyst in children-a long-term follow-up. J Pediatr Surg,2008,43(9):1636-1639.

[6] TEH S H,PHAM T H,LEE A,et al. Pancreatic pseudocyst in children:the impact of management strategies on outcome. J Pediatr Surg,2006,41(11):1889-1893.

[7] VAN DER ZEE D C. Endoscopic surgery in children-the challenge goes on.J Pediatr Surg,2017,52(2):207-210.

[8] YODER S M,ROTHENBERG S,TSAO K,et al. Laparoscopic treatment of pancreatic pseudocysts in children. J Laparoendosc Adv Surg Tech A,2009,19(Suppl 1):S37-S40.

[9] ZEREM E,IMAMOVIĆ G,OMEROVIĆ S,et al. Percutaneous treatment for symptomatic pancreatic pseudocysts:long-term results in a single center. Eur J Intern Med,2010,21(5):393-397.

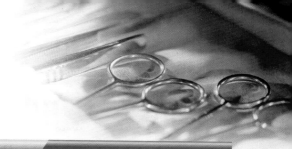

第三十五章
腹腔镜下阑尾切除术

一、概述

阑尾有单独的系膜,又被腹膜包裹,外观呈管状。阑尾动脉来源于回结肠动脉,与其他盲肠血管无交通支相连,且血管纤细,血液循环发生障碍时容易发生血栓,引起阑尾坏疽。儿童的阑尾壁有丰富的淋巴滤泡及淋巴网,化脓性感染容易造成穿孔。小儿大网膜发育不良,限制感染的能力差,容易出现弥漫性腹腔感染。特别在女童,因阑尾与右侧输卵管毗邻,有造成不孕的可能。因此,儿童阑尾炎一旦确诊,应积极手术治疗。因阑尾位于右侧腹腔,为加大腹腔内操作部位与腹壁打孔位置间距离,手术的操作孔应选择在左侧腹。腹腔镜阑尾切除术因其创伤小、术后恢复快、并发症少已经完全取代开腹手术。

二、相关解剖

阑尾是位于盲肠后下端的细长管状器官。小儿阑尾的解剖部位与成人相同,位于右下腹,小儿盲肠较成人游离,或因先天性肠道疾病,如先天性肠旋转不良,可使阑尾位于盆腔或肝下,甚至左侧腹部。

阑尾远端为盲端,近端与回盲部相通,阑尾的起始点为回肠与盲肠交界处,位置固定,回盲带可作为寻找阑尾的解剖标志。小儿阑尾长4~8cm,2岁以下儿童阑尾呈漏斗状,基底较大,阑尾腔前宽后窄,容易引流。这可能是2岁以下儿童患病较少的解剖原因。

阑尾尖端游离,指向位置与阑尾系膜长度有关,小儿回盲部较游离,根据阑尾尖端指向位置将其分为:①盆位阑尾,约占41.3%,尖端超过盆缘;②盲肠后位阑尾,约占29.4%,位于盲肠或升结肠后方,尖端向上指向肝下,有的阑尾部分或全部位于腹膜后、腰大肌前;③盲肠下位阑尾,尖端指向右下方;④回肠前位阑尾,阑尾位于盲肠内侧、回肠末端的前方,尖端指向左上方,位置表浅;⑤回肠后位阑尾,位于盲肠内侧、回肠末端的后方。如果阑尾位于回盲部组织内为壁内型阑尾,较少见,又可分为盲肠壁内阑尾、回肠壁内阑尾、系膜壁内阑尾。

三、适应证与禁忌证

(一)适应证

1. 急性单纯性阑尾炎。

2. 急性化脓性、坏疽性阑尾炎,病程在72小时以内。

3. 急性化脓性、坏疽性阑尾炎,病程超过72小时,腹部情况无好转。体温下降不明显,血清学炎症指标持续升高。

4. 全腹膜炎。

5. 反复发作的阑尾炎。

6. 阑尾周围脓肿病情稳定后 6 个月。

（二）禁忌证

有严重心肺疾病、持续抗炎治疗效果不佳且腹腔粘连严重。

四、术前准备

1. 询问病史，排除因内科情况造成的腹痛，评估疾病程度。详细查体，确认阑尾解剖类型。

2. 血清学相关检查，包括血常规、C 反应蛋白（CRP）、肝肾功能、凝血功能、传染病学检查等。

3. 腹部超声检查，确认阑尾炎症累及范围并鉴别诊断。

4. 少数病例需进行腹部 CT 检查以排除腹部其他疾病。

5. 心肺功能测定，确保麻醉安全。

6. 全身炎症反应重、合并电解质紊乱、感染性休克患儿积极补液，纠正内环境紊乱。

7. 手术仪器包括腹腔镜、光源、图像采集存储系统和图像摄像显示系统；腹腔镜手术器械包括 Trocar 及标本袋、电钩、腔镜无损伤抓钳、弯分离钳、剪刀、腔镜吸引器和腔镜持针器；机械缝合器械包括 Hem-o-lok 及合成夹、超声刀。

五、手术步骤

（一）麻醉、体位及切口设计

1. 麻醉　静吸复合麻醉，气管插管。

2. 体位　仰卧位，必要时右侧抬高或头高位（图 3-35-1）。

3. 切口　先采用 3 个切口（图 3-35-2）。观察孔位于脐下缘；操作孔位于左腹直肌外缘脐上 1~2cm；辅助操作孔位于左侧麦氏点。术中需引流的患儿选择麦氏点做第 4 孔（图 3-35-3）。

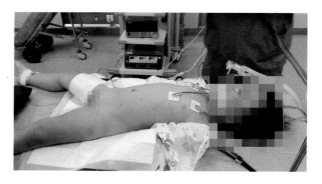

图 3-35-1　体位

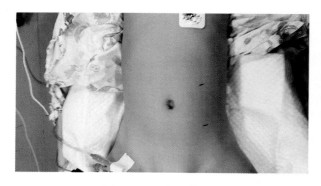

图 3-35-2　切口位置 1

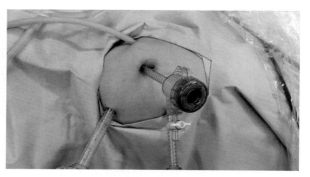

图 3-35-3　切口位置 2

（二）操作步骤

1. 腹腔镜仔细探查腹腔，明确病变位置、大网膜包裹情况及腹腔感染情况。女童确认右侧输卵管与阑尾关系。

2. 用无损伤抓钳分开粘连的大网膜，7 号丝线结扎变性坏死的网膜组织，在结扎线远端将其切除。在回盲部寻找阑尾，寻找过程中分离粘连肠管，并吸引腹腔内、肠间隙脓性渗出以清理手术视野（图 3-35-4）。取 2ml 脓液做培养及药敏试验。

3. 阑尾切除方法

（1）顺行切除阑尾

1）先用弯分离钳固定阑尾尖端，右手持弯分离钳穿过阑尾系膜根部无血管区，做结扎通路，经结扎通路穿过7号丝线，用摆结法结扎阑尾动脉（图3-35-5）。在结扎线上方2~3mm处剪断丝线。

2）沿阑尾边缘从尖端到根部电凝切除阑尾系膜，切除时尽量避免切断或切破未穿孔的阑尾（图3-35-6）。

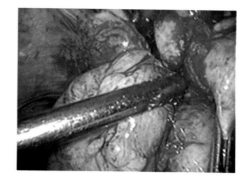

图3-35-4　分离粘连，清理手术视野

3）7号丝线结扎阑尾根部2次，打结方法与结扎系膜方法相同。将阑尾腔内渗出推向尖端，保持结扎线远端1~2cm阑尾腔空虚。阑尾内张力大，无法行此操作时，在结扎线远端2cm处结扎阑尾（图3-35-7）。切断阑尾，保留根部1cm左右残端。将阑尾取出腹腔后，电凝处理阑尾残端，灭活黏膜组织。用4-0可吸收线做荷包缝合，包埋阑尾（图3-35-8）。不能经Trocar取出的阑尾或/和大网膜装入标本袋后取出。

（2）逆行切除阑尾

1）用弯分离钳穿过阑尾系膜根部无血管区，带过1条7号丝线，结扎1次阑尾根部。

2）穿透结扎线上方2cm处系膜，带过第2条丝线，7号丝线结扎1次。在2条结扎线之间，靠近第2条结扎线处剪断阑尾。

3）电凝处理第2条结扎线远端的阑尾系膜，如系膜逐渐增宽，尽量用7号丝线结扎系膜后再电凝切断。直至将阑尾切除。取出方法同前。

4）再次确认阑尾根部，用7号丝线结扎第2次。电凝处理阑尾残端。4°丝线荷包缝合，包埋阑尾。

4. 用无损伤抓钳探查肠管、膀胱、卵巢、输卵管。将粘连完全打开，用生理盐水冲洗腹腔，在不损伤肠管浆膜的基础上剥离肠管表面脓苔。

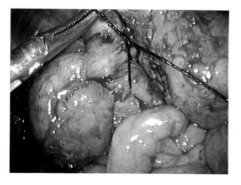

图3-35-5　结扎阑尾动脉

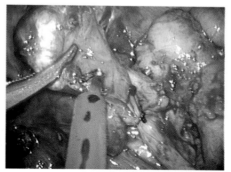

图3-35-6　电凝切除阑尾系膜

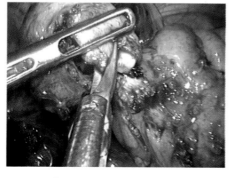

图3-35-7　结扎并切除阑尾

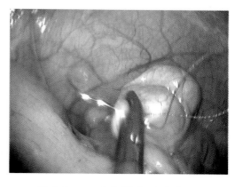

图3-35-8　荷包缝合，包埋阑尾

5. 排列肠管,将回肠末端拉入盆腔,减小末端回肠与盲肠间夹角,避免粘连。将大网膜推到上腹。对需引流的患儿经麦氏点穿入第 4 个 Trocar,穿刺点置入橡胶管引流,注意将引流管远端放入陶氏腔。

六、术中注意事项

（一）预防出血

1. 预防穿刺时出血

（1）Trocar 穿破皮肤后,用力方向与腹壁垂直,既可使穿刺通道经过的各层组织保持直上直下以缩短操作距离,又可以利用 Trocar 压迫穿刺组织,避免出血。

（2）在穿刺技术不熟练的情况下,尽量采取开放的方式放置第 1 个 Trocar,避免穿刺时用力不均匀造成腹腔内血管损伤。

2. 避免腹腔内血管出血

（1）因化脓性炎症增粗的阑尾系膜质地变脆,打结时注意不要用力过猛,以免切断系膜血管,造成出血。

（2）用摆结法打方结,避免术后结扎线脱落。

（3）用电凝法处理系膜过短无法结扎的盲肠后位浆膜下阑尾系膜,用止血海绵压迫系膜残端,避免迟发性出血。

（4）结扎感染坏死的大网膜 2 次,不要一次性结扎过多的网膜,尽量单独结扎系膜血管。

（二）预防肠管穿孔

1. 采用开放式穿刺法置入第 1 个 Trocar,避免穿破肠管。

2. 术前评估病情,通过超声、CT 等辅助检查确认肠管粘连情况,麻醉后再次触诊,明确腹腔炎性包块位置。第 1 个穿刺点尽量远离粘连。

3. 用无损伤抓钳配合吸引器头分离粘连肠管,不可锐性分离或粗暴分离,以免撕破浆膜甚至撕破肠管。

4. 电凝有热传导效应,长时间电凝会造成肠管迟发性穿孔。

（三）术后腹胀的预防

（1）术中分离肠管间粘连,用生理盐水冲洗腹腔,既可降低炎症反应又可减轻粘连,避免腹胀。

（2）不可用弯分离钳钳夹肠管,避免人为造成肠壁缺血。

（3）先冲洗腹腔后剥离肠管表面脓苔,生理盐水可以降低粘连程度,减轻剥离难度。

（4）手术结束前,将末端回肠拉向盆腔,减小回肠与盲肠夹角,其余小肠按组排列。大网膜拉向上腹。

七、术后处理

1. 常规术后处理

（1）拔除气管插管后返回麻醉复苏室或病房观察生命体征及引流情况。

（2）吸氧、心电监护、血压监测。继续补液纠正术前存在的电解质紊乱、感染性休克。

（3）注意呼吸道管理,及时发现麻醉并发症,处理儿童气管插管后常见的呼吸道问题。

（4）腹胀消失或缓解、肠鸣音恢复后开始进食,注意添加高热量、易消化吸收的食物。

（5）合理应用敏感抗生素,术后 3~4 天复查血常规和 CRP。化脓性、坏疽性阑尾炎 6~8 天复查腹部超声,穿孔性阑尾炎或阑尾周围脓肿 8~10 天复查腹部超声。

2. 术后腹胀的处理　　发病年龄越小,病情越重,术后腹胀发生率越高。在充分减压、生理盐水洗肠、通里攻下中药灌肠的基础上,可采用无水明矾外敷。

八、术后并发症及处理

腹腔镜手术常见并发症的种类与开腹手术相似,但术后肠梗阻出现早,操作不当可以造成肠瘘等难以处理的并发症。

1. 放置 Trocar 的并发症 包括血管损伤和肠管损伤,极少出现脾脏或肝脏损伤。血管与肠管损伤一般可在术中发现,结扎血管、修补破损肠管即可防止术后并发症。术中发现 Trocar 位置不当、操作困难时应及时改变穿刺位置。

2. 术后肠梗阻 腹腔镜术后肠梗阻出现早,可于进食后 2~3 天出现症状,与腹腔镜手术损伤腹膜面积小,术后形成的粘连索带窄有关,所以选择腹腔穿刺点很重要。尽量扩大穿刺点间距离,使损伤腹膜间距离拉大,形成粘连的机会变小。一旦出现肠梗阻,处理方法与开腹手术相似,都应禁食、胃肠减压、促进肠蠕动,外敷无水明矾可以减轻肠壁水肿,大黄、败酱草等中药有通里攻下的作用,可作为治疗肠梗阻的辅助用药。

3. 术后腹盆腔残余感染 术中充分冲洗、分离肠管粘连可预防术后腹盆腔残余感染。如术中无法完全分离肠管,脓肿清理不满意,应在合理使用抗生素的基础上,早期刺激肠蠕动,避免形成面积大的脓肿。腹盆腔严重残余感染常与腹胀、肠梗阻同时发生,一旦发生可采取相同的方法治疗。

4. 术后肠瘘的治疗 术中损伤肠管或原发性肠穿孔未被发现者,术后会出现严重的腹膜炎或从引流口流出肠内容物,除非有局限趋势,都应手术修补。

（崔华雷）

推荐阅读资料

[1] ESPARAZ J R,JEZIORCZAK P M,MOWRER A R,et al. Adopting single-incision laparoscopic appendectomy in children:is it safe during the learning curve? J Laparoendosc Adv Surg Tech A,2019,29(10):1306-1310.

[2] GATES N L,RAMPP R D,KOONTZ C C,et al. Single-incision laparoscopic appendectomy in children and conversion to multiport appendectomy. J Surg Res,2019,235:223-226.

[3] HORI T,MACHIMOTO T,KADOKAWA Y,et al. Laparoscopic appendectomy for acute appendicitis:how to discourage surgeons using inadequate therapy. World J Gastroenterol,2017,23(32):5849-5859.

[4] LIU Y,CUI Z,ZHANG R. Laparoscopic versus open appendectomy for acute appendicitis in children. Indian Pediatr,2017,54(11):938-941.

[5] ZHANG S,DU T,JIANG X,et al. Laparoscopic appendectomy in children with perforated appendicitis:a meta-analysis. Surg Laparosc Endosc Percutan Tech,2017,27(4):262-266.

第三十六章

腹腔镜发育不良肾切除术

一、概述

肾发育不良（dysplasia）是指组织学上具有胚胎结构的分化不良，如囊肿、异常的肾小管、未分化的间充质或非肾成分的软骨等。本病无家族倾向，无性别差异，多为单侧发病。如果整个肾发育不良，以囊肿占优势，则称为多房性肾囊性变（multicystic dysplastic kidney）。肾发育不良的病因尚无定论，包括梗阻学说和输尿管芽缺陷学说。

二、相关解剖

肾失去正常形态，被大小不等的多个囊样结构所替代，体积可大可小，外观像堆葡萄，看不到正常肾组织。囊壁薄而透明，彼此互不相通。本病可能是胎儿早期肾脏形成期输尿管梗阻的严重后果。多房性肾囊性变也可发生在重复肾的上肾部和蹄铁形肾的一侧，而肾的另一部分是正常的。发育不良肾脏可位于肾窝以外，以盆腔多见。肾发育不良可以合并输尿管开口异位，异位开口于膀胱颈远端或阴道，导致正常排尿以外的滴尿、尿失禁。

三、适应证与禁忌证

导致正常排尿以外的滴尿、尿失禁的发育不良肾脏，对侧肾脏正常，可以行肾切除术。

如果发育不良肾脏还有 10% 以上功能，应该考虑保留肾脏。

四、术前准备

应进行超声、CT 或 MRI 明确肾脏位置，肾脏核素扫描了解分肾功能。必要时进行尿动力检查，了解膀胱功能。

五、手术步骤

1. 患儿仰卧位，头低足高。留置导尿管。于脐下横切口，穿刺放入气腹针，建立 CO_2 气腹。穿刺置入 5mm Trocar 及腹腔镜。

2. 分别于发育不良肾脏上方等腰三角形处穿刺置入 5mm Trocar 及操作器械。

3. 于患侧髂血管内侧远端找到异位输尿管（图 3-36-1）。用超声刀切开后腹膜（图 3-36-2），分离出输尿管（图 3-36-3）。

4. 切断输尿管（图 3-36-4），以近端输尿管为引导向上分离（图 3-36-5），在髂内、髂外血管附近找到发育不良的肾脏。

5. 用超声刀沿肾脏周围分离至上极肾蒂处（图 3-36-6）。大部分肾蒂血管细小，用超声刀可以凝

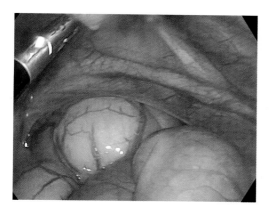

图 3-36-1　暴露异位输尿管

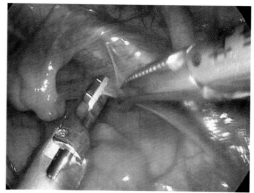

图 3-36-2　切开后腹膜

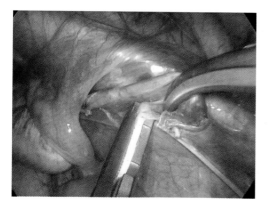

图 3-36-3　分离输尿管

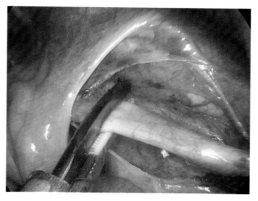

图 3-36-4　切断输尿管

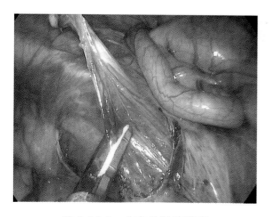

图 3-36-5　分离输尿管远端

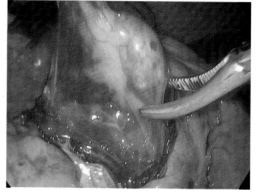

图 3-36-6　分离致肾蒂部

断肾蒂（图 3-36-7）。如果肾蒂血管粗，需要用丝线结扎，或用血管夹阻断。

6. 切除小肾经 Trocar 孔取出（图 3-36-8）。

7. 检查腹腔无出血，取出腹腔镜操作器械。

六、术中注意事项

男性注意保护好输精管，女性注意保护好卵巢。由于发育不良的小肾多位于血管附近，注意解剖层次，避免出血。

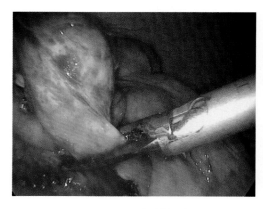

图 3-36-7 凝断肾蒂

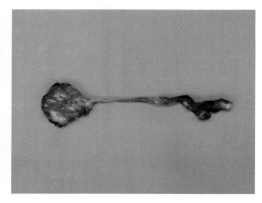

图 3-36-8 取出发育不良的小肾

七、术后处理

术后需静脉滴注抗生素预防感染。

八、术后并发症及处理

残端有感染时选用敏感抗生素。如术后仍有尿失禁,则需要进一步检查膀胱功能。

（张潍平）

推荐阅读资料

[1] BLANC T,KOULOURIS E,BOTTO N,et al. Laparoscopic pyeloplasty in children with horseshoe kidney. J Urol,2014,191(4):1097-103.

[2] BRUNHARA JA,MOSCARDI P R M,MELLO M F,et al. Transperitoneal laparoscopic pyeloplasty in children:does upper urinary tract anomalies affect surgical outcomes? Int Braz J Urol,2018,44(2):370-377.

[3] KAGANTSOV I M,SIZONOV V V,DUBROV V I,et al. Laparoscopic heminephrureterectomy for duplex kidney in children. Urologiia,2017,(5):69-74.

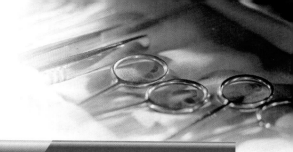

第三十七章
腹腔镜下隐睾手术

一、概述

隐睾是小儿泌尿生殖系统最常见的一种畸形,是指睾丸未能按正常发育过程自腰部腹膜后下降至阴囊,包括睾丸缺如、异位睾丸、睾丸发育不良及睾丸下降不全。多数隐睾为单侧,约15%为双侧,并且右侧的发生率略高于左侧。一般认为睾丸在出生后可继续下降,但至6个月之后,继续下降的机会明显减少。有研究证明,隐睾患儿的生殖细胞在出生后6~12个月即开始出现退化,因此目前提倡隐睾患儿手术时机为出生后6~12个月,最晚不能超过2岁。

手术是治疗隐睾的主要方式。自1786年John Hunter首次报道有关隐睾的研究以来,隐睾的诊治已经有200多年历史。最早的治疗方法可以追溯至1820年的Resemerkel的相关报道,在1879年Annandale在《英国医学杂志》上发表了3岁患儿成功接受睾丸下降固定术的论文。此后出现了多种术式,并广泛用于临床,而于腹股沟斜切口行睾丸下降固定术则是经典术式。随着微创理念及腔镜技术的发展,1979年Cortesi等运用腹腔镜技术诊断和治疗隐睾,此后众多学者对隐睾的腹腔镜手术开展了积极的研究。腹腔镜手术最大的优点是可自肾区至阴囊内查找睾丸的位置,并且腹腔镜下行睾丸下降固定术可更高位松解精索血管、输精管,最大可能地将睾丸无张力下降到阴囊内最低位置,还有手术操作精细、分离范围小、可最大限度地减少损伤、保护睾丸血供等优点。目前,腹腔镜已成为高位隐睾的首选术式。

在传统多孔腹腔镜手术的基础上,2009年在国内也开始开展了单纯经脐腹腔镜的隐睾手术,将腹壁切口隐藏于脐部,最大限度地减少了腹壁瘢痕,达到了术后腹壁无可视瘢痕的效果,不仅解决了身体疾病,更满足了患儿及家属的心理需求。

二、相关解剖

正常情况下,胎儿睾丸于孕8~10周在引带的作用下开始下降,15周左右到达腹股沟管,25~35周才完全下降至阴囊。睾丸间质细胞产生的胰岛素样物质3(INSL3)是睾丸引带增生的主要雌激素,并且受抗苗勒激素(AMH)的强化,睾酮则促使颅侧悬韧带退化。阴囊在腹股沟下降阶段(孕25~35周)需要睾丸引带从腹股沟管向阴囊移行,此阶段主要受雄激素调控下生殖股神经(GFN)释放的降钙素基因相关肽(CGRP)控制。正常睾丸下降的机制是基因调控下神经内分泌因素和机械性解剖学因素复杂的相互作用。因此,隐睾相关基因缺陷或调控异常、神经内分泌功能不足、机械性解剖学因素异常都可能是导致隐睾的因素。其中,关于隐睾的解剖学研究较多,主要包括精索异常(精索过短)、睾丸引带异常(睾丸引带附着部位异常)、鞘状突异常(鞘状退化不完全)、腹股沟管异常(内环口、外环口狭窄或位置异常)、附睾和输精管异常(附睾与睾丸分离、附睾与引带附着不良、附睾与输精管畸形等)。但这些解剖异常与隐睾的因果关系难以辨别,目前对临床治疗的指导价值有限。

三、适应证与禁忌证

腹腔镜治疗隐睾的适应证是高位隐睾。虽然目前诊断高位隐睾有各种辅助检查,如超声、CT、MRI 等,但最主要及最可靠的诊断方法仍然是体格检查。体格检查时应消除小儿的紧张情绪,诊室和检查者的手都应该是暖和的,以免引起睾丸回缩。可以让患儿平卧于检查床,检查者位于患儿右侧,左手由腹股沟区内环口位置将睾丸向下推移,右手拇指和示指轻轻夹住睾丸向阴囊内牵引,最好由 2 位专科医师进行检查,明确睾丸位置。

不可触及睾丸是腹腔镜手术的绝对适应证,腹腔镜不仅可以充分地松解精索,还能探查发现异位睾丸、发育不良睾丸等情况。约 80% 的隐睾可在体表触及,多位于腹股沟区。如检查时发现睾丸张力较大,不能下拉靠近阴囊上方也需考虑腹腔镜手术。对于双侧隐睾,应按较高一侧选择手术方式,一般多选择腹腔镜手术,以利于充分游离双侧精索血管、输精管。

对于医源性隐睾或再次手术隐睾,因腹股沟区瘢痕严重,一般采用原腹股沟切口手术。如在腹股沟区充分游离后仍下降困难可考虑同时联合运用腹腔镜松解腹腔内精索。

四、术前准备

腹腔镜隐睾术前仅需常规准备,包括禁食、禁水 6~8 小时、脐部皮肤清洗及留置导尿管等。一般不需留置胃管。

五、手术步骤

1. 麻醉方式　一般采用气管插管全身麻醉,充分使用肌松剂。
2. 体位　平卧位。术中必要时可抬高下肢及患侧。
3. 切口与 Trocar 位置　沿脐部边缘作脐下弧形切口,切开皮肤,钝性分离皮下组织,剪开腹膜,进入腹腔。由此切口置入 5mm Trocar,充 CO_2 制造气腹,气腹压力 6~10mmHg。常规腹腔镜下再分别在中下腹和对侧下腹部分别穿刺置入 1 个 Trocar 作为操作孔。单纯经脐腹腔镜在脐部两侧边缘分别穿刺置入 1 个 5mm 特制 Trocar(图 3-37-1、图 3-37-2)。
4. 探查　观察左右两侧腹股沟管内环口是否闭合,输精管、精索血管发育情况及走行。如发现腹腔内睾丸,观察睾丸的位置,评估睾丸的发育情况。

如探查时发现输精管与精索血管的盲端(图 3-37-3),则可明确诊断为单侧睾丸缺如,不需进一步处理。

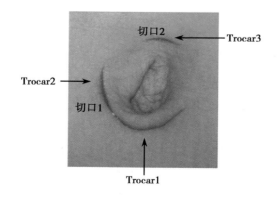

图 3-37-1　单纯经脐腹腔镜脐部切口,其中切口 1 穿刺置入 2 个 Trocar,切口 2 穿刺置入第 3 个 Trocar

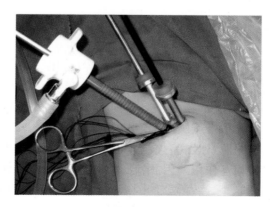

图 3-37-2　单纯经脐腹腔镜操作时 Trocar 位置

　　如探查时发现患侧内环口已闭(图 3-37-4),输精管与精索血管均正常进入腹股沟管,考虑睾丸可能位于腹股沟管。切开腹股沟管内环口处腹膜,先将输精管和精索血管提起并向远端游离,同时适度向腹腔内牵拉,直至在暴露睾丸组织。如睾丸明显发育不良,则予以切除后送病理检查。如睾丸发育良好,则按下文方法行睾丸下降固定术。

　　5. 游离精索血管与输精管　剪开患侧内环口处腹膜,由睾丸远端向近端游离精索血管,剪开精索血管周围腹膜,重点松解精索血管外侧组织(图 3-37-5)。根据睾丸位置判断需要游离的范围,最高可将精索血管游离至结肠后方。游离输精管时主要切开输精管内侧的腹膜及周围组织(图 3-37-6),必要时可切断脐侧韧带使输精管进一步松解(图 3-37-7)。

　　6. 睾丸固定　睾丸充分游离后,在阴囊拟固定睾丸的位置做一小切口,分离肉膜囊,腹腔镜配合下用血管钳经该切口逆行从内环口进入腹腔,将睾丸沿血管钳撑开的隧道放入阴囊肉膜囊外(图 3-37-8),用 6-0 合成线固定于阴囊皮下与肉膜囊之间。

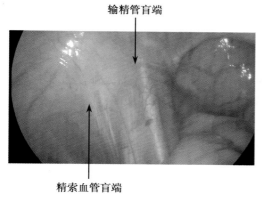

图 3-37-3　输精管与精索血管的盲端

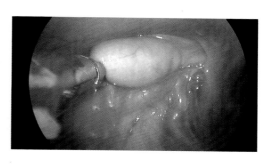

图 3-37-4　左侧隐睾位于内环口处

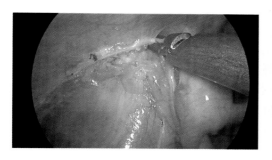

图 3-37-5　游离精索血管外侧

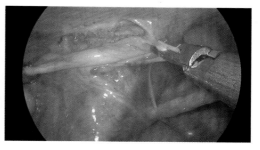

图 3-37-6　游离输精管内侧

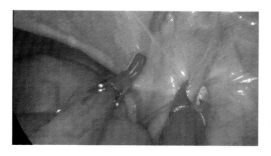

图 3-37-7　必要时切断脐侧韧带进一步松解输精管

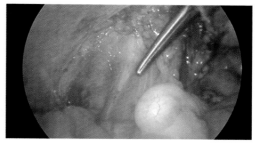

图 3-37-8　血管钳自腹股沟管将睾丸提出

7. 关闭切口 手术完成后探查腹腔,评估精索是否有张力,确保无活动性出血,放出腹腔内气体,拔出 Trocar,可吸收线缝合腹壁及皮下组织,皮肤胶粘合皮肤(图 3-37-9)。

六、术中注意事项

1. 引带的处理 目前观点认为大部分隐睾并无引带异常,即引带并不是限制睾丸下降的因素,反而引带中的血管可为睾丸提供更充分的血供。因此,在条件允许的情况下,操作过程中应尽量保留引带。如将睾丸降入阴囊后发现确实被引带牵扯,则再予以切断。另外,如果充分游离精索血管后发现睾丸仍不能下降到合适位置,可行 Flowler-Stephen 手术,即切断精索血管,一般引带血管及输精管血管足以维持睾丸血供。应依据术者经验及术中观察睾丸血运变化情况,一期甚至分期行睾丸下降固定术。

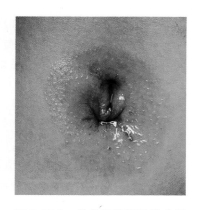

图 3-37-9 单纯经脐腹腔镜术后伤口情况

2. 侧支血管的保留 一般游离精索血管时主要游离外侧,游离输精管时主要游离内侧,在精索血管和输精管之间的组织尽量予以保留。因为这部分组织内血管侧支循环丰富,可以最大限度地保证睾丸血供。

3. 两性畸形探查 少数双侧隐睾患儿同时合并两性畸形,术中应仔细探查盆腔有无其他异常生殖器官。如发现睾丸形态或颜色异常,需同时行活检,避免漏诊。

七、术后处理

腹腔镜隐睾属于I类切口手术,术后一般不需使用抗生素,术后早期可视情况使用止血及补液治疗。一般术后 6~12 小时开始进流质饮食,如无呕吐可逐渐增加进食量直至正常饮食。

为防止术后睾丸回缩,一般要求患儿术后卧床 1 周,1 个月内避免剧烈活动。

术后建议每 3 个月复查 1 次超声,至少复查至术后 2 年,观察有无睾丸回缩、萎缩等情况。

八、术后并发症及处理

1. 阴囊肿胀 阴囊肿胀是术后最常见的情况,大部分是由于阴囊皮下组织水肿,如无阴囊内血肿或感染,则不需特殊处理,一般数天后会自行缓解。

2. 伤口感染 腹腔镜睾丸下降固定术有腹部伤口及阴囊伤口,腹部伤口感染概率极低,阴囊伤口偶有感染。一旦发现伤口周围红肿,挤压可见脓性液体渗出,需尽快将伤口敞开,充分引流,积极更换敷料,一般数天即可愈合。

3. 出血压迫 如术中有精索血管出血而未积极处理,术后可能发生腹股沟或阴囊血肿。血肿虽可自行吸收,但可能压迫精索血管,导致睾丸萎缩,因此应密切观察,必要时积极探查清除血肿。

4. 睾丸回缩 主要原因是精索血管或输精管过短或游离不够充分。另外有学者认为术后创面瘢痕形成或过早的剧烈活动也可导致睾丸回缩。术中应尽可能地充分游离精索血管及输精管,必要时行 Flowler-Stephen 手术。术后早期应卧床休息,避免过早活动。如发现睾丸回缩,应积极再次手术。

5. 睾丸萎缩 术后睾丸萎缩有多种原因,多数还是因为睾丸本身发育不良或手术时间太晚,即使降至阴囊内也难以逆转睾丸萎缩病程。少数是因为手术操作问题,如损伤精索血管,或术后形成血肿压迫,影响睾丸血供。防范措施为术中小心游离精索血管,尽量减少损伤。如睾丸已完全萎缩则无保留价值,需手术切除。

(张 文)

推荐阅读资料

［1］GATTI J M，OSTLIE D J. The use of laparoscopy in the management of nonpalpable undescended testes. Curr Opin Pediatr，2007，19（3）：349-353.

［2］HE D，LIN T，WEI G，et al. Laparoscopic orchiopexy for treating inguinal canalicular palpable undescended testis. J Endourol，2008，22（8）：1745-1749.

［3］LI N，ZHANG W，YUAN J，et al. Multi-incisional transumbilical laparoscopic surgery for nonpalpable undescended testes：a report of 126 cases. J Pediatr Surg，2012，47（12）：2298-2301.

［4］TONG Q，ZHENG L，TANG S，et al. Laparoscopy-assisted orchiopexy for recurrent undescended testes in children. J Pediatr Surg，2009，44（4）：806-810.

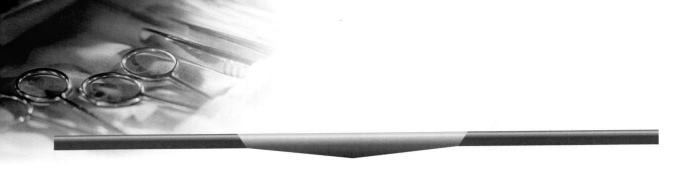

第三十八章
性别发育异常腹腔镜手术

一、概述

性别发育异常(disorders of sex development)是一种染色体、性腺及解剖学性别发育不典型的先天异常。对于一个外生殖器模糊的患儿需要行一系列的检查和多学科联合评价,最后确定诊断。当实验室检查、影像学检查仍不能确定诊断时,需腹腔镜探查性腺活检。当存在模糊外生殖器并且性腺不可触及时,性腺活检是唯一可以鉴别诊断卵睾性别发育异常和 XX 男性的方法。

除了确定性腺的性质,腹腔镜下还可以确定患儿内生殖器的性质,确定是否存在子宫、输卵管、附睾及输精管。在确定选择的性别后,还可以在腹腔镜辅助下切除腹腔内与决定性别相反的内生殖器结构。对于选择男性性别者,位于腹腔的睾丸可行腹腔镜辅助下睾丸固定术;对于存在 Y 染色体物质的特纳综合征患儿、46XY 完全性腺发育不全患儿及混合性腺发育不良患儿,应腹腔镜辅助下尽早切除条纹性腺,以防恶变。

二、相关解剖

在胚胎发育的前 6 周,无论核型是 46XX,还是 46XY,它们的生殖嵴、生殖细胞、体内生殖管道、外生殖器都具有双向分化潜能。在性别决定基因的作用下,具有双向分化潜能的生殖嵴分化为卵巢或睾丸。在局部睾丸分泌的雄激素的作用下,午非管发育为附睾、输精管和精囊,在睾丸支持细胞分泌的苗勒管抑制物(MIS)作用下,苗勒管退化。在女性胎儿,卵巢不分泌睾酮,午非管退化,苗勒管得以存留,头端发育成输卵管,尾部融合形成子宫,苗勒管与尿生殖窦接触,形成阴道上 2/3。卵泡细胞正常情况下是包绕在生殖细胞周围,作为卵母细胞的保护屏障,当卵巢中卵母细胞很少甚至没有时,卵巢形成条纹,外观为白色纤维组织,位于阔韧带上,称为条纹性腺。卵睾为性腺,同时包含发育良好曲细精管的睾丸组织和原始卵泡的卵巢组织。性别发育异常的患儿内生殖器可以有不同的表型,可以在腹腔镜下根据解剖结构确定,或取活检通过病理检查确定。

三、适应证与禁忌证

(一) 适应证

单侧或双侧性腺不可触及的性别发育异常。

1. 特纳综合征。
2. 混合性腺发育不全。
3. 46XY 完全性腺发育不全。
4. 46XX 性别发育异常选择男性性别。
5. 46XY 性别发育异常。

6. 卵睾性别发育异常。

（二）禁忌证

无绝对的禁忌证，相对禁忌证如下。

1. 一般情况差，重要脏器功能不全，难以耐受麻醉。

2. 既往有腹部手术史，估计盆腔和腹腔内有严重粘连。

3. 难以纠正的贫血及凝血功能障碍。

四、术前准备

1. 依据性别发育异常的诊断流程操作

（1）详细询问病史。

（2）仔细检查外生殖器，评价阴茎的大小及会阴开口，检查双侧腹股沟及阴囊（阴唇）。

（3）对患儿进行临床评价（表型、电解质、血糖、激素、染色体、SRY、刺激试验，以及影像学检查，包括双侧阴囊、腹股沟、盆腔超声和生殖道造影等）。

（4）如果性腺性质无法确定，需要行性腺探查活检，如果为未触及性腺，需要腹腔镜辅助探查。

（5）心理科医生评价父母对性别决定的认知。

（6）多学科联合对病例进行评价，选择性别。

（7）推迟性别决定的手术，即切除与认定性别不一致的性腺及内部生殖管道，直至获得所有的信息，并完成对父母的教育。需要和家长进行详细地、无倾向性地谈话，交代与疾病相关的性功能、生育能力及性腺恶变的风险，手术治疗和观察的利与弊，患儿可能存在社会、心理问题，性别选择的相关利弊，选择不同性别后生殖器整形手术的术式，近远期并发症，近远期需要接受的内分泌治疗、心理治疗，以及目前性别发育异常的治疗现状。

（8）进行手术干预的医学和伦理学评估，术前需经伦理道德委员会批准同意。

2. 麻醉后重新评价外生殖器，再次触摸双腹股沟是否有性腺，留置导尿管。

3. 手术仪器包括腹腔镜、光源、图像采集存储系统和图像摄像显示系统；普通腹腔镜手术器械包括 Trocar 及切口保护套、电钩、双极电凝钳、腔镜抓钳、分离钳、剪刀、腔镜吸引器和腔镜持针器；缝合器械为 Hem-o-lok 血管夹。

五、手术步骤

（一）麻醉、体位及切口设计

1. 麻醉　静脉 - 吸入复合麻醉，气管插管。

2. 体位　仰卧，骨盆部垫高（图 3-38-1），术中根据观察的侧别可以将手术床向对侧倾斜 30°，或将手术床变为头低位。

3. 切口　一般采用 3 个切口，脐部及双侧下腹，脐部切口可置入 5mm Trocar，放置 0° 或 30° 腹腔镜，双侧下腹可置入 3mm 或 5mm Trocar，放置操作钳（图 3-38-2）。

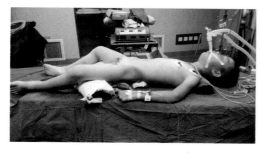

图 3-38-1　常规体位

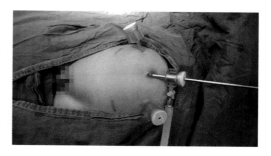

图 3-38-2　切口

（二）操作步骤

暴露盆腔和髂血管区,确定性腺的位置及其血管,观察性腺的外观和形状,辨认性腺血管,识别苗勒管及午非管结构,观察双侧腹股沟管内环口是否闭合。如果未找到性腺,右侧游离盲肠,左侧游离降结肠。有些睾丸游离度大可以进入盆腔最低点,术中需要牵开乙状结肠仔细寻找。如果性腺血管经内环口进入腹股沟管,可将性腺牵入腹腔,或于腹股沟切口探查性腺。然后根据腔镜下所见,决定进一步的手术操作。常见腹腔镜下的操作如下。

1. 性腺的探查及活检　找到性腺(图3-38-3~图3-38-6),辨认性腺上方是否存在输卵管或输精管,内生殖器的分化通常与同侧性腺的功能有关,输卵管常在有卵巢的一侧,输精管常邻近睾丸。根据性腺外观无法确定性腺性质时,需取活检。用操作钳固定性腺,分别于性腺上极和下极各取性腺组织送病理(图3-38-7、图3-38-8),创面出血明显者可用双极电凝止血,不需缝合。通常需要等待性腺病理结果及确定选择的性别后,再次手术切除与选择性别相反的性腺及内生殖管道。如果为条纹性腺、发育不良性腺或性腺存在恶变,需要尽早切除性腺。如果性腺血管经内环口进入腹股沟管,可将性腺牵入腹腔,或于腹股沟切口探查性腺(图3-38-9)。

2. 腹腔内性腺切除　切除与选择的性别不一致的性腺。如果存在卵睾,以选择女性性别为例,需多次切除睾丸部分,并送冰冻病理检查,直至切除的组织均为卵巢组织。术后还需要行人绒毛膜促性腺激素(HCG)刺激试验确定睾丸组织是否切除完全。切除的性腺可经脐部切口取出,如果性腺合并肿瘤需要用标本袋取出。如果合并腹股沟管内环口未闭,可直接缝合内环口,也可以通过破坏内环口而不需再次缝合。如果在疝囊内发现发育不良的睾丸,可以牵入腹腔,行性腺切除。精索血管可以用电钩切断,或用Hem-o-lok夹闭,或丝线结扎。

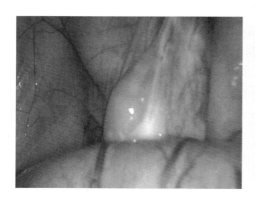

图 3-38-3　左侧卵睾

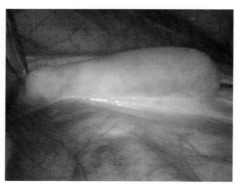

图 3-38-4　右侧卵睾

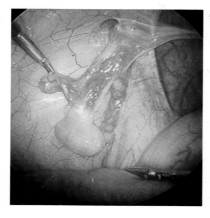

图 3-38-5　左侧发育不良睾丸

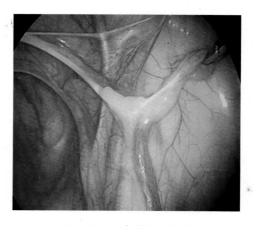

图 3-38-6　右侧条纹性腺

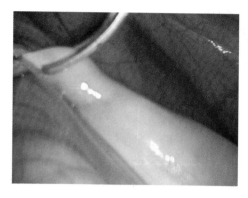
图 3-38-7　于性腺上极取病理

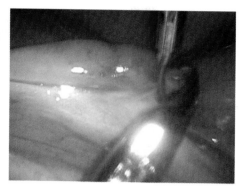
图 3-38-8　于性腺下极取病理

3. 腹腔镜辅助下睾丸固定　对于选择男性性别者，腹腔内睾丸可以通过游离精索将睾丸固定到阴囊内，精索长度不够者，可以行分期 F-S 睾丸固定术。

4. 苗勒管结构切除　探查盆腔是否存在子宫及阴道（图 3-38-10、图 3-38-11）。痕迹子宫和阴道之间常没有明显的界线，仅表现为一个膀胱后方延伸到盆底的管状结构（图 3-38-12）。腹腔镜探查无法确定是否存在原始子宫时，可以通过阴道镜检查是否存在子宫颈、确定是否有原始子宫（图 3-38-13、图 3-38-14）。对于选择男性性别及苗

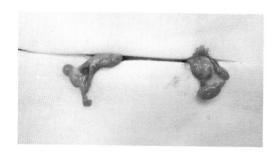
图 3-38-9　右侧卵睾，左侧睾丸

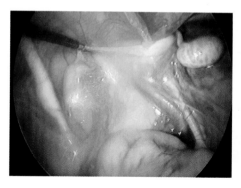
图 3-38-10　苗勒管永存综合征，盆腔见左侧睾丸异位到右侧，盆腔存在子宫

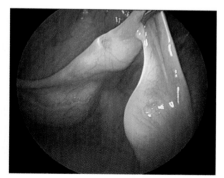
图 3-38-11　卵睾性别发育异常，盆腔可见子宫

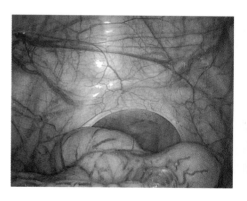
图 3-38-12　盆腔膀胱后方见痕迹子宫

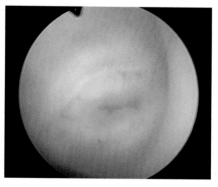
图 3-38-13　阴道镜检见子宫颈

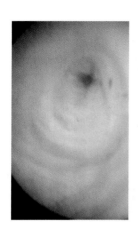

图 3-38-14 阴道镜检
查见阴道为盲端

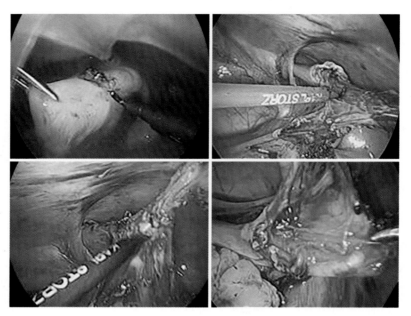

图 3-38-15 子宫切除

勒管永存综合征的患儿,可以通过腹腔镜辅助行苗勒管残余物切除。行子宫及阴道切除时,输精管通常和阴道关系紧密,此种情况下为避免损伤输精管,可残留部分阴道(图 3-38-15)。

六、术中注意事项

1. 性腺活检 要分别于性腺的上极和下极取性腺组织送病理检查,并标记清楚,以免遗漏或混淆。在排除性腺恶变的情况下,最好通过石蜡切片结果确定诊断后再决定下一步治疗方案(包括性别认定及切除与认定性别不一致的性腺)。

2. 卵睾的卵巢或睾丸切除 有些卵睾的卵巢和睾丸界限清楚,可以很容易切除全部的卵巢或睾丸。有些卵巢和睾丸界限不清,需通过切除的组织送冰冻病理检查确定需切除的性腺组织是否完全切除,并且术后还需行 HCG 刺激试验进一步证实是否切除完全。

3. 切除发育不全的苗勒管结构时注意勿损伤输精管及性腺血管。

七、术后处理

1. 常规术后处理;全身麻醉苏醒后 2 小时即可正常饮食。
2. 仅行腹腔镜手术者,手术结束后即可拔除尿管,术后第 2 天即可出院。
3. 性别发育异常的患儿术后需要长期随访。

八、术后并发症及处理

腹腔镜辅助下性别发育异常手术通常无严重并发症,并发症的发生与相关手术操作有关,如腹腔出血、肠管损伤、性腺萎缩、输精管损伤、切口感染等。性腺萎缩主要指行睾丸固定后睾丸出现萎缩,术后睾丸萎缩的原因有睾丸发育不良,游离精索血管时损伤精索血管,或过度牵拉,影响睾丸血供。输精管损伤除了可发生在行睾丸固定术时损伤输精管外,还可发生在切除发育不全的苗勒管结构时,如果输精管距子宫及近端阴道很近,建议必要时保留苗勒管结构以防损伤输精管以保存生育功能。

(杨 屹)

推荐阅读资料

［1］CHERTIN B,KOULIKOV D,ALBERTON J,et al. The use of laparoscopy in intersex patients. Pediatr Surg Int,2006,22(5)：405-408.

［2］DÉNES F T,COCUZZA M A,SCHNEIDER-MONTEIRO E D,et al. The laparoscopic management of intersex patients：the preferred approach. BJU Int,2005,95(6)：863-867.

［3］MORIYA K,MORITA K,MITSUI T,et al. Impact of laparoscopy for diagnosis and treatment in patients with disorders of sex development. J Pediatr Urol,2014,10(5)：955-961.

［4］WEIN A J,KAVOUSSI L R,NOVICK A C,et al. Campbell-Walsh urology. 11th ed. Philadelphia：Elsevier,2016.

第四篇

膀胱镜、输尿管镜、肾镜手术

第一章

膀胱镜下经尿道膀胱血管瘤电凝术

一、概述

膀胱血管瘤是一种少见的膀胱良性肿瘤,发病率居膀胱非上皮肿瘤的第2位,可发生于任何年龄,但半数以上为青少年。膀胱血管瘤好发于膀胱前壁和膀胱顶部,以单发为主;大多位于黏膜下,亦可侵犯膀胱壁全层,甚至达膀胱外周组织。膀胱血管瘤病理类型多为海绵状血管瘤,静脉瘤及毛细血管瘤少见。

膀胱血管瘤的主要临床症状是反复发作的无痛性肉眼血尿,几乎所有患儿都出现肉眼血尿,可合并膀胱炎,伴有膀胱刺激症状。血尿严重程度与肿瘤大小无关。有时因血管破裂出血,形成血块阻塞,可出现尿路梗阻、排尿困难的症状。少部分病例在血管瘤突然破裂时表现为膀胱大出血,甚至休克。肿瘤较小时,一般超声、CT、膀胱造影常不易发现病变。膀胱镜检查可以直接观察肿瘤大小、颜色及界限,是膀胱血管瘤的主要诊断依据。最后确诊依靠病理学检查。

目前,膀胱血管瘤的治疗方法有膀胱部分切除术、瘤体局部切除术、经尿道膀胱血管瘤电切或电灼术、硬化剂注射法、放射疗法、类固醇疗法、干扰素治疗及钕钇铝石榴激光治疗等。可依据肿瘤的大小、部位、数目及侵犯膀胱壁的情况选择手术方法。对于膀胱颈及后尿道、膀胱三角区的病变,手术切除困难或病变范围小时,经尿道膀胱血管瘤电凝术可作为创伤小、起效快的治疗选择。

二、相关解剖

膀胱是一个储尿器官(图4-1-1)。由膀胱颈、膀胱顶、膀胱体和膀胱底组成。膀胱与尿道的交界处有括约肌,可以控制尿液的排出。膀胱为锥体形囊状肌性器官,位于小骨盆腔的前部。膀胱底的内面有三角形区,称为膀胱三角,位于两输尿管口和尿道内口三者连线之间。膀胱的下部有尿道内口,膀胱三角的两后上角是输尿管开口的位置。在膀胱与尿道交界处有较厚的环形肌,形成尿道内括约肌。括约肌收缩能关闭尿道内口,防止尿液自膀胱漏出。

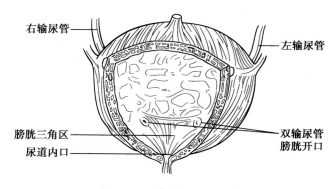

图 4-1-1 膀胱解剖示意图

膀胱壁分为四层,即浆膜层、肌肉层、黏膜下层和黏膜层。浆膜层为蜂窝脂肪组织,包围膀胱后上两侧和顶部。肌肉层:①逼尿肌,逼尿肌为膀胱壁层肌肉的总称,由平滑肌构成。分为三层,内、外层为纵形肌,中层为环形肌。环形肌最厚,坚强有力。②膀胱三角区肌:是膀胱壁层以外的肌肉组织,起自输尿管纵行肌纤维,向内、向下、向前扇状展开。向内伸展部分与对侧肌联合成为输尿管间嵴,向下、向前伸展至后尿道部分,为贝氏(Bell)肌,另有一组左右肌纤维在三角区中心交叉成为三角区底面肌肉。黏膜层为极薄的一层移行上皮组织,与输尿管及尿道黏膜彼此连接。黏膜在三角区由于紧密地与下层肌肉连合,所以非常光滑,但在其他区域则有明显的皱襞,在膀胱充盈时,皱襞即消失。黏膜下层只存在于三角区以外的区域,具有丰富血管,有弹性的疏松组织,它连接黏膜层和肌肉层。

三、适应证与禁忌证

1. 肿瘤小(直径 <1cm)、多发、有蒂的膀胱血管瘤可行经尿道膀胱血管瘤电凝术。

2. 肿瘤浸润膀胱颈及后尿道,手术切除困难,不宜行经尿道膀胱血管瘤电凝术。

3. 对于瘤体大(直径 >1cm)且侵犯肌层的膀胱血管瘤或侵及肌层而瘤体距输尿管口较近者不宜行经尿道膀胱血管瘤电凝术,可选择膀胱部分切除或瘤体局部切除术。

四、术前准备

术前准备包括一般的常规检查如血和尿常规、肝肾功能、生化、心电图及胸片。膀胱血管瘤较小时影像学诊断较为困难,因其很少向膀胱内腔面突出,一般超声、CT、膀胱造影常不易发现病变。血管瘤瘤体较大时超声、CT、MRI 等可了解血管瘤及其侵及膀胱壁的深度及范围,对治疗有一定的指导意义。对于较小的限于黏膜面生长的血管瘤,包括超声在内的大部分影像学检查均不能成为膀胱血管瘤的特异性诊断方法。

五、手术步骤

1. 术前先检查手术器械是否适合患儿尿道口径(图 4-1-2),功能是否良好,电凝刀的电流宜适当,电流太大,易造成膀胱穿孔,电流太小则不易将血管瘤腔凝固封闭,达不到手术目的。进行血管瘤电凝前应仔细、全面地检查膀胱,注意观察血管瘤的大小、部位、形态,肿瘤与膀胱颈和输尿管口之间的关系(图 4-1-3)。由于血管瘤的部位、深度不同,手术难度也有较大差别。同一病例有些部位相对安全,手术比较简单;有些部位则易于发生膀胱穿孔。一般膀胱三角区和膀胱底部的血管瘤瘤手术操作较容易;侧壁的血管瘤要注意闭孔神经反射;前壁的血管瘤如过度电凝可导致腹膜内穿孔。

2. 随膀胱充盈程度不同,膀胱壁厚薄也发生相应的变化。膀胱内的灌注液量应控制在150~200ml,使膀胱保持在较低的压力状态,膀胱黏膜皱襞刚刚展开最佳。过度充盈的膀胱压力增高,膀胱壁变薄,由于黏膜的拉伸,血管瘤可能被拉直变细,导致因无法辨识而未能完整地将血管瘤电凝封闭。

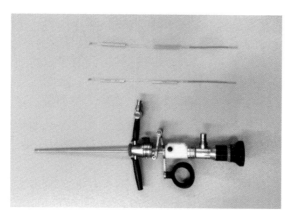

图 4-1-2　选择适合患者尿道口径大小的膀胱镜及电凝刀

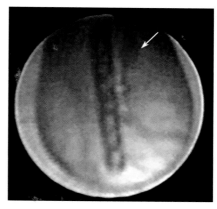

图 4-1-3　检查膀胱,找到血管瘤(箭头)

3. 电凝时由距血管瘤边缘 2~3mm 开始热凝,逐渐凝向血管瘤中心部位(图 4-1-4)。电凝一个部位用时 1~3 秒,直至将肿瘤全部凝固封闭(图 4-1-5)。

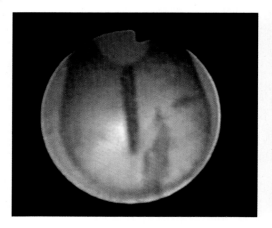

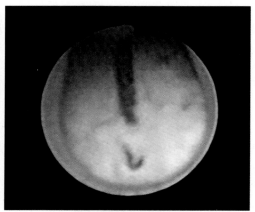

图 4-1-4　由距离血管瘤边缘 2~3mm 开始热凝,逐渐凝向血管瘤中心部位

图 4-1-5　血管瘤全部凝固封闭

六、术中注意事项

1. 一般选用硬膜外麻醉或骶管阻滞,小儿须加用静脉复合麻醉。

2. 如肿瘤位于膀胱侧壁,电凝的负极板最好绑于患儿肿瘤对侧的大腿,以避免发生闭孔神经反射引起损伤。

3. 体位选择截石位,两下肢尽量分开并妥善固定,便于术者操作。

4. 在电凝过程中应注意调节合适的电流强度,以能满足凝固封闭为准。

5. 要注意电凝深度、持续时间及对肿瘤周围黏膜的电凝,以防止穿透膀胱壁或肿瘤残留复发。

七、术后处理

经尿道膀胱血管瘤电凝后,放置导尿管,一般不需持续进行膀胱冲洗,导尿管在术后 3 天左右拔出。有膀胱穿孔的患儿膀胱引流时间应适当延长,一般留置导尿管 7~10 天。

八、术后并发症及处理

1. 出血　是经尿道血管瘤电凝术最常见的并发症之一。小的血管瘤一般无出血。术中出血多由于血管瘤较大,盲目在肿瘤部位直接电凝,导致肿瘤血管破裂所致。术后出血可能与痉挛的小动脉重新开放有关,或电凝后形成的焦痂脱落有关。如出血量不大,可冲洗膀胱,同时予以止血及抗感染药物治疗;如出血严重则需输血或再次手术止血治疗。

2. 穿孔　膀胱穿孔较少见,操作不熟练、视野不清晰、盲目电凝是穿孔的主要原因。手术时要小心,膀胱灌入的液体不能太多,避免膀胱过度膨胀,使膀胱壁变得太薄而易穿孔。穿孔时应立即停止该部位的电凝。为防止膀胱穿孔,术中应注意防止膀胱过度充盈,电凝时应按常规有序地进行操作,术中仔细电凝,保持视野清晰。

3. 闭孔神经反射　电凝膀胱侧壁血管瘤时,如果过深,电流可能刺激闭孔神经,使其发生神经反射,引起股内收肌收缩导致同侧大腿突然内收、内旋,从而造成膀胱穿孔。这种闭孔神经反射可由麻醉医生经静脉给予氯化琥珀胆碱完全消除,或行局部封闭也能阻断闭孔神经反射。

4. 损伤输尿管开口　如果血管瘤位于输尿管开口附近,电凝可能导致输尿管开口狭窄。手术时如电凝范围太靠近输尿管开口,可放置输尿管导管或双 J 管引流,避免输尿管开口狭窄,引起梗阻。

(何大维)

推荐阅读资料

［1］陈志强,赵建国,杨为民,等.尿道血管瘤的诊断和治疗.临床泌尿外科杂志,2001,16(3):140-141.

［2］吴阶平.吴阶平泌尿外科学.济南:山东科学技术出版社,2008.

［3］邹强,楼水鑫,董志强,等.膀胱血管瘤的诊治.临床泌尿外科杂志,2000,15(7):408-410.

［4］CANNARD L,LEMELLE JL,GACONNET E,et al. Dynamic MR imaging of bladder haemangioma. Pediatr Radiol,2001, 31(12):882-885.

［5］IKEDA T,SHIMAMOTO K,TANJI N,et al. Cavernous hemangioma of the urinary bladder in an 8-year-old child. Int J Urol,2004,11(6):429-431.

［6］LAVILLEDIEU S,ANFOSSI E,MIANNÉ D,et al. Bladder hemangioma:a rare cause of hematuria. Apropos of a case. Review of the literature. Prog Urol,1998,8(1):99-102.

［7］STIMAC G,DIMANOVSKI J,KATUSIC J,et al. A large cavernous hemangioma of the urinary bladder:imaging of possible spontaneous regression. Eur J Radiol Extra,2007,61(2):61-63.

［8］WEIN A J,KAVOUSSI L R,NOVICK A C,et al. Campbell-Walsh urology. 11th ed. Philadelphia:Elsevier,2016.

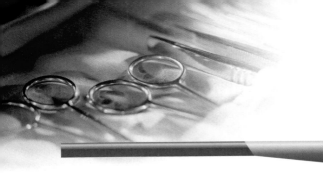

第二章
输尿管软镜检查（含活检、异物取出术）

一、概述

输尿管软镜与硬镜联合治疗上尿路疾病是腔内泌尿外科的技术特点之一，输尿管软镜手术通过人体自然通道（尿道、膀胱、输尿管）进入肾盂、肾盏，相比其他治疗方式最接近"微创"甚至于"无创"的理念。

输尿管软镜的基本构造包括光学系统、可弯曲镜体及工作通道等，纤维输尿管软镜的光源和镜体由具备导光功能的成束导光纤维组成，可弯光导纤维束使得输尿管软镜最多可达 275°/185° 的上/下弯曲角度，并兼有主动弯曲和辅助弯曲功能，能方便地进入各个肾盏，可探查到整个集合系统且无视野盲区。

近年来，性能更加卓越的电子输尿管软镜也已运用于临床，镜体前端采用第三代互补金氧半导体传感器芯片，能够传递数字图像，具有自动对焦功能，视野为 80°，图像放大 150%，与普通软镜的纤维光学系统所传递的低像素图像相比，有了质的飞跃，且更加耐用；光源是二极光发出的冷光源，持续使用时间 10 000 小时，比普通光学软镜的光源寿命长 10~20 倍；工作通道内径达 3.6~4.5F，能主动弯曲 300°，操作更轻便，输尿管软镜技术的进步使上尿路疾病的治疗有了更多的手段（图 4-2-1~ 图 4-2-4）。

二、相关解剖

1. 肾脏　小儿年龄越小，肾脏相对越重，新生儿两肾重量约为体重的 1/125，而成人两肾重量约为体重的 1/220。婴儿肾脏相对较大，其上端位置较高，下极可低至髂嵴以下 L_4 水平，2 岁后才达髂嵴以上，右肾位置稍低于左肾，故 2 岁以内健康小儿腹部触诊时容易扪及肾脏。婴儿肾脏表面呈分叶状，

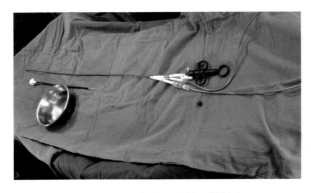

图 4-2-1　组合式纤维输尿管软镜

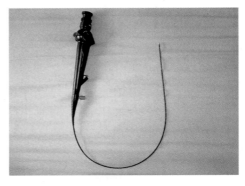

图 4-2-2　奥林巴斯 P6 纤维输尿管软镜

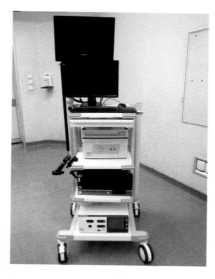

图 4-2-3 组合式软镜冷光源、图像处理仪、显示器、工作站

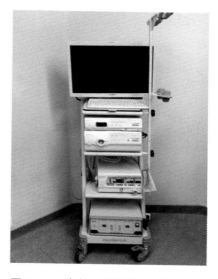

图 4-2-4 奥林巴斯冷光源、图像处理仪、LCD 显示器

至 2~4 岁时，分叶完全消失。

2. 输尿管 婴幼儿输尿管长而弯曲，管壁肌肉和弹力纤维发育不良，容易受压及扭曲而导致梗阻，易发生尿潴留而诱发感染。

3. 膀胱 婴儿膀胱位置相对较高，尿液充盈时，膀胱顶部常在耻骨联合之上，腹部触诊时易扪及，随年龄增长逐渐下降至盆腔内。

4. 尿道 新生女婴尿道长仅 1cm（性成熟期 3~5cm），外口接近肛门，因此易受污染而发生上行性感染；男婴尿道长 5~6cm，但由于包皮过长、包茎，尿垢积聚时也易引起上行性细菌感染。

三、适应证与禁忌证

1. 适应证

（1）ESWL 难以处理的肾盂、肾上极、肾中极、输尿管上段直径 <1.5cm 结石。

（2）肾下极直径 <2.0cm 结石。

（3）肉眼血尿或镜下血尿诊断与治疗。

（4）肾盂、肾盏的占位性病变组织活检。

（5）肾盂、肾盏异物取出。

2. 禁忌证

（1）合并严重尿路感染或肾积脓。

（2）合并重度肾积水。

（3）结石以下的输尿管严重狭窄、畸形。

（4）严重的全身出血性疾病。

（5）严重心肺合并症，无法耐受手术。

四、术前准备

1. 常规检查 血常规、肝肾功能、电解质、凝血全项、血气分析、尿常规、尿培养和药敏试验、甲状旁腺激素、24 小时尿液分析、胸片、心电图等。

2. 影像学检查 泌尿系超声、静脉尿路造影（IVU）、泌尿系 CT 三维重建（CTU）（图 4-2-5、图 4-2-6）、泌尿系磁共振水成像（MRU）、放射性核素扫描（分肾功能）。

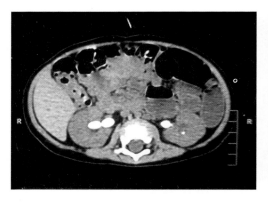

图 4-2-5　CT 示双侧肾盂结石

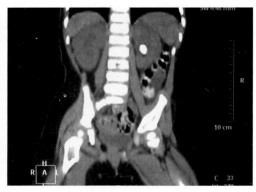

图 4-2-6　CT 示左侧肾盂结石

3. 输尿管内支架管　术前于患侧输尿管内留置双 J 管 2 周，扩张输尿管以便输尿管通道鞘的置入（图 4-2-7）。虽然国内学者认为术中直接主动扩张输尿管能减少前期准备步骤，但多数小儿输尿管管腔细小，组织脆嫩管壁薄，直接扩张容易造成输尿管黏膜损伤、穿孔，甚至输尿管断裂，留置双 J 管 2 周一方面使输尿管被动扩张，另一方面使输尿管黏膜下及周围组织能吸收外渗尿液并使纤维组织增生，使输尿管黏膜游离度减小，相对固定，便于输尿管硬镜、输尿管通道鞘的置入。

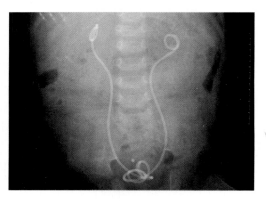

图 4-2-7　KUB 示双侧输尿管内支架

4. 抗生素　术前合并尿路感染者经验性应用广谱抗生素，待尿培养及药敏试验结果回报后调整抗生素；无泌尿道感染者采用预防性用药，术前 30 分钟 ~1 小时给予抗生素。留置输尿管内支架管 2 周以上的患儿，术前尿常规检查白细胞 ++~++++，建议连续行尿常规、尿培养检查，术前 3 天开始应用抗生素，术后体温正常 3 天，尿白细胞阴性时停药。

五、手术步骤

1. 输尿管镜检查与扩张　全身麻醉后，患儿取截石位，或患侧下肢下垂的改良截石位（图 4-2-8），拔除预留置的双 J 管，8F/9.8F 输尿管硬镜检查，了解输尿管的走行及扭曲情况（图 4-2-9），直视下观察并扩张输尿管。

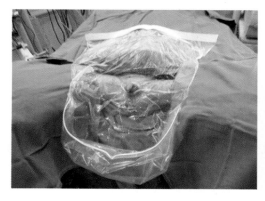

图 4-2-8　输尿管软镜操作体位

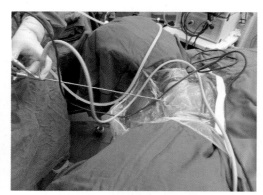

图 4-2-9　输尿管硬镜检查

2. 导丝和输尿管通道鞘的置入 输尿管硬镜检查后肾盂留置 1 根 0.028inch(1inch=2.53cm)或 0.032inch 超滑导丝或斑马导丝(图 4-2-10、图 4-2-11),退镜后循导丝将 Cook 9.5F/11F、长度 20cm 输尿管通道鞘置入输尿管,退出导丝及内芯。

3. 术中灌注 输尿管软镜操作时使用预加温的生理盐水作为灌注液,灌注方式采用液压灌注泵灌注(图 4-2-12)、悬挂重力灌注或注射器人工灌注,术中在保持视野清晰的前提下,需注意控制灌注量与时间,保持肾盂内压力在 20~40cmH₂O。

4. 置入输尿管软镜

(1)导丝引导下直接进镜法(图 4-2-13):在输尿管硬镜直视下留置导丝于患侧肾盂,将导丝套入软镜工作通道,软镜沿导丝从尿道进入膀胱,至患侧输尿管口,加大灌注流量与压力,沿导丝逐步推进软镜,软镜头端通过壁内段时有明显"突破感",灌注下保持视野清晰,见宽大的输尿管腔及光滑的输尿管黏膜,此为通过输尿管壁内段的重要标志。

(2)经输尿管通道鞘进镜法 留置输尿管通道鞘,输尿管软镜直接经通道鞘口进入其远端,到达输尿管上段或肾盂(图 4-2-14、图 4-2-15)。

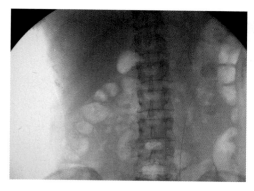 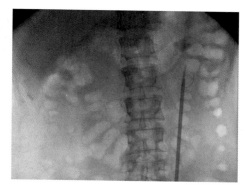

图 4-2-10 输尿管硬镜检查后留置斑马导丝 (透视)　　图 4-2-11 X 线监视下见通道鞘位于输尿管上段

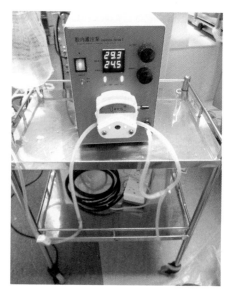 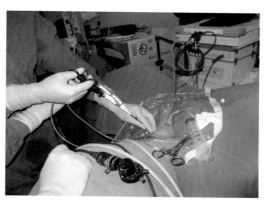

图 4-2-12 液压灌注泵　　　　图 4-2-13 导丝引导下直接进镜法

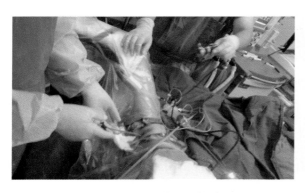

图 4-2-14　经输尿管通道鞘进镜法

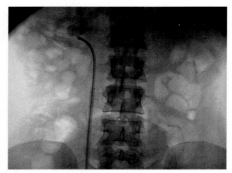

图 4-2-15　输尿管软镜经通道鞘上行

5. 寻找目标肾盏

（1）软镜直视下寻找目标肾盏：输尿管软镜先寻找肾盂，依次寻找肾上盏、肾中盏及肾下盏，至找到目标肾盏为止，一般初学者容易迷失方向和遗漏目标肾盏。软镜进入观察到肾盂后，向上即可看到肾上盏，肾上盏没有前后组之分，多为一组肾大盏；大部分肾脏只有上下两组肾盏，而中组肾盏多从下组分出，常为一对前后肾盏，每个肾盏只有 1 个肾乳头，2 个肾中盏加 1 个肾上盏构成三角形结构（图4-2-16）；下组多为一大组肾盏，分为前后肾盏，可见 3~5 个肾乳头（图 4-2-17）。

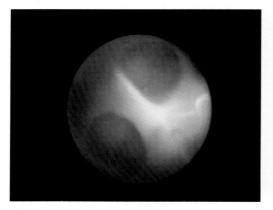

图 4-2-16　中组肾盏

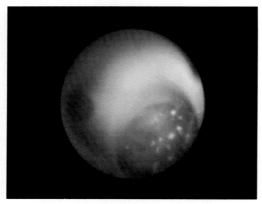

图 4-2-17　下组肾盏

（2）C 形臂监视下寻找目标肾盏：在 C 形臂监视下通过软镜注入造影剂，显示肾盂、肾盏的结构，明确目标肾盏后通过活动软镜进入，此方法需暴露在 X 线下，术中注意防护患儿性腺。

6. 碎石、取石操作　输尿管软镜经通道鞘或直接到达目标后，使用钬激光进行碎石（图 4-2-18），碎石功率应由小到大，直至调整为最佳工作状态。一般初始功率为 0.6J/6Hz，能量逐步增加至 1.0J 后，频率逐步增加，功率控制在 7J 以下。采用"蚕食"方式碎石，即高频低能方式从结石边缘开始，用光纤抵住结石，逐层粉碎。推荐使用大功率钬激光，其机体由多个工作泵组成，工作时钬激光连续发射（图 4-2-19），少有结石移位及碎石"弹跳"现象。

使用 200μm 的软镜激光纤维（图 4-2-20），由于光导纤维

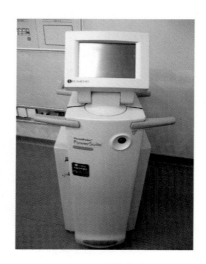

图 4-2-18　钬激光碎石机

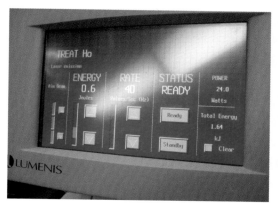

图 4-2-19 钬激光碎石机参数设定

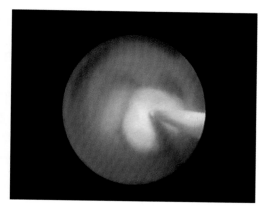

图 4-2-20 输尿管软镜钬激光碎石

较细，能增加镜体末端的有效弯曲范围，更有利于寻找和处理肾下盏结石。另外工作通道的口径固定，选择较细的光纤可以保留更多的通道内空隙，有利于术中灌洗，保证了碎石术中良好的操作视野。插入光纤时必须控制手柄使输尿管软镜镜体末端保持 0°，光纤顶端外伸超出输尿管软镜 2~3mm，看清结石位置后，再回缩 1~2mm，最后调节软镜的弯曲度，使光纤顶端直抵结石，碎石时钬激光伸出软镜末端约 0.5cm，以免损伤软镜镜体。将结石击碎至 2~3mm 以下，较大碎石块采用 1.5~2.4F 无头镍钛合金取石篮取出。

7. 输尿管软镜活检　输尿管软镜活检主要用于特发性血尿、疑有集合系统占位性病变的检查，按照肾盂、上组肾盏、中组肾盏、下组肾盏、输尿管上段的顺序进行，对观察到的病变，可采用软镜活检钳钳取、取石篮套取或钬激光楔形切除病灶钳取的方法进行活检。

8. 输尿管软镜下异物取出术　肾脏内残留的输尿管内支架断端、钬激光外层纤维、取石篮头端，通过硬镜无法取出时，可在输尿管软镜下用三抓钳或网篮取出，同时观察上尿路黏膜的完整性，当有黏膜损伤时留置输尿管导管。

六、术中注意事项

1. 出血　出血原因包括术中操作手法不当，输尿管硬镜、软镜、导丝、通道鞘、钬激光光纤损伤肾盂黏膜或输尿管黏膜出血；逆行注水时空间封闭，灌注压力过大，造成减压性出血；输尿管口狭窄或视野不清的情况下暴力进镜。出血少时可用输尿管通道鞘压迫止血；出血较多导致视野不清时，应中止手术操作，留置支架管引流，二期手术，因此要求软镜操作过程中的每一步均需熟练、细致。

2. 输尿管损伤

（1）输尿管黏膜下损伤：婴幼儿输尿管开口个体差异大，在输尿管开口狭窄的患儿，输尿管硬镜进入输尿管口或使用通道鞘扩张时，容易损伤输尿管黏膜，造成输尿管黏膜下假道。此时可利用硬镜镜体前细后粗的特点适度扩张输尿管口，必要时在导丝的引导下重置粗双 J 管，二期手术，切忌暴力进镜。

（2）输尿管穿孔：输尿管硬镜尖端、硬质导丝、激光光纤及输尿管通道鞘放置过程中均可造成输尿管穿孔，镜下若见到淡黄色脂肪组织或白色疏松组织结构，应考虑输尿管穿孔。术中需在 X 线监视下放置输尿管通道鞘，特别是术前发现可能存在输尿管狭窄或明显扭曲的患儿。输尿管通道鞘上插过程中应操作轻柔，略旋转缓缓推进，遇阻力时切忌暴力。若通道鞘上推至输尿管中上段受阻，X 线监视下见与安全导丝形成夹角，不可强求将通道鞘上推到位，否则容易造成输尿管损伤，甚至肾实质穿孔、裂伤。穿孔较小，灌注液外渗不多，手术可在较短时间完成时，可加快操作过程，尽早结束手术；穿孔较大，灌注液外渗明显，须中止手术时，可 X 线透视下放置双 J 管引流，若双 J 管无法放置，须改开放手术处理。

（3）输尿管撕脱：是极为严重的输尿管损伤，镜下见撕脱的输尿管随镜体拉出，如带状漂浮在膀胱内，多发生在输尿管硬镜退镜中遇有明显紧迫感，取石篮套取较大的碎石强行拉出时引起输尿管的撕脱。一旦发现输尿管撕脱，应立即中止手术，改开放手术行输尿管膀胱吻合、输尿管膀胱瓣吻合、与对侧输尿管吻合、回肠代输尿管或自体肾移植术。

3. 术中引流　小儿软镜操作中，应强调使用输尿管通道鞘引流的益处，因其可降低肾盂内的压力，保持视野清晰，减少灌注液的吸收，但对于一部分尿道及输尿管腔内径均纤细的低龄患儿，采用直接置入软镜时，因逆行注水时空间封闭，易引起肾盂内压升高而出现肾实质逆流，导致细菌逆流入血，可在硬镜直视下行膀胱穿刺，放置 14G 静脉留置针内芯引流，但此法减轻上尿路压力有限，直接进镜检查、碎石操作的时间不宜过长。

4. 低钠综合征　术中灌注液压力过大时，灌注液可通过肾盂 - 肾窦反流、静脉吸收进入体循环，造成低钠综合征。应尽可能使用输尿管通道鞘，使灌注液引流通畅；避免长时间直接进镜碎石操作；控制灌注泵流量与压力；分期手术处理较大的结石。

5. 低体温与酸中毒　小儿手术间应设定适宜温度，保持室温在 26℃ 以上，术中采用保温措施，棉垫包裹四肢，消毒巾覆盖身体外露部分，术前预加热灌注液，温度保持在体温水平，同时监测核心体温，以免发生全身性低温和酸中毒。

七、术后处理

1. 监测生命体征，复查血气、电解质水平，特别注意监测患儿体温情况。

2. 妥善固定尿管及引流袋，防止尿管反折、受压，保持引流通畅，维持膀胱低压。尤其注意婴幼儿的尿管应与一侧下肢粘贴固定，防止球囊过度牵拉尿道，甚至球囊脱出，引起尿道损伤出血。

3. 观察引流尿液的颜色、性质、尿量，若尿色鲜红应给予止血药物，血块阻塞尿管时应及时冲洗，必要时更换尿管或生理盐水持续膀胱冲洗。

4. 患儿麻醉清醒后可进水并逐渐恢复饮食，告知家长多给患儿饮水，使肾脏产生足够的尿液冲洗尿路，以利于残余碎石排出，降低尿路感染的风险。

5. 术后 2~4 周拔除双 J 管，出院应告知具体拔管时间，以免家长遗忘拔管。出院带管期间避免患儿剧烈运动，以免引起疼痛、血尿、尿路刺激等症状，若出现较重的血尿和发热症状应及时来院检查处理。

八、术后并发症及处理

1. 出血　除与造成术中出血的原因相同外，术后严重的出血占全部并发症的比例小于 0.5%，但威胁生命的出血可通过选择性动脉造影栓塞止血或开放手术止血解决。

2. 感染性休克和尿源性败血症　是输尿管软镜术后最凶险的并发症，常发生于输尿管梗阻并感染或肾积脓时，与术中肾内压升高引起肾内静脉反流、细菌内毒素及致热源的吸收有关。应术前连续检查尿常规、尿培养，明确感染者术前加强抗感染措施，待感染控制后再手术，术后再给予足量敏感的抗生素；术中使用输尿管通道鞘，避免冲水过多、冲洗压力过高和手术时间过长。在确诊感染性休克或不伴有休克的严重全身性感染后 1 小时内应用抗生素；经验性抗感染治疗应包括对所有可能的致病菌有效，且在感染部位能够达到有效药物浓度的一种或多种药物；抗生素治疗疗程 7~10 天；推荐去甲肾上腺素作为首选升压药物，治疗目标平均动脉压 65mmHg；不推荐使用小剂量多巴胺保护肾功能。

3. 石街形成　术中尽量将结石粉末化击碎不仅能提高术后排石率，而且能减少石街形成的概率。针对石街末端结石的体外冲击波碎石可有效处理石街，如二次以上 ESWL 均不能使石街排出，建议尽快行输尿管镜下碎石术。

4. 膀胱输尿管反流　术后留置输尿管支架管是膀胱输尿管反流的主要原因，与置管时间成正相关,且合并尿路感染者发生反流的概率较正常者增加。因此,对于不需要进行二期碎石治疗的患儿,应尽早拔除内支架管。

(李水学)

推荐阅读资料

[1] 程跃,严泽军,谢国海,等."粉末化碎石"在输尿管软镜治疗肾结石中的临床应用研究.微创泌尿外科杂志,2013,2(3):162-164.

[2] 刘东,阿布都赛米·阿布都热衣木,李凯,等.输尿管镜术治疗婴幼儿急性梗阻性双侧输尿管结石的评价.中国医药,2014,9(9):1339-1343.

[3] 杨后猛,曾国华,邵法明,等.输尿管镜碎石术常见并发症的处理和预防.临床泌尿外科杂志,2011,26(10):747-749.

[4] CANNON G M,SMALDONE M C,W U H Y,et al. Ureteroscopic management of lower-pole stones in a pediatric population. J Endourol,2007,21(10):1179-1182.

[5] COCUZZA M,COLOMBO J R,COCUZZA A L,et al. Outcomes of flexible ureterscopic lithotrisy with holmium laser for upper urinary tract calculi. Int Braz J Urol,2008,34(2):143-149.

[6] CORCORAN A T,SMALDONE M C,MALLY D,et al. When is prior ureteral stent placement necessary to access the upper urinary tract in prepubertal children?J Urol,2008,180(4):1861-1863.

[7] DEFIDIO L,DE DOMINICIS M. Flexible ureteroscopy for kidney stones in children. Arch Ital Urol Androl,2010,82(1):53-55.

[8] DELLINGER R P,LEVY M M,RHODES A,et al. Surviving sepsis campaign:international guidelines for management of severe sepsis and septic shock,2012. Intensive Care Med,2013,39(2):165-228.

[9] HUDSON R G,CONLIN M J,BAGLEY D H. Ureteric access with flexible ureteroscopes:effect of the size of the ureteroscope. BJU Int,2005,95(7):1043-1044.

[10] KIM S S,KOLON T F,CANTER D,et al. Pediatric flexible ureteroscopic lithotripsy:the children's hospital of Philadelphia experience. J Urol,2008,180(6):2616-2619.

[11] MITCHELL S,HAVRANEK E,PATLE A. First digital flexible ureterorenoscope:initial experience. J Endourol,2008,22(1):47-50.

[12] NERLI R B,PATIL S M,GUNTAKA A K,et al. Flexible ureteroscopy for upper ureteral calculi in children. J Endourol,2011,25(4):579-582.

[13] PERLMUTTER A E,TALUG C,TARRY W F,et al. Impact of stone location on success rates of endoscopic lithotripsy for nephrolithiasis. Urology,2008,71(2):214-217.

[14] TRAXER O,THOMAS A. Prospective evaluation and classification of ureteral wall injuries resulting from insertion of a ureteral access sheath during retrograde intrarenal surgery. J Urol,2013,189(2):580-584.

第三章
尿道镜下经尿道尿道狭窄内切开术

一、概述

儿童尿道狭窄多因车祸、外伤等原因发生骨盆骨折,继发尿道外伤所致。完全型尿道断裂多需要经会阴入路修复。尿道修复术后并发的尿道狭窄,或不全性尿道断裂后的尿道狭窄,可以经尿道镜切开治疗。

二、相关解剖

尿道穿过质地坚韧的尿生殖膈,膀胱及前列腺位于尿生殖膈之上,球部尿道位于尿生殖膈之下。

三、适应证与禁忌证

对于狭窄段不是很长的前尿道或后尿道狭窄患儿,可以考虑经尿道镜尿道瘢痕切开。

对于尿道已闭锁、尿道狭窄段长、尿道连续性不佳的患儿,尿道镜进入困难,无法行切开治疗。

四、术前准备

术前应行排尿期膀胱尿道造影检查明确膀胱、尿道形态,尿道狭窄部位、长度。行超声、泌尿系统造影检查明确上尿路功能,有无膀胱、尿道结石,有无输尿管反流。

五、手术步骤

1. 患儿截石位。选用合适大小的尿道镜,在监视器引导下进入尿道。于镜体受阻处观察尿道狭窄部位(图 4-3-1)。

2. 将输尿管导管插入狭窄段尿道,进入膀胱做切开标记(图 4-3-2)。

3. 采用冷刀切开狭窄段尿道瘢痕,主要切开背侧瘢痕。切开腹侧时注意深度。镜体通过狭窄段尿道进入膀胱后,再后退镜体,观察瘢痕位置,适当补充切开(图 4-3-3~ 图 4-3-5)。

4. 退出尿道镜,依次使用尿道扩张器逐渐扩张尿道,留置导尿管。

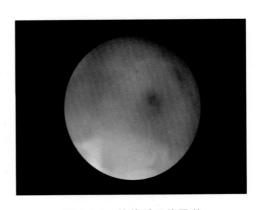

图 4-3-1　镜体受阻处尿道

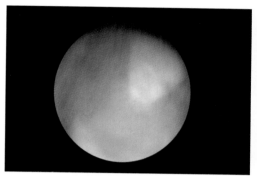

图 4-3-2　插入输尿管导管

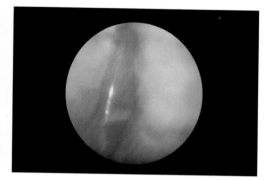

图 4-3-3　置入冷刀

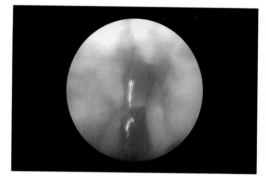

图 4-3-4　切开尿道瘢痕

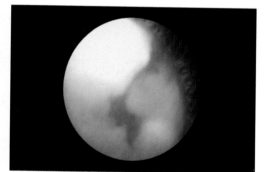

图 4-3-5　从膀胱后退观察

六、术中注意事项

手术过程应在监视下进行,按照输尿管导管标记切开尿道瘢痕,避免形成假道。

七、术后处理

留置导尿管 3~4 周,给予抗生素 3~5 天预防感染。

八、术后并发症及处理

1. 术后尿路感染　抗感染治疗。
2. 术后血尿　保持引流通畅,对症处理。
3. 术后狭窄复发　3~6 个月复查,及时扩张内切开,必要时应开放手术进行尿道吻合修复。

(张潍平)

推荐阅读资料

[1] PODESTA M, PODESTA M Jr. Traumatic posterior urethral strictures in children and adolescents. Front Pediatr, 2019, 19: 7: 24.

[2] GELMAN J, FURR J. Urethral stricture disease: evaluation of the male urethra. J Endourol, 2020, 34 (S1): S2-S6.

[3] HUSSAIN M, KHAN M S, LAL M, et al. Stricture of urethra: patterns and outcomes of management from a single centre in pakistan over 7 years. J Coll Physicians Surg Pak, 2020, 30 (1): 79-84.

[4] LV R, JIN C, SHU H, ET al. Bladder neck reconstruction in girls' pelvic fracture bladder neck avulsion and urethral rupture. BMC Urol. 2020, 20 (1): 179.

[5] ALGARRAHI K, AFFAS S, SACK B S, et al. Repair of injured urethras with silk fibroin scaffolds in a rabbit model of onlay urethroplasty. J Surg Res, 2018, 229: 192-199.

第四章

尿道镜下经尿道瓣膜切开术

第一节　尿道镜下经尿道后尿道瓣膜切开术

一、概述

后尿道瓣膜是导致男婴下尿路梗阻的常见原因,也是导致新生儿及儿童进展性肾脏损害的一个重要原因。在新生儿中的发生率为 1/25 000~1/8 000。许多后尿道瓣膜的儿童,高膀胱出口阻力会导致严重的肾功能损害、肾发育不良。后尿道瓣膜的治疗对临床医生仍然是一个挑战,从新生儿到成人期均需积极处理,以避免造成进行性的肾功能损害。对于后尿道瓣膜患儿,首先应立即导尿建立膀胱引流,可留置 F6 导尿管,即使对于排尿期膀胱尿道造影(voiding cystourethrography,VCUG)未能确诊的患儿,也应立即行膀胱引流。当膀胱引流初步处理成功、患儿病情稳定后,下一步的治疗为永久性切除后尿道瓣膜。

目前新型儿科膀胱尿道镜直径更小,可以在直视下行后尿道瓣膜切除。手术治疗的目的不是完全切除瓣膜,而是切开瓣膜使之不再悬吊在尿道壁而阻塞尿流,一般推荐在 4 点和 8 点,或加上 12 点位置破坏瓣膜的完整性,使患儿排尿时瓣膜能够游离贴于尿道壁上。

二、相关解剖

男性尿道分为前列腺部、膜部和海绵体部三部分。前列腺部尿道和膜部尿道为后尿道,海绵体部尿道为前尿道。后尿道瓣膜是源自精阜下缘的一个结构,其确切病因仍不清楚,胚胎发生也尚未得知,但其可位于精阜皱褶的位置,在后尿道从精阜到尿道球部的任意一处都可发生。目前最常用的后尿道瓣膜的分型方法为 Young 分型法。Young 分型法将后尿道瓣膜分为三种类型:Ⅰ型是最常见的类型,后尿道的膜状结构起源于精阜尾端,沿尿道侧壁在 12 点处汇合,占所有后尿道梗阻疾病的 95%;有的瓣膜质地较厚,坚硬,也有些瓣膜是一层很薄甚至透明的薄膜;Ⅱ型尿道瓣膜起自精阜,向头侧走行,止于膀胱颈;Ⅲ型瓣膜位于精阜远端,横跨尿道,中央有孔隙。

尿道梗阻累及梗阻部位以上的整个尿路,近端尿道、前列腺、膀胱颈、膀胱、输尿管和肾脏都可受到影响,出现不同形式的损害。瓣膜近端尿道扩张,膀胱后壁形成小梁,输尿管迂曲扩张,双侧肾积水,膀胱输尿管反流也很常见,且常与受累肾脏不同程度的发育异常有关。

三、适应证与禁忌证

1. 适应证

(1) 后尿道瓣膜。

（2）不伴有泌尿生殖系统的急性炎症。

（3）不伴有未能控制的全身出血性疾病。

（4）尿道可放入拟行操作用的尿道镜或膀胱镜。

2. 禁忌证

（1）一般情况差，重要脏器功能不全，肺发育不良，难以耐受麻醉。

（2）严重的尿路感染，败血症。

（3）对于尿道口径过小、早产儿、无合适直径的尿道镜或膀胱镜者，可考虑行暂时性膀胱造口。

（4）留置导尿管后仍持续上尿路扩张或加重，或持续血清肌酐增高，或尿路感染者，需考虑行暂时性膀胱造口。

（5）难以纠正的贫血及凝血功能障碍。

四、术前准备

1. 孕期怀疑有后尿道瓣膜的新生儿或出生后有排尿困难的男婴，首先留置导尿管，暂时分流尿液，缓解梗阻，行超声检查了解上尿路病变，检查血常规、血电解质、酸碱平衡、血肌酐、尿常规、尿培养。静脉补液，纠正酸碱失衡。如果有尿路感染，需要静脉应用抗生素，控制感染，稳定全身状况。怀疑发生败血症时，需做凝血功能检查。

2. 所有伴有呼吸窘迫的患儿都应进行胸部 X 线检查，排除继发于肺发育不良的气胸。对于合并肺发育不良者，留置导尿管直至肺功能改善。

3. 全身情况稳定，感染完全控制和代谢紊乱完全纠正后，行排泄性膀胱尿道造影检查，明确尿道瓣膜的诊断。

4. 肾核素显像（通常推迟至出生后 4 周）评价肾功能。

5. 尿流动力学检查了解膀胱充盈和排空情况及膀胱顺应性。

6. 留置导尿管膀胱减压后再次超声检查上尿路情况，积水减少，肾功能改善，感染得到控制，全身情况稳定后可以考虑行尿道瓣膜切开术。

7. 尿道镜手术仪器和手术器械准备

（1）手术仪器：包括腹腔镜、光源、图像采集存储系统、图像摄像显示系统。

（2）手术器械：膀胱尿道电切镜（镜鞘、闭孔器、观察镜、操作器、附件）、冷刀或电凝环或钩状／球状电极。膀胱尿道电切镜 0° 和 12° 用来观察尿道，30° 和 70° 用来观察膀胱，有时膀胱前壁和膀胱颈通过 70° 镜观察不全，称为 70° 镜盲区，此时需要使用 110° 镜或软膀胱镜来观察。一般配置 0° 和 70° 观察镜即可进行膀胱尿道检查。

（3）灌注液：通常用灭菌生理盐水，如果进行电切，则需使用不含电解质的液体如灭菌蒸馏水或 5% 的甘露醇。

五、手术步骤

（一）麻醉、体位

1. 麻醉　静脉 - 吸入复合麻醉，气管插管。

2. 体位　仰卧，采取截石位（图 4-4-1），两下肢分开并悬吊，使髋屈曲 45°，双腿应用棉垫充分保护。

（二）操作步骤

1. 对于新生儿可用配有球钩电极的 F6~8 膀胱镜或尿道电切镜（图 4-4-2、图 4-4-3），大龄儿童可用 F10~12 膀胱镜或尿道电切镜，将装有闭孔器的镜鞘充分润滑后，经尿道外口插入尿道 1~2cm，取出闭孔

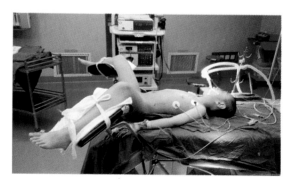

图 4-4-1　常规截石体位

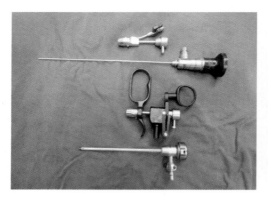

图 4-4-2　尿道电切镜

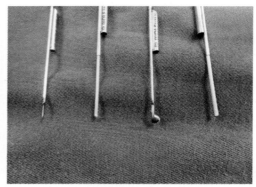

图 4-4-3　针形电极、电切环、冷刀、钩状电极

器,更换工作件,直视下轻轻插入膀胱,如果尿液混浊,先冲洗膀胱并将混浊尿液全部排出后,再进行观察。找到三角区和其远端的输尿管间嵴,了解膀胱及双侧输尿管开口情况。

　　2. 将电切镜低压连续灌注,逐渐从膀胱颈向后退,常于精阜处见瓣膜样物,起自精阜两侧角,沿尿道侧壁向前于正中汇合,呈帘样垂下,可见瓣膜突然越过视野,似中央有裂隙的门帘,将电凝环(也可用钬激光)或冷刀伸至瓣膜的前壁(精阜的上方),然后退回该装置,将电凝环或冷刀定位在瓣膜12 点的位置后快速电切或切割(图 4-4-4、图 4-4-5)。在直视下电切镜再次进入膀胱,并回退至部分切开的瓣膜 12 点位置,再次电切或切割,直至瓣膜的前壁完全切开。通过旋转电切镜,于瓣膜的 4点、8 点切开,避开 6 点(此处为精阜)。任何自由漂浮的残端都不需要治疗。最后镜下确认瓣膜切开完全。

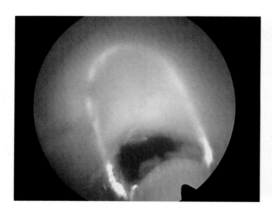

图 4-4-4　电凝环切开尿道瓣膜

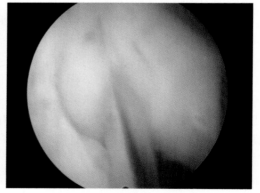

图 4-4-5　冷刀切开尿道瓣膜

　　3. 充盈膀胱,退出电切镜,耻骨上膀胱区加压观察尿流情况,再次判断梗阻是否完全解除(图 4-4-6)。

　　4. 新生儿留置 8 号尿管,大龄儿童留置 10 号或12 号尿管。

六、术中注意事项

　　1. 副损伤　避免在 6 点切割瓣膜,以防损伤精阜、射精管和尿道海绵体。

　　2. 瓣膜残留　瓣膜切割要彻底,切割后需按压

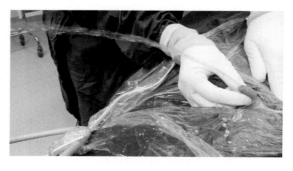

图 4-4-6　电凝环切开尿道瓣膜

膀胱证实排尿通畅。瓣膜残留的发生率可达 10%~30%,需要结合临床症状、影像学检查和内镜检查共同判定。术后存在排尿梗阻,上尿路持续扩张或积水恶化,持续存在高度反流或反流不缓解,肾功能无改善,或出现肾功能不全,尿流动力学提示大龄儿童有高排尿压,残余尿增加或尿流率下降时要除外是否有瓣膜残留。术后患儿随访需常规行尿流动力学检查,但是如果怀疑瓣膜残留或 VCUG 有残余瓣膜可以直接行膀胱镜检查。有瓣膜残留者需要再次经尿道切开。

七、术后处理

1. 常规术后处理,留置导尿管 3~7 天。

2. 静脉或口服抗生素防治感染至无发热,再预防性口服抗生素 1 个月。

3. 拔除尿管后通过临床检查或超声确定膀胱是否能充分排空。

4. 自行排尿后记录排尿日记,记录 24 小时尿量,已经行排尿训练的患儿可以行尿流率检查,测量残余尿,检测血肌酐,血气分析,尿常规检查,尿培养,3~6 个月复查超声及尿流动力学评价膀胱功能。

5. 3 个月后行 VCUG 检查(图 4-4-7),如果提示有瓣膜残留则需要再次行膀胱镜检查(图 4-4-8)。

6. 如果排除有残留瓣膜,测量残余尿,残余尿超过预计膀胱容量的 10% 被认为有意义,需要药物治疗、膀胱训练或间歇性清洁导尿(clean intermittent catheterization,CIC)。

7. 经抗胆碱能药物和 CIC 治疗后,仍然存在膀胱容量过小,压力过高,则需要行膀胱扩大术。

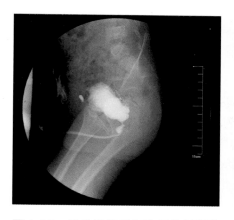
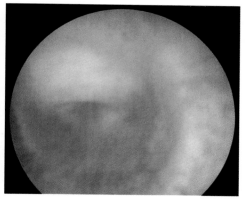

图 4-4-7　后尿道瓣膜切除后排尿期膀胱尿道造影提示有瓣膜残留

图 4-4-8　尿道镜可见后尿道瓣膜残留

八、术后并发症及处理

1. 后尿道瓣膜并发症　多为继发于慢性膀胱功能改变导致的逼尿肌压力增高,进而导致进展性肾功能损害、尿路感染、尿失禁、肾功能不全。治疗的目的是最大限度地维持肾功能,因此切开瓣膜后要积极治疗感染和膀胱功能障碍。

2. 膀胱输尿管反流　超过一半的后尿道瓣膜患者在诊断时合并膀胱输尿管反流,瓣膜切开后 2 周到 1 年以后,27%~79% 的患者反流自发缓解。反流大多在几个月内缓解,长者需要 3 年。约 50% 非反流性肾积水在瓣膜切除后可快速缓解。持续上尿路扩张不缓解的患儿首先行排泄性尿道造影以排除是否有瓣膜残留,如果不存在瓣膜残留,需行尿流动力学检查了解膀胱功能。若膀胱功能正常,但仍存在重度膀胱输尿管持续反流,则需手术治疗矫正反流。膀胱排空不充分和容量性高压是引起膀胱输尿管持续反流的常见原因。可先行保守治疗,应用抗生素,如果存在膀胱排空不好,可以应用抗胆碱能药物或 α 受体拮抗剂。对于持续膀胱输尿管反流药物治疗失败,反复尿路感染合并肾功能损害,可考虑重建手术。

3. 尿道狭窄　是经尿道切除尿道瓣膜的主要并发症,发生率为 0~25%,可高达 50%,主要是由器械造成的尿道损伤。小型号内镜的应用降低了尿道狭窄的发生率。尿道狭窄也可由电灼时的热传导损伤所致,因此电凝环切开瓣膜时勿过深,勿损伤尿道组织。出现尿道狭窄后可通过尿道扩张、内镜下尿道狭窄切开或开放手术尿道重建解决。

4. 尿路感染　后尿道瓣膜患者常有反复发生的尿路感染。增高的膀胱内压可能改变了尿道上皮的血流,使患儿易被感染,另外,残余尿增加使尿液淤积,易发生感染,合并或不合并反流的上尿路扩张也增加了尿路感染发生的风险。可应用抗胆碱能药物降低膀胱压力,应用 α 受体拮抗剂或 / 和 CIC 减少残余尿量,预防应用抗生素。

5. 尿失禁　导致膀胱输尿管反流和尿路感染的因素也会导致尿失禁。应行尿流动力学检查评价膀胱功能,降低膀胱压力,改善膀胱顺应性,减少残余尿。

6. 尿道瓣膜远期预后取决于诊断时肾脏和膀胱的功能状态及术后对膀胱的处理。大多数发展为终末期肾病的患儿存在膀胱排尿功能障碍。需要密切监护所有存在肾功能损害的婴儿和年长儿直至成年。尽管给予积极的治疗,仍然有 1/3 的后尿道瓣膜患儿儿童时期肾功能相对稳定,青春期时出现肾功能不全,需要透析或肾脏移植。在最严重的病例,青春期前即需要行肾移植。

(杨　屹)

第二节　尿道镜下经尿道前尿道瓣膜切开术

一、概述

前尿道瓣膜较后尿道瓣膜少见,其发病率比后尿道瓣膜少 7~10 倍。但是,也可以导致膀胱出口梗阻和肾脏损害。其胚胎发生尚不清楚。前尿道瓣膜的临床表现取决于年龄和梗阻程度。典型的临床表现包括尿线无力、尿失禁、阴茎腹侧包块、膀胱输尿管反流、膀胱胀大和反复尿路感染。在小婴儿,可以表现为生长发育停滞、生化检查异常、肾积水和终末期肾病。1/3 患儿表现为排尿异常,1/3 表现为产前肾积水,其余表现为明显可见的憩室。1/3 患儿合并膀胱输尿管反流,50% 的患儿有上尿路损害。前尿道瓣膜可以通过排尿期膀胱尿道造影(VCUG)或膀胱镜检查得到诊断。超声可以观察到尿道扩张及上尿路扩张的情况。

前尿道瓣膜治疗原则同后尿道瓣膜,首要目标为解除梗阻。对于病情严重患儿及早产儿可以先行膀胱造口。前尿道瓣膜的治疗可以采取尿道切开、瓣膜切除及尿道成形术,对于憩室较小的前尿道瓣膜可以选择经尿道瓣膜切开术。对于较大的憩室,由于没有海绵体组织的支持,如果经尿道切除瓣膜,残留的囊腔引流欠佳,建议开放手术,切除憩室,尿道成形。

前尿道瓣膜的远期疗效与后尿道瓣膜相似,但是其梗阻程度、肾积水程度及肾衰竭的发生率均较后尿道瓣膜低,超过 30% 的后尿道瓣膜患儿会出现终末期肾衰竭,而前尿道瓣膜不到 5%。

二、相关解剖

前尿道分为阴茎部尿道和球部尿道。前尿道瓣膜可以位于前尿道的任何一个部位。约 40% 的前尿道瓣膜位于球部尿道,30% 位于阴囊阴茎交界处,30% 位于阴茎部尿道,也有报道位于舟状窝者。

前尿道瓣膜也可以合并憩室,常呈囊袋状。前尿道瓣膜和憩室是单独的两个疾病,还是相关的两个疾病目前还不清楚。1/3 的前尿道瓣膜合并憩室。依据梗阻的严重程度,前尿道瓣膜分为四种类型:Ⅰ型,尿道瓣膜合并近端尿道扩张;Ⅱ型,尿道瓣膜合并尿道憩室;Ⅲ型,尿道瓣膜合并憩室,近端尿道扩张和膀胱扩大;Ⅳ型,出现严重的上尿路改变。

三、适应证与禁忌证

1. 适应证

(1) 前尿道瓣膜。

(2) 合并憩室直径 <3cm。

(3) 不伴有泌尿生殖系统的急性炎症。

(4) 不伴有未能控制的全身出血性疾病。

(5) 尿道可放入拟行操作用的尿道镜或膀胱镜。

2. 禁忌证

(1) 一般情况差,重要脏器功能不全,肺发育不良,难以耐受麻醉。

(2) 严重的尿路感染,败血症。

(3) 对于尿道口径过小、早产儿、没有合适直径的尿道或膀胱镜者,可考虑行暂时性膀胱造口。

(4) 留置导尿管后仍持续上尿路扩张或加重,或持续血清肌酐增高,或尿路感染者,需考虑行暂时性膀胱造口。

(5) 难以纠正的贫血及凝血功能障碍。

四、术前准备

1. 首先留置导尿管暂时分流尿液缓解梗阻,行超声了解上尿路病变,检查血常规、血电解质、酸碱平衡、血肌酐,尿常规、尿培养。静脉补液,纠正酸碱失衡。如果有尿路感染,需要静脉应用抗生素,控制感染,稳定全身情况。怀疑发生败血症时,需做凝血检查。

2. 全身情况稳定,感染完全控制和代谢紊乱完全纠正后行排尿造影明确尿道瓣膜的诊断。

3. 肾核素显像(通常推迟至出生后 4 周)评价肾功能。

4. 尿流动力学检测了解膀胱充盈及排空情况、膀胱顺应性。

5. 留置导尿管膀胱减压后再次超声检查上尿路情况,积水减少,肾功能改善,感染得到控制,全身情况稳定后可以考虑尿道瓣膜切开术。

6. 手术仪器与手术器械准备同本章第一节。

五、手术步骤

(一)麻醉、体位

1. 麻醉 静脉 - 吸入复合麻醉,气管插管。

2. 体位 仰卧位,采取截石位,两下肢分开并悬吊,使髋屈曲 45°,双腿应用棉垫充分保护(同本章第一节)。

(二)操作步骤

1. 对于新生儿可用配有球钩电极的 F6~8 膀胱镜或尿道电切镜,大龄儿童可用 F10~12 膀胱镜或尿道电切镜,将装有闭孔器的镜鞘充分润滑后,经尿道外口插入尿道 1~2cm,取出闭孔器,更换工作件,直视下轻轻插入膀胱,如果尿液混浊,先冲洗膀胱并将混浊尿液全部排出后,再进行观察。找到膀胱三角区和其远端的输尿管间嵴,了解膀胱及双侧输尿管开口情况。

2. 将电切镜低压连续灌注,逐渐从膀胱颈向后退,经过精阜,瓣膜可以在前尿道的任何部位,镜下可发现瓣膜呈齿状翼样,或半月形,或环状虹膜样,位于前尿道腹侧壁(图 4-4-9)。最关键的是切开瓣膜的远端瓣,将电凝球钩(也可用钬激光)或冷刀伸到尿道瓣膜的前壁,然后退回该装置,将电极或冷刀定位在瓣膜 6 点的位置后快速电切或切割 1 次(图 4-4-10)。在直视下电切镜再次进入膀胱,并回退至部分切开的瓣膜 6 点位置,再次电切或切割,直至瓣膜的前壁完全切开。通过旋转电切镜,于瓣膜的 5 点、7 点切开。任何自由漂浮的残端都不需要治疗。最后镜下确认瓣膜切开完全。

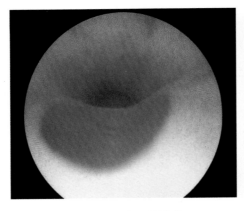

图 4-4-9　前尿道瓣膜

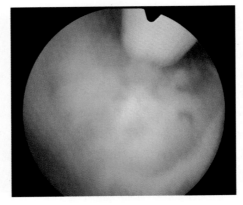

图 4-4-10　电凝环切开前尿道瓣膜

3. 充盈膀胱,退出电切镜,耻骨上膀胱区加压观察尿流情况,再次判断梗阻是否完全解除。

4. 小婴儿留置 8 号尿管,大龄儿童留置 10 号或 12 号尿管。

六、术中注意事项

1. 副损伤　避免切割过深,以防损伤尿道,导致尿道狭窄或尿道瘘。

2. 瓣膜残留　瓣膜切割要彻底,切割后需按压膀胱证实排尿通畅,特别注意的是远端瓣膜要彻底切开,如果仅切开近端瓣膜,术后将仍然存在梗阻。

七、术后处理

1. 常规术后处理,留置导尿管 3 天。

2. 静脉或口服抗生素防治感染至无发热,再预防性口服抗生素 1 个月。

3. 拔除尿管后通过临床检查或超声检查确定膀胱是否充分排空。

4. 每 3~6 个月复查超声,评价膀胱功能,3 个月后行 VCUG 检查,如果提示有瓣膜残留需要再次行膀胱镜检查。

5. 如果排除残留瓣膜,在瓣膜切除后 1 周(确保膀胱镜和尿道痉挛已经消退)测量残余尿,残余尿超过预计膀胱容量的 10% 被认为有意义,需要药物治疗、膀胱训练或 CIC。

八、术后并发症及处理

1. 尿道狭窄　主要是由器械造成的尿道损伤。小型号内镜的应用降低了尿道狭窄的发生率。另外,术中切割瓣膜时勿损伤尿道海绵体。

2. 尿道瘘　切割过深可导致尿道皮肤瘘形成,勿切割过深。

3. 持续尿道扩张　可由尿道狭窄导致近端尿道持续扩张,或憩室过大,周围的海绵体组织缺乏,憩室腔引流不畅所致。因此,对于前尿道瓣膜合并较大憩室的患儿,建议行开放手术,切除憩室和瓣膜,修复尿道。

(杨　屹)

推荐阅读资料

[1] KIBAR Y,COBAN H,IRKILATA H C,et al. Anterior urethral valves:an uncommon cause of obstructive uropathy in children. J Pediatr Urol,2007,3(5):350-353.

[2] NASIR A A,AMEH E A,ABDUR-RAHMAN L O,et al. Posterior urethral valve.World J Pediatr,2011,7(3):205-216.

［3］OKTAR T,SALABAS E,ACAR O,et al. Residual valve and stricture after posterior urethral valve ablation:how to evaluate? J Pediatr Urol,2013,9(2):184-187.

［4］PRAKASH J,DALELA D,GOEL A,et al. Congenital anterior urethral valve with or without diverticulum:a single-centre experience. J Pediatr Urol,2013,9(6 Pt B):1183-1187.

［5］WEIN A J,KAVOUSSI L R,NOVICK A C,et al. Campbell-Walsh urology. 11th ed. Philadelphia:Elsevier,2016.

第五章

经皮肾镜取石术
（限单发性肾盂结石病例，含异物取出术）

一、概述

经皮肾造瘘术（percutaneous nephrostomy，PCN）是通过经皮肾盂通道对肾盂、肾盏和输尿管上段的疾病进行诊断和治疗的技术，是腔内泌尿外科的重要组成部分。随着 PCN 的发展，上尿路梗阻性疾病的治疗概念有了革命性的转变，不再单纯依靠传统开放手术来达到治疗目的。

1955 年，Goodwin 利用穿刺针行经皮肾穿刺治疗肾积水。1976 年，Fernström 经皮肾镜取石术（percutaneous nephrolithotomy，PCNL）成功。此后，PCNL 开始广泛应用于治疗肾结石。1983 年，Whitfield 完成第 1 例经皮肾镜肾盂输尿管连接部内切开术，扩大了经皮肾镜的应用范围。20 世纪 80 年代，随着体外冲击波碎石技术（extracorporeal shock wave-lithotripsy，ESWL）和输尿管镜技术（ureteroscopy）的普及，经皮肾镜治疗泌尿系统结石一度进入低潮。近年来，由于发现 ESWL 在治疗较大的结石时对肾脏有损伤作用，甚至造成肾功能的丧失，使临床认识到 PCNL 仍然有一定的应用价值。

PCNL 成功的关键在于经皮肾盂通路的建立，需要先经皮穿刺肾盂，然后扩张穿刺通路并在通路上留置 1 根鞘管，一端在体外，另一端在肾盂内，碎石器械经过该鞘管进入肾盂，击碎结石并将其取出。过去受碎石器械的限制，要求建立 F26（约 9mm）的通路，损伤大，出血多，失败率也较高。目前，由于出现了更有效的激光、气压弹道等碎石方法，使碎石效率有了极大的提高，使得只需建立 F14~16（约 5mm）的通道就可完成碎石、取石过程，减小了对肾脏的创伤，减少了手术合并症，提高了治疗效果。以往的 PCNL 在 X 线透视下进行操作，对术者身体有一定的损害。近年来采用超声定位下进行肾盂穿刺，既提高了穿刺的准确性，又避免了术者受放射性损伤的危害。上述这些因素使经皮肾镜技术重又得到新的发展。

与 ESWL 和开放手术相比，PCNL 能直视下发现结石并碎石取石；可一次性将结石击碎、即时全部取出；操作可以随时停止、分期进行；可与 ESWL 配合治疗结石；比开放手术损伤小，也比反复多次 ESWL 小。

二、相关解剖

熟悉肾脏的立体结构及相邻器官解剖是进行经皮肾穿刺、扩张、建立经皮肾通道的重要保证，并能提高手术的成功率并有效减少并发症。

肾内尿液集合系统包括肾小盏、肾盏、肾盂和肾盂输尿管连接部。肾实质包绕肾小盏、肾盏和大部分肾盂，其余部分在肾外均可见。2~3 个肾小盏融合组成一个肾盏，通常形成上、中、下三组肾盏汇合组成肾盂。

由于肾门位于腰大肌前,肾内侧被推向前,在人体的冠状面上肾脏向后成 30°~50°。经皮入路是通过腹壁后,从外后侧斜向中上前方,在肾的外后侧肾盏进入集合系统。除肾上、下盏为单个外,其余肾小盏位置大致分为前后两排。肾盏的排列分为两种类型,一种为典型的 Brodel 型肾,后排肾盏结构拉长,向外与肾冠状切面成 20°,前排肾盏较短,与肾冠状切面成 70°。静脉肾盂造影(IVU)中所见位于外侧的是前排肾小盏,内侧为后排肾小盏。另一种少见的肾盏排列为 Hodson 型,其前后肾盏排列与 Brodel 型肾相反。前后肾盏不直接相对,经皮穿刺前排肾盏不易进入后排肾盏。

肾动脉分为前后两干,前干于肾盂前又分为上段、上前段、下前段、下段动脉,肾盂后侧仅有后干动脉延伸为后段动脉,入肾窦后走向肾盏漏斗部,然后在后排肾盏漏斗部起始部分别发出分支。前后两干动脉间无吻合,于肾外侧缘后 1~2cm 处形成 1 个"无血管区",即 Brodel 切线位置。因此,以往认为最好选择经肾脏外侧缘后在该处穿刺入后排肾盏,以下后组肾盏最为安全。

三、适应证与禁忌证

(一)适应证

1. 各种肾、输尿管上段结石,都是经皮肾镜的适应证。下列几种要首选经皮肾镜。

(1) 长径 >2.0cm 肾结石,尤其是铸型结石。

(2) 复杂肾结石、有症状的肾盏憩室结石、肾内型肾盂合并连接部狭窄的结石等。

(3) 胱氨酸结石、ESWL 无效的一水草酸钙结石。

(4) 特殊类型的肾结石,包括肾结石梗阻严重者、肥胖患儿的肾结石、孤立肾结石合并结石梗阻、马蹄肾合并结石梗阻、移植肾合并结石梗阻及无积水的肾结石。

2. 肾结石合并输尿管上段或连接部狭窄。

3. 取肾盂、输尿管上段的异物。

4. 输尿管上段梗阻严重的结石或结石长径 >1.5cm。

5. 输尿管上段结石息肉包裹或由于肾积水致输尿管弯曲,ESWL 治疗无效或逆行输尿管镜失败。

6. ESWL 无法粉碎的肾结石、ESWL 后严重石街形成和术后残留较大碎石块不能排出。

7. 术后上尿路梗阻,严重感染脓肾形成。

(二)禁忌证

1. 未纠正的全身出血性疾病。

2. 严重心脏疾病、肺功能不全及安装心脏起搏器,无法耐受手术。

3. 未控制的糖尿病和高血压。

4. 盆腔游走肾、高位肾伴有肝脾肿大或重度肾脏下垂。

5. 急性感染或肾结核。

6. 脊柱严重后凸或侧弯畸形、极度肥胖或不能耐受俯卧位者亦为相对禁忌证,但可以采用仰卧位、侧卧位或仰卧斜位等体位进行手术。

7. 服用阿司匹林、法华令等抗凝药物者,需停药 2 周,复查凝血功能正常才能进行手术。

四、术前准备

1. 明确诊断　术前超声、尿路平片(KUB)、静脉尿路造影(IVP)、CT 尿路造影(CTU)等影像学检查明确结石位置,了解肾盂、肾盏结构和结石部位,选择最适穿刺肾盏。患侧显影不清楚者,行逆行造影或水成像。

2. 排除禁忌证　如全身状况不能耐受手术、有出血性倾向等要给予相应处理者。

3. 治疗尿路感染　术前尿常规异常及发热者,使用敏感抗生素。即使尿培养阴性,手术当天也应该选用广谱抗生素预防感染。怀疑肾积脓者,先穿刺引流,控制后二期手术。

4. 备血　对于儿童,常规需要术前配血(备血)。

五、手术步骤

1. 麻醉　单纯肾造瘘在局部麻醉下即可完成。一期 PCNL,采用气管插管麻醉,可以保证长时间手术,有利于术中操作。经皮肾镜操作中患儿体位变动大,腰麻平面不稳,另外腰麻对血压影响大。所以对于儿童建议采用气管插管麻醉方式。

2. 体位　麻醉后先截石位,输尿管镜或膀胱镜下留置 F5~7 输尿管导管或胃管和尿管。输尿管导管或胃管的作用如下:

(1) 注水增加肾盂内压力造成人工肾积水,有利于肾穿刺成功;适当注入造影剂可使目标肾盏显影,引导穿刺针方向。

(2) 可作为辨认肾盂输尿管的标志。

(3) 碎石过程中防止碎石进入输尿管。

(4) 通过导管加压注水,利于碎石从操作鞘中排出。

3. 定位选择　即目标肾盏的选择,穿刺肾盏的选择要根据结石和肾盂、肾盏的具体情况制订。最好选中下肾盏的后组。通过对下肾盏的穿刺,可以治疗下肾盏、肾盂、中上肾盏的结石;通过对中肾盏的穿刺,可以治疗中肾盏、肾盂、上下肾盏、输尿管上段的结石和肾盂输尿管连接部狭窄。穿刺路径:从肾脏的外侧缘偏后的位置进入肾实质,沿肾盏轴线方向进入肾盏。避免直接穿刺肾盂,没有经过肾实质的窦道,容易发生灌注液外渗,造成肾脏的移位、瘘管的改变,操作失败。术后容易形成尿囊肿。肾穿刺和操作体位多采用俯卧位并将腹部垫高。

4. 穿刺、扩张　穿刺点一般选择在第 12 肋下至第 10 肋间隙腋后线到肩胛线之间的区域,穿刺经后组肾盏入路,方向指向肾盂。对于输尿管上段结石、肾多发性结石及合并肾盂输尿管连接部狭窄需要同时处理者,可首选经后组中肾盏入路,通常选择第 11 肋间隙腋后线和肩胛下线之间的区域作穿刺点。穿刺时一定是通过肾盏穹窿部而不是盏颈穿刺,这样做可最大限度地减少动脉损伤,穿刺上下组肾盏时,应注意可能会发生胸膜和肠管的损伤。穿刺时先在 X 线、超声下确定穿刺位点和方向。穿刺部位皮肤切小口。穿刺针进入肾被膜后,随呼吸上下移动,此时再进针 1.5~2cm,可进入肾盏,有尿液溢出。将导丝经穿刺针送入肾盏、肾盂、输尿管。导丝前端软的部分要完全进入肾盂。否则,不能正确引导扩张器进入肾盏。用扩张器沿导丝逐级扩张至所需要的管径。注意扩张器的方向要与穿刺针进入的方向一致。扩张器进入的深度不能超过穿刺针进入的深度。扩张后,将操作鞘置入肾盏。

5. 腔内碎石与取石　结石不仅能被直接取出,而且能够通过激光、气压弹道、超声、液电击碎后排出。带超声和负压吸引作用的弹道碎石器兼有气压弹道碎石、超声碎石及同时吸出结石碎片的功能,使肾内压降低,尤其适用于结石体积较大的感染性结石患儿。碎石过程中一般先沿结石的边缘逐渐碎石,这样容易把结石打碎,随灌注液冲出。对于铸型结石,对肾盂部分结石碎石时,可以在碎石的同时沿着肾盏的边缘将结石向肾盂方向拨动,将肾盏的结石分支移入肾盂。最后将小碎石随冲洗液流出,较大碎石用异物钳夹出。

6. 放置 D-J 管和肾造瘘管　手术结束时放置 D-J 管和肾造瘘管较为安全,这样可以压迫穿刺通道、引流肾脏集合系统、减少术后出血和尿外渗,有利于再次处理残留结石,而且不会增加患儿疼痛的程度和延长住院的时间。

六、术中注意事项

1. 经皮肾镜取石术(PCNL)应在有条件的医院实施,推荐首选微造瘘 PCNL,并在术中由有经验的医生根据具体情况采用不同大小的通道和不同类型的器械进行手术治疗。

2. 开展手术早期宜选择简单病例,如单发肾盂结石合并中度以上肾积水、患儿体形中等偏瘦、无其他伴随疾病等。

3. 复杂或体积过大的肾结石手术难度较大,应由经验丰富的医生诊治,术中操作时间不宜过长。

4. 合并肾功能不全或肾积脓者应先行经皮肾穿刺造瘘引流,待肾功能改善及感染得到有效控制后二期再手术治疗。

5. 完全鹿角形结石可分期多次多通道取石,但手术次数不宜过多(一般单侧取石≤3次),每次手术时间不宜过长,需视患儿耐受程度而定。

七、术后处理

1. 一般处理　手术结束,经瘘管顺行放置 D-J 管,留置肾造瘘管。术中出血较多者,夹闭造瘘管,有利于止血。术后 3 天尽量卧床休息,复查无残余结石,可夹造瘘管,并逐步拔出导尿管和造瘘管。2周内减少活动。此外,应注意是否存在失血过多或水吸收情况,出血较多者可使用止血药物及输血治疗,术后使用抗生素 3~5 天。

2. 残余结石的处理
(1) 通过窦道能取的残余结石,5~7 天后二期手术取石。
(2) 通过窦道不易取的小结石,行 ESWL。
(3) 通过窦道不易取的大残余结石,可穿刺第二通道碎石。
(4) 残余的胱氨酸、尿酸结石,通过瘘管溶石。

3. 造瘘管的处理　应将造瘘管放入合适深度或使用球囊导管。1 周内造瘘管脱落,难以放回时,应重新置管。1 周以上造瘘管脱落,常可经原窦道放回。

造瘘管的拔除:二期手术成功,当日夹闭瘘管 24 小时,患儿如无发热、腰痛、尿外渗,则可以拔除。一期手术后造瘘保持 3~4 天,以达到止血目的。

八、术后并发症及处理

1. 出血　是一期经皮肾镜的常见合并症。术中肾实质出血可通过操作鞘压迫控制,如术中出血严重,应停止手术,用球囊导管压迫。出血较多需输血,出血控制不好者行动脉造影检查,必要时行超选择性肾动脉栓塞,甚至开放手术探查。

2. 肾盂穿孔　常因器械移动幅度过大,可注入造影剂明确。如发现肾盂穿孔应立即停止手术,放置输尿管支架管及肾造瘘管,充分引流,二期治疗结石。

3. 稀释性低钠血症　由水吸收过多所致。停止手术,急查电解质,给予高渗盐水、利尿、吸氧等治疗。

4. 肾周积脓等感染　重在预防。术前准备充分,术后保持输尿管导管、肾造瘘管通畅。

5. 尿外渗　多为尿液经过穿刺通道渗至肾周,肾皮质较薄者,通道难以闭合。多数尿外渗可行穿刺抽液或留置引流管,对于大量积液则须进行肾周引流。

6. 邻近脏器损伤　第 11 肋间隙穿刺可能损伤胸膜,利用超声引导穿刺可以避免。一旦发现气胸,应立即停止手术,按气胸的处理原则治疗。对于损伤肠管,保守治疗常有效。

7. 结石残留　术后结石残留较大,可选择二期 PCNL;术后残留结石较小,可选择 ESWL。

(耿红全)

推荐阅读资料

[1] 李逊.经皮肾镜取石术的微创理念.中华腔镜泌尿外科杂志(电子版),2010,4(3):176-179.
[2] 李逊,曾国华,袁坚,等.经皮肾穿刺取石术治疗上尿路结石 20 年经验.北京大学学报(医学版),2004,36(2):124-126.
[3] 吴阶平.吴阶平泌尿外科学.济南:山东科学技术出版社,2004.
[4] FERNSTROM I,JOHANSSON B. Percutaneous pyelolithotomy. A New extraction technique. Scand J Urol Nephrol,1976,10(3):257-259.

［5］KAYE K W,REINKE D B. Detailed caliceal anatomy for endourology. J Urol,1984,132(6):1085-1088.

［6］MATLAGA B R,SHAH O D,ZAGORIA R J,et al. Computerized tomography guided access for percutaneous nephrostolithotomy. J Urol,2003,170(1):45-47.

［7］MICHEL M S,TROJAN L,RASSWEILER J J. Complications in percutaneous nephrolithotomy. Eur Urol,2007,51(4):899-906.

［8］WEIN A J,KAVOUSSI L R,NOVICK A C,et al. Campbell-Walsh urology. 11th ed. Philadelphia:Elsevier,2016.

第五篇

一级、二级手术

第一章

腹腔镜下探查术

一、概述

自 20 世纪初 Kelling 和 Jacobaeus 将腹腔镜引入临床以来,腹腔镜一直主要被用作一种诊断工具。直到 20 世纪 80 年代后期,临床才开始应用腹腔镜进行一些治疗性操作,如腹腔镜胆囊切除等,并逐渐将手术适应证扩大到绝大部分成人及小儿外科手术。

由于腹腔镜手术具有手术创伤小、视野经放大后更加清晰、可视范围广的优点,能全面观察胃、肠、肝、胆、胰腺、腹膜后及盆腔脏器,并进行活检,或指导开腹手术的切口位置,所以腹腔镜下探查术一直是诊断和治疗的重要手段。小儿腹腔镜探查诊断的疾病谱已经由最初的婴幼儿黄疸探查、鞘状突未闭畸形的探查、两性畸形的生殖腺探查及不能触及睾丸的探查等疾病,逐渐扩大至一些辅助检查难以明确诊断、容易造成混淆和延误治疗的疾病,包括腹腔肿瘤分期及活检、消化道出血、腹部外伤的诊断和急、慢性腹痛的诊断等。

二、相关解剖

腹腔脏器根据腹膜包裹的程度分为腹膜内位器官、腹膜间位器官及腹膜外位器官。大部分腹腔脏器为腹膜内位器官,包括胃、小肠、结肠、脾脏、卵巢、输卵管等,腹膜间位器官包括肝、胆囊、升结肠、降结肠、直肠上段、膀胱和子宫等,腹膜外位器官包括十二指肠降部和横部、直肠中段、肾上腺、肾、输尿管、胰腺等。腹膜内位器官容易暴露和探查,而腹膜间位及外位器官探查时有时需要切开侧腹膜、后腹膜或小网膜,探查时需注意其解剖特点,以免遗漏。

三、适应证与禁忌证

1. 适应证
(1) 未能明确原因的急性腹痛、急腹症。
(2) 未能明确病因的慢性腹痛。
(3) 反复出现的肠套叠,怀疑合并器质性病变。
(4) 诊断不明的消化道出血,腹腔镜探查时可以联合肠镜检查。
(5) 腹部外伤,血流动力学稳定,但高度怀疑腹腔镜内脏器损伤,不能决定是否需要手术治疗。
(6) 其他腹部手术,需要明确病变范围和程度。

2. 禁忌证
(1) 高度肠管扩张,无腹腔镜操作空间。
(2) 一般情况差,重要脏器功能不全,难以耐受麻醉。
(3) 凝血功能明显异常。

（4）外伤后血流动力学不稳定，或腹腔内有快速出血，腹腔镜难以控制。

（5）既往有腹部手术史，腹腔内粘连者为手术相对禁忌证。

四、术前准备

1. 术前积极抗休克治疗，使血流动力学处于稳定状态，纠正水、电解质紊乱。

2. 术前 4~6 小时禁食、禁水，麻醉后留置胃管减压，避免胃膨胀妨碍手术操作。

3. 术中留置导尿管。

4. 术前应用开塞露排空结肠内粪便，必要时清洁灌肠。

五、手术步骤

1. 手术体位　一般为平卧位，根据探查的需要调整手术床的头尾及左右倾斜变化，以便取得良好的暴露。术者站于患儿左侧，也可以根据实际情况选择。

2. Trocar 放置　在脐部正中或脐旁放置 Trocar，建立气腹后，观察病变，根据术中的需要在腹腔镜监视下放置其他 Trocar。常用的放置方法见图 5-1-1。

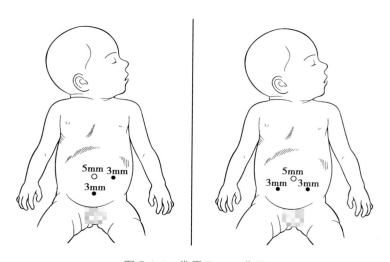

图 5-1-1　常用 Trocar 位置

3. 探查　腹部外伤探查时，先吸净腹腔内积血和积液，采用先全面后局部、先实质后空腔的原则，对腹腔内脏器进行系统探查。怀疑实质脏器病变时，首先探查实质脏器，肝、脾、膈肌、壁腹膜、盆腔、胰腺探查时，需要打开胃结肠韧带进入小网膜腔。怀疑空腔脏器病变时，先探查小肠及其系膜，然后再探查结肠、胃、十二指肠及膀胱等。消化道出血探查时，一般从回盲部开始，两钳交替钳夹肠管至十二指肠悬韧带，注意肠管的两个侧面，并注意肠内容物的颜色（图 5-1-2~ 图 5-1-4）。根据需要时取肿物活检或淋巴结活检。

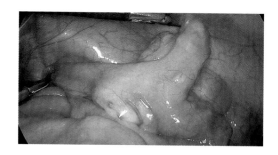

图 5-1-2　梅尔克憩室

4. 根据探查结果进行处理，并决定是否放置腹腔引流管。

5. 关闭切口。

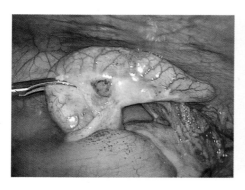
图 5-1-3 急性阑尾炎

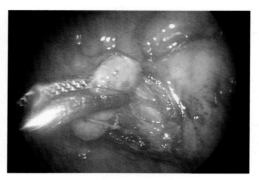
图 5-1-4 腹腔淋巴结活检

六、术中注意事项

1. 一般采用开放式放置 Trocar,尤其是既往有手术史的患儿,以避免 Trocar 置入损伤。

2. 通过调整手术床,得到充分暴露。

3. 对于外伤探查,要按照先实质后空腔的顺序,避免损伤的遗漏;对于腹腔内炎症性病变,注意观察,大网膜聚集之处往往是病变所在,注意腹腔内的炎性渗液、脓液、脓苔的分布,有利于判断病变部位;探查小肠时,注意前后壁都应探查到,避免一侧病变的遗漏。结束手术前彻底冲洗腹腔,注意是否有混浊液体及持续出血。

4. 对腹腔内感染病灶,病变组织要放入标本袋取出,避免污染伤口。

5. 腹腔内感染时,彻底冲洗腹腔,必要时放置腹腔引流管。

6. 探查肠管时,两个无损伤抓钳交替探查,操作轻柔,避免损伤肠壁。

七、术后处理

1. 注意生命体征和腹部情况,注意观察患儿体温、呼吸、心率及血压。

2. 术后进行疼痛评估,术后镇痛,必要时应用镇痛泵。

3. 禁食、禁水,肠功能恢复后进食;估计禁食时间可能超过 5 天时,及时进行肠外营养;禁食期间注意液体补充。

4. 术后取半坐卧位,有利于腹腔渗液的引流,避免肠间隙及膈下感染;鼓励早期下床活动,促进肠蠕动恢复。

5. 合理应用抗生素。

6. 观察引流量及性质,腹腔引流量少于 50ml/d 且颜色清亮时,可以拔除引流管,必要时超声检查了解腹腔内积液情况。

八、术后并发症及处理

1. 腹部外伤探查后,如仍有不能解释的腹痛、发热、腹胀等情况,应警惕腹内脏器损伤的遗漏,并及时发现,及时处理。

2. 腹腔内残余感染。术中应注意彻底冲洗腹腔,术后应用抗生素,小的残余感染多可自行吸收,较大的脓肿需要在超声引导下穿刺引流。

（温 哲 张 大）

推荐阅读资料

［1］李龙,刘树立.促进我国小儿微创外科稳步健康发展.中国微创外科杂志,2010,10(1):7-11.

［2］ALAISH S M,STYLIANOS S. Diagnostic laparoscopy. Curr Opin Pediatr,1998,10(3):323-327.

［3］CHAN K W,LEE K H,MOU J W C,et al. Laparoscopic management of complicated meckel's diverticulum in children:a 10-year review. Surg Endosc,2008,22(6):1509-1512.

［4］COBELLIS G,CRUCCETTI A,MASTROIANNI L,et al. One-trocar transumbilical laparoscopic-assisted management of meckel's diverticulum in children. J Laparoendosc Adv Surg Tech A,2007,17(2):238-241.

［5］FELIZ A,SHULTZ B,MCKENNA C,et al. Diagnostic and therapeutic laparoscopy in pediatric abdominal trauma. J Pediatr Surg,2006,41(1):72-77.

［6］GAINES B A,RUTKOSKI J D. The role of laparoscopy in pediatric trauma. Semin Pediatr Surg,2010,19(4):300-303.

［7］GORECKI P,COTTAM D,ANGUS G,et al. Diagnostic and therapeutic laparoscopy for trauma:a technique of safe and systematic exploration. Surg Laparosc Endosc Percutan Tech,2002,12(3):195-198.

［8］KOLTS R L,NELSON R S,HEIKENEN J. Exploratory laparoscopy for recurrent right lower quadrant pain in a pediatric population. Pediatr Surg Int,2006,22(3):247-249.

［9］MARWAN A,HARMON C M,GEORGESON K E,et al. Use of laparoscopy in the management of pediatric abdominal trauma. J Trauma,2010,69(4):761-764.

［10］SHALABY R Y,SOLIMAN S M,FAWY M,et al. Laparoscopic management of meckel's diverticulum in children. J Pediatr Surg,2005,40(3):562-567.

第二章
腹腔镜下腹股沟疝手术

一、概述

腹股沟疝是小儿外科的常见病,并且绝大部分都表现为腹股沟斜疝(图 5-2-1),腹股沟直疝则少见。小儿腹股沟疝发生原因多是由于先天性腹膜鞘状突未闭所致。而后天因素如哭闹、便秘、慢性咳嗽、腹水等腹压增高的因素则能诱发其发病,俗称"疝气"。

小儿腹股沟斜疝最初表现为腹股沟区突起或有可纳性肿物。新生儿期即可出现,早产儿多出现较早,有的在出生后几个月发病,多数发生在 2 岁以内。如果未发生嵌顿,一般多无症状,可有坠胀感,不妨碍活动。站立、哭闹、用力时肿物出现或增大,平卧、睡眠后肿物变小或消失。用手轻轻向上挤压可使肿块纳入腹腔,还纳中有时可听到"咕噜"声。小儿腹股沟斜疝内容物多为小肠,较大儿童大网膜可进入疝囊。右侧疝内容物可以是盲肠和阑尾。女孩疝囊内可有卵巢、输卵管。

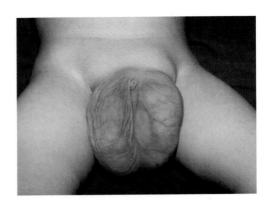

图 5-2-1 双侧腹股沟斜疝

小儿腹股沟斜疝容易嵌顿,表现为疝块突然增大、变硬、不能还纳,患儿哭闹不止,可伴有呕吐、腹胀、发热等。嵌顿性疝常发生在患儿哭闹或排便等腹压骤增时。疝一旦嵌顿,自行回纳的机会较小,如不及时处理,最终将成为绞窄性疝。

腹股沟斜疝很少自愈,随年龄增长疝块增大,并可发生肠管嵌顿、缺血,应早期治疗。术前应矫治已存在的腹压增高的因素,如慢性咳嗽、排尿困难、便秘等。

小儿腹股沟斜疝的手术方式为疝囊高位结扎。术后应卧床休息 3~5 天,清淡饮食,保持大便通畅,避免剧烈哭闹和剧烈运动,防止阴囊水肿、血肿和斜疝复发。疝复发是医生和家长都不可回避的问题,手术后有一定的复发率,国内统计一般为 1% 左右。

近年来腹腔镜疝手术逐渐推广并被接受。腹腔镜手术可直接经腹缝合内环口,无须破坏腹股沟区解剖结构,不破坏提睾肌,不游离精索,同时腹腔镜下内环口及内环口周围的血管、输精管清晰可见,可避免因血管、神经损伤及缺血性睾丸炎发生,而且能同时检查和发现另一侧是否存在隐性疝,具有常规手术不可比拟的优势。

二、相关解剖

1. 腹股沟区和腹股沟管(inguinal canal) 腹股沟为下腹部两侧的三角形区域,其内侧界为腹直肌外缘,上界为髂前上棘至腹直肌外缘的水平线,下界为腹股沟韧带。腹股沟管位于腹股沟韧带内侧半的上方,是由外上方斜向内下方的肌肉筋膜裂隙,成人长4~5cm,小儿长2~3cm,内有精索或子宫圆韧带通过。

腹股沟管有四个壁及内、外两个口。前壁浅层为腹外斜肌腱膜,深层在腹股沟管的外1/3处有腹内斜肌的起始部。后壁为腹横筋膜,在腹股沟管的内1/3处有联合腱。上壁为腹内斜肌与腹横肌的弓状下缘。下壁为腹股沟韧带。内环口为深环,位于腹股沟韧带中点上方约一横指处,是腹横筋膜的一个卵圆形孔。孔的内侧为腹壁下动脉,浅层有腹内斜肌,深层被腹膜所覆盖。外环口为浅环,是腹外斜肌腱膜在耻骨结节外上方的一个三角形裂隙。男性腹股沟管内有精索、髂腹股沟神经等。精索由输精管、输精管动脉、睾丸动脉、蔓状静脉丛、生殖股神经的生殖支、淋巴管及腹膜鞘突的残余部分等组成。

2. 腹腔镜下观察腹股沟区 从腹腔内观察,可见下腹部有由腹膜形成的5条覆膜皱襞。盆腔正中有膀胱占据,膀胱顶部连接的覆膜皱襞为腹正中襞,其两侧可见到明显的腹内侧襞,最外侧沿腹壁下动静脉走行的为腹外侧襞。在腹壁下动脉的外侧可见到腹股沟管内环(正常情况下此环处于闭合状态)及进入腹股沟管的组织结构(图5-2-2),即男孩为精索和输精管(图5-2-3)、女孩为子宫圆韧带。

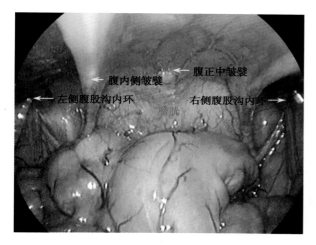

图 5-2-2 腹腔镜下观察腹股沟区

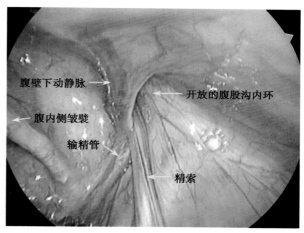

图 5-2-3 右侧腹股沟斜疝,显示开放的腹股沟管内环、精索和输精管

三、适应证与禁忌证

1. 适应证 为避免发生疝嵌顿导致疝内容物坏死的危险,一旦确定诊断,即应尽早手术治疗。理论上从新生儿到年长儿都可以行腹腔镜疝囊高位结扎术。另外,嵌顿性斜疝如果没有明显腹胀也可以行腹腔镜治疗。

2. 禁忌证 嵌顿性斜疝可疑有肠坏死或高度腹胀;全身状态或心肺功能欠佳不能耐受气腹。

四、术前准备

1. 术前防治感冒、咳嗽等上呼吸道感染症状。避免有腹压增高的因素,如保持大便通畅,吃易消化多纤维食物。

2. 进行血常规、尿常规、凝血功能、生化系列、肝炎系列 + 抗HIV抗体 + 梅毒抗体等检查,心肺检查排除全身性疾病。

3. 术前晚用开塞露协助排便。保证术前充足睡眠。

4. 术前禁食12小时、禁水6小时。

5. 术晨进行脐部和手术区域皮肤准备。

6. 手术器械 根据手术方法的不同,所用的腔镜手术器械略有不同,而且可以根据患儿的年龄选择 3mm 或 5mm 的操作器械。另外,各种改良的疝缝合针可以选择使用。手术仪器包括腹腔镜、光源、气腹机、图像摄像显示系统和图像采集储存系统;手术器械包括 Trocar、腔镜弯分离钳、腔镜剪刀、腔镜持针器和疝针。

五、手术步骤

(一)腹腔内缝合法闭合腹股沟管内环

通过腹腔镜导入缝合针,在腹腔内进行缝合,关闭腹股沟管内环(可以直接缝合或剪开内环处的腹膜后缝合),达到高位结扎的目的。一般采用 5mm 腹腔镜和操作器械,也可以采用 3mm 器械,后者创伤更小。

1. 经典三孔法腹腔镜下腹股沟斜疝高位结扎术

(1)准备好腹腔镜设备。采用气管插管吸入麻醉,严密监测手术过程中血氧饱和度和 CO_2 浓度。

(2)患儿平卧,手术区(包括腹部和阴囊区域)消毒,铺无菌单,再次消毒脐部,在脐正中或脐缘做一小切口,长约 5.5mm,穿刺 Veress 针充气形成人工气腹,气腹压力 6~8mmHg,放置第 1 个 Trocar(为安全起见,也可逐层切开脐部切口直视下进入腹腔,再放置 Trocar),置入 5mm 腹腔镜观察疝环大小,并确定有无隐性疝。

(3)在脐水平略下方两侧腹直肌外缘处各穿刺放置 5.5mm Trocar,用于放置操作器械(图 5-2-4)。经腹壁或 Trocar 内导入 1 根 2/0 带针缝线,沿腹股沟管内环缝合腹膜 1 周(图 5-2-5A),采用腹内打结法结扎闭合内环,注意勿损伤输精管和精索(图 5-2-5B)。

(4)结扎内环前,轻轻挤压同侧阴囊和腹股沟区,排出气体和液体。同时确定睾丸位置在阴囊内,以防睾丸向上牵拉造成医源性隐睾。

(5)再次探查确认双侧腹股沟管内环均已关闭,并且输精管和精索无扭曲、无损伤,腹腔内脏器无损伤,排尽腹腔内 CO_2。分别取出 Trocar,逐层缝合 Trocar 孔。辅料包扎,手术结束。

2. 两孔法腹腔镜下腹股沟斜疝高位结扎术 如果腹腔镜缝合技术熟练,可以减少一个操作 Trocar,从斜疝侧内环体表投影处穿刺导入缝合针,但是线尾留在腹腔外,仅用 1 把持针器夹持缝针沿内环分 3~4 次缝合腹膜 1 周,利用缝针进行打结并牵拉腹腔外的线尾,收紧缝线。

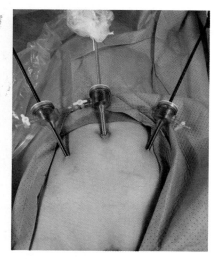

图 5-2-4 经典三孔法,Trocar 放置的位置

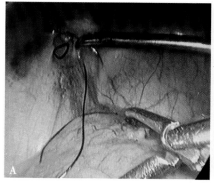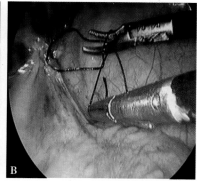

图 5-2-5 闭合腹股沟内环
A.沿内环口缝合 1 周;B.用器械在腹内打结,闭合疝环。

3. 单部位或单孔法腹腔镜下腹股沟斜疝高位结扎术　在脐部放置 2 个 Trocar(图 5-2-6),分别放置腹腔镜和持针器,从斜疝侧内环体表投影处穿刺导入缝合针,但是线尾留在腹腔外,仅用 1 把持针器夹持缝针沿内环处缝合腹膜 1 周,利用缝针进行打结并牵拉腹腔外的线尾,收紧缝线,完成疝囊高位结扎。也可用有器械操作通道的特制腹腔镜完成以上操作。

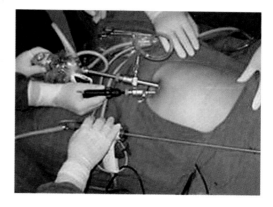

图 5-2-6　单部位法,2 个 Trocar 并排放置于脐部

(二)腹膜外缝合法闭合腹股沟管内环

1. 微型腹腔镜行下小儿腹股沟斜疝高位结扎术

(1) 全身麻醉下,患儿平卧,手术区(包括腹部和阴囊区域)消毒,铺无菌单,再次消毒脐部,在脐窝处做一个小切口,长度为 0.4cm,穿刺 Veress 针充气形成人工气腹,置套管、进腹腔镜。

(2) 在脐旁 3cm 处做另一个切口,长度亦为 0.4cm,置套管、进操作钳。

(3) 腹腔镜下探查,找到患侧内环口,并探查另一侧有无隐性疝;在患侧内环口的体表投影处做一小戳孔,长度 2mm;先后从同一戳孔穿入特制的带线钩针(图 5-2-7);在操作钳的配合下分别缝合内环口内半周腹膜和外半周腹膜,带线针将缝线带入腹腔,钩针缝合时再将缝线从腹腔带出,使内环口成一荷包缝合,线结打在戳口处皮下,内环口即被高位结扎。

(4) 缝针穿刺孔不需缝合,脐部和操作孔小切口只需缝合肌层,皮肤切口用生物胶粘合即可(图 5-2-8)。

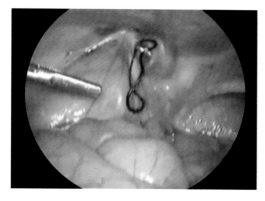

图 5-2-7　用特制的钩针缝合关闭内环

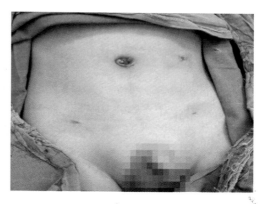

图 5-2-8　皮肤小创口用生物胶粘合

2. 针式腹腔镜下小儿腹股沟斜疝高位结扎术　使用 2mm 针式 Trocar 和针式腹腔镜,并应用针式器械配合特制的带线钩针完成手术,可以使创伤和创口小,皮肤免缝线。此外,该手术创伤很小,发生脐孔疝、切口疝、切口感染的可能性很小,但滑动疝、巨大疝及嵌顿疝则不宜采用该方法。

应用雪橇针直接刺入腹腔后,利用另一操作钳协助雪橇针缝合,减少了一个切口,腹壁仅有 2 个直径 2mm 的切口,其中一个在脐窝的隐蔽处,皮肤免缝合,术后不留瘢痕。体外打结改变了以往需要持针器在腹腔内的操作,使打结更简化,效果更确切。

3. 各种改良的疝缝合针和单孔腹腔镜缝合技术　为进一步减少创伤,多位学者发明和改良了疝缝合针,仅需在脐部置入 1 个 Trocar,利用特制的缝合针在腹环的体表投影处刺入、关闭内环,完成手术。

（1）硬膜外针改良双钩针穿刺法（改进疝针法）

1）先在脐部放置 3mm 或 5mm 腹腔镜，确定疝环位置。

2）在内环体表投影刺入疝钩针（硬膜外针改制；图 5-2-9），依次刺入腹壁各层达到内环上缘腹膜外，再沿内环内半周穿刺，注意勿损伤输精管（图 5-2-10），如果输精管处不易分离，可在硬膜外针的尾部接 1 个注射器，注入少量生理盐水，使输精管从腹膜上分离，有利于穿刺针越过输精管，穿刺针到达精索处刺破腹膜，经穿刺针导入 1 根 7 号丝线，退出穿刺针（图 5-2-11）。

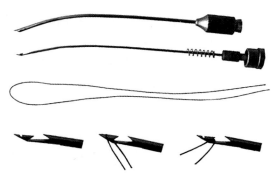

图 5-2-9　改进的疝缝合针

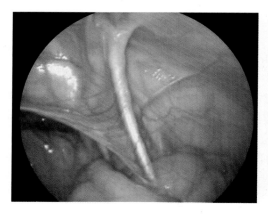

图 5-2-10　在内环体表投影刺入疝钩针，达到内环上缘腹膜外，再沿内环内半周穿刺

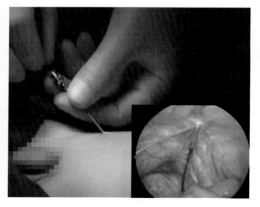

图 5-2-11　穿刺针到达精索处刺破腹膜，经穿刺针导入 1 根 7 号丝线

3）再从腹部同一穿刺部位刺入 1 个经硬膜外针改良的钩针，沿内环的外半周腹膜外穿刺并越过精索（图 5-2-12），从上 1 个穿出腹膜的部位穿入并用钩针夹住留在腹腔内的线尾（图 5-2-13），退出钩针，同时带出缝线（图 5-2-14），轻轻挤压阴囊和腹股沟区，排出疝囊内的气体和液体，在腹壁外打结，线结埋藏于皮下（图 5-2-15）。

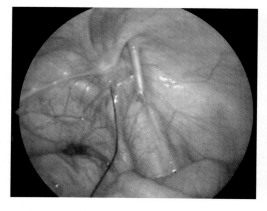

图 5-2-12　从腹部同一穿刺部位刺入钩针，沿内环的外半周腹膜外穿刺并越过精索

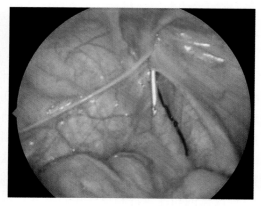

图 5-2-13　钩针从上 1 个穿出腹膜的部位穿入腹腔

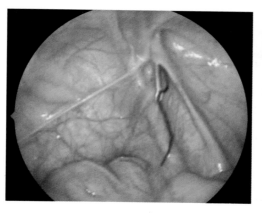

图 5-2-14 用钩针夹住留在腹腔内的线尾,退出钩针,同时带出缝线

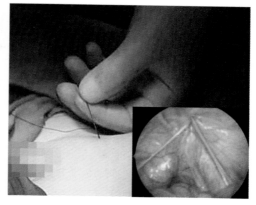

图 5-2-15 在腹壁外打结,线结埋藏于皮下

优点:仅在脐部放置 1 个 Trocar,疝环体表投影处的创伤很小,愈合后不遗留瘢痕。

(2)硬膜外针 + 细针式器械辅助穿刺法

1)先在脐部放置 3mm 或 5mm 腹腔镜,确定疝环位置。

2)首先在下腹正中穿刺 16G 针(20ml 注射器针头),并经此针导入 1 根直径 1~1.2mm 的尖端磨钝、末端有沟槽的细针(此针式器械可以用克氏针自制;图 5-2-16、图 5-2-17)。

3)预先把缝线穿入硬膜外针,将此针从内环体表投影刺入,依次刺入腹壁各层达到内环上缘腹膜外,再沿内环内半周穿刺(图 5-2-18),注意勿损伤输精管,如果输精管处不易分离,可用细针辅助分离,穿刺针到达精索处刺破腹膜,用细针辅助挑出丝线(图 5-2-19),退出硬膜外穿刺针,此时腹腔内留 1 个线环(图 5-2-20)。

4)从腹部同一穿刺部位刺入带有缝线的硬膜外针,沿内环的外半周腹膜外穿刺并越过精索(图 5-2-21),从上 1 个穿出腹膜的部位穿出并穿入上 1 个线环,用细针挑出后 1 根丝线(图 5-2-22),退出硬膜外针,此时第 1 次导入的丝线套住了第 2 次导入的丝线(图 5-2-23)。

5)轻轻挤压阴囊和腹股沟区,排出疝囊内的气体和液体,在腹壁外提拉第 1 根线,带出第 2 根丝线(图 5-2-24),剪开线环分别收紧打结,相当于双重结扎疝囊,线结埋藏于皮下(图 5-2-25、图 5-2-26)。

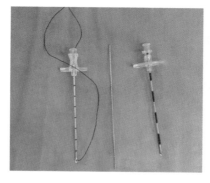

图 5-2-16 硬膜外穿刺针和针式辅助器械

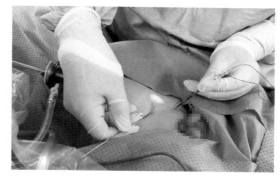

图 5-2-17 导入针式辅助器械和硬膜外疝针

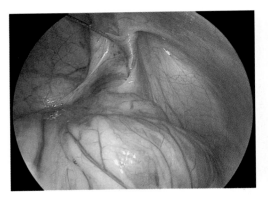

图 5-2-18　在腹腔镜监视下,带线的硬膜外针沿着疝环内半周腹膜外逐渐分离刺入,并小心越过输精管,此时可应用针式辅助器械协助展开腹膜皱褶,并分开输精管以免损伤

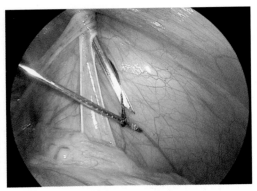

图 5-2-19　穿刺至精索血管旁时穿破腹膜,用针式辅助器械挑出丝线

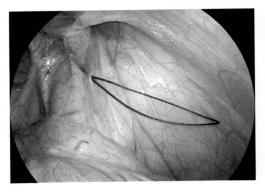

图 5-2-20　退出硬膜外穿刺针,此时腹腔内留 1 个线环

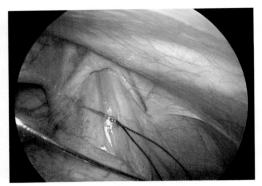

图 5-2-21　从腹部同一穿刺部位刺入带有缝线的硬膜外针,沿内环的外半周腹膜外穿刺并越过精索

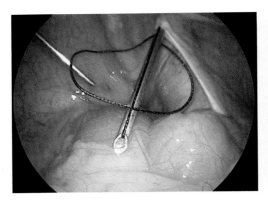

图 5-2-22　从上 1 个穿出腹膜的部位穿出并穿入上 1 个线环,用细针挑出后 1 根丝线

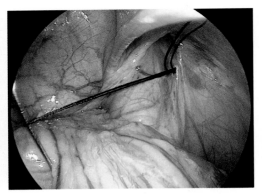

图 5-2-23　退出硬膜外针,此时第 1 次导入的丝线套住了第 2 次导入的丝线

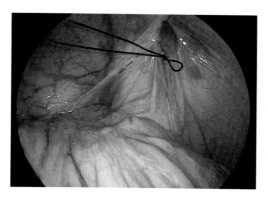

图 5-2-24　在腹壁外提拉第 1 根线,带出第 2 根丝线

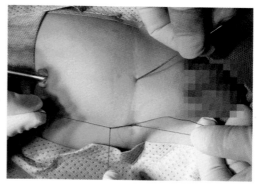

图 5-2-25　剪开线环分别收紧打结,相当于双重结扎疝囊,线结埋藏于皮下

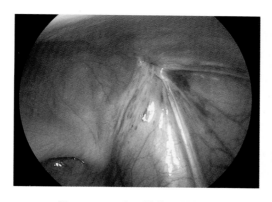

图 5-2-26　疝环结扎后的状态

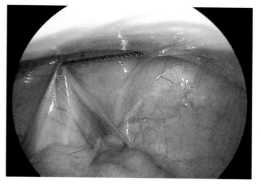

图 5-2-27　用细针探查发现隐匿的鞘突管未闭

优点:穿入的细针式辅助器械仅 1~1.2mm,对腹壁损伤很小,不留瘢痕;可用此细针探查发现隐匿的鞘突管未闭(图 5-2-27、图 5-2-28),疝针穿刺过程中用于协助张紧腹膜,分离精索和输精管,可以使气腹压力降至 4~5mmHg。

六、术中注意事项

1. 注意排空膀胱,以免穿刺气腹针时误伤。对于年幼儿腹腔空间小,为安全起见,最好直视下置入脐部的 Trocar。

2. 注意探查对侧有无隐性疝或未闭的鞘状突。

3. 任何一种缝合方法都要注意保护精索和输精管,避免损伤,以免造成睾丸萎缩。可以在缝针越过输精管或精索血管时注射少量生理盐水,使腹膜与输精管或精索分离开来,避免损伤(图 5-2-29)。同时注意勿伤及内环下方的髂血管、肠管、膀胱等。

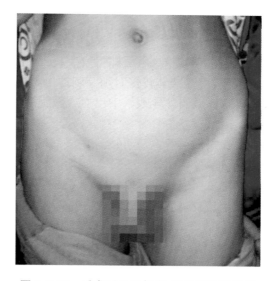

图 5-2-28　手术后 2 周复查,腹壁无明显瘢痕

4. 缝合内环时注意勿遗留空隙,以免造成复发。

5. 疝囊巨大或腹壁肌肉薄弱的患儿需要同时行腹壁加强手术。可以将同侧的腹内侧皱襞缝合

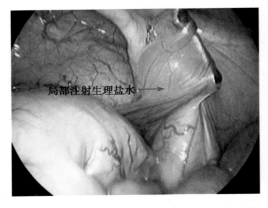

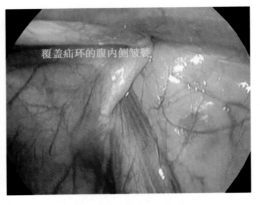

图 5-2-29　通过疝针注入少量生理盐水,使腹膜与输精管分离,疝针容易越过,不损伤输精管

图 5-2-30　将疝同侧的腹内侧皱襞缝合覆盖腹股沟区和疝环

到疝环处覆盖疝环和薄弱的腹股沟区,达到预防疝复发的效果(图 5-2-30)。但是一般不建议应用成人疝修补用的补片,以免造成局部瘢痕组织增生、异物反应。如果必须要用,建议应用可吸收的补片。

6. 手术结束取出 Trocar 前应探查有无出血、副损伤,然后排净腹内气体后取出 Trocar,缝合 Trocar 孔时要提起腹壁,以免伤及腹内肠管。

七、术后处理

1. 麻醉清醒后即转入术后恢复室观察,待患儿生命体征平稳后回病房。

2. 对症处理麻醉后的反应(恶心、呕吐、排尿困难等)、发热等。

3. 避免患儿哭闹,可给予止痛药物,术后 6 小时进流质饮食。卧床 24 小时后可离床活动,但是要避免剧烈运动。

4. 保持排便通畅,必要时可给予缓泻剂。

八、术后并发症及处理

1. 阴囊水肿或气肿　术后即可发生,多因结扎疝囊前未排出阴囊内的气体和液体。气体可自行吸收,不需处理,但是液体较多时须穿刺抽出。

2. 精索血管损伤　导致术中出血或腹膜后血肿。关键在于预防,如果损伤应仔细结扎止血或压迫止血。

3. 输精管损伤　收紧缝合内环的缝线时如果发现输精管被牵拉、扭曲甚至结扎,需立即松开缝线,重新缝合。

4. 斜疝复发　患儿手术麻醉清醒后,腹压增高,腹股沟肿物又复现为即刻复发,多为遗漏缝合皱褶部分的鞘突,应立即再次手术。术后 1~2 周复发称近期复发。疝囊较大、较松弛时,没有结扎到高位,留有盲袋;或疝囊颈结扎不牢、结扎线结脱落,或应用了可吸收线;复发后需再次修补。国内统计复发率为 1%~2.5%,嵌顿疝术后复发率较高。

5. 睾丸高位固定　结扎内环时牵拉疝囊使睾丸上提,精索缩短,睾丸移至阴囊上方,因此内环结扎后应用手适当牵拉睾丸 1~2 次,以使睾丸和精索恢复原位。如在术毕发现睾丸高位,应立即拆开缝线将睾丸复位,如在围手术期后发现,亦应择期手术。

6. 睾丸萎缩　斜疝修补术时精索血管损伤、睾丸血管受压时间过长,远期均有发生患侧睾丸萎缩的危险,嵌顿疝术后发生率较高。关键在预防。

(李昭铸)

推荐阅读资料

［1］李萌,李索林,于增文,等.单孔腹腔镜改良疝钩针经皮腹膜外结扎术治疗小儿腹股沟疝.中华小儿外科杂志, 2012,33(12):916-919.

［2］李索林,刘琳,杨晓锋.腹腔镜技术诊治小儿腹股沟疝的现状与评价.中华小儿外科杂志,2014,35(6):406-409.

［3］李宇洲,姚干,梁健升,等.微型腹腔镜下小儿腹股沟斜疝高位结扎术.中华小儿外科杂志,1999,20(6):347-348.

［4］CHAN K W,LEE K H,TAM Y H,et al. Laparoscopic inguinal hernia repair by the hook method in emergency setting in children presenting with incarcerated inguinal hernia. J Pediatr Surg,2011,46(10):1970-1973.

［5］LI S,LI M,WONG K K,et al. Laparoscopically assisted simple suturing obliteration (LASSO) of the internal ring using an epidural needle:a handy single-port laparoscopic herniorrhaphy in chileren. J Pediatr Surg,2014,49(12):1818-1820.

［6］LI S,LIU L,LI M. Single-port laparoscopic percutaneous extraperitoneal closure using an innovative apparatus for pediatric inguinal hernia. J Laparoendosc Adv Surg Tech A,2014,24(3):188-193.

［7］POŁUBINSKA A,BREBOROWICZ A,STANISZEWSKI R,et al. Normal saline induces oxidative stress in peritoneal mesothelial cells. J Pediatr Surg,2008,43(10):1821-1826.

［8］SCHIER F. Laparoscopic inguinal hernia repair:a prospective personal series of 542 children. J Pediatr Surg,2006,41(6): 1081-1084.

［9］XU C,XIANG B,JIN S G,et al. Transumbilical two-port laparoscopic percutaneous extraperitoneal closure-a new technique for inguinal hernia repair in children. J Laparoendosc Adv Surg Tech A,2013,23(4):392-396.

第三章
腹腔镜下幽门肌切开术

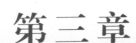

一、概述

先天性肥厚性幽门狭窄是新生儿、小婴儿常见的消化道梗阻疾病,发病率在 1/1 000 左右,而且有报道提示其发病率在进一步提升。该疾病病因目前尚不明确。

先天性肥厚性幽门狭窄主要病理改变是幽门环肌肥大增厚,肌纤维无明显增多。幽门管外形呈橄榄样苍白、僵硬包块,胃常扩张,胃壁肥厚、水肿。临床表现主要为出生后 2~8 周出现非胆汁性喷射样呕吐,伴进行性消瘦,约 2% 的患儿合并黄疸。体格检查可见进食后左上腹蠕动波,剑突下可扪及橄榄样包块,活动度大。

先天性肥厚性幽门狭窄的诊断主要依据病史、体格检查及辅助检查。超声检查简单易行,准确率高,当发现幽门肌层厚度大于 3.5mm、长度超过 16mm 即可诊断该病。对于诊断有疑问的患儿可以选择上消化道造影连续观察幽门管形态及通过情况,明确诊断。

1912 年,Ramstedt 提出的幽门环肌切开术仍是治疗先天性肥厚性幽门狭窄的标准术式。由于腹腔镜技术的兴起,1991 年,Alain 等首先报道了腹腔镜下幽门肌层切开术,其逐渐成为首选手术方式。腹腔镜下幽门环肌切开术的手术入路由最初的三孔变为两孔,再进一步改进为经脐单部位手术入路,使得手术瘢痕进一步减少。

二、相关解剖

正常的幽门位于十二指肠上段与胃窦之间,属于腹膜内位器官,可在腹腔镜直视下观察到幽门的全部形态。组织学上,胃窦部从外向内依次为浆膜层、肌层,黏膜下层和黏膜层。先天性肥厚性幽门狭窄时,幽门本身的解剖学位置未发生明显改变。

三、适应证与禁忌证

患儿一经确诊,应积极完善术前准备,尽早手术治疗。

四、术前准备

1. 积极纠正水、电解质和酸碱平衡紊乱。
2. 血液学相关检查,包括血常规、肝肾功能、凝血全项等。
3. 胸部平片排除合并严重肺部感染。
4. 超声检查。
5. 手术仪器包括腹腔镜、光源、图像采集存储系统和图像摄像显示系统;普通腔镜手术器械包括 Trocar 及切口保护套、幽门切开刀或电钩、腔镜抓钳和分离钳(幽门分离钳)。

五、手术步骤(以三孔法为例)

(一)麻醉、体位及切口设计

1. 麻醉　静脉 - 吸入复合麻醉,气管插管。

2. 体位　仰卧于手术床尾(图 5-3-1)。

3. 切口(图 5-3-2)　三孔法:观察孔(5mm)位于脐窝处;主操作孔(3mm)位于左侧锁骨中线肋缘下至脐水平线 1/3 处;辅助操作孔(3mm)位于右侧锁骨中线脐水平线交界处。

经脐单部位:观察孔(5mm)位于脐窝下缘偏左侧;操作孔(3mm)位于脐环右缘、左上缘。

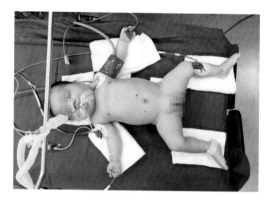

图 5-3-1　常规体位

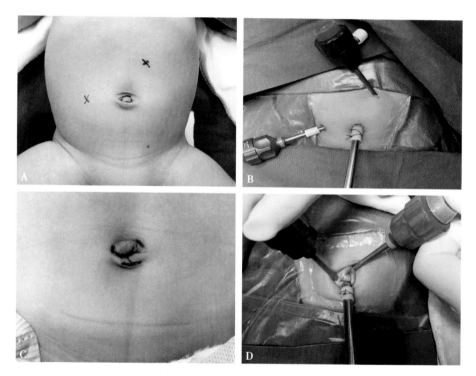

图 5-3-2　切口的选择

A、B. 手术切口 1;C、D. 手术切口 2。

(二)操作步骤

1. 腹腔镜下暴露幽门,明确诊断。操作钳钳夹胃大弯近幽门处固定幽门管(图 5-3-3)。通过旋转操作钳方向,暴露幽门管对系膜缘。

2. 电切钩纵行切开幽门管对系膜缘浆膜层及肌层(也可用幽门刀切开)(图 5-3-4)。需全层切开幽门管浆膜层,切开深度需达肌层厚度 1/2。肌层断面尽量保持完整,方便后续撑开操作。

3. 分离钳撑开幽门管肌层全层(图 5-3-5)。

4. 检查幽门管黏膜隆起,完整(图 5-3-6)。可以选择向胃内注气或稀释亚甲蓝溶液 40ml,检查幽门管通过情况及有无穿孔。

5. 冲洗止血,必要时可使用止血纱布等止血材料(图 5-3-7)。

6. 撤出器械,关闭切口。

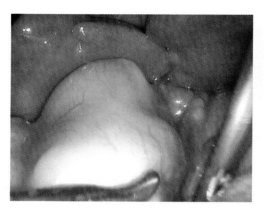

图 5-3-3 抓持固定幽门管

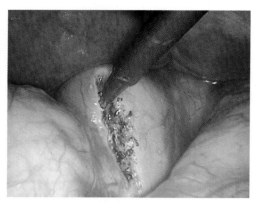

图 5-3-4 电切钩切开幽门管对系膜缘浆肌层及部分肌层

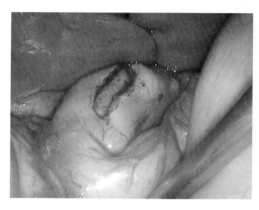

图 5-3-5 幽门分离钳撑开幽门管肌层全层

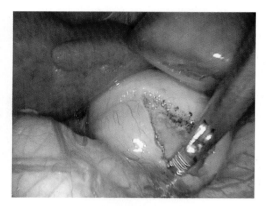

图 5-3-6 检查幽门管黏膜隆起,完整

六、术后处理

(1) 拔除气管插管后返回麻醉复苏室或病房观察生命体征。

(2) 吸氧、心电监护。

(3) 术后 4~6 小时,视情况进食,逐渐加量。术后 2~3 天出院。

七、术中注意事项

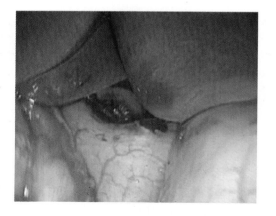

图 5-3-7 止血纱布填塞止血

1. 避免活动性出血 幽门管滋养血管主要位于浆膜层,操作中可先行电凝烧灼幽门管对系膜缘浆膜层止血,再行深部肌层电切,可有效降低出血风险,撑开的幽门管肌层断面填塞止血纱布辅助止血。抓持幽门管时避免损伤网膜血管。

2. 避免幽门管撑开范围不足 需准确判断幽门管肌层起止点,近端由胃壁肌层移行,电灼前可先使用操作钳顶触定位。肌层烧灼后,幽门钳可先于幽门管远近段先行撑开,再向中间会合,以降低操作难度。

3. 避免损伤幽门管黏膜造成穿孔 手术操作需轻柔,避免钳夹、挫伤幽门管黏膜。幽门管肌层理想的切开深度为肌层厚度的 1/2~2/3,幽门肌层切缘保持完整,操作钳妥善固定肌层,可以有效避免撑开时滑脱,导致反复操作增加幽门管黏膜损伤机会。

八、术后并发症及处理

1. 呕吐 多为扩张的胃组织蠕动功能差所致,可自行缓解。部分患儿术后顽固性呕吐是由幽门管肌层尤其是近端肌层撑开不足引起,需再次手术治疗。预防此并发症需完整撑开幽门管全程肌层。

2. 穿孔

(1) 幽门管黏膜穿孔:烧灼或切开幽门管浆膜层及肌层时注意掌握切开深度,建议切开 1/2 肌层深度为宜,降低后续撑开肌层的难度,能有效避免幽门管黏膜穿孔。

(2) 十二指肠穿孔:抓持固定幽门管时,选择抓持胃端,控制抓持力量可以避免十二指肠穿孔。

(黄金狮)

推荐阅读资料

ALAIN J L, GROUSSEAN D, TERRIER G. Extramucosal pyloromyotomy by laparoscopy. Surg Endosc, 1991, 5 (4): 174.

第四章
腹腔镜下肠套叠复位术

一、概述

肠套叠是婴幼儿时期最常见的急腹症之一,好发年龄是 2 岁以内,以出生后 4~12 个月最多见,主要的病理表现是近端肠管向远端肠腔套入、形成梗阻性团块。如不及时整复治疗,可进一步发展为肠坏死,危及生命。肠套叠传统的治疗方法主要包括非手术的灌肠复位和开腹手术复位。开腹手术的创伤大、危险性高,术后可能会出现切口裂开等并发症。选择合适的肠套叠患儿作腹腔镜监视下器具整复或辅助经肛充气整复治疗,可同时对引起肠套叠的梅克尔憩室等肠道病变一并处理,克服了传统开腹手术的缺点,体现了微创、康复快、切口美观、住院时间缩短等的优点。

二、相关解剖

1. 根据套入肠管与被套肠管部位,肠套叠分为小肠 - 小肠套叠、小肠 - 结肠套叠、结肠 - 结肠套叠,在小儿最多见的为回结型(小肠 - 结肠型)肠套叠。根据套叠层次,肠套叠分为单套型与复杂型,单套型肠套叠的团块一般含有 3 层环状套叠肠壁,多为回结型,即靠近回盲部的末段回肠向结肠套入、形成梗阻性团块;复杂型肠套叠的肠壁超过 3 层,一般达 5 层甚至更多层,多为回盲结型、回回盲结型或回回盲结结型。根据套叠数目,肠套叠分为单发型和多发型,多发型肠套叠一般是指多节段性(跳跃状)的肠套叠团块,团块之间的肠段正常。

2. 根据发病原因,肠套叠分为原发性和继发性。原发性肠套叠大多为 2 岁以内的婴幼儿,一般无器质性病变,继发性肠套叠有器质性疾病,且多为年长儿。原发性肠套叠的患儿回盲部大多是游动状。

三、适应证与禁忌证

1. 适应证
(1)腹部无明显膨胀、经肛进行空气或盐水复位治疗失败。
(2)多次发生的复发性肠套叠。
(3)慢性肠套叠。
(4)以便血为主的肠套叠。
(5)影像学检查疑为复杂型、多发型肠套叠。
(6)疑有器质性疾病的继发性肠套叠。
2. 禁忌证
(1)腹胀严重或已有肠穿孔、腹膜炎的肠套叠。
(2)全身情况差或合并休克的肠套叠。

（3）开腹手术后的肠套叠。

四、术前准备

1. 禁食　术前 4~6 小时禁食。

2. 医患沟通

（1）向家属说明病情,讲明腔镜手术方法、相关危险性及并发症,同时须强调有延长切口及中转开腹的可能。

（2）了解家属的想法和要求,解答家属提出的问题。

（3）完成术前谈话的有关签字手续。

3. 器具

（1）腔镜器械:小儿腹腔镜、无损伤抓钳、分离钳、腹腔镜肠钳,其他根据术中情况增添。

（2）灌肠器件:灌肠筒、球囊肛管(即 Foley's 导尿管)、悬挂灌肠筒的标有刻度的直立架(或监测压力的血压计)、三通管衔接器。

五、操作步骤

1. 探查腹腔术

（1）全身麻醉:行气管插管全身麻醉。

（2）体位:患儿仰卧位。

（3）建立气腹:脐部环形切口,抓起腹壁、经切口穿入气腹针、注 CO_2 至腹腔,设置压力 8~12mmHg。气腹建立后,穿刺置入 Trocar,插入腹腔镜。

（4）探查腹腔:腹腔镜直视,探查不见套叠团块时,于左下腹置入 5mm Trocar,插入无创钳,自回盲部开始逐步探查。判断套叠团块是否自动脱套、套叠是何类型、肠管有否坏死,根据情况确定进一步处理步骤。

2. 配合经肛灌肠、试行腹腔内整复术　镜下判定是常见的回结型套叠,可在直视下分别于左上腹和脐耻之间置入 5mm Trocar,插入无损伤抓钳,用无损伤抓钳协助,配合肠钳轻柔交替挤压整复,经肛灌肠注气或注入生理盐水,逐步加压整复(图 5-4-1、图 5-4-2)。注向肠管的生理盐水(或气体)压力控制在 80~120mmHg(根据患儿情况及医生个人经验)。镜下观察随气或生理盐水的注入,结肠增粗扩张、回盲部膨隆、小肠进气或进生理盐水,套叠团块逐步退缩、变小,直至消失,肠管复位成功;腹腔镜下将回肠末端与升结肠平行排列并间断缝合 3 针(图 5-4-3~ 图 5-4-5);再将回盲部与右侧腹后壁间断缝合固定 2~3 针(图 5-4-6)。检查无副损伤,无合并畸形或病变后

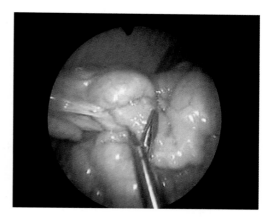

图 5-4-1　腹腔镜下肠套叠整复 1

结束手术。如腹腔镜手术治疗灌肠复位失败和多次复发性肠套叠,则术中常规行阑尾切除(图 5-4-7~ 图 5-4-9)。

3. 辅助小切口处理病灶术　镜下探查证实是难复位的复杂型肠套叠、复位失败的肠套叠、多发型肠套叠、小肠型肠套叠,或见肠管色泽不正常、肠坏死、肠穿孔、继发于肿瘤及憩室或息肉等病变的肠套叠,可经脐部 Trocar 处延长小切口,体外处理病灶,包括拖出套叠团块复位、病变肠管切除、肠吻合等,操作完毕后从小切口回纳入腹腔。

4. 复诊及退镜　①镜下细致复视套叠肠管是否全部复位,肠管病灶处理是否完善,清点器械,冲洗及吸引,酌情置或不置腹腔引流管。②退镜,排尽腹腔内 CO_2,拔除 Trocar,结束手术。

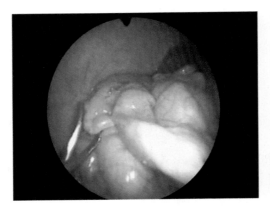

图 5-4-2　腹腔镜下肠套叠整复 2

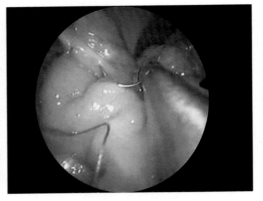

图 5-4-3　腹腔镜下肠管固定 1

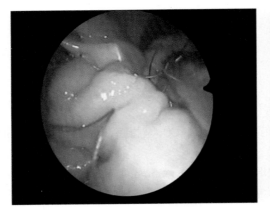

图 5-4-4　腹腔镜下肠管固定 2

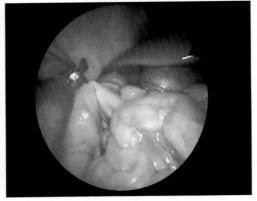

图 5-4-5　腹腔镜下肠管固定 3

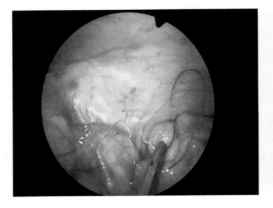

图 5-4-6　腹腔镜下回盲部与腹壁固定

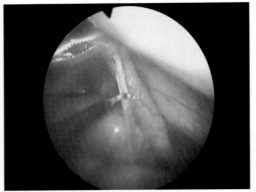

图 5-4-7　游离阑尾

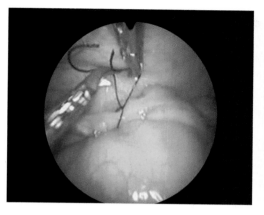

图 5-4-8　结扎阑尾根部

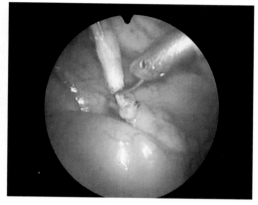

图 5-4-9　切除阑尾

六、术中注意事项

1. 镜下见肠管膨胀明显,应注意限制注气或生理盐水压力,一般不超过 120mmHg,同时反复从 Foley's 管减压、注气或生理盐水,腹腔镜直视下辅以肠钳挤压套叠头端以助复位。

2. 镜下见化脓性腹膜炎、肠穿孔等,处理同上,不可注气或注生理盐水复位。

3. 镜下直视、配合经肛灌肠复位过程中,应辅助无损伤钳协同完成。复位成功后,经肛排空结肠所注气体和生理盐水,镜下再次复诊无误方可结束手术。

七、术后处理

1. 术后送入麻醉复苏室,继续吸氧以排尽腹腔内 CO_2。

2. 置导尿管者,可尽早拔除。有腹腔引流管者,应防止引流管脱落。注意观察引流液的色泽和量,酌情拔除。

3. 早期活动,包括抱起或下床活动。

4. 观察排便,第 1 次可为血便,随后大便颜色应转为正常。

5. 术后 24 小时(非肠切除患者)可进食,初为易消化饮食。

八、术后并发症及处理

1. 损伤膨胀的肠管

(1) 常因置第 1 个 Trocar 的盲穿过程中用力过度,一经发现,应立即修补处理,辅助小切口或中转开腹。

(2) 复位操作过程中,注气或生理盐水的压力过大、不恰当的分离钳操作,都可造成膨胀的肠壁浆肌层破损或裂开,甚至发生肠穿孔。不严重的单纯肠壁浆肌层破损可不作处理,肠破裂或穿孔应及时修补,辅助小切口或中转进腹。

2. 肠套叠复发　可能为腹腔镜下视野暴露不清楚,肠套叠未全部复位或套叠部位组织结构发育异常。临床观察及超声或 CT 发现肠套叠仍存在,应再次处理。

3. 肠切除后吻合口瘘　按传统开腹手术的肠瘘处理办法治疗。

（王忠荣　李贵斌）

推荐阅读资料

［1］连树华,金兴硕.小儿腹腔镜应用.兰州:甘肃科技出版社,2005.

［2］李贵斌,王利,赵卫斌,等.腹腔镜在治疗小儿肠套叠中的应用.中华普通外科杂志,2009,24(8):667-668.

［3］李索林,李龙.小儿腹腔镜手术图解.上海:第二军医大学出版社,2005.

［4］王亮,王忠荣,徐兵,等.电脑遥控灌肠整复仪下水压灌肠在小儿肠套叠诊治中的作用.实用医学杂志,2011,27(2):268-269.

［5］余溪洋,徐兵.病毒感染与小儿肠套叠病因的关系.医学综述,2015,21(15):2762-2764.

［6］CHANG Y T,LEE J Y,WANG J Y,et al. Early laparoscopy for ileocolic intussusception with multiple recurrences in children. Surg Endosc,2009,23(9):2001-2004.

［7］BURJONRAPPA S C. Laparoscopic reduction of intussusception:an evolving therapeutic option. JSLS,2007,11(2):235-237.

［8］VILALLONGA R,HIMPENS J,VANDERCRUYSSE F. Laparoscopic treatment of intussusception. Int J Surg Case Rep,2015,7C:32-34.

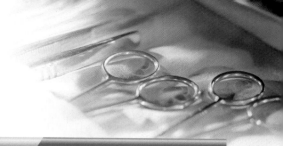

第五章
腹腔镜下胃扭转固定术

一、概述

小儿胃扭转临床上较为少见,是指胃的部分或全部发生旋转导致的胃内梗阻。凡是胃部分或全部胃大小弯位置发生变换,即胃大弯在上、胃小弯在下,或胃大弯在右侧,胃小弯在左侧,均可称为胃扭转。有报道 50% 以上在 1 岁内发病,男孩发病率明显高于女孩。

二、相关解剖

正常胃的位置是由胃膈韧带、胃脾韧带、胃肝韧带、胃结肠韧带和十二指肠腹膜后韧带固定,如果这些韧带出现先天异常或膈肌出现某些发育异常,就会导致胃扭转:①胃的固定韧带的先天性缺如、过长、松弛或撕裂;②胃的解剖或功能异常,如胃出口梗阻和胃动力差或吞入大量气体所致的急慢性胃扩张、消化性溃疡、胃的新生物、胃下垂和沙漏胃等;③胃的周围连接器官的异常,如横膈异常、脾大或游离、横结肠扭转、中肠旋转不良、肝左叶发育不良或异位等。

从解剖学角度可将胃扭转分为器官轴型、系膜轴型和混合型三种(图 5-5-1)。

器官轴型胃扭转是沿贲门和幽门纵轴连线为轴心进行旋转,多发生于存在膈肌异常的患儿。由于胃小弯较短,而贲门和幽门又相对固定,使得胃大弯较易沿器官轴向上扭转,多是从前方向上扭转,胃大弯位于胃小弯上方。胃向后扭转时,则向相反方向旋转。

系膜轴型胃扭转是从胃大弯、胃小弯中点连线为轴从右向左或从左向右扭转,多发生于膈肌正常患儿,常是从右向左旋转。

混合型胃扭转兼有上述两型特点,在慢性胃扭转的患儿中较多见。

小儿以器官轴型最常见,混合型最少见。

另外按照扭转程度可分为完全性和不完全性胃扭转,完全性是指扭转达到或超过 180°,而不完全性是指扭转小于 180°。根据病程的快慢可将胃扭转分为急性胃扭转和慢性胃扭转。

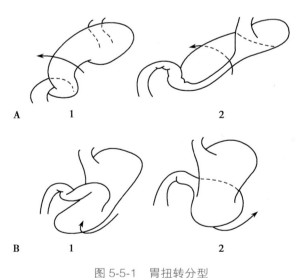

图 5-5-1　胃扭转分型

A.器官轴型扭转,1 为向前扭转,2 为向后扭转;B.系膜轴型扭转,1 为向前扭转,2 为向后扭转。

三、适应证与禁忌证

新生儿及小婴儿慢性胃扭转经体位及保守治疗多可自愈，但当出现以下情况时，要及时手术，多采用胃前壁固定术。

1. 适应证

(1) 诊断明确的急性胃扭转经胃肠减压等治疗后不缓解。

(2) 慢性胃扭转经体位方法保守治疗无效。

2. 禁忌证　急性胃扭转并发胃壁坏死。

四、术前准备

1. 血、尿、便常规，凝血功能及血气分析和血生化检查，并根据检查结果给予静脉补液，积极纠正水、电解质及酸碱平衡紊乱。

2. 胸腹部平片，食管、胃及十二指肠钡餐检查，了解胃扭转的类型及毗邻关系。

3. 如患儿一般情况较差，可以输注血浆或全血等支持治疗，输注抗生素积极抗感染治疗。

4. 放置胃管，尽可能吸尽胃内容物，降低胃张力，同时为微创手术创造足够的手术空间。

5. 手术仪器包括腹腔镜、光源、图像采集存储系统和图像摄像显示系统；普通腔镜手术器械包括Trocar及切口保护套、电钩、腔镜抓钳、分离钳、剪刀、腔镜持针器和腔镜吸引器。

五、手术步骤

1. 麻醉、体位及切口设计

(1) 麻醉与体位：采用气管插管全身麻醉，患儿仰卧(图 5-5-2)。

(2) 切口：自脐环左侧切口穿刺建立 CO_2 气腹，右上腹腋前线和右中腹切口置入操作器械进行检查和手术操作(图 5-5-3)。

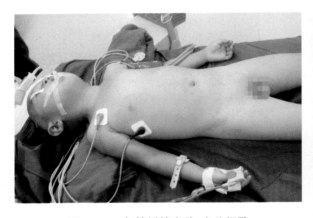

图 5-5-2　气管插管麻醉，患儿仰卧

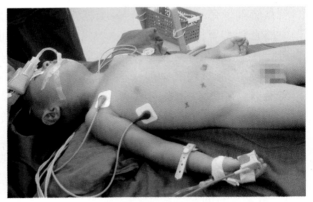

图 5-5-3　手术切口位置

2. 操作步骤

(1) 自脐环左侧切口穿刺 Veress 针后建立 CO_2 气腹，压力控制在 6~10mmHg。穿刺置入 5.5mm Trocar，置入腹腔镜探查，确定胃扭转病变类型及有无合并膈疝和肠旋转不良(以器官轴型胃扭转伴游走脾患儿为例)(图 5-5-4、图 5-5-5)。

(2) 将手术床床头稍抬高，腹腔镜监视下分别在右上腹腋前线和右中腹置入 3~5mm Trocar，仔细检查腹腔内胃扭转情况，通过操作器械将胃扭转复位(图 5-5-6)；同时探查扭转的病因及有无其他合并畸形或异常，如游走脾和肠旋转不良等(图 5-5-7)；如合并膈疝，则应行腹腔镜下膈疝修补术；如合

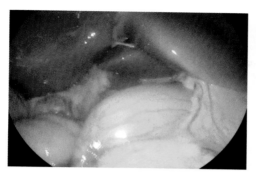

图 5-5-4　胃扭转患儿腹腔内情况

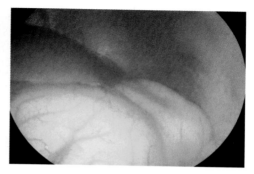

图 5-5-5　胃扭转为器官轴型向后扭转

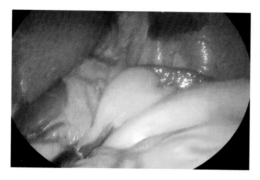

图 5-5-6　通过操作器械将胃扭转复位

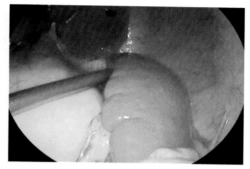

图 5-5-7　探查扭转病因，合并游走脾

并肠旋转不良，则应行腹腔镜下 Ladd 手术；如有异常索带应予以切断；如为膈肌异常应同时矫正。见相关章节。

（3）术中因有的患儿肝左叶较宽大，影响手术视野，操作困难，此时可采用腹腔镜悬吊技术扩大手术空间，暴露视野。自左侧肋缘下腋前线部位穿刺腹腔导入 3-0 带针丝线，缝合肝左叶下方附近的膈肌，再经剑突附近腹壁穿出，牵拉收紧缝线悬吊肝左叶以利于操作（图 5-5-8～图 5-5-11）。

（4）若探查无其他畸形或异常，将另 1 根 3-0 带针丝线经左上腹穿刺导入腹腔，用腹腔镜持针器将贲门胃底前壁浆肌层与肝左叶边缘附近相应的膈肌缝合固定（图 5-5-12～图 5-5-15）。

（5）如果胃扭转合并游走脾，因为游走脾的重力作用，易牵引胃大弯沿器官轴发生向后扭转，因此可将胃小弯侧前壁与肝圆韧带缝合固定（图 5-5-16～图 5-5-18）。至此，胃前壁固定术完成。

（6）仔细检查幽门处有无畸形或梗阻（图 5-5-19），检查固定后胃的形态和位置（图 5-5-20）及脾脏的固定情况。缝合处有无撕脱或出血。

（7）排出腹腔内 CO_2，拔除 Trocar，关闭切口，术毕。

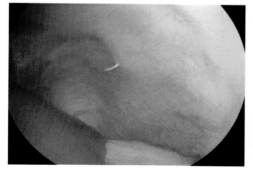

图 5-5-8　自左侧肋缘下穿刺导入带针丝线

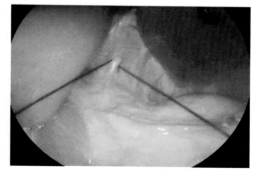

图 5-5-9　缝合肝左叶下方附近膈肌

419

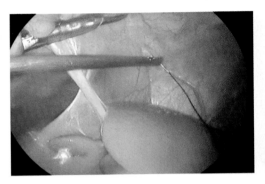

图 5-5-10 经剑突附近腹壁穿出缝线

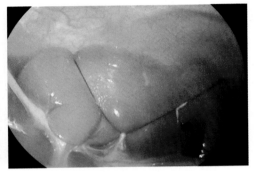

图 5-5-11 牵拉收紧缝线悬吊肝左叶

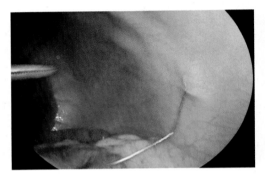

图 5-5-12 将 3-0 带针丝线穿刺导入腹腔

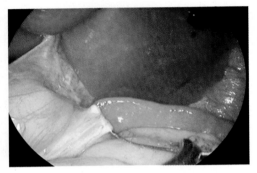

图 5-5-13 缝合胃底前壁浆肌层

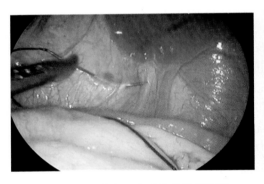

图 5-5-14 缝合肝左叶边缘附近膈肌

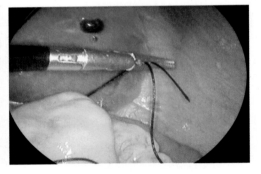

图 5-5-15 将胃底与膈肌缝合固定

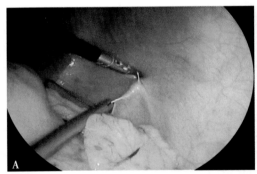

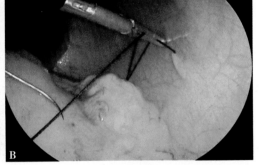

图 5-5-16 脾上极胃大弯和左后腹壁固定(A、B)

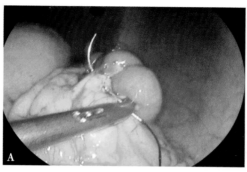
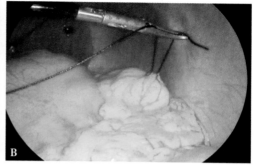

图 5-5-17　脾下极胃大弯和左后腹壁固定（A、B）

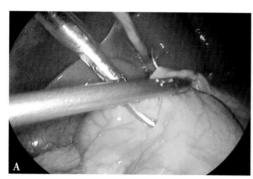
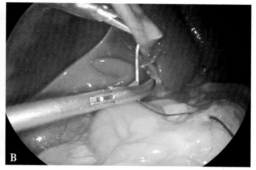

图 5-5-18　胃小弯侧前壁与肝圆韧带缝合固定（A、B）

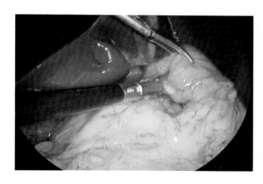
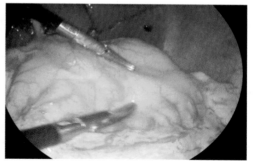

图 5-5-19　检查幽门处有无畸形或梗阻　　图 5-5-20　检查固定后胃的形态和位置

六、术中注意事项

1. 术中先将膨胀扭转的胃进行复位，并经鼻胃管减压。检查胃壁有无坏死和穿孔，同时探查横膈、食管裂孔、肝、脾等胃周围脏器和组织结构有无异常并予以相应矫治。

2. 最后行胃前壁固定术，将贲门附近胃小弯前壁缝合固定于肝左叶缘。

3. 如果胃周围韧带缺如、松弛，除将胃前壁大弯侧与前外侧腹壁固定外，同时可将胃底与横膈缝合固定。

七、术后处理

1. 禁食，持续胃肠减压。

2. 静脉输液维持水、电解质平衡，应用抗生素。

八、术后并发症及处理

1. 胃胀气　慢性胃扭转由于营养不良和胃动力差,术后常有胃胀气。需要持续胃肠减压 2~4 天,保持胃呈空虚状态。

2. 胃扭转复发　比较少见。多为术中固定方法不当、缝线脱落或术后缝线撕脱等所致。因此,要选用丝线固定,缝合时要达到胃壁肌层并结扎牢固。若胃扭转复发,症状重新出现,则应再次手术。可在胃前壁固定的同时行胃造瘘术。

3. 遗漏合并畸形　对其他合并畸形的遗漏是导致术后呕吐持续存在的主要原因,如膈疝、肥厚性幽门狭窄、十二指肠隔膜和肠旋转不良等。术中应仔细检查,避免遗漏。

4. 腹腔感染和脓肿形成　急性胃扭转并发胃壁坏死穿孔易致术后继发感染。因此对于胃壁坏死穿孔或腹腔内大量渗出液者应行彻底腹腔冲洗,并放置引流管。必要时转开腹手术,行脓肿引流。

5. 中毒性休克　是胃扭转死亡的最主要原因,由误诊或漏诊导致胃壁缺血、坏死穿孔所引起。因此,术前应作充分的准备,术后加强监护。

(徐伟立)

推荐阅读资料

[1] 于增文,李索林,李涛. 腹腔镜下胃固定术治疗小儿胃扭转并游走脾一例. 中华小儿外科杂志,2004,25(4):317.

[2] BEDIOUI H,BENSAFTA Z. Gastric volvulus:diagnosis and management. Presse Med,2008,37(3 Pt 2):e67-e76.

[3] BHANDARKAR D S,SHAH R,DHAWAN P. Laparoscopic gastropexy for chronic intermittent gastric volvulus. Indian J Gastroenterol,2001,20(3):111-112.

[4] GARCÍA R M,TOMÁS N P,DEL POZO C D,et al. Laparoscopic treatment of acute gastric volvulus. Cir Esp,2013,91(3):189-193.

[5] KOMURO H,MATOBA K,KANEKO M. Laparoscopic gastropexy for chronic gastric volvulus complicated by pathologic aerophagia in a boy. Pediatr Int,2005,47(6):701-703.

[6] MARION Y,ROD J,DUPONT-LUCAS C,et al. Acute gastric volvulus:an unreported long-term complication of pericardial drainage. J Pediatr Surg,2012,47(12):e5-e7.

[7] MORELLI U,BRAVETTI M,RONCA P,et al. Laparoscopic anterior gastropexy for chronic recurrent gastric volvulus:a case report. J Med Case Rep,2008,2:244.

[8] OKAZAKI T,OHATA R,MIYANO G,et al. Laparoscopic splenopexy and gastropexy for wandering spleen associated withgastric volvulus. Pediatr Surg Int,2010,26(10):1053-1055.

[9] PALANIVELU C,RANGARAJAN M,SHETTY A R,et al. Laparoscopic suture gastropexy for gastric volvulus:a report of 14 cases. Surg Endosc,2007,21(6):863-866.

[10] RASHID F,THANGARAJAH T,MULVEY D,et al. A review article on gastric volvulus:a challenge to diagnosis and management. Int J Surg,2010,8(1):18-24.

[11] SHONO Y,TSUJI T,HORIUCHI T,et al. Laparoscopic gastropexy for chronic gastric volvulus. Hepatogastroenterology,2007,54(74):655-656.

[12] SIU W T,LEONG H T,LI M K. Laparoscopic gastropexy for chronic gastric volvulus. Surg Endosc,1998,12(11):1356-1357.

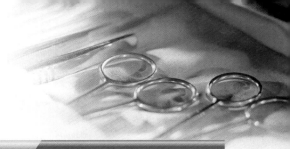

第六章
腹腔镜下精索静脉高位结扎术

一、概述

精索静脉曲张（varicocele）是泌尿生殖系统常见病，小儿男性发病多为青春期，主要病理表现是精索蔓状静脉丛异常扩张、伸长且迂曲呈团块状，在患侧阴囊可见蚯蚓样的迂曲静脉团。精索静脉结扎术是治疗该病的主要方法，而目前最为多用的是经腹腔镜下精索静脉高位结扎术。

二、相关解剖

左精索内静脉较长，几乎垂直汇入左肾静脉，回流困难，因此，左侧患病占绝大多数。

腹膜后占位性病变或肾积水压迫，导致精索静脉回流受阻，常是继发性精索静脉曲张的因素。

三、适应证与禁忌证

1. 适应证　①患侧阴囊坠胀感明显；②静脉曲张明显，平卧后不能消失；③已形成血栓甚至静脉石；④合并腹股沟斜疝或鞘膜积液。

2. 禁忌证　相对而言，继发性病变引起的精索静脉曲张，应先治疗病因。

四、术前准备

同一般腹腔镜手术。

五、手术步骤

1. 患儿仰卧，左臀部略抬高，在脐窝、耻骨上方和左侧腹，先后戳孔置入 5mm Trocar。

2. 探查，在盆腔外缘髂外动脉的外侧，放大镜头并贴近手术视野，透过腹膜可观察其下方的精索，距腹股沟管内环上方 2cm 剪开精索上方长约 3cm 的腹膜，暴露及游离精索（图 5-6-1）。

3. 仔细观察精索血管，辨明动脉并钝性将其游离及保护，小心解剖，将精索内静脉和淋巴纤维组织等一并结扎。也可在近远端结扎线之间切除长约 1.5cm 一段，使其保留距离断开（图 5-6-2~图 5-6-8）。若动脉搏动不明显，通常是将精索内异常扩张的血管（一般为 2 根），分别结扎离断，保存剩余的不扩张的精索血管（含精索内动脉和淋巴组织等）。

4. 检查手术视野，确认无出血及结扎妥善后可缝合腹膜，继而退镜、排气、闭合腹壁创孔（创口）。

六、术中注意事项

1. 细致解剖，尽可能保护好精索动脉，避免错误结扎，尤其注意对细小搏动的动脉不轻易结扎，以保证睾丸的血液循环不受影响。

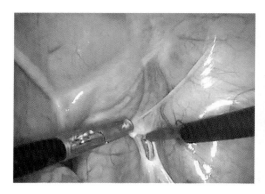

图 5-6-1　切开精索表面腹膜

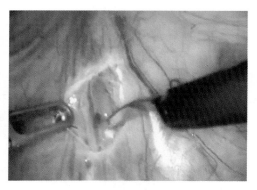

图 5-6-2　游离精索

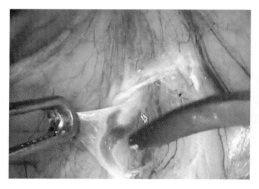

图 5-6-3　游离出精索中异常扩张的静脉

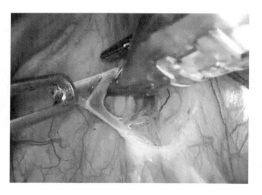

图 5-6-4　夹闭精索静脉 1

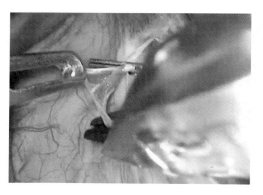

图 5-6-5　夹闭精索静脉 2

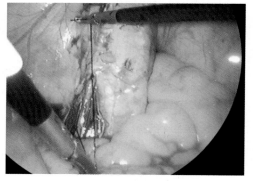

图 5-6-6　丝线结扎精索静脉

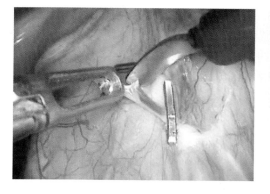

图 5-6-7　切断精索静脉

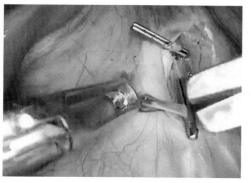

图 5-6-8　切断精索静脉另一端

2. 分离精索过程中,如遇较大血管出血且难以止血,且影响手术视野,可分开输精管,将全部精索结扎和切断。有报道称该处理方式不会使睾丸萎缩。

七、术后处理

抬高阴囊及卧床休息,1~2 天后可恢复轻微活动。

八、术后并发症及处理

1. 腹腔出血 多因精索血管损伤未被发现或结扎血管不牢所致。术中应确切止血、细致检查,必要时中转开腹;术后仔细观察,如有出血征象,应立即抢救治疗。

2. 阴囊水肿 主要因结扎精索后使淋巴回流障碍,但多数可自然消退。术后卧床休息及适当抬高阴囊,对预防和消退阴囊水肿可能有一定的帮助。

3. 病变复发 常与结扎精索静脉不全(漏扎)或存在腹壁下静脉和输精管静脉异常有关。预防措施是术中如发现异常扩张的腹壁下静脉和输精管静脉,应同时结扎。

（王忠荣）

推荐阅读资料

［1］李索林,李龙.小儿腹腔镜手术图解.上海:第二军医大学出版社,2005.
［2］连树华,金兴硕.小儿腹腔镜应用.兰州:甘肃科技出版社,2005.

第七章
腹腔镜下经胆囊胆道造影术

一、概述

胆道造影可直观了解肝内外胆管形态、有无胆道梗阻及结石、有无胰胆管汇流异常等,对胆道闭锁、胆总管囊肿、胰胆管汇流异常、胆道结石、胆管发育不良等胆道疾病的术中诊断和处理有不可替代的作用。超声、MRI、MRCP、肝胆动态显像、CT等影像学检查在胆道闭锁术前诊断中有一定的提示作用,但公认的胆道闭锁诊断标准为术中胆道造影。腹腔镜下经胆囊胆道造影手术操作简单易行,现已普遍应用于胆道闭锁的诊断,可了解肝外胆管通畅情况,进行胆道闭锁分型;可鉴别胆汁淤积、胆管发育不良等婴儿阻塞性黄疸;对于先天性胆管扩张症行术中胆道造影可同时了解扩张胆管形态、有无合并胆道结石、有无其他胆管发育畸形、有无胰胆管汇流异常等。虽然近年来已有应用吲哚菁绿行胆道荧光显像,但常规经胆囊胆道造影因其方便实用而在胆道疾病诊治中广泛应用。

二、相关解剖

肝外胆道系统包括左肝管、右肝管、肝总管、胆囊、胆囊管和胆总管。肝总管由左、右肝胆管在肝门横沟的深处汇合而成;右肝管位于肝门横沟的右侧,由右前叶和右后叶胆管汇合而成,并接受来自尾状叶右段及尾状叶突的小胆管;左肝管位于肝门横沟左侧,多由左外叶胆管和左内叶胆管汇合而成。肝管的变异较多,有时还可见到副肝管,尤其是右侧副肝管较为多见,由肝门右侧出肝,可汇入肝管、胆囊管或胆总管。

胆囊呈梨形,为囊性器官,内储胆汁,有储存及浓缩胆汁的作用,位于肝脏脏面的胆囊窝内,可分为胆囊底、胆囊体、胆囊颈和胆囊管四部分。胆囊底体表投影位于右侧肋缘下锁骨中线稍偏外侧,胆囊底圆钝,为盲端,底部一般游离,其向左后延伸形成胆囊体部;胆囊体部附着于肝脏的胆囊窝;胆囊颈与胆囊管连接处呈囊性扩大,称为胆囊颈的壶腹部,胆囊结石易嵌顿于此处而引起梗阻和急性胆囊炎;胆囊管与肝总管汇合为胆总管,根据胆总管的行程和毗邻关系,可将其分为四段,分别为十二指肠上段、十二指肠后段、胰腺段和十二指肠壁段。在十二指肠壁段胆总管与主胰管汇合形成一共同的通道,开口于十二指肠降部的后内侧壁(图5-7-1)。

三、适应证与禁忌证

1. 适应证

(1) 新生儿阻塞性黄疸的鉴别诊断。

(2) 先天性胆管扩张症。

(3) 反复胰腺炎考虑胰胆管汇流异常。

(4) 胆道结石。

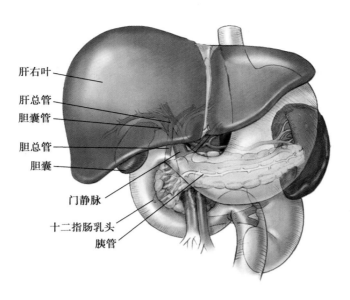

图 5-7-1　肝外胆管解剖

肝右叶
肝总管
胆囊管
胆总管
胆囊
门静脉
十二指肠乳头
胰管

（5）胆管发育不良。

（6）其他胆道畸形。

2. 禁忌证

（1）凝血功能障碍。

（2）先天性胆管扩张症胆道已穿孔。

（3）对对比剂过敏。

（4）心肺功能不全。

（5）严重腹腔内粘连。

四、术前准备

1. 了解患儿凝血功能及肝功能情况，必要时给予保肝治疗并补充必要的脂溶性维生素。

2. 如存在重度贫血，需输注红细胞。

3. 术前 4~6 小时禁食、禁水，麻醉后留置鼻胃管及导尿管减压。

4. 脐部清洁后用医用酒精擦拭消毒。

5. 术前备腹腔镜设备、5mm 镜头、3mm 抓钳、3mm 电钩、Trocar，F6 或 F8 硅胶脑室引流管，术中备移动 DR 机或 C 形臂、碘海醇或泛影葡胺。

五、手术步骤

1. 手术体位为平卧位（图 5-7-2）。

2. Trocar 放置　通常采用两孔法，于脐部或脐窝上缘切开，直视下放置第 1 个 3mm 或 5mm Trocar，置入腹腔镜，观察肝脏及肝门部情况（图 5-7-3），第 2 个 3mm Trocar 置于肋缘下胆囊底体表投影处偏外侧（图 5-7-4）；亦可采用经脐单部位腹腔镜置入 Trocar。

3. 用弯钳夹持胆囊底固定，于胆囊底腹壁投影点处用注射器经腹壁穿刺入胆囊；或腹腔气体排出后自肋缘下穿刺口连同 Trocar 一起将夹持的胆囊底提出至腹壁外，

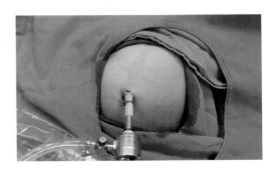

图 5-7-2　手术体位

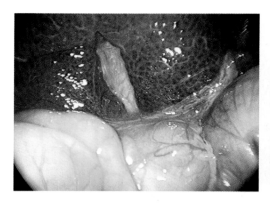

图 5-7-3 胆囊及肝脏情况

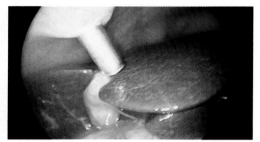

图 5-7-4 放置第 2 个 Trocar

切开胆囊底,根据胆囊腔的大小置入 24~18G 套管针或 F6~8 硅胶脑室引流管,缝合胆囊底固定引流管,并将提出的胆囊底还纳入腹腔(图 5-7-5~ 图 5-7-10)。

4. 穿刺或置管后可回抽观察胆囊内有无胆汁及其颜色,用注射器均速注入适量对比剂(图 5-7-11)。

5. 移动 DR 或 C 形臂摄片观察(图 5-7-12~ 图 5-7-15)。

6. 拔除造影管。

7. 拔除 Trocar,缝合切口。

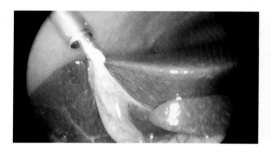

图 5-7-5 钳夹胆囊底

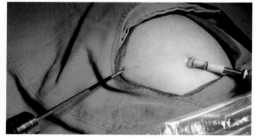

图 5-7-6 将胆囊底提出至腹壁外

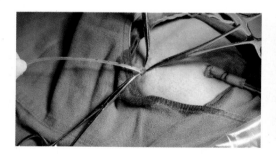

图 5-7-7 切开胆囊底置管

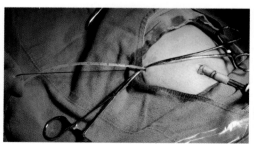

图 5-7-8 缝合固定造影管

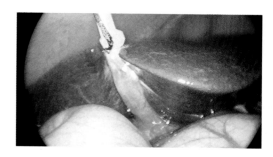

图 5-7-9 还纳胆囊

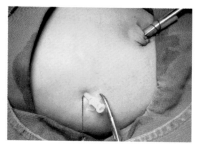

图 5-7-10 穿刺置入套管针

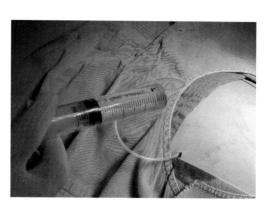

图 5-7-11 冲洗胆囊及注射对比剂

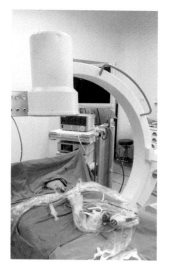

图 5-7-12 C 形臂摄片

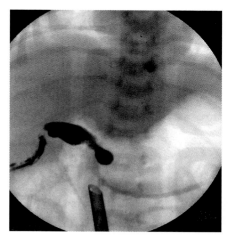

图 5-7-13 胆道闭锁造影结果 1

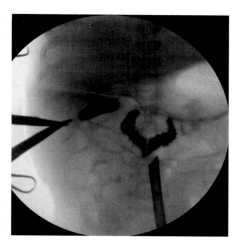

图 5-7-14 胆道闭锁造影结果 2

六、术中注意事项

1. 胆道闭锁患儿肝脏体积增大,胆囊发育小且未充盈,胆囊常凹陷于肝裂中,胆囊底提出腹壁外较困难时,可用电钩先游离胆囊底后再提出。

2. 对比剂注射容量应适中,压力不可过大,胆道闭锁患儿如压力过大,对比剂可渗入黏膜下组织或腹腔;先天性胆管扩张症如注射对比剂少,胆道不能完整显影,如对比剂容量过大,则十二指肠及小肠显影过多,影响对扩张胆管显影的观察。以显示肝内外胆管及十二指肠为宜,胆管扩张症可根据术前超声等影像学检查结果估算胆囊及胆总管容积,确定对比剂注射量。

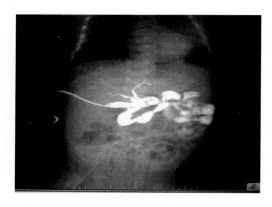

图 5-7-15　胆汁淤积综合征冲洗后造影结果

3. 部分胆道闭锁患儿胆囊底切开后未见明显腔隙,可沿胆囊继续纵行切开观察有无腔隙及"白胆汁"排出,如无腔隙则多提示胆囊闭锁,如腔隙过小不能置管则不能造影。

4. 术中如胆囊闭锁不能置入套管针造影,需腹腔镜观察肝门部解剖变化,如肝门部有无条索状物、纤维斑块及囊性包块,患儿胆囊闭锁、不能注入对比剂、肝硬化表现明显、肝门部解剖异常等均提示胆道闭锁。

5. 如固定造影管缝线打结过紧则可压闭造影管管腔,对比剂不能注入或术后拔出造影管困难;如固定过松则可出现对比剂外溢,造影过程中可见对比剂弥散入腹腔,需冲洗对比剂后重新固定造影管。

6. 术中固定造影管不要附带结扎周围腹壁组织,造成胆囊还纳困难。

7. 阻塞性黄疸患儿术中需常规取肝组织活检,活检宜先于胆道造影,以便于操作,可用组织剪取肝右叶下缘肝组织自右侧肋缘下 Trocar 取出,肝脏创面电凝止血。

8. 胆囊结石患儿,术中可同时切开胆囊底用取石钳取石,并可复查胆道造影了解有无结石残留及其位置;亦可术中配合使用膀胱镜自切开的胆囊底置入胆囊取石并冲洗。

9. 如行脐部单部位腹腔镜手术,可于右侧肝下缘胆囊底处经腹壁用缝线缝合胆囊底浆膜层以悬吊固定,便于胆囊穿刺。

七、术后处理

1. 麻醉苏醒 6 小时后可少量饮水,逐渐过渡为正常饮食。

2. 胆汁淤积患儿,术中留置造影管冲洗,术后每天经造影管用生理盐水冲洗胆道,1 周左右可经造影管复查胆道造影,如通畅良好可拔除造影管。

3. 胆汁淤积患儿术后可口服熊去氧胆酸等利胆药物。

八、术后并发症及处理

1. 胆道造影管拔除过程中断裂,多是由于胆囊底缝合固定造影管打结过紧所致,可腹腔镜下拆除原缝合线,切开胆囊底取出残留造影管,切开处 5-0 可吸收线间断或连续缝合。

2. 术后胆道冲洗时造影管周围渗液,多为术中固定不牢固所致,如渗液较少,可较小压力下冲洗,如渗液过多或造影管脱落需再次手术固定。

（张　大）

推荐阅读资料

［1］李刚,廖嫚,乐盛麟,等. 腹腔镜下胆道造影在婴幼儿迟发性黄疸中的诊断及治疗价值. 中华小儿外科杂志,2013,33(11):876-878.

［2］李龙,李索林. 小儿腹腔镜手术图解. 上海:第二军医大学出版社,2005.

［3］AOKI T,MURAKAMI M,YASUDA D,et al. Intraoperative fluorescent imaging using indocyanine green for liver mapping and cholangiography. J Hepatobiliary Pancreat Sci,2010,17(5):590-594.

［4］Comitalo J B. Laparoscopic cholecystectomy and newer techniques of gallbladder removal. JSLS,2012,16(3):406-412.

［5］HORWOOD J,AKBAR F,DAVIS K,et al. Pro Niiya spective evaluation of a selective approach to cholangiography for suspected common bile duct stones. Ann R Coll Surg Engl,2010,92(3):206-210.

［6］MATSUI A,TANAKA E,CHOI H S,et al. Real-time intra-operative near-infrared fluorescence identification of the extrahepatic bile ducts using clinically available contrast agents. Surgery,2010,148(1):87-95.

［7］OKAZAKI T,MIYANO G,YAMATAKA A,et al. Diagnostic laparoscopy-assisted cholangiography in infants with prolonged jaundice. Pediatr Surg Int,2006,22(2):140-143.

［8］RAWLINGS A,HODGETT S E,MATTHEWS B D,et al. Single-incision laparoscopic cholecystectomy:initial experience with critical view of safety dissection and routine intraoperative cholangiography. J Am Coll Surg,2010,211(1):1-7.

［9］TAGAYA N,SHIMODA M,KATO M,et al. Intraoperative exploration of biliary anatomy using fluorescence imaging of indocyanine green in experimental and clinical cholecystectomies. J Hepatobiliary Pancreat Sci,2010,17(5):595-600.

第八章

胸腔镜下胸锁乳突肌切断术

一、概述

先天性肌斜颈是胸锁乳突肌单侧挛缩,形成头偏向患侧,下颌转向健侧的一种姿势性畸形,长期存在可致颅面发育不对称。目前认为先天性肌斜颈由产伤、异常分娩、胎位异常或先天性畸形所致,发病率0.3%~0.5%,多为右侧。先天性肌斜颈一般先行保守治疗,如果无效可采用手术治疗。传统开放胸锁乳突肌及筋膜切断松解术是疗效可靠的手术治疗方法,但有颈部可见的永久性伤口瘢痕,并可能影响患儿的面部表情活动。为了克服这一劣势,近年可采用微创治疗。Sasak等描述了经耳郭后方乳突发际边小切口的内镜手术方法,松解胸锁乳头肌下极,取得了满意的治疗和美容效果。但对于颈部挛缩或变形的患儿,皮下通道发生扭曲,可能损伤耳大神经、副神经及颈外静脉。

Swain等采用腔镜下腋部入路手术,术后效果良好,避免了神经、血管的损伤,但操作路径较长,切割肌肉有一定难度。徐建国等采用腋部置内镜,患侧颈后近锁骨上缘处和健侧胸壁近锁骨下缘处置入Trocar放置操作器械,切口较隐蔽,操作较直接。李龙采用腋部置内镜,直接在胸锁乳突肌的两侧置Trocar,缩短了手术路径,获得了良好的手术视野,使操作变得更加容易、快速,同时可避免血管、神经的损伤。采用颈部不置入Trocar,直接在胸锁乳突肌胸骨头和锁骨头两侧做两个1.5~2.0mm的切口,直接放入电刀头和微型操作钳,不仅操作容易,而且达到了更好的美容效果。

二、相关解剖

胸锁乳突肌斜行于颈部两侧皮下,大部分被颈阔肌覆盖,是颈部较明显的体表标志。起自胸骨柄前面的胸骨头和锁骨胸骨端的锁骨头,止于颞骨的乳突。一侧收缩可使头部偏向同侧,下颌转向对侧,两侧同时收缩可使头后仰。

胸锁乳突肌的局部解剖:胸锁乳突肌中上1/3交界处深面有副神经穿过外后方;平行胸锁乳突肌深面为颈动脉鞘,是胸锁乳突肌区的中心结构,内含颈总动脉、颈内动脉、颈内静脉及迷走神经,动脉居后内侧,静脉居前外侧,神经位于二者间的后外方。同层次的还有舌骨下肌群,包括胸骨舌骨肌、胸骨甲状肌、胸骨舌骨肌及肩胛舌骨肌等。颈动脉鞘深面有颈交感干,外侧有膈神经行于前斜角肌表面,有臂丛神经穿出斜角肌间隙。

三、适应证与禁忌证

1. 适应证
(1)先天性肌性斜颈保守治疗无效者。
(2)年龄1~12岁的先天性肌性斜颈。

2. 禁忌证

（1）超过 12 岁患儿虽不是绝对禁忌，但手术效果常不理想，且易产生复视。

（2）其他原因致非肌性斜颈。

四、术前准备

1. 血、尿、便常规，凝血功能、血生化检查，胸片及心电图检查，了解患儿一般情况。

2. 颈椎及锁骨 X 线检查，了解是否有骨关节结构异常。

3. 眼科检查，交叉遮眼试验可以鉴别眼源性斜颈。

4. 手术仪器包括 30° 5mm 胸腔镜、光源、图像采集存储系统和图像摄像显示系统；普通腔镜手术器械包括 5mm Trocar、2mm 腔镜分离钳、单极电刀和 CO_2 通气管。

五、手术步骤

1. 麻醉与体位 采用气管插管全身麻醉，患儿仰卧，肩部垫高，头偏向健侧，患侧上肢外展 90°。

2. 切口设计 腋前皱襞 5mm 横切口，胸锁乳突肌胸骨头及锁骨头两侧各 1 个 2mm 横切口（图 5-8-1）。

3. 操作步骤

（1）建立颈前皮下间隙：于患侧腋前皱襞做 5mm 横切口，小血管钳向病变方向游离皮下组织层 5cm 左右，应用 30° 5mm 胸腔镜向颈前分离皮下组织至颈阔肌筋膜下、胸锁乳突肌胸骨头与锁骨头浅面。

（2）建立气腔：拔出镜头，置入 5mm Trocar，连接 CO_2 通气管，压力 6mmHg，流量 3L/min，再次置入镜头，暴露胸锁乳突肌远端两头。

（3）置入操作器械：分别在胸锁乳头肌下端两侧各做 1 个 1.5~2mm 切口，放入 3mm Trocar 或采用无 Trocar 技术直接放入电刀和微型操作钳（图 5-8-2）。直视下用电刀切断颈阔肌筋膜与胸锁乳突肌之间残留的索条状组织，扩大操作空间，充分暴露紧张挛缩、纤维化的胸锁乳突肌胸骨头与锁骨头。

（4）切断胸锁乳突肌：距胸骨或锁骨 1cm 处，左手持钳提取要离断的肌纤维束，右手用电刀分多次电凝横断胸锁乳突肌胸骨头与锁骨头的肌纤维束（图 5-8-3），切断胸锁乳突肌周围紧张的纤维组织，直至清晰暴露颈血管鞘及肩胛舌骨肌的肌腹（图 5-8-4）。

（5）检查：旋转患儿头部，皮外触摸紧缩组织已彻底松解，检查创面无出血。

（6）关闭切口：6-0 可吸收线缝合腋部伤口皮下，皮肤胶粘合 3 处伤口（图 5-8-5）。

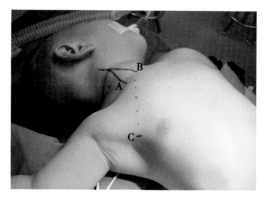
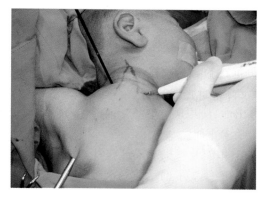

图 5-8-1　胸腔镜下胸锁乳头肌切断术手术切口　　图 5-8-2　胸腔镜下胸锁乳突肌切断术的器械摆放

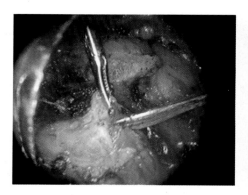

图 5-8-3 离断肌纤维束

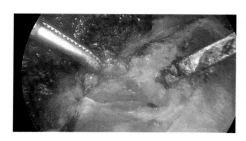

图 5-8-4 胸锁乳突肌切断后暴露颈动脉鞘

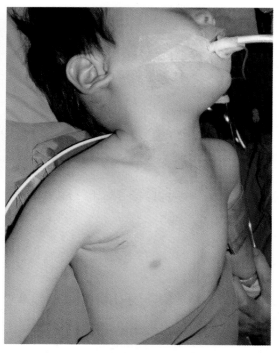

图 5-8-5 术后切口外观

六、术中注意事项

1. 麻醉完成、体位摆好后再根据胸锁乳突肌的体表标志准确标记切口位置。

2. 单极电凝器电刀笔的刀头需用绝缘胶带包裹前端,仅露 2mm 金属裸区,否则有灼烧皮肤的可能。

3. 切断肌肉的同时需充分松解周围结缔组织。

4. 接近颈动脉鞘时将小肌束挑起后切断,切勿牵拉颈动脉鞘以防电灼伤。

5. 切断肌肉时不宜太快,防止小血管切断后导致创面出血,寻找小血管和止血困难。

七、术后处理

1. 局部包扎时适当压迫颈前间隙,可有效减少渗血、渗液,预防感染。

2. 功能锻炼。术后颈托或支架固定 3~6 个月;2 岁以下患儿每天坚持头颈部被动锻炼;6 岁以上患儿应将头部固定在过度矫正的位置。

八、术后并发症及处理

1. 创面出血 分离皮下隧道和离断肌肉时渗血。钝性分离颈前间隙时不可暴力分离,可在置入电刀后离断;离断肌肉的速度不宜太快。术中发现出血可局部压迫,一般可控制,若为颈动脉鞘内血管的破裂出血,应果断中转修补血管;术后出血应以压迫止血为主,大出血可压迫呼吸及颈部神经,必要时再次手术止血。

2. 皮下积液及感染 局部包扎时适当压迫颈前间隙,可有效减少渗血、渗液,预防感染。

3. 损伤神经 术前定位不准可损伤颈部神经。术前应准确定位,术中贴近胸锁乳突肌远端两头操作。

4. 效果欠佳 与手术时年龄及术后功能锻炼的规范性相关。

（汤绍涛）

推荐阅读资料

［1］李龙,付京波,刘钢,等.内镜下胸锁乳突肌切断治疗肌性斜颈的初步报告.临床小儿外科杂志,2004,2(2):81-84.

［2］汤绍涛,毛永忠,童强松,等.腔镜下腋、颈部入路胸锁乳突肌松解术矫正先天性肌性斜颈.中华小儿外科杂志,2009,30(6):353-356.

［3］SASAKI S,YAMAMOTO Y,SUGIHARA T,et al. Endoscopic tenotomy of the sternocleido mastoid muscle;new method for surgical correction of muscular torticoUis. Plast Reconstr Surg,2000,105(5):1764-1767.

［4］SWAIN B. Transaxillary endoscopic release of restricting bands in congenital muscular torticollis-a novel technique. J Plast Reconstr Aesthet Surg,2007,60(1):95-98.

［5］TANG S T,YANG Y,MAO Y Z,et al. Endoscopic transaxillary approach for congenital muscular torticollis. J Pediatr Surg,2010,45(11):2191-2194.

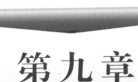

第九章
腹腔镜下鞘膜积液手术

一、概述

胚胎发育早期,下腹部的腹膜即向腹股沟部形成一突起,并沿腹股沟管伸延至阴囊底部,称为鞘状突。在鞘状突形成时,睾丸也紧贴鞘状突背侧,经腹股沟管进入阴囊。鞘状突的背侧覆盖精索及睾丸的大部分。正常情况下,鞘状突管在胎儿出生前先从腹股沟管内环处闭塞,然后近睾丸端的鞘状突管也开始闭塞,闭塞过程中由两端向中间延续,使精索部鞘状突管完全闭塞,形成纤维索,仅睾丸部留有间隙,成为睾丸固有鞘膜腔,睾丸鞘膜腔与腹腔之间互不相通。鞘状突管的闭塞过程可能出现异常,使睾丸鞘膜腔与腹腔之间在某个水平上有不同程度的沟通,导致腹腔液体积聚,即为鞘膜积液(hydrocele)。

鞘膜积液可见于小儿各年龄段,绝大多数为男孩,表现为腹股沟或阴囊包块,由于鞘状突管一般比较细小,因此包块无明显的大小变化。如果未闭鞘状突管直径较粗,平卧一晚后,晨起可见包块有所缩小。女孩偶有鞘膜积液,称为 Nück 囊肿。新生儿出现鞘膜积液很常见,可能由于出生后鞘状突管继续发生闭塞,有一部分患儿鞘膜积液逐渐自行消失。体格检查时可于患侧阴囊或腹股沟部触及囊性肿块,透光试验阳性,于肿块下方或肿块内可触及睾丸。

鞘膜积液如体积不大,张力不高,可不急于手术治疗,特别是 1 岁以内的婴儿,尚有自行消退的机会,如果张力较高,可能影响睾丸血液循环,导致睾丸萎缩者,手术治疗不受年龄限制。小儿鞘膜积液是由于先天性腹膜鞘状突未闭所致,故通常行鞘状突高位结扎术就可以达到根治目的,囊肿内积液可用针头经手术创口或阴囊皮肤穿刺排出。

近年来腹腔镜手术用于治疗小儿鞘膜积液已有较多报道,所用器械、方法大同小异。与传统手术比较,腹腔镜下鞘状突高位结扎术具有诸多优点,如腹腔镜手术可避免对精索血管和输精管的损伤,同时也可真正做到高位环扎内环口,并能探查对侧内环口情况,发现隐性开放鞘状突可同期处理,避免因对侧开放鞘状突出现症状而再次手术,且不损伤腹股沟管结构,美容效果好。

二、相关解剖

根据鞘状突管闭合异常的部位,鞘膜积液大体上分为两个类型。

1. 睾丸鞘膜积液　整个鞘状突管未闭,腹腔内液体经鞘状突管流入睾丸鞘膜腔。睾丸鞘膜腔与腹腔之间有粗细不等的鞘状突管相通。

2. 精索鞘膜积液　近睾丸部的鞘状突管闭塞,而精索部鞘状突管未闭,腹腔内液体经内环部流入精索部未闭的鞘状突管而止于睾丸上方。

由于未闭鞘状突管的部位、鞘状突管的粗细、鞘膜腔内积液的张力等情况不同组合,在上述两种基本类型的基础上,又可有许多不同的病理类型。但不论是精索部位还是睾丸部位的鞘膜积液囊,几乎都与腹腔相通。鞘状突管周径一般约 2mm,位于精索前内侧,菲薄,半透明,有时可见鞘状突管内有积液。有些鞘状突管很细,如不仔细解剖辨认,容易忽略,有些鞘状突管周径可达 5mm 或更粗。如鞘状突管较粗,可使肠管进入鞘状突管,称腹股沟斜疝。

腹腔镜下在腹壁下动脉的外侧可见到腹股沟管内环(正常情况下此环处于闭合状态)及进入腹股沟管的组织结构,即男孩为精索和输精管,女孩为子宫圆韧带(图 5-9-1)。

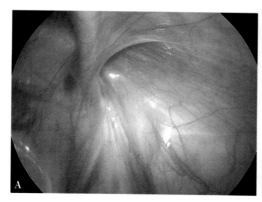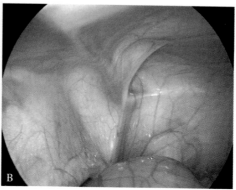

图 5-9-1　腹腔镜下观察未闭鞘状突
A. 男孩;B. 女孩。

三、适应证与禁忌证

1. 适应证
(1) 2 岁以上仍然存在鞘膜积液,尤其学龄前不能自然消退者。
(2) 怀疑鞘膜积液患儿伴腹股沟斜疝时应尽早手术治疗。
2. 禁忌证
(1) 新生儿鞘膜积液不必急于手术。
(2) 阴囊及腹股沟部有皮疹或炎症。
(3) 全身状态或心肺功能欠佳不能耐受气腹。
(4) 近期有呼吸道病变。

四、术前准备

1. 手术区备皮　对脐部及手术区域进行皮肤准备。
2. 胃肠道准备　术前 6 小时禁食、禁水。术前行开塞露刺激排便,排空肠道内气体。
3. 术前排空膀胱。
4. 手术器械准备　根据实际情况选用合适的手术器械和腹腔镜。手术仪器包括腹腔镜、光源、图像采集存储系统和图像摄像显示系统;腔镜手术器械包括 Trocar、腔镜无损伤抓钳、腔镜持针器(内环口缝扎法需用),以及改制的导线针、雪橇针、硬膜外穿刺针等。

五、手术步骤

腹腔镜鞘状突高位结扎术分为两类:经腹腔内鞘状突缝扎法和经腹膜外鞘状突结扎法,目前多采用后者,所用器械为自行改制的导线针、钩线针、雪橇针或硬膜外穿刺针等(见本章第二节)。现介绍一种自制导线针腹膜外鞘状突结扎法。

1. 准备好腹腔镜设备,将自制导线针前端针孔处导入 1 根 4 号丝线,穿入套管备用(图 5-9-2)。

2. 气管插管全身麻醉后患儿平卧,手术区(包括腹部和阴囊区域)消毒,铺无菌单,再次消毒脐部,于脐部正中纵行切开放置 5mm Trocar,建立人工 CO_2 气腹(压力 8~10mmHg),放入腹腔镜,调整体位为头低足高位。

3. 腹腔镜下探查患侧腹股沟管内环口,并探查另一侧有无鞘状突未闭。

4. 在患侧腹股沟管内环口的体表投影处切开皮肤 1.5mm,将已备好的导线针依次刺入腹壁各层达到内环上缘腹膜外(图 5-9-3)。

5. 导线针先沿腹膜外绕行腹股沟管内环口的内侧半周,跨过输精管和精索血管,刺破腹膜进入腹腔(图 5-9-4)。

6. 固定好导线针后,将套管沿导线针推入内环上缘腹膜外间隙。抽动导线针使丝线末端形成线圈结构,将腹腔镜伸入线圈内抵在一侧腹壁上,固定套管拔出导线针,丝线圈留在腹腔内(图 5-9-5)。

7. 将带有另 1 根 4 号丝线的导线针沿导线针套管经同一通道第 2 次准确进入腹膜外间隙,此时退出导线针套管(图 5-9-6)。

8. 继续用导线针剥离斜疝内口外半周,于第 1 次刺破腹膜处进入腹腔,并进入第 1 次置入的丝线圈,同法将导线针拔出(图 5-9-7)。

9. 在体外收紧拉出第 1 次置入的丝线并将第 2 次置入的丝线套出腹壁外,挤压阴囊和腹股沟区将鞘状突内的气体和液体挤入腹腔,丝线在腹壁外打结,提拉腹壁使线结埋藏于腹膜外,完成内环口的结扎(图 5-9-8)。

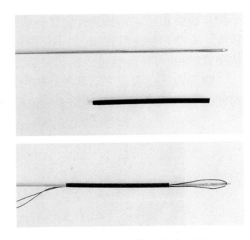

图 5-9-2 自制导线针及套管

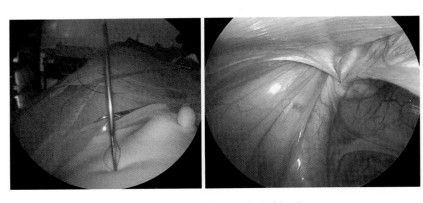

图 5-9-3 导线针穿入腹膜外间隙

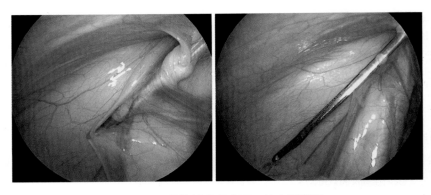

图 5-9-4 导线针绕行内环口的内侧半周

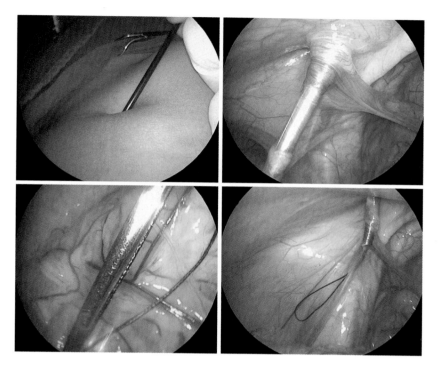

图 5-9-5　套管进入及抽出导线针

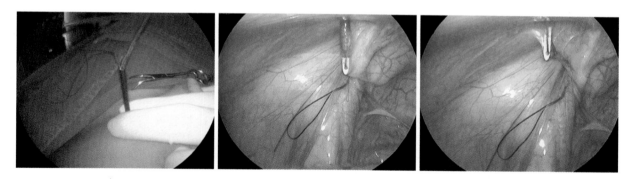

图 5-9-6　导线针沿套管第 2 次进入

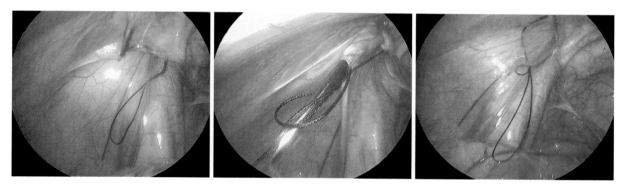

图 5-9-7　导线针绕行内环口的外侧半周进入第 1 个线圈并抽针

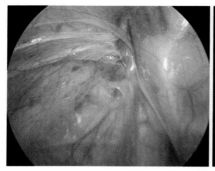
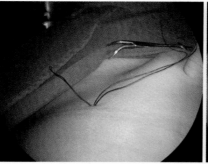
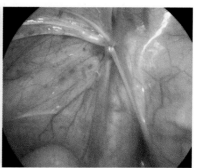

图 5-9-8 结扎鞘状突

10. 缝合脐部,穿刺切口处不需缝合(图5-9-9)。

11. 可用腹腔镜照射阴囊行透光试验,于阴囊皮肤无血管处穿刺抽出远端鞘膜囊内液体。

优点:可经单孔完成,不需另加操作器械辅助,因而创伤小。应用套管可以保证导线针容易经同一通道进入腹膜外间隙,缩短了手术时间,减少了对腹壁肌层的损伤及鞘膜积液的复发。

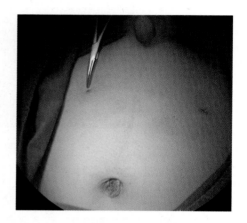

图 5-9-9 术后切口外观

六、术中注意事项

1. 注意保护精索和输精管,避免损伤及结扎,以免造成睾丸萎缩。同时注意勿伤及腹股沟管内环口的髂血管、腹壁下血管、肠管、膀胱等。

2. 注意探查对侧有无未闭的鞘状突,根据腹腔镜下未闭鞘状突的大小、形状决定是否需要同时结扎。术中可牵拉睾丸观察腹股沟管内环口处鞘状突是否真正开放及其大小,如直径大于0.3cm均需手术结扎。

3. 如腹股沟管内环口处鞘状突皱褶较深,导线针不易分离跨过输精管及精索血管时,可于脐部切口处放置腹腔镜抓钳协助导线针在腹膜外剥离。

4. 手术结束后可用注射器穿刺抽吸远端鞘膜囊内残余液体。

七、术后处理

1. 小儿外科术后护理常规,给予吸氧、心电监护、监测血氧饱和度。

2. 术后6小时进流质饮食,给予静脉补液治疗,逐渐恢复到普通饮食。

3. 术后卧床休息,避免哭闹及剧烈活动。

4. 保持排便通畅,必要时可给予缓泻剂。

5. 切口处及时换药,术后1~2天可出院。

八、术后并发症及处理

1. 鞘膜积液复发 多为遗漏缝合或结扎皱褶部分的鞘状突,或结扎不牢、结扎线结脱落,或应用了可吸收线,复发后需再次手术。

2. 精索血管损伤 导致术中出血或腹膜后血肿。关键在预防,如果损伤应仔细结扎止血或压迫止血。

3. 输精管损伤 收紧缝合内环的缝线时如果发现输精管被牵拉、扭曲甚至结扎,需立即松开缝线,重新缝合。

4. 医源性隐睾　结扎内环时牵拉鞘状突使睾丸上提,精索缩短,睾丸移至阴囊上方,因此鞘状突结扎后应用手适当牵拉睾丸 1~2 次,以使睾丸和精索恢复原位。如在术毕发现睾丸高位,应立即拆开缝线将睾丸复位,如在围手术期以后发现,则应择期手术。

（吴荣德）

推荐阅读资料

［1］陈小林,刘志新,刘盛,等.腹腔镜下自制缝针治疗小儿鞘膜积液的临床应用.中华腔镜泌尿外科杂志,2011,5(1):48-50.

［2］谷奇,李龙,叶辉,等.经脐单孔腹腔镜内环口结扎术治疗小儿腹股沟疝及鞘膜积液的探讨.临床小儿外科杂志,2013,12(3):194-195.

［3］黄澄如.小儿泌尿外科学.北京:人民卫生出版社,2006.

［4］刘贺亮,王禾,李欣,等.腹腔镜下鞘突高位结扎治疗小儿交通性鞘膜积液.中华小儿外科杂志,2007,28(10):556-557.

［5］刘强,董昆,杨体泉,等.腹腔镜下缝合法与疝针法疝囊高位结扎术的疗效比较.临床小儿外科杂志,2012,11(1):41-44.

［6］宋晋秋,郝春生,叶辉,等.经脐单穿刺孔与经脐及腹侧壁双穿刺孔腹腔镜治疗小儿鞘膜积液比较.中华医学杂志,2013,93(2):128-131.

［7］杨志林,徐万华,尹鉴淳,等.腹腔镜手术治疗小儿鞘膜积液 1220 例报道.中华小儿外科杂志,2013,34(10):788-789.

［8］KOSKI M E,MAKARI J H,ADAMS M C,et al. Infant communicating hydroceles-do they need immediate repair or might some clinically resolve? J Pediatr Surg,2010,45(3):590-593.

［9］LIU W,WU R,DU G. Single-port laparoscopic extraperitoneal repair of pediatric inguinal hernias and hydroceles by using modified Kirschner pin:a novel technique. Hernia,2014,18(3):345-349.

［10］MARTIN K,EMIL S,LABERGE J M. The value of laparoscopy in the management of abdominoscrotal hydroeeles. J Lapamendose Adv Surg Tech A,2012,22(4):419-421.

［11］SAKA R,OKUYAMA H,SASAKI T,et al. Safety and efficacy of laparoscopic percutaneous extraperitoneal closure for inguinal hernias and hydroceles in children:a comparison with traditional open repair. J Lapamendose Adv Surg Tech A,2014,24(1):55-58.

［12］WANG D J,QIU J G,FANG Y Q,et al. Laparoseopic extraperitoneal repair of symptomatic hydroeele in children:a single center experience with 73 surgeries. J Endourol,2011,25(7):1221-1225.

［13］WANG Z,XU L,CHEN Z,et al. Modified single-port minilaparoscopic extraperitoneal repair for pediatric hydrocele:a single-center experience with 279 surgeries. World J Urol,2014,32(6):1613-1618.

第十章

小儿胆石症保胆取石术

一、概述

小儿胆石症（cholelithiasis）的原因与成人不尽相同，主要与以下因素有关。

1. 胆道畸形　主要由于胆道的先天异常，肝内外胆管狭窄，胆汁长期淤积、浓缩而形成结石。

2. 溶血性疾病　大量红细胞破坏使非结合胆红素增加，与钙结合后形成的胆红素钙增加等原因都会使形成胆色素结石的概率增加。

3. 既往感染史或手术史　感染导致的长期发热会使胆汁浓缩黏稠；胆道重建手术等术后的吻合口狭窄是另一重要原因。

4. 胆道蛔虫　胆道蛔虫可以造成胆道阻塞及黏膜损伤，其虫卵或残骸还可以作为核心形成结石。

5. 完全性肠外营养　长期肠外营养会使胆囊收缩减弱，胆汁淤积从而形成结石。

儿童胆囊结石主要以胆色素结石居多，主要位于胆囊内或同时伴有胆总管结石，而肝内胆管结石较少见。患儿因年龄不同临床表现也不同。新生儿症状不明显，婴儿及儿童的症状主要为右上腹疼痛并向右背及右肩部放射、腹胀、发热、右上腹压痛、胆囊肿大及墨菲征阳性等临床表现。诊断依据主要为患儿的病史、临床表现及超声等辅助检查，其中超声检查为首选的诊断方法。

对于胆囊结石，最有效的治疗方法是手术切除胆囊，但所有胆囊结石患儿并非都需要行胆囊切除。胆囊切除导致胆囊功能丧失，胆囊切除术后综合征的发生率增高达 10%~30%。虽然目前国内外缺乏小儿胆囊切除后的长期随访，但是国外 Ure 等在比较了保胆组和切除胆囊组的随访资料后，提出对有症状的胆囊结石患儿以保胆手术为宜。保胆的微创手术，在满足当代人社会心理要求的同时，保留了器官的功能，避免胆囊切除后遗留的潜在影响，可提高患儿的生活质量，也是微创外科的发展趋势。

二、相关解剖

胆囊分为胆囊底、胆囊体、胆囊颈和胆囊管四部分。在胆囊体部和肝脏之间有结缔组织相连。胆囊颈的腔内有螺旋瓣的遗迹，胆囊颈向前明显突出呈袋状为胆囊壶腹。胆囊管与胆总管连接的方式主要有平行型、角型、螺旋型等。平行型有时由于结缔组织将两者紧紧相绕，手术时容易伤及胆总管。肝右动脉多位于胆囊管的上方，少数位于前方，有的与胆囊管伴行，并与胆囊壶腹相连。

三、适应证与禁忌证

1. 适应证

（1）胆囊功能正常或取石术后胆囊功能可恢复。

（2）胆囊管、胆总管通畅。

（3）患者有明确的保胆要求是行保胆取石术必须具备的条件。这可通过胆囊壁光整且无明显增厚及超声测定空腹与脂肪餐后胆囊收缩面积 >30% 两项指标评估。

（4）无症状或有轻微症状且病史较短。

（5）单发胆囊结石或多发胆囊结石数量少且体积小。

2. 禁忌证　胆囊萎缩,瓷化胆囊,急性炎症,胆囊壁增厚明显 >0.4cm,胆囊收缩功能不良,胆囊管或胆总管存在部分或完全梗阻,胆管内合并结石,有急性或慢性胰腺炎史,胆囊结石合并息肉样病变或疑有胆囊癌者,胃大部切除,胃空肠吻合患儿,需切除胆囊。

四、术前准备

1. 禁食。

2. 放置鼻胃管。

3. 血、尿常规和生化检查。

4. 纠正水、电解质紊乱。

5. 预防性使用抗生素。

6. 配血、备血。

7. 有高热者给予物理降温,体温控制在 38℃以下。

8. 手术仪器包括腹腔镜、光源、图像采集存储系统、图像摄像显示系统、气腹系统和胆道系统;手术器械包括 Trocar、电钩、腔镜抓钳、分离钳和取石篮。

五、手术步骤

（一）患儿体位及手术人员站位

1. 患儿仰卧,轻度头高足低位,右侧垫高呈轻度左侧斜坡卧位。术中根据情况可变换倾斜 20°~30° 以利于术中暴露及操作。

2. 腹腔镜系统及监视器置于患儿左侧或头侧,术者站于患儿右侧,持镜者站于术者同侧或患儿足侧,洗手护士站于术者右侧。

（二）Trocar 取位

选择脐环切开(或脐周切开),直视下放置第 1 个 5mm Trocar 并缝合固定,建立 CO_2 气腹,新生儿气腹压力控制在 6~8mmHg,婴幼儿压力控制在 8~10mmHg;放入 5mm 30° 腹腔镜,腹腔镜监视下于右上腹近胆囊处置入 3mm 或 5mm Trocar(图 5-10-1)。

（三）操作步骤

1. 进镜后,探查胆囊位置,确定胆囊位置后,自操作孔 1 进入抓钳抓取胆囊(图 5-10-2)。

2. 退出腹腔镜后,排出腹腔内气体,自操作孔 1 将胆囊提出腹壁外,然后分别用丝线将胆囊悬吊于腹壁外固定(图 5-10-3)。

3. 切开胆囊底 0.5~1cm,利用悬吊线,牵拉胆囊,自切开处置入胆道镜(图 5-10-4)。

4. 进入胆道镜探查可见胆囊结石(图 5-10-5)。

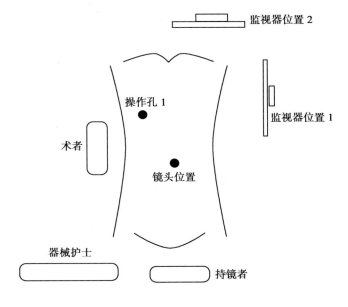

图 5-10-1　患儿体位及手术人员站位

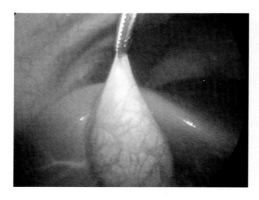

图 5-10-2　进镜后探查胆囊位置,抓钳抓取胆囊

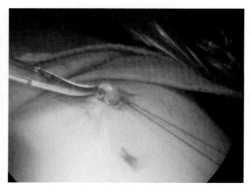

图 5-10-3　将胆囊提出腹壁外,丝线固定

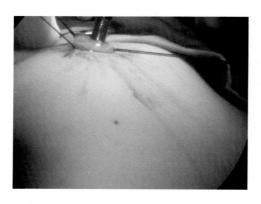

图 5-10-4　丝线固定后,进入胆道镜探查

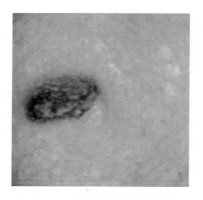

图 5-10-5　胆道镜探查胆囊结石

5. 胆道镜监视下置入取石篮将结石取出(此时可逐渐冲洗将细小结石冲洗出胆囊外,同时可沿胆囊探查至胆总管,将结石一并处理)(图 5-10-6)。

6. 手术结束,缝合胆囊底切口,将胆囊送回腹腔后,关闭各穿刺孔(可根据术中情况决定是否放置腹腔引流管)。

六、术中注意事项

1. 自腹壁提出胆囊时,首先应在腹腔镜监视下利用操作钳抓牢胆囊,提出时将腹腔内气体完全放出,使腹壁松弛。

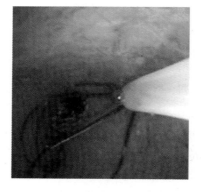

图 5-10-6　胆道镜监视下,取石篮取出结石

2. 固定胆囊的丝线要牢靠,避免撕脱。

3. 胆道镜操作时尽可能操作仔细,避免不必要的损伤或胆囊破裂。

4. 牢固关闭胆囊切口,避免术后胆瘘发生。

七、术后处理

1. 禁食、禁饮,持续胃肠减压 48~72 小时(根据患儿恢复情况可适当延长时间),待肠功能恢复后先给流质饮食,关闭鼻胃管无呕吐或仅吸出清亮胃液后即可拔除鼻胃管。

2. 静脉补液,避免水、电解质失衡。

3. 应用抗生素和维生素 5~7 天（如术中放置引流管可于术后 2~3 天根据引流情况拔除引流管）。

4. 补液，维持水、电解质平衡和营养需要。

八、术后并发症及处理

1. 术后肠梗阻 常见原因为术后胆瘘造成腹腔炎症、肠粘连；为避免术后肠梗阻，术后可鼓励患儿早日下床活动，并给予腹部理疗。

2. 腹腔感染 多数原因为术后胆瘘，术中应仔细缝合胆囊切口，术后可根据实际情况放置腹腔引流管（将腹腔引流管放置于胆囊床上），联合应用抗生素，加强抗感染治疗。

（李爱武）

推荐阅读资料

［1］毕永林，朱彤，潘晓峰，等. 胆囊切除术后综合征 116 例 ERCP 分析. 中华肝胆外科杂志，2007，13（1）：32-34.

［2］URE B M，DE JONG M M，BAX K N. Outcome after laparoscopic cholecystolastomy and cholecystectomy in children with symptomatic cholecystolithiasis：a preliminary report. Pediatr Surg Int，2001，17（5-6）：396-398.

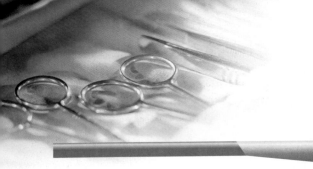

第十一章
输尿管硬镜诊疗

一、概述

输尿管镜技术是膀胱镜技术在上尿路的延伸,因小儿解剖结构及发育等因素,造成输尿管镜体进入输尿管难度增大,腔内技术开展面临很大的挑战。随着微型输尿管镜的开发,腔内微创泌尿外科碎石设备的发展及腔内技术应用的日益成熟,输尿管镜技术在小儿泌尿系统疾病的诊断与治疗中已渐趋成熟。

1912 年,Young 首次用 F9.5 儿童膀胱镜观察 1 例因后尿道瓣膜导致输尿管扩张的 2 月龄患儿,并发现肾盂内的肾盏。1977 年,Goodman 和 Lyon 首次报道输尿管硬镜的使用,证明了硬镜进入输尿管的可行性。

输尿管硬镜大多由光纤或柱镜系统制成。柱镜光学系统可提供质量优良的镜像,缺点是口径较大和不能弯曲,柱镜型硬镜角度较为固定,一般为 5°~10°,较小的偏角能更容易、快速地看到工作腔道前方情况。光纤型内镜的优点为内镜弯曲时镜像不变形,工作腔道内径更大,目前所有软硬型输尿管镜均使用了光纤系统,成为当前最流行的设计。

输尿管硬镜有一条或两条工作腔道,一条较大内径的单通道可使用更粗的器械,钳出结石碎片、活检;两条工作腔道的设计,使得其中一条通道进入器械,另一条作为灌注通道使用。

输尿管硬镜(图 5-11-1)的镜身长度一般在 31~44cm,直径为 F6.5~12.5,工作腔道为 F2.1~6.4,角度为 0°~10°。镜下可操作的器械有气压弹道碎石杆、取石钳、钬激光光纤、取石篮及活检钳等。随着微型输尿管镜发展,现已有儿童专用型号,F6.0 输尿管镜已广泛应用于临床,更小型号 F4.5 的输尿管镜目前可安全进入小至 4 月龄患儿的输尿管。

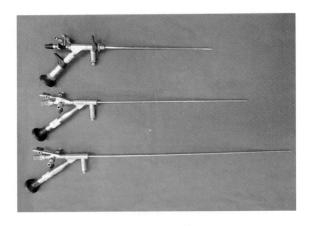

图 5-11-1　输尿管硬镜

二、相关解剖

1. 输尿管开口　输尿管开口位于膀胱三角区底部,输尿管间嵴的两侧,输尿管开口形状各异,一般黏膜突起呈瓣膜状,但膀胱三角区黏膜与附近的黏膜在输尿管镜下无显著的区别,术中辨认输尿管口较为困难。

2. 输尿管壁间段　输尿管斜行穿越膀胱壁的一段为壁间段,长 1.5~2.0cm,因具有 Waldeyer 鞘及 Waldeyer 间隙解剖结构,对输尿管末端尿液的正常输送和抗反流起重要的作用。输尿管壁间段最为狭窄,一旦造成损伤会导致输尿管闭塞或膀胱输尿管反流。

3. 输尿管下段　亦称盆段输尿管,起自骨盆上口与髂血管交叉处稍上方,下至膀胱三角区外侧角上的输尿管口,长度依年龄而异。输尿管下段自骨盆上口开始,由接近中线的位置转向下后外方,跨过髂血管,越过血管内侧到达骨盆的坐骨棘,转向前内方,经盆底上方的结缔组织直达膀胱底。

三、适应证与禁忌证

1. 适应证
(1) 上尿路结石(输尿管中下段结石)的治疗。
(2) 输尿管插管逆行造影,输尿管内支架置入引流上尿路梗阻。
(3) 输尿管狭窄扩张或内切开,异物取出。
(4) 肉眼血尿或镜下血尿诊断与治疗。
(5) 上尿路的占位性病变组织活检、腔内治疗。

2. 禁忌证
(1) 严重的全身出血性疾病。
(2) 严重心肺合并症,无法耐受手术。
(3) 合并严重尿路感染或肾积脓。

四、术前准备

1. 常规检查　血常规、肝肾功能、电解质、凝血全项、血气分析、尿常规、尿培养和药敏试验、甲状旁腺激素测定、24 小时尿液分析、胸片检查、心电图检查等。

2. 影像学检查　泌尿系超声、静脉尿路造影(IVU)、泌尿系 CT 三维重建(CTU)、泌尿系磁共振水成像(MRU)、放射性核素显像(分肾功能)。

3. 手术器械　输尿管硬镜、液压灌注泵、电视成像系统、F3~5 输尿管导管、斑马导丝、球囊扩张导管、钬激光碎石机、EMS 碎石机。

五、手术步骤

(一) 麻醉与体位

一般低龄患儿采用全身麻醉,年龄较大的患儿可采用硬膜外麻醉;患儿取截石位,反转腿架,依据术中情况可采用患侧下肢下垂的改良截石位(图 5-11-2、图 5-11-3)。

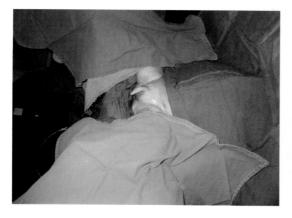

图 5-11-2　输尿管硬镜操作体位

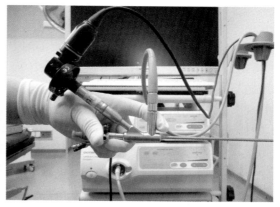

图 5-11-3　输尿管硬镜持镜手法

（二）操作方法

1. 输尿管镜进镜至膀胱　女性患儿先分开小阴唇，确定尿道外口后，直视下将输尿管镜插入膀胱。男性患儿可先提起阴茎，使耻骨下弯消失，入镜至尿道球部时，可见 12 点处弯月状突起，为耻骨后弯尿道固定处，将镜体下压越过尿道膜部，到达精阜后镜体继续下压，借助灌注液的作用，看到隆起的膀胱颈，此时将镜体推入膀胱。

2. 寻找输尿管开口、入镜　退镜至膀胱颈部，找到输尿管间嵴，沿间嵴向两侧寻找输尿管开口（图 5-11-4），插入 1 根 0.028inch 或 0.032inch 超滑导丝或斑马导丝插入输尿管口（图 5-11-5），将输尿管镜顺导丝贴近输尿管开口，镜体内旋利用镜尖挑起输尿管口游离缘，借助灌注液的压力作用，见到靠近内侧壁的间隙，轻推镜体沿此间隙进入壁间段，再将镜体转回原位。此外，因输尿管开口各异，亦可采用上挑下压法、反镜法入镜。

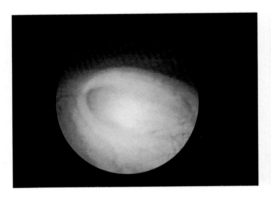

图 5-11-4　输尿管开口

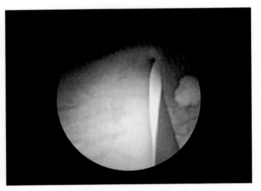

图 5-11-5　插入导丝入输尿管口

3. 输尿管镜检查　进入壁内段后，减少灌注液压力，利用灌注液膨胀输尿管，使输尿管管腔位于输尿管镜视野中央缓慢进镜，进入盆段输尿管后有一段向上的爬坡，需下压镜体入镜，到达髂血管处，可见视野下方的明显搏动。入镜至输尿管腹段时，由于输尿管游离迁曲、转折成角，会发现输尿管正常腔道消失，此时可后退镜体，借助输尿管导管或导丝引导，调整进镜角度，等待输尿管下一次蠕动波传导，看清管腔走行继续进镜（图 5-11-6）。或让助手采取托高患儿腰部的方法，可将扭曲的输尿管"拉直"，切忌使用暴力，应严格遵循"不见管腔不推镜"的原则。

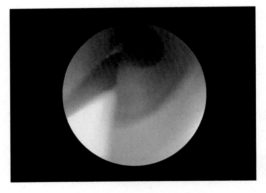

图 5-11-6　输尿管腔位于视野中央

4. 输尿管口扩张　婴幼儿输尿管开口个体差异大，在遇输尿管开口狭窄的患儿，可采用主动和被动两种方法扩张。主动扩张方式分为器械扩张与球囊扩张：前者可利用镜体前细后粗的特点适度扩张输尿管口，切忌暴力进镜，以免造成输尿管镜在黏膜下潜行形成假道；后者的效果好且安全，但费用较高，且需在 X 线透视下进行。被动扩张是采用在导丝的引导下放置输尿管内支架，1~2 周后行二期手术，留置内支架一方面使输尿管被动扩张，另一方面使输尿管黏膜下及周围组织能吸收尿外渗并使纤维组织增生，使输尿管黏膜游离度减小，相对固定，便于输尿管硬镜进入。但对于输尿管重度狭窄、炎性闭锁、导丝无法通过的患儿，仍需开放手术。

（三）输尿管镜碎石、取石术

1. 输尿管镜取石术尤其适合中段（图 5-11-7）、下段输尿管结石，肾结石体外冲击波碎石后形成的石街。

2. EMS 碎石机（图 5-11-8），操作时碎石杆应尽可能抵住结石，击打结石近端，避免结石向上移位。

3. U-100 双频双脉冲激光作为一种新的碎石激光，已广泛应用于尿路结石处理，该碎石机（图 5-11-9）采用 FREDDY 技术，即双频双脉冲掺钕钇铝石榴石（Nd:YAG）激光器，发出的激光由波长为 1 064nm 的红外光和波长为 532nm 的绿光组成。患儿术前常规行 KUB 和 CT 检查，初步判断结石性质，对 KUB 不透光或透光性较差的含钙

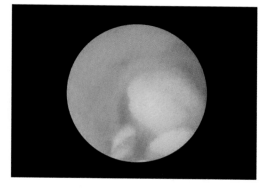

图 5-11-7　输尿管中段结石

结石，建议首先使用 FREDDY 激光。但特别坚硬的结石如胱氨酸结石，由于波长 532nm 的绿光无法在其表面形成等离子体，故 FREDDY 激光对其碎石效果差，同时波长 532nm 的绿光在组织和镜头表面同样无法形成等离子体，不会造成肾盂输尿管黏膜的损伤，对镜头的损耗也较小（图 5-11-10）。

4. 钬激光碎石机（图 5-11-11），碎石功率应由小到大，直至调整为最佳工作状态。一般初始功率为 0.6J/6Hz，能量逐步增加至 1.0J 后，频率逐步增加，功率控制在 30W 以下。采用"蚕食"方式碎石，即高频低能方式从结石边缘开始，用光纤抵住结石，逐层粉碎结石至 3mm 以下（图 5-11-12）。

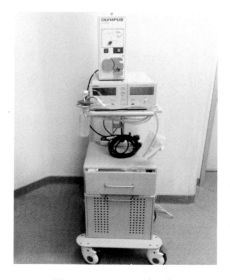

图 5-11-8　EMS 碎石机

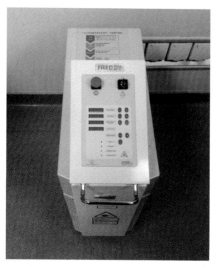

图 5-11-9　U-100 激光碎石机

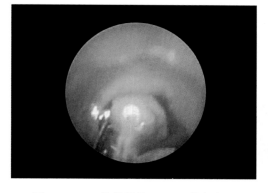

图 5-11-10　输尿管镜 U-100 激光碎石

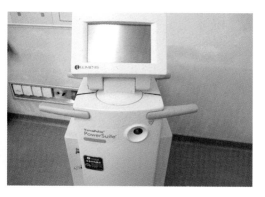

图 5-11-11　钬激光碎石机

5. 根据术中情况决定是否留置输尿管内支架,对于结石较小,术中碎石、取石效果好的患儿,仅留置 1 根输尿管外支架管即可(图 5-11-13)。

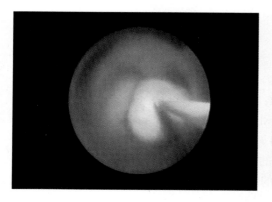

图 5-11-12　输尿管镜钬激光碎石

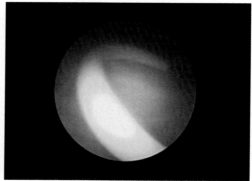

图 5-11-13　留置双 J 管

(四)输尿管狭窄球囊扩张术

1. 输尿管狭窄合并肾积水是小儿泌尿外科常见疾病之一,狭窄可发生于输尿管的每一段,传统外科治疗多采用开放性手术,创伤较大而且术后复发的可能性大,后期处理困难。随着微创技术的发展,经尿道镜下球囊扩张、超脉冲等离子体柱状电极、输尿管镜钬激光内切开术等微创介入治疗成为治疗本病的新方法。

2. 常用的介入方法有经皮顺行和经尿道逆行扩张。经皮顺行需在超声引导下行患肾穿刺,插入导丝和球囊导管扩张,有一定创伤性。采用经尿道逆行扩张的方法较为安全,操作简便,易于掌握。

3. 直视下自尿道外口进镜,观察膀胱及双侧输尿管口情况,插入超滑导丝至输尿管腔内,在导丝引导下入镜病变输尿管,直视下缓缓进镜至狭窄部位(图 5-11-14),将超滑导丝通过狭窄部位进入肾盂,退镜后顺导丝将带有不透 X 线标记的球囊装置置于输尿管狭窄段,压力泵灌注生理盐水的压力为 18~20cmH$_2$O(1cmH$_2$O=0.098kPa),并维持 3 分钟,缓慢减压后重复扩张 2~3 次(图 5-11-15),撤去球囊扩张装置。镜下观察狭窄段通畅满意后(图 5-11-16、图 5-11-17),留置 2 个 F5 输尿管内支架,一端置于肾盂内,一端置于膀胱内。

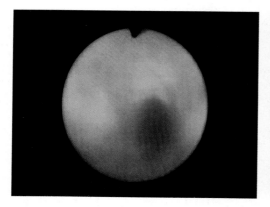

图 5-11-14　输尿管镜下见狭窄环

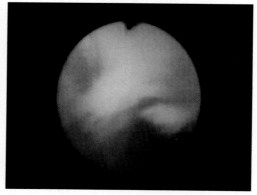

图 5-11-15　球囊扩张后

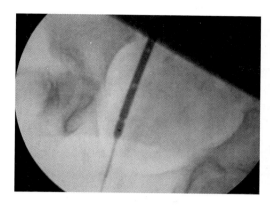

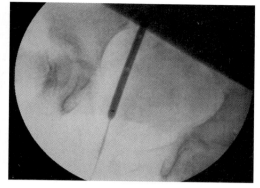

图 5-11-16　X 线透视下见蜂腰征　　　　图 5-11-17　蜂腰征消失

（五）输尿管囊肿内镜切开术

1. 小儿输尿管囊肿亦称输尿管口膨出，是泌尿外科的少见病，发病率约为 1/4 000，可分为单纯型和异位型。儿童以异位型多见，其中，80% 伴有输尿管畸形。临床表现主要为反复尿路感染、发热、血尿、排尿困难、腰痛、尿道口有可复性肿物脱出等症状。输尿管囊肿内镜治疗主要包括电切、钬激光、绿激光等，手术部位选择差异较大，主要并发症是膀胱输尿管反流。

2. 输尿管镜直视下经尿道进镜，探及输尿管囊肿，观察囊肿的位置、形态及大小（图 5-11-18），用电切钩距囊肿下壁根部 1~2mm 处横行切开囊壁 0.5~1.0cm，切除远侧低位的部分囊壁（图 5-11-19），使残存囊壁呈倒口袋状（图 5-11-20），囊壁边缘电凝止血。

观察囊肿在输尿管喷尿期有无扩张，如果仍存在扩张，可再切除部分囊壁。

（六）输尿管镜检查、活检术

对于血尿待查、输尿管息肉、集合系统占位性病变可采用输尿管镜检查、治疗，对观察到的病变，通过活检钳钳取、输尿管镜电切或钬激光楔形切除病灶的方法进行活检。

（七）输尿管镜下异物取出术

肾盂内感染性结石外层脓苔，回缩至输尿管内的支架管、光纤外层纤皮（图 5-11-21），可在输尿管镜下用异物钳或鳄嘴钳取出，应注意尽量减少输尿管镜进出的次数，以免增加输尿管黏膜水肿，减少对输尿管口损伤，避免日后发生膀胱输尿管反流或狭窄。

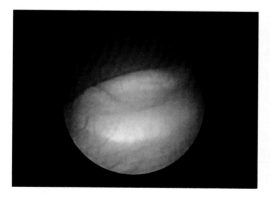

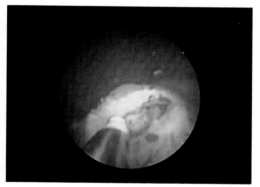

图 5-11-18　输尿管囊肿　　　　图 5-11-19　囊壁切开部位

451

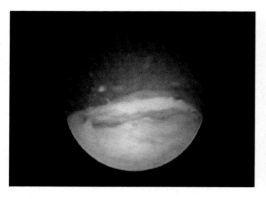

图 5-11-20 囊壁切开后

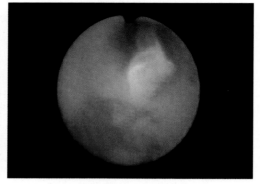

图 5-11-21 输尿管内异物

六、术中注意事项

1. 出血 术中出血的原因常见于硬质导丝、激光光纤损伤输尿管黏膜,一般出血较轻不需特殊处理,出血较重导致视野不清时,要中止手术操作,尤其在行输尿管狭窄钬激光内切开治疗时,需考虑损伤输尿管周围血管的可能,必要时行介入治疗或开腹手术。

2. 输尿管损伤

(1)输尿管黏膜下损伤:婴幼儿输尿管开口个体差异大,对于输尿管开口狭窄的患儿,输尿管镜进入输尿管口容易损伤输尿管黏膜,造成输尿管黏膜下假道。此时可利用硬镜镜体前细后粗的特点适度扩张输尿管口,必要时在导丝的引导下留置输尿管内支架,行二期手术,切忌暴力进镜。

(2)输尿管穿孔:输尿管镜尖端、硬质导丝和激光光纤可造成输尿管穿孔,镜下若见到淡黄色脂肪组织或白色疏松样组织结构,应考虑输尿管穿孔,应在 X 线透视下放置输尿管内支架引流,保持输尿管引流通畅,减轻尿外渗。

(3)输尿管黏膜撕脱、套叠或断裂:是输尿管镜治疗最严重的损伤,多发生在输尿管镜试图通过狭窄的输尿管管腔时,镜体被输尿管狭窄处紧套,强行置镜可造成输尿管黏膜撕脱,甚至断裂,一旦发现输尿管撕脱,应立即开腹手术处理,视损伤部位和长度行输尿管膀胱吻合,或肠代输尿管手术。

3. 低压灌注 输尿管镜由于逆行灌注生理盐水时空间封闭,灌注肾盂内压力大而容易出现肾实质逆流,需保持较低的灌注压,一般将灌注流量控制在 150~200ml/min,压力控制在 20~30cmH$_2$O,保证基本看清管腔结构、结石即可,同时输尿管镜出水端连接负压吸引适时抽出上尿路液体进行减压。

4. 低体温与酸中毒 输尿管镜操作时使用预加温的生理盐水作为灌注液,手术间温度应保持在 26℃以上,术中注意采用保温措施,同时监测中心体温,避免发生全身性低温和酸中毒。

5. 输尿管内支架 输尿管内支架应尽量选择用合适的型号和长度,婴儿选择 F4.7、长度 14cm 的双 J 管,幼儿选择 F5、长度 15~18cm 的双 J 管,远端多余的部分尽量不要剪除,否则内支架容易上移,支架管尖端刺激膀胱黏膜可导致血尿,甚至更严重的尿路刺激症状。

七、术后处理

1. 监测生命体征,特别注意患儿体温情况。

2. 妥善固定尿管及引流袋,防止尿管反折、受压,保持引流通畅,维持膀胱低压。

3. 观察引流尿液的颜色、性质、尿量,尿色鲜红应给予止血药物,血块阻塞尿管时应及时冲洗,必要时更换尿管或生理盐水持续膀胱冲洗。

4. 患儿麻醉清醒后可多饮水,使肾脏产生足够的尿液冲洗尿路,利于残余碎石排出,减少尿路感染的风险。

5. 出院医嘱应告知体内有无输尿管内支架及具体拔管时间,带管期间避免剧烈活动,以免引起疼痛、血尿、尿路刺激等症状。

八、术后并发症及处理

1. 出血 除与造成术中出血的原因相同外,术后严重威胁生命的出血可通过选择性动脉造影栓塞止血或开腹手术止血解决。

2. 感染性休克和尿源性败血症 是输尿管镜术后最凶险的并发症,常发生于输尿管梗阻并感染或肾积脓时,与术中肾内压升高引起肾内静脉反流、细菌内毒素及致热源的吸收有关。术前应行经皮肾造瘘引流,待感染控制后再行输尿管镜手术,术前、术后给予足量敏感的抗生素;术中避免注入生理盐水过多、冲洗压力过高和手术时间过长。

3. 输尿管狭窄复发 目前认为狭窄段长度是影响输尿管狭窄介入治疗效果的重要因素,长度<1.5cm者效果较好,且积水程度对预后的影响较大,中度及中度以下积水者,扩张后效果较好,对重度积水病例此种治疗方法效果不佳。由于球囊扩张是根据控制性损伤原理来疏通输尿管狭窄或膜性梗阻,所以疗效判定应以临床症状的改善结合影像学对照来综合评价,一般不以肾盂、肾盏恢复程度作为判断依据。

4. 膀胱输尿管反流 术后留置输尿管支架管是膀胱输尿管反流的主要原因,合并尿路感染者发生反流的概率较正常者增加,处理重点在于有无合并尿路感染。

（李水学）

推荐阅读资料

［1］高健刚,夏溟,李汉忠,等.输尿管口囊肿的微创手术治疗.中华泌尿外科杂志,2006,27(4):269-271.

［2］黄云腾,徐卯升,耿红全,等.输尿管镜下碎石术治疗儿童输尿管结石的疗效和安全性探讨.第二军医大学学报,2009,30(12):1389-1392.

［3］薛蔚,潘家骅,陈海戈,等.输尿管软镜激光碎石术治疗肾结石338例报告.中国微创外科杂志,2009,9(3):213-215.

［4］叶章群,邓耀良,董诚.泌尿系结石.北京:人民卫生出版社,2003.

［5］CANNON G M,SMALDONE M C,WU H Y,et al. Ureteroscopic management of lower-pole stones in a pediatric population. J Endourol,2007,21(10):1179-1182.

［6］DELVECCHIO F C,AUGE B K,BRIZUELA R M,et al. In vitro analysis of stone fragmentation ability of the FREDDY laser. J Endourol,2003,17(3):177-l79.

［7］EBERT A,STANGL J,KUHN R,et al. The frequency doubled double-pulse Neodym:YAG laser lithotripter(FREDDY)in lithotripsy of urinary stones. First clinical experience. Urologe A,2003,42(6):825-833.

［8］ENGEL R. Anecdotes and "serendipities" in American urology:Hugh Hampton Young. Arch Esp Urol,2010,63(2):103-105.

［9］LAM J S,GREENE T D,GUPTA M. Treatment of proximal ureteral calculi:holmium. YAG laser ureterolithotripsy versus extracorporeal shock wave lithotripsy. J Urol,2002,167(5):1972-1976.

［10］MARR L,SKOOG S J. Laser incision of ureterocele in the pediatric patient. J Urol,2002,167(1):280-282.

［11］NG C S,YOST A J,STREEM S B. Management of failed primary intervention for ureteropelvic junction obstruction:12-year,single-center experience. Urology,2003,61(2):291-296.

［12］RICH M A,KEATING M A,SNYDER H M,et al. Low transurethral incision of single system intravesical ureteroceles in children. J Urol,1990,144(1):120-121.

［13］RICHTER F,IRWIN R J Jr,WATSON R A,et al. Endourologic management of malignant ureteral strictures. J Endourol,2000,14(7):583-587.

［14］RIETCHEY M,PATTERSON D E,KELALIS P P,et al. A case of pediatric ureteroscopic laser-tripsy. J Urol,1988,139(6):1272-l274.

［15］SCHUSTER T G,RUSSELL K Y,BLOOM D A,et al. Ureteroscopy for the treatment of urolithiasis in children. J Urol,2002,167(4):1813-18l6.

［16］SMITH D P,JERKINS G R,NOE H N,et al. Ureteroscopy in small neonates with posterior urethral valves and ureteroseopy in chihtren with ureteral calculi. Urology,1996,47(6):908-910.

附 录 一
医疗技术临床应用管理办法

中华人民共和国国家卫生健康委员会令 第 1 号

《医疗技术临床应用管理办法》已经原国家卫生计生委委主任会议讨论通过，并经国家卫生健康委审核通过，现予公布，自 2018 年 11 月 1 日起施行。

主任：马晓伟

2018 年 8 月 13 日

医疗技术临床应用管理办法

第一章 总 则

第一条 为加强医疗技术临床应用管理,促进医学科学发展和医疗技术进步,保障医疗质量和患者安全,维护人民群众健康权益,根据有关法律法规,制定本办法。

第二条 本办法所称医疗技术,是指医疗机构及其医务人员以诊断和治疗疾病为目的,对疾病作出判断和消除疾病、缓解病情、减轻痛苦、改善功能、延长生命、帮助患者恢复健康而采取的医学专业手段和措施。

本办法所称医疗技术临床应用,是指将经过临床研究论证且安全性、有效性确切的医疗技术应用于临床,用以诊断或者治疗疾病的过程。

第三条 医疗机构和医务人员开展医疗技术临床应用应当遵守本办法。

第四条 医疗技术临床应用应当遵循科学、安全、规范、有效、经济、符合伦理的原则。

安全性、有效性不确切的医疗技术,医疗机构不得开展临床应用。

第五条 国家建立医疗技术临床应用负面清单管理制度,对禁止临床应用的医疗技术实施负面清单管理,对部分需要严格监管的医疗技术进行重点管理。其他临床应用的医疗技术由决定使用该类技术的医疗机构自我管理。

第六条 医疗机构对本机构医疗技术临床应用和管理承担主体责任。医疗机构开展医疗技术服务应当与其技术能力相适应。

医疗机构主要负责人是本机构医疗技术临床应用管理的第一责任人。

第七条 国家卫生健康委负责全国医疗技术临床应用管理工作。

县级以上地方卫生行政部门负责本行政区域内医疗技术临床应用监督管理工作。

第八条 鼓励卫生行业组织参与医疗技术临床应用质量控制、规范化培训和技术评估工作,各级卫生行政部门应当为卫生行业组织参与医疗技术临床应用管理创造条件。

第二章 医疗技术负面清单管理

第九条 医疗技术具有下列情形之一的,禁止应用于临床(以下简称禁止类技术):

(一) 临床应用安全性、有效性不确切;

(二) 存在重大伦理问题;

(三) 该技术已经被临床淘汰;

(四) 未经临床研究论证的医疗新技术。

禁止类技术目录由国家卫生健康委制定发布或者委托专业组织制定发布,并根据情况适时予以调整。

第十条 禁止类技术目录以外并具有下列情形之一的,作为需要重点加强管理的医疗技术(以下简称限制类技术),由省级以上卫生行政部门严格管理:

(一) 技术难度大、风险高,对医疗机构的服务能力、人员水平有较高专业要求,需要设置限定条件的;

(二) 需要消耗稀缺资源的;

(三) 涉及重大伦理风险的;

(四) 存在不合理临床应用,需要重点管理的。

国家限制类技术目录及其临床应用管理规范由国家卫生健康委制定发布或者委托专业组织制定

发布,并根据临床应用实际情况予以调整。

省级卫生行政部门可以结合本行政区域实际情况,在国家限制类技术目录基础上增补省级限制类技术相关项目,制定发布相关技术临床应用管理规范,并报国家卫生健康委备案。

第十一条 对限制类技术实施备案管理。医疗机构拟开展限制类技术临床应用的,应当按照相关医疗技术临床应用管理规范进行自我评估,符合条件的可以开展临床应用,并于开展首例临床应用之日起15个工作日内,向核发其《医疗机构执业许可证》的卫生行政部门备案。备案材料应当包括以下内容:

(一) 开展临床应用的限制类技术名称和所具备的条件及有关评估材料;

(二) 本机构医疗技术临床应用管理专门组织和伦理委员会论证材料;

(三) 技术负责人(限于在本机构注册的执业医师)资质证明材料。

备案部门应当自收到完整备案材料之日起15个工作日内完成备案,在该医疗机构的《医疗机构执业许可证》副本备注栏予以注明,并逐级上报至省级卫生行政部门。

第十二条 未纳入禁止类技术和限制类技术目录的医疗技术,医疗机构可以根据自身功能、任务、技术能力等自行决定开展临床应用,并应当对开展的医疗技术临床应用实施严格管理。

第十三条 医疗机构拟开展存在重大伦理风险的医疗技术,应当提请本机构伦理委员会审议,必要时可以咨询省级和国家医学伦理专家委员会。未经本机构伦理委员会审查通过的医疗技术,特别是限制类医疗技术,不得应用于临床。

第三章 管理与控制

第十四条 国家建立医疗技术临床应用质量管理与控制制度,充分发挥各级、各专业医疗质量控制组织的作用,以"限制类技术"为主加强医疗技术临床应用质量控制,对医疗技术临床应用情况进行日常监测与定期评估,及时向医疗机构反馈质控和评估结果,持续改进医疗技术临床应用质量。

第十五条 二级以上的医院、妇幼保健院及专科疾病防治机构医疗质量管理委员会应当下设医疗技术临床应用管理的专门组织,由医务、质量管理、药学、护理、院感、设备等部门负责人和具有高级技术职务任职资格的临床、管理、伦理等相关专业人员组成。该专门组织的负责人由医疗机构主要负责人担任,由医务部门负责日常管理工作,主要职责是:

(一) 根据医疗技术临床应用管理相关的法律、法规、规章,制定本机构医疗技术临床应用管理制度并组织实施;

(二) 审定本机构医疗技术临床应用管理目录和手术分级管理目录并及时调整;

(三) 对首次应用于本机构的医疗技术组织论证,对本机构已经临床应用的医疗技术定期开展评估;

(四) 定期检查本机构医疗技术临床应用管理各项制度执行情况,并提出改进措施和要求;

(五) 省级以上卫生行政部门规定的其他职责。

其他医疗机构应当设立医疗技术临床应用管理工作小组,并指定专(兼)职人员负责本机构医疗技术临床应用管理工作。

第十六条 医疗机构应当建立本机构医疗技术临床应用管理制度,包括目录管理、手术分级、医师授权、质量控制、档案管理、动态评估等制度,保障医疗技术临床应用质量和安全。

第十七条 医疗机构开展医疗技术临床应用应当具有符合要求的诊疗科目、专业技术人员、相应的设备、设施和质量控制体系,并遵守相关技术临床应用管理规范。

第十八条 医疗机构应当制定本机构医疗技术临床应用管理目录并及时调整,对目录内的手术进行分级管理。

手术管理按照国家关于手术分级管理的有关规定执行。

第十九条 医疗机构应当依法准予医务人员实施与其专业能力相适应的医疗技术,并为医务人员建立医疗技术临床应用管理档案,纳入个人专业技术档案管理。

第二十条 医疗机构应当建立医师手术授权与动态管理制度,根据医师的专业能力和培训情况,授予或者取消相应的手术级别和具体手术权限。

第二十一条 医疗机构应当建立医疗技术临床应用论证制度。对已证明安全有效,但属本机构首次应用的医疗技术,应当组织开展本机构技术能力和安全保障能力论证,通过论证的方可开展医疗技术临床应用。

第二十二条 医疗机构应当建立医疗技术临床应用评估制度,对限制类技术的质量安全和技术保证能力进行重点评估,并根据评估结果及时调整本机构医疗技术临床应用管理目录和有关管理要求。对存在严重质量安全问题或者不再符合有关技术管理要求的,要立即停止该项技术的临床应用。

医疗机构应当根据评估结果,及时调整本机构医师相关技术临床应用权限。

第二十三条 医疗机构应当为医务人员参加医疗技术临床应用规范化培训创造条件,加强医疗技术临床应用管理人才队伍的建设和培养。

医疗机构应当加强首次在本医疗机构临床应用的医疗技术的规范化培训工作。

第二十四条 医疗机构开展的限制类技术目录、手术分级管理目录和限制类技术临床应用情况应当纳入本机构院务公开范围,主动向社会公开,接受社会监督。

第二十五条 医疗机构在医疗技术临床应用过程中出现下列情形之一的,应当立即停止该项医疗技术的临床应用:

(一)该医疗技术被国家卫生健康委列为"禁止类技术";

(二)从事该医疗技术的主要专业技术人员或者关键设备、设施及其他辅助条件发生变化,不能满足相关技术临床应用管理规范要求,或者影响临床应用效果;

(三)该医疗技术在本机构应用过程中出现重大医疗质量、医疗安全或者伦理问题,或者发生与技术相关的严重不良后果;

(四)发现该项医疗技术临床应用效果不确切,或者存在重大质量、安全或者伦理缺陷。

医疗机构出现第一款第二项、第三项情形,属于限制类技术的,应当立即将有关情况向核发其《医疗机构执业许可证》的卫生行政部门报告。卫生行政部门应当及时取消该医疗机构相应医疗技术临床应用备案,在该机构《医疗机构执业许可证》副本备注栏予以注明,并逐级向省级卫生行政部门报告。

医疗机构出现第一款第四项情形的,应当立即将有关情况向核发其《医疗机构执业许可证》的卫生行政部门和省级卫生行政部门报告。省级卫生行政部门应当立即组织对该项医疗技术临床应用情况进行核查,确属医疗技术本身存在问题的,可以暂停该项医疗技术在本地区的临床应用,并向国家卫生健康委报告。国家卫生健康委收到报告后,组织专家进行评估,决定需要采取的进一步管理措施。

第四章 培训与考核

第二十六条 国家建立医疗技术临床应用规范化培训制度。拟开展限制类技术的医师应当按照相关技术临床应用管理规范要求接受规范化培训。

国家卫生健康委统一组织制定国家限制类技术的培训标准和考核要求,并向社会公布。

第二十七条 省级增补的限制类技术以及省级卫生行政部门认为其他需要重点加强培训的医疗技术,由省级卫生行政部门统一组织制订培训标准,对培训基地管理和参加培训医师(以下简称参培医师)的培训和考核提出统一要求,并向社会公布。

第二十八条 对限制类技术临床应用规范化培训基地实施备案管理。医疗机构拟承担限制类技术临床应用规范化培训工作的,应当达到国家和省级卫生行政部门规定的条件,制定培训方案并向社会公开。

第二十九条 医疗机构拟承担限制类技术临床应用规范化培训工作的,应当于首次发布招生公告之日起3个工作日内,向省级卫生行政部门备案。备案材料应当包括:

(一)开展相关限制类技术临床应用的备案证明材料;

(二)开展相关限制类技术培训工作所具备的软、硬件条件的自我评估材料;

(三)近3年开展相关限制类技术临床应用的医疗质量和医疗安全情况;

(四)培训方案、培训师资、课程设置、考核方案等材料。

第三十条 省级卫生行政部门应当及时向社会公布经备案拟承担限制性技术临床应用规范化培训工作的医疗机构名单。

省级卫生行政部门应当加强对限制类技术临床应用规范化培训基地的考核和评估,对不符合培训基地条件或者未按照要求开展培训、考核的,应当责令其停止培训工作,并向社会公布。

第三十一条 培训基地应当建立健全规章制度及流程,明确岗位职责和管理要求,加强对培训导师的管理。严格按照统一的培训大纲和教材制定培训方案与计划,建立医师培训档案,确保培训质量和效果。

第三十二条 申请参加培训的医师应当符合相关医疗技术临床应用管理规范要求。培训基地应当按照公开公平、择优录取、双向选择的原则决定是否接收参培医师。

第三十三条 参培医师完成培训后应当接受考核。考核包括过程考核和结业考核。

考核应当由所在培训基地或者省级卫生行政部门委托的第三方组织实施。

第三十四条 对国家和省级卫生行政部门作出统一培训要求以外的医疗技术,医疗机构应当自行进行规范化培训。

第五章 监 督 管 理

第三十五条 县级以上地方卫生行政部门应当加强对本行政区域内医疗机构医疗技术临床应用的监督管理。

第三十六条 国家卫生健康委负责建立全国医疗技术临床应用信息化管理平台,对国家限制类技术临床应用相关信息进行收集、分析和反馈。

省级卫生行政部门负责建立省级医疗技术临床应用信息化管理平台,对本行政区域内国家和省级限制类技术临床应用情况实施监督管理。

省级医疗技术临床应用信息化管理平台应当与全国医疗技术临床应用信息化管理平台实现互联互通,信息共享。

第三十七条 医疗机构应当按照要求,及时、准确、完整地向全国和省级医疗技术临床应用信息化管理平台逐例报送限制类技术开展情况数据信息。

各级、各专业医疗质量控制组织应当充分利用医疗技术临床应用信息化管理平台,加大数据信息分析和反馈力度,指导医疗机构提高医疗技术临床应用质量安全。

第三十八条 国家建立医疗技术临床应用评估制度。对医疗技术的安全性、有效性、经济适宜性及伦理问题等进行评估,作为调整国家医疗技术临床应用管理政策的决策依据之一。

第三十九条 国家建立医疗机构医疗技术临床应用情况信誉评分制度,与医疗机构、医务人员信用记录挂钩,纳入卫生健康行业社会信用体系管理,接入国家信用信息共享平台,并将信誉评分结果应用于医院评审、评优、临床重点专科评估等工作。

第四十条 县级以上地方卫生行政部门应当将本行政区域内经备案开展限制类技术临床应用的医疗机构名单及相关信息及时向社会公布,接受社会监督。

第六章 法 律 责 任

第四十一条 医疗机构违反本办法规定,有下列情形之一的,由县级以上地方卫生行政部门责令限期改正;逾期不改的,暂停或者停止相关医疗技术临床应用,给予警告,并处以三千元以下罚款;造成严重后果的,处以三千元以上三万元以下罚款,并对医疗机构主要负责人、负有责任的主管人员和其他直接责任人员依法给予处分:

(一)未建立医疗技术临床应用管理专门组织或者未指定专(兼)职人员负责具体管理工作的;

(二)未建立医疗技术临床应用管理相关规章制度的;

(三)医疗技术临床应用管理混乱,存在医疗质量和医疗安全隐患的;

(四)未按照要求向卫生行政部门进行医疗技术临床应用备案的;

(五)未按照要求报告或者报告不实信息的;

(六)未按照要求向国家和省级医疗技术临床应用信息化管理平台报送相关信息的;

(七)未将相关信息纳入院务公开范围向社会公开的;

(八)未按要求保障医务人员接受医疗技术临床应用规范化培训权益的。

第四十二条 承担限制类技术临床应用规范化培训的医疗机构,有下列情形之一的,由省级卫生行政部门责令其停止医疗技术临床应用规范化培训,并向社会公布;造成严重后果的,对医疗机构主要负责人、负有责任的主管人员和其他直接责任人员依法给予处分:

(一)未按照要求向省级卫生行政部门备案的;

(二)提供不实备案材料或者弄虚作假的;

(三)未按照要求开展培训、考核的;

(四)管理混乱导致培训造成严重不良后果,并产生重大社会影响的。

第四十三条 医疗机构有下列情形之一的,由县级以上地方卫生行政部门依据《医疗机构管理条例》第四十七条的规定进行处理;情节严重的,还应当对医疗机构主要负责人和其他直接责任人员依法给予处分:

(一)开展相关医疗技术与登记的诊疗科目不相符的;

(二)开展禁止类技术临床应用的;

(三)不符合医疗技术临床应用管理规范要求擅自开展相关医疗技术的。

第四十四条 医疗机构管理混乱导致医疗技术临床应用造成严重不良后果,并产生重大社会影响的,由县级以上地方卫生行政部门责令限期整改,并给予警告;逾期不改的,给予三万元以下罚款,并对医疗机构主要负责人、负有责任的主管人员和其他直接责任人员依法给予处分。

第四十五条 医务人员有下列情形之一的,由县级以上地方卫生行政部门按照《执业医师法》《护士条例》《乡村医生从业管理条例》等法律法规的有关规定进行处理;构成犯罪的,依法追究刑事责任:

(一)违反医疗技术管理相关规章制度或者医疗技术临床应用管理规范的;

(二)开展禁止类技术临床应用的;

(三)在医疗技术临床应用过程中,未按照要求履行知情同意程序的;

(四)泄露患者隐私,造成严重后果的。

第四十六条 县级以上地方卫生行政部门未按照本办法规定履行监管职责,造成严重后果的,对直接负责的主管人员和其他直接责任人员依法给予记大过、降级、撤职、开除等行政处分。

第七章 附 则

第四十七条 人体器官移植技术、人类辅助生殖技术、细胞治疗技术的监督管理不适用本办法。

第四十八条 省级卫生行政部门可以根据本办法,结合地方实际制定具体实施办法。

第四十九条 本办法公布前,已经开展相关限制类技术临床应用的医疗机构,应当自本办法公布之日起按照本办法及相关医疗技术临床应用管理规范进行自我评估。符合临床应用条件的,应当自本办法施行之日起 3 个月内按照要求向核发其《医疗机构执业许可证》的卫生行政部门备案;不符合要求或者不按照规定备案的,不得再开展该项医疗技术临床应用。

第五十条 中医医疗机构的医疗技术临床应用管理由中医药主管部门负责。

第五十一条 本办法自 2018 年 11 月 1 日起施行。

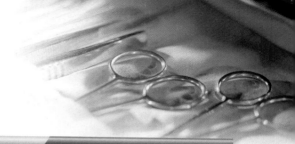

附录二

医疗质量管理办法

中华人民共和国国家卫生和计划生育委员会令　第 10 号

　　《医疗质量管理办法》已于 2016 年 7 月 26 日经国家卫生计生委委主任会议讨论通过,现予公布,自 2016 年 11 月 1 日起施行。

主任:李斌

2016 年 9 月 25 日

医疗质量管理办法

第一章　总　　则

第一条　为加强医疗质量管理,规范医疗服务行为,保障医疗安全,根据有关法律法规,制定本办法。

第二条　本办法适用于各级卫生计生行政部门以及各级各类医疗机构医疗质量管理工作。

第三条　国家卫生计生委负责全国医疗机构医疗质量管理工作。

县级以上地方卫生计生行政部门负责本行政区域内医疗机构医疗质量管理工作。

国家中医药管理局和军队卫生主管部门分别在职责范围内负责中医和军队医疗机构医疗质量管理工作。

第四条　医疗质量管理是医疗管理的核心,各级各类医疗机构是医疗质量管理的第一责任主体,应当全面加强医疗质量管理,持续改进医疗质量,保障医疗安全。

第五条　医疗质量管理应当充分发挥卫生行业组织的作用,各级卫生计生行政部门应当为卫生行业组织参与医疗质量管理创造条件。

第二章　组织机构和职责

第六条　国家卫生计生委负责组织或者委托专业机构、行业组织(以下称专业机构)制订医疗质量管理相关制度、规范、标准和指南,指导地方各级卫生计生行政部门和医疗机构开展医疗质量管理与控制工作。省级卫生计生行政部门可以根据本地区实际,制订行政区域医疗质量管理相关制度、规范和具体实施方案。

县级以上地方卫生计生行政部门在职责范围内负责监督、指导医疗机构落实医疗质量管理有关规章制度。

第七条　国家卫生计生委建立国家医疗质量管理与控制体系,完善医疗质量控制与持续改进的制度和工作机制。

各级卫生计生行政部门组建或者指定各级、各专业医疗质量控制组织(以下称质控组织)落实医疗质量管理与控制的有关工作要求。

第八条　国家级各专业质控组织在国家卫生计生委指导下,负责制订全国统一的质控指标、标准和质量管理要求,收集、分析医疗质量数据,定期发布质控信息。

省级和有条件的地市级卫生计生行政部门组建相应级别、专业的质控组织,开展医疗质量管理与控制工作。

第九条　医疗机构医疗质量管理实行院、科两级责任制。

医疗机构主要负责人是本机构医疗质量管理的第一责任人;临床科室以及药学、护理、医技等部门(以下称业务科室)主要负责人是本科室医疗质量管理的第一责任人。

第十条　医疗机构应当成立医疗质量管理专门部门,负责本机构的医疗质量管理工作。

二级以上的医院、妇幼保健院以及专科疾病防治机构(以下称二级以上医院)应当设立医疗质量管理委员会。医疗质量管理委员会主任由医疗机构主要负责人担任,委员由医疗管理、质量控制、护理、医院感染管理、医学工程、信息、后勤等相关职能部门负责人以及相关临床、药学、医技等科室负责人组成,指定或者成立专门部门具体负责日常管理工作。　其他医疗机构应当设立医疗质量管理工作小组或者指定专(兼)职人员,负责医疗质量具体管理工作。

第十一条　医疗机构医疗质量管理委员会的主要职责是:

（一）按照国家医疗质量管理的有关要求，制订本机构医疗质量管理制度并组织实施；

（二）组织开展本机构医疗质量监测、预警、分析、考核、评估以及反馈工作，定期发布本机构质量管理信息；

（三）制订本机构医疗质量持续改进计划、实施方案并组织实施；

（四）制订本机构临床新技术引进和医疗技术临床应用管理相关工作制度并组织实施；

（五）建立本机构医务人员医疗质量管理相关法律、法规、规章制度、技术规范的培训制度，制订培训计划并监督实施；

（六）落实省级以上卫生计生行政部门规定的其他内容。

第十二条 二级以上医院各业务科室应当成立本科室医疗质量管理工作小组，组长由科室主要负责人担任，指定专人负责日常具体工作。医疗质量管理工作小组主要职责是：

（一）贯彻执行医疗质量管理相关的法律、法规、规章、规范性文件和本科室医疗质量管理制度；

（二）制订本科室年度质量控制实施方案，组织开展科室医疗质量管理与控制工作；

（三）制订本科室医疗质量持续改进计划和具体落实措施；

（四）定期对科室医疗质量进行分析和评估，对医疗质量薄弱环节提出整改措施并组织实施；

（五）对本科室医务人员进行医疗质量管理相关法律、法规、规章制度、技术规范、标准、诊疗常规及指南的培训和宣传教育；

（六）按照有关要求报送本科室医疗质量管理相关信息。

第十三条 各级卫生计生行政部门和医疗机构应当建立健全医疗质量管理人员的培养和考核制度，充分发挥专业人员在医疗质量管理工作中的作用。

第三章 医疗质量保障

第十四条 医疗机构应当加强医务人员职业道德教育，发扬救死扶伤的人道主义精神，坚持"以患者为中心"，尊重患者权利，履行防病治病、救死扶伤、保护人民健康的神圣职责。

第十五条 医务人员应当恪守职业道德，认真遵守医疗质量管理相关法律法规、规范、标准和本机构医疗质量管理制度的规定，规范临床诊疗行为，保障医疗质量和医疗安全。

第十六条 医疗机构应当按照核准登记的诊疗科目执业。卫生技术人员开展诊疗活动应当依法取得执业资质，医疗机构人力资源配备应当满足临床工作需要。

医疗机构应当按照有关法律法规、规范、标准要求，使用经批准的药品、医疗器械、耗材开展诊疗活动。

医疗机构开展医疗技术应当与其功能任务和技术能力相适应，按照国家关于医疗技术和手术管理有关规定，加强医疗技术临床应用管理。

第十七条 医疗机构及其医务人员应当遵循临床诊疗指南、临床技术操作规范、行业标准和临床路径等有关要求开展诊疗工作，严格遵守医疗质量安全核心制度，做到合理检查、合理用药、合理治疗。

第十八条 医疗机构应当加强药学部门建设和药事质量管理，提升临床药学服务能力，推行临床药师制，发挥药师在处方审核、处方点评、药学监护等合理用药管理方面的作用。临床诊断、预防和治疗疾病用药应当遵循安全、有效、经济的合理用药原则，尊重患者对药品使用的知情权。

第十九条 医疗机构应当加强护理质量管理，完善并实施护理相关工作制度、技术规范和护理指南；加强护理队伍建设，创新管理方法，持续改善护理质量。

第二十条 医疗机构应当加强医技科室的质量管理，建立覆盖检查、检验全过程的质量管理制度，加强室内质量控制，配合做好室间质量评价工作，促进临床检查检验结果互认。

第二十一条 医疗机构应当完善门急诊管理制度，规范门急诊质量管理，加强门急诊专业人员和技术力量配备，优化门急诊服务流程，保证门急诊医疗质量和医疗安全，并把门急诊工作质量作为考核科室和医务人员的重要内容。

第二十二条 医疗机构应当加强医院感染管理,严格执行消毒隔离、手卫生、抗菌药物合理使用和医院感染监测等规定,建立医院感染的风险监测、预警以及多部门协同干预机制,开展医院感染防控知识的培训和教育,严格执行医院感染暴发报告制度。

第二十三条 医疗机构应当加强病历质量管理,建立并实施病历质量管理制度,保障病历书写客观、真实、准确、及时、完整、规范。

第二十四条 医疗机构及其医务人员开展诊疗活动,应当遵循患者知情同意原则,尊重患者的自主选择权和隐私权,并对患者的隐私保密。

第二十五条 医疗机构开展中医医疗服务,应当符合国家关于中医诊疗、技术、药事等管理的有关规定,加强中医医疗质量管理。

第四章 医疗质量持续改进

第二十六条 医疗机构应当建立本机构全员参与、覆盖临床诊疗服务全过程的医疗质量管理与控制工作制度。医疗机构应当严格按照卫生计生行政部门和质控组织关于医疗质量管理控制工作的有关要求,积极配合质控组织开展工作,促进医疗质量持续改进。

医疗机构应当按照有关要求,向卫生计生行政部门或者质控组织及时、准确地报送本机构医疗质量安全相关数据信息。

医疗机构应当熟练运用医疗质量管理工具开展医疗质量管理与自我评价,根据卫生计生行政部门或者质控组织发布的质控指标和标准完善本机构医疗质量管理相关指标体系,及时收集相关信息,形成本机构医疗质量基础数据。

第二十七条 医疗机构应当加强临床专科服务能力建设,重视专科协同发展,制订专科建设发展规划并组织实施,推行"以患者为中心、以疾病为链条"的多学科诊疗模式。加强继续医学教育,重视人才培养、临床技术创新性研究和成果转化,提高专科临床服务能力与水平。

第二十八条 医疗机构应当加强单病种质量管理与控制工作,建立本机构单病种管理的指标体系,制订单病种医疗质量参考标准,促进医疗质量精细化管理。

第二十九条 医疗机构应当制订满意度监测指标并不断完善,定期开展患者和员工满意度监测,努力改善患者就医体验和员工执业感受。

第三十条 医疗机构应当开展全过程成本精确管理,加强成本核算、过程控制、细节管理和量化分析,不断优化投入产出比,努力提高医疗资源利用效率。

第三十一条 医疗机构应当对各科室医疗质量管理情况进行现场检查和抽查,建立本机构医疗质量内部公示制度,对各科室医疗质量关键指标的完成情况予以内部公示。

医疗机构应当定期对医疗卫生技术人员开展医疗卫生管理法律法规、医院管理制度、医疗质量管理与控制方法、专业技术规范等相关内容的培训和考核。

医疗机构应当将科室医疗质量管理情况作为科室负责人综合目标考核以及聘任、晋升、评先评优的重要指标。

医疗机构应当将科室和医务人员医疗质量管理情况作为医师定期考核、晋升以及科室和医务人员绩效考核的重要依据。

第三十二条 医疗机构应当强化基于电子病历的医院信息平台建设,提高医院信息化工作的规范化水平,使信息化工作满足医疗质量管理与控制需要,充分利用信息化手段开展医疗质量管理与控制。建立完善医疗机构信息管理制度,保障信息安全。

第三十三条 医疗机构应当对本机构医疗质量管理要求执行情况进行评估,对收集的医疗质量信息进行及时分析和反馈,对医疗质量问题和医疗安全风险进行预警,对存在的问题及时采取有效干预措施,并评估干预效果,促进医疗质量的持续改进。

第五章　医疗安全风险防范

第三十四条　国家建立医疗质量(安全)不良事件报告制度,鼓励医疗机构和医务人员主动上报临床诊疗过程中的不良事件,促进信息共享和持续改进。

医疗机构应当建立医疗质量(安全)不良事件信息采集、记录和报告相关制度,并作为医疗机构持续改进医疗质量的重要基础工作。

第三十五条　医疗机构应当建立药品不良反应、药品损害事件和医疗器械不良事件监测报告制度,并按照国家有关规定向相关部门报告。

第三十六条　医疗机构应当提高医疗安全意识,建立医疗安全与风险管理体系,完善医疗安全管理相关工作制度、应急预案和工作流程,加强医疗质量重点部门和关键环节的安全与风险管理,落实患者安全目标。医疗机构应当提高风险防范意识,建立完善相关制度,利用医疗责任保险、医疗意外保险等风险分担形式,保障医患双方合法权益。制订防范、处理医疗纠纷的预案,预防、减少医疗纠纷的发生。完善投诉管理,及时化解和妥善处理医疗纠纷。

第六章　监　督　管　理

第三十七条　县级以上地方卫生计生行政部门负责对本行政区域医疗机构医疗质量管理情况的监督检查。医疗机构应当予以配合,不得拒绝、阻碍或者隐瞒有关情况。

第三十八条　县级以上地方卫生计生行政部门应当建立医疗机构医疗质量管理评估制度,可以根据当地实际情况,组织或者委托专业机构,利用信息化手段开展第三方评估工作,定期在行业内发布评估结果。

县级以上地方卫生计生行政部门和各级质控组织应当重点加强对县级医院、基层医疗机构和民营医疗机构的医疗质量管理和监督。

第三十九条　国家卫生计生委依托国家级人口健康信息平台建立全国医疗质量管理与控制信息系统,对全国医疗质量管理的主要指标信息进行收集、分析和反馈。

省级卫生计生行政部门应当依托区域人口健康信息平台,建立本行政区域的医疗质量管理与控制信息系统,对本行政区域医疗机构医疗质量管理相关信息进行收集、分析和反馈,对医疗机构医疗质量进行评价,并实现与全国医疗质量管理与控制信息系统互连互通。

第四十条　各级卫生计生行政部门应当建立医疗机构医疗质量管理激励机制,采取适当形式对医疗质量管理先进的医疗机构和管理人员予以表扬和鼓励,积极推广先进经验和做法。

第四十一条　县级以上地方卫生计生行政部门应当建立医疗机构医疗质量管理情况约谈制度。对发生重大或者特大医疗质量安全事件、存在严重医疗质量安全隐患,或者未按要求整改的各级各类医疗机构负责人进行约谈;对造成严重后果的,予以通报,依法处理,同时报上级卫生计生行政部门备案。

第四十二条　各级卫生计生行政部门应当将医疗机构医疗质量管理情况和监督检查结果纳入医疗机构及其主要负责人考核的关键指标,并与医疗机构校验、医院评审、评价以及个人业绩考核相结合。考核不合格的,视情况对医疗机构及其主要负责人进行处理。

第七章　法　律　责　任

第四十三条　医疗机构开展诊疗活动超出登记范围、使用非卫生技术人员从事诊疗工作、违规开展禁止或者限制临床应用的医疗技术、使用不合格或者未经批准的药品、医疗器械、耗材等开展诊疗活动的,由县级以上地方卫生计生行政部门依据国家有关法律法规进行处理。

第四十四条　医疗机构有下列情形之一的,由县级以上卫生计生行政部门责令限期改正;逾期不改的,给予警告,并处三万元以下罚款;对公立医疗机构负有责任的主管人员和其他直接责任人员,依法给予处分：

（一）未建立医疗质量管理部门或者未指定专（兼）职人员负责医疗质量管理工作的；

（二）未建立医疗质量管理相关规章制度的；

（三）医疗质量管理制度不落实或者落实不到位，导致医疗质量管理混乱的；

（四）发生重大医疗质量安全事件隐匿不报的；

（五）未按照规定报送医疗质量安全相关信息的；

（六）其他违反本办法规定的行为。

第四十五条 医疗机构执业的医师、护士在执业活动中，有下列行为之一的，由县级以上地方卫生计生行政部门依据《执业医师法》《护士条例》等有关法律法规的规定进行处理；构成犯罪的，依法追究刑事责任：

（一）违反卫生法律、法规、规章制度或者技术操作规范，造成严重后果的；

（二）由于不负责任延误急危患者抢救和诊治，造成严重后果的；

（三）未经亲自诊查，出具检查结果和相关医学文书的；

（四）泄露患者隐私，造成严重后果的；

（五）开展医疗活动未遵守知情同意原则的；

（六）违规开展禁止或者限制临床应用的医疗技术、不合格或者未经批准的药品、医疗器械、耗材等开展诊疗活动的；

（七）其他违反本办法规定的行为。

其他卫生技术人员违反本办法规定的，根据有关法律、法规的规定予以处理。

第四十六条 县级以上地方卫生计生行政部门未按照本办法规定履行监管职责，造成严重后果的，对直接负责的主管人员和其他直接责任人员依法给予行政处分。

第八章 附　则

第四十七条 本办法下列用语的含义：

（一）医疗质量：指在现有医疗技术水平及能力、条件下，医疗机构及其医务人员在临床诊断及治疗过程中，按照职业道德及诊疗规范要求，给予患者医疗照顾的程度。

（二）医疗质量管理：指按照医疗质量形成的规律和有关法律、法规要求，运用现代科学管理方法，对医疗服务要素、过程和结果进行管理与控制，以实现医疗质量系统改进、持续改进的过程。

（三）医疗质量安全核心制度：指医疗机构及其医务人员在诊疗活动中应当严格遵守的相关制度，主要包括：首诊负责制度、三级查房制度、会诊制度、分级护理制度、值班和交接班制度、疑难病例讨论制度、急危重患者抢救制度、术前讨论制度、死亡病例讨论制度、查对制度、手术安全核查制度、手术分级管理制度、新技术和新项目准入制度、危急值报告制度、病历管理制度、抗菌药物分级管理制度、临床用血审核制度、信息安全管理制度等。

（四）医疗质量管理工具：指为实现医疗质量管理目标和持续改进所采用的措施、方法和手段，如全面质量管理（TQC）、质量环（PDCA循环）、品管圈（QCC）、疾病诊断相关组（DRGs）绩效评价、单病种管理、临床路径管理等。

第四十八条 本办法自2016年11月1日起施行。

附录三

国家卫生健康委办公厅关于印发内镜诊疗技术临床应用管理规定及呼吸内镜诊疗技术等13个内镜诊疗技术临床应用管理规范的通知

国卫办医函〔2019〕870号

各省、自治区、直辖市及新疆生产建设兵团卫生健康委:

为加强内镜诊疗技术临床应用管理,促进内镜诊疗适宜技术的普及与推广,保障医疗质量安全,根据《医疗技术临床应用管理办法》,我委组织对《内镜诊疗技术临床应用管理规定》和呼吸内镜诊疗技术等13个内镜诊疗技术临床应用管理规范进行了修订,现印发给你们,请遵照执行。《国家卫生计生委办公厅关于印发〈内镜诊疗技术临床应用管理暂行规定〉和普通外科等10个专业内镜诊疗技术管理规范的通知》(国卫办医发〔2013〕44号)自本通知印发之日起废止。

国家卫生健康委办公厅

2019 年 12 月 2 日

(信息公开形式:主动公开)

附录四
内镜诊疗技术临床应用管理规定

第一章　总　则

第一条　为加强内镜诊疗技术临床应用管理,规范内镜诊疗技术临床应用,促进内镜诊疗适宜技术的普及与推广,保障医疗质量和医疗安全,根据《医疗质量管理办法》《医疗技术临床应用管理办法》,制定本规定。

第二条　本规定所称内镜诊疗技术,是指医疗机构及其医务人员通过人体正常腔道或人工建立的通道,使用内镜器械在直视下或辅助设备支持下,对局部病灶进行观察、组织取材、止血、切除、引流、修补或重建通道等,以明确诊断、治愈疾病、缓解症状、改善功能等为目的的诊断、治疗措施。

第三条　内镜诊疗技术临床应用实行分级管理。

第四条　本规定适用于各级各类医疗机构内镜诊疗技术临床应用管理工作。

第五条　医疗机构开展内镜诊疗技术应当与其功能、任务和技术能力相适应。

第六条　国家卫生健康委负责全国内镜诊疗技术临床应用管理工作。

县级以上地方卫生健康行政部门负责本行政区域内内镜诊疗技术临床应用监督管理工作。

第二章　分级管理

第七条　医疗机构应当将内镜诊疗技术纳入本机构手术分级管理目录,按照国家有关规定实施分级管理。

第八条　国家卫生健康委负责制定和发布按照三、四级手术管理的内镜诊疗技术参考目录,并根据内镜诊疗技术管理实际需要适时修订。

第九条　省级卫生健康行政部门可以结合本行政区域实际情况,调整按照三、四级手术管理的内镜诊疗技术参考目录。

第十条　国家卫生健康委负责制定发布各专业内镜诊疗技术临床应用管理规范并组织实施。

第三章　临床应用管理

第十一条　医疗机构开展内镜诊疗技术临床应用,应当具备以下条件:

(一)具有卫生健康行政部门核准登记的与开展相关专业内镜诊疗技术相适应的诊疗科目;

(二)具有与开展相关专业内镜诊疗技术相适应的辅助科室、设备和设施;

(三)具有相关专业内镜诊疗技术临床应用能力的执业医师;

(四)具有经过相关专业内镜诊疗技术系统培训的与开展内镜诊疗技术相适应的其他专业技术人员;

(五)具有内镜消毒灭菌设备、设施和医院感染管理系统,并严格执行内镜清洗消毒技术相关操作

规范和标准;

（六）符合相关专业内镜诊疗技术临床应用管理规范的其他要求;

（七）具有与医疗机构级别相适应的制度管理和质量控制体系;

（八）符合省级以上卫生健康行政部门规定的其他条件。

第十二条 医疗机构开展内镜诊疗技术相关的主要专业技术人员或者关键设备、设施及其他辅助条件发生变化,不再满足相关专业内镜诊疗技术临床应用管理规范所规定的条件的,应当暂停或停止相应内镜诊疗技术临床应用。

第十三条 医疗机构应当严格遵守相关专业疾病诊疗规范、内镜诊疗技术操作规范和诊疗指南,严格掌握手术适应证和禁忌证。

第十四条 开展内镜诊疗技术应当由具有相应资质的本机构执业医师决定,术者由符合相关技术临床应用管理规范要求的医师担任。

第十五条 实施内镜诊疗技术前,应当向患者及其近亲属告知手术目的、手术风险、术后注意事项、可能发生的并发症及预防措施等,并签署知情同意书。

第十六条 实施内镜诊疗技术前,应当确定手术方案和预防并发症的措施。术后制定合理的治疗与管理方案。

第十七条 医疗机构应当建立内镜诊疗器械使用登记制度,器械使用应当符合国家相关规定。

第十八条 医疗机构应当加强内镜诊疗质量管理,建立健全内镜诊疗技术术后随访制度,按规定进行随访、记录,并按照要求报告相关内镜技术临床应用病例数据信息。

第十九条 医疗机构应当加强内镜诊疗技术临床应用的医院感染管理与控制。相关场所设置和设备清洗消毒应当符合医院感染管理相关规定,规范无菌操作流程,并严格按照相关要求加强个人防护。

第二十条 县级以上地方卫生健康行政部门应当定期组织对行政区域内开展内镜诊疗技术临床应用的医疗机构和医师进行技术临床应用质量安全评估,包括病例选择、严重并发症发生率、死亡病例、疗效情况、医疗事故发生情况、术后患者管理、平均住院日、患者生存质量、患者满意度、随访情况和病历质量等。对评估不合格的医疗机构或医师,责令整改,整改期不少于 6 个月。逾期不改的,按照《医疗技术临床应用管理办法》有关规定予以处罚。

第二十一条 省级卫生健康行政部门应当建立内镜诊疗技术临床应用质量管理与控制制度,依托相关专业质控中心开展质控工作,定期向医疗机构反馈质控结果。

第二十二条 鼓励利用信息化手段加强内镜诊疗技术临床应用质量管理与控制。

第四章 培 训 考 核

第二十三条 拟从事内镜诊疗工作的医师应当接受系统培训并考核合格。

第二十四条 省级卫生健康行政部门负责本行政区域内内镜诊疗技术培训监督管理工作。拟开展内镜诊疗技术临床应用的医师应当按照相应内镜诊疗技术临床应用管理规范要求接受系统培训。

第二十五条 内镜诊疗技术培训基地应当制定培训计划,保证接受培训的医师在规定时间内完成规定培训内容。

第二十六条 内镜诊疗技术培训基地应当按照要求对接受培训医师的理论知识掌握水平、实践能力操作水平进行定期测试、评估,保证培训效果。培训期满未能达到临床应用能力要求的,应当延长培训时间。

培训期满的医师应当按照规定参加考核。

第二十七条 内镜诊疗技术培训基地应当为每位接受培训的医师建立培训及考核档案,出具考核结论。

第二十八条 省级卫生健康行政部门应当加强对地市级和县级医疗机构医师的培训,促进内镜诊疗适宜技术向基层普及与推广。

第五章 监 督 管 理

第二十九条 县级以上地方卫生健康行政部门应当加强对本行政区域内医疗机构内镜诊疗技术临床应用情况的监督管理。

第三十条 县级以上地方卫生健康行政部门应当建立医疗机构内镜诊疗技术临床应用质量安全评估制度,对于不满足相关技术临床应用管理规范或存在严重医疗质量安全隐患的医疗机构,应当立即责令其停止开展。

第六章 附 则

第三十一条 纳入限制类技术目录的内镜诊疗技术临床应用管理按照《医疗技术临床应用管理办法》和省级卫生健康行政部门的相关管理规定进行。

第三十二条 本规定由国家卫生健康委负责解释。

第三十三条 本规定自印发之日起施行。

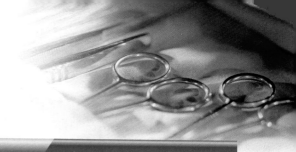

附录五

小儿外科内镜诊疗技术临床应用管理规范
（2019 年版）

为规范小儿外科内镜诊疗技术临床应用,保障医疗质量和医疗安全,制定本规范。本规范是医疗机构及其医务人员开展小儿外科内镜诊疗技术的最低要求。

本规范所称小儿外科内镜诊疗技术主要包括小儿(0~18 岁)腹腔镜、胸腔镜、泌尿内镜、脑室镜、关节镜等诊疗技术。

小儿外科内镜涉及儿科消化内镜、呼吸内镜诊疗技术的,参照《儿科消化内镜诊疗技术临床应用管理规范》和《儿科呼吸内镜诊疗技术临床应用管理规范》执行。

一、医疗机构基本要求

（一）医疗机构开展小儿外科内镜诊疗技术应当与其功能、任务和技术能力相适应。

（二）具有卫生健康行政部门核准登记的与开展小儿外科内镜诊疗技术相适应的诊疗科目,有开展小儿外科内镜诊疗技术的术前准备室、专业手术室、麻醉恢复室、内镜清洗消毒室、重症监护室等相关场所和小儿外科专用的内镜手术设备。拟开展小儿外科内镜日间手术的,还应当具有日间手术室,日间手术室配置同手术室要求。

1. 小儿外科科室或专业组。

床位不少于 10 张,每年收治小儿外科患者不少于 300 例,每年完成小儿外科手术不少于 200 例。

2. 术前准备室。

术前准备室的人员配置应能满足患者术前准备需要。

3. 手术室。

（1）手术室具备开展常规小儿外科手术的设备和条件,满足服务需求,保障诊疗质量和操作安全。

（2）手术室原则上不小于 $20m^2$（房间内安放基本设备后,要保证手术床和显示器有自由移动空间）,保证内镜操作者及助手有充分的活动空间。

（3）内镜系统应配置儿科专用高清腔镜主机、显示器、医疗气体管道,并配置儿科专用的手术器械和图像储存器,便于儿童精细手术操作、收集总结资料、转播和教学。

（4）手术室内的物品与设施均须参照相关的标准和规范,包括通风、水、电、吸引、氧气、电脑接口、急救设备、清洗消毒、药品、贮存柜等。手术室应设有独立的通风系统。

（5）手术室应配备监护仪、除颤仪及抢救车,保证相关设备组件运转正常,储备充足。

（6）手术室须符合消防安全、电力保障等相关要求。

4. 麻醉恢复室。

（1）麻醉恢复室的规模应与手术间的规模相适应。

（2）麻醉恢复室应配置必要的监护设备、给氧系统、吸引系统、急救呼叫系统、急救设备及相应的医护人员,保障患者安全。

5. 内镜清洗消毒室。

设置独立的内镜清洗消毒室,配置必备的清洗消毒设备,医院感染管理符合要求。

(三) 有至少 2 名经过系统培训具备小儿外科内镜诊疗技术临床应用能力的本机构执业医师。有经过小儿外科内镜诊疗技术相关知识和技能培训并考核合格的其他相关专业技术人员。

(四) 拟开展按照四级手术管理的小儿外科内镜诊疗技术(按照四级手术管理的小儿外科内镜诊疗技术参考目录见附件 1)的医疗机构,在满足以上基本条件的情况下,还应满足以下要求:

1. 近 5 年累计完成小儿外科内镜诊疗操作不少于 1 000 例,其中完成按照三级手术管理的小儿外科内镜诊疗操作不少于 200 例。

2. 具备满足危重患者救治要求的麻醉和重症监护专业。

3. 具备满足实施相关技术临床应用所需的临床和辅助科室、设备和技术能力。

4. 应有具备开展相关技术临床应用能力的医师。

5. 开展小儿外科系统肿瘤相关小儿外科内镜诊疗技术的医疗机构,还应当具备卫生健康行政部门核准登记的肿瘤科诊疗科目。

二、人员基本要求

(一) 医师。

1. 开展小儿外科内镜诊疗技术的医师,应当同时具备以下条件:

(1) 执业范围为外科或儿科专业。

(2) 有 3 年以上小儿外科诊疗工作经验,目前从事小儿外科诊疗工作,取得主治医师及以上专业技术职务任职资格,累计参与完成小儿外科内镜诊疗操作不少于 100 例。

(3) 经过小儿外科内镜诊疗技术相关系统培训并考核合格,具有开展小儿外科内镜诊疗技术的能力。

2. 拟独立开展按照四级手术管理的小儿外科内镜诊疗技术的医师,在满足上述条件的基础上,还应满足以下条件:

(1) 开展小儿外科诊疗工作不少于 10 年,取得副主任医师及以上专业技术职务任职资格。累计独立完成按照三级手术管理的小儿外科内镜诊疗操作不少于 100 例。

(2) 经过符合要求的培训基地系统培训并考核合格,具有开展相关技术临床应用的能力。

(二) 其他相关卫生专业技术人员。

经过小儿外科内镜诊疗技术相关专业系统培训,具有开展小儿外科内镜诊疗技术临床应用的相关能力。

三、技术管理基本要求

(一) 医疗机构应当按照《医疗技术临床应用管理办法》和手术分级管理的相关规定,参考《按照四级手术管理的小儿外科内镜诊疗技术参考目录》(附件 1,以下简称《四级手术参考目录》)和《按照三级手术管理的小儿外科内镜诊疗技术参考目录》(附件 2)制定本机构手术分级管理目录。

(二) 严格遵守小儿外科疾病诊疗行业标准、规范,小儿外科内镜诊疗技术行业标准、操作规范和诊疗指南,严格掌握小儿外科内镜诊疗技术的适应证和禁忌证。

(三) 实施小儿外科内镜诊疗技术应当由本机构执业医师决定,实施按照四级手术管理的小儿外科内镜诊疗技术由具有副主任医师及以上专业技术职务任职资格的本机构执业医师决定,术者由符合本规范要求的医师担任,并制订合理的治疗与管理方案。

(四) 实施小儿外科内镜手术前,应当向患者及其近亲属告知手术目的、手术风险、术后注意事项、可能发生的并发症及预防措施等,并签署知情同意书。

(五) 医疗机构应当按照有关医院感染的规定,加强医院感染预防与控制,同时注重加强医务人员个人防护。首次临床应用本技术的应当进行医院感染风险评估。

(六) 加强小儿外科内镜诊疗质量管理,建立健全术后随访制度,按规定进行随访、记录,并按照卫生健康行政部门要求报告相关病例信息。

(七) 医疗机构和医师按照规定接受小儿外科内镜诊疗技术的临床应用能力评估,包括病例选择、手术成功率、严重并发症、死亡病例、医疗不良事件发生情况、术后患者管理、随访情况和病历质量等。

(八) 其他管理要求。

1. 使用经国家药品监督管理部门批准的小儿外科内镜诊疗相关器械,不得违规重复使用一次性医用器械。

2. 建立小儿外科内镜诊疗技术相关器械登记制度,保证器械来源可追溯。

四、培训管理要求

(一) 拟从事按照四级手术管理的小儿外科内镜诊疗技术医师的培训要求。

1. 具有副主任医师及以上专业技术职务任职资格。

2. 应当接受至少6个月的系统培训。在指导医师指导下,参与完成培训基地按照四级手术管理的小儿外科内镜诊疗不少于20例,并考核合格。

3. 在指导医师指导下,参与不少于40例患者全过程的管理,包括术前评估、诊断性检查结果解释、与其他学科共同会诊、小儿外科内镜诊疗操作、操作过程记录、围手术期处理、重症监护治疗和术后随访等。

4. 在境外接受小儿外科内镜诊疗技术培训的时间不少于3个月,有境外培训机构的培训证明并在省级卫生健康行政部门备案的培训基地考核合格后,可以视为达到规定的培训要求。

5. 本规范印发之日前,从事临床工作满10年,取得副主任医师及以上专业技术职务任职资格。近5年独立开展按照四级手术管理的小儿外科内镜诊疗技术临床应用不少于100例,未发生严重不良事件的,可免于培训。

(二) 培训基地要求。

拟承担《四级手术参考目录》中相关技术规范化培训工作的医疗机构应当符合培训基地条件,并于首次发布招生公告之日起3个工作日内,向省级卫生健康行政部门备案。

1. 培训基地条件。

(1) 三级甲等医院,符合小儿外科内镜诊疗技术临床应用管理规范要求。

(2) 开展小儿外科内镜诊疗工作不少于10年,具备《四级手术参考目录》中相关技术临床应用培训能力。相关科室实际开放床位不少于60张。

(3) 近2年完成小儿外科内镜诊疗操作不少于1 000例,其中《四级手术参考目录》中相关技术不少于200例。

(4) 有不少于2名具备《四级手术参考目录》中相关技术临床应用能力的指导医师,其中至少1名具有主任医师专业技术职务任职资格。

(5) 有与开展《四级手术参考目录》中相关技术培训工作相适应的人员、技术、设备和设施等条件。

2. 培训工作基本要求。

(1) 培训教材和培训大纲满足培训要求,课程设置包括理论学习、动物训练和临床实践。

(2) 保证接受培训的医师在规定时间内完成规定的培训。

(3) 培训结束后,对接受培训的医师进行考试、考核,并出具考核结论。

(4) 为每位接受培训的医师建立培训及考试、考核档案。

附件:1. 按照四级手术管理的小儿外科内镜诊疗技术参考目录
　　　2. 按照三级手术管理的小儿外科内镜诊疗技术参考目录

附件 1

按照四级手术管理的小儿外科内镜诊疗技术参考目录

一、胸腔镜诊疗技术

（一）胸腔镜下食管闭锁手术

（二）胸腔镜下食管贲门失弛缓症 Heller 术

（三）胸腔镜下气管食管瘘修补术

（四）胸腔镜下食管病变切除术

（五）胸腔镜下食管吻合术

（六）胸腔镜下选择性肺叶、肺段切除术

（七）胸腔镜下纵隔肿瘤切除术

（八）胸腔镜下先天性膈疝修补术

（九）胸腔镜下膈膨升膈肌折叠术

二、腹腔镜诊疗技术

（一）腹腔镜下脾切除术

（二）腹腔镜下肝叶切除术

（三）腹腔镜下先天性膈疝修补术

（四）腹腔镜下膈膨升膈肌折叠术

（五）腹腔镜下食管裂孔疝修补术

（六）腹腔镜下食管贲门失弛缓症 Heller 术

（七）腹腔镜下胆总管囊肿切除肝管空肠 Roux-Y 吻合术

（八）腹腔镜下胆道闭锁 Kasai 手术

（九）腹腔镜下长段型巨结肠手术

（十）腹腔镜下肛门直肠成形术

（十一）腹腔镜下十二指肠吻合术

（十二）腹腔镜下 3 个月以下小婴儿全结肠切除术

（十三）腹腔镜下次全结肠切除术

（十四）腹腔镜辅助肠闭锁肠吻合术

（十五）腹腔镜下腹膜后肿物切除术

（十六）腹腔镜下腹腔实体肿瘤切除术

（十七）腹腔镜胰十二指肠切除术

（十八）腹腔镜下胰腺部分切除术

（十九）腹腔镜下胰管空肠吻合术

（二十）腹腔镜下门静脉高压症贲门周围血管断流术

（二十一）腹腔镜下门静脉高压症贲门胃底切除术

（二十二）腹腔镜下肾上腺全切或次全切除术

（二十三）腹腔镜下重复肾输尿管切除术

（二十四）腹腔镜下肾全部或部分切除术

（二十五）腹腔镜下肾盂切开取石术

（二十六）腹腔镜下输尿管结石取石术

（二十七）腹腔镜下肾盂输尿管成形术

（二十八）腹腔镜下膀胱肿瘤切除术

（二十九）腹腔镜下膀胱输尿管再植手术

（三十）腹腔镜下膀胱颈成形术

（三十一）腹腔镜下膀胱颈悬吊术

（三十二）腹腔镜下结肠代膀胱术

（三十三）腹腔镜下前列腺囊切除术

三、膀胱镜、输尿管镜、肾镜诊疗技术

经皮肾镜取石术

四、腔镜下包虫病手术

附件 2

按照三级手术管理的小儿外科内镜诊疗技术参考目录

一、胸腔镜诊疗技术
（一）胸腔镜下肺大疱切除术
（二）胸腔镜下肺叶楔形切除术
（三）胸腔镜下后纵隔囊肿切除术
（四）胸腔镜下纵隔病变活检术
（五）胸腔镜下 Nuss 漏斗胸矫治术
（六）胸腔镜下胸膜剥脱术

二、腹腔镜诊疗技术
（一）腹腔镜下卵巢切除术
（二）腹腔镜下卵巢良性肿物剔除术
（三）腹腔镜下脐尿管囊肿切除术
（四）腹腔镜梅克尔憩室切除术
（五）腹腔镜肠重复畸形手术
（六）腹腔镜下胃肠道穿孔修补术
（七）腹腔镜下胃食管反流胃底折叠术
（八）腹腔镜下 Ladd 手术
（九）腹腔镜下肠粘连松解术
（十）腹腔镜下常见型巨结肠手术
（十一）腹腔镜下大网膜囊肿切除术
（十二）腹腔镜下肠系膜囊肿切除术
（十三）腹腔镜下胸骨后疝修补术
（十四）腹腔镜下胆总管切开探查及引流术
（十五）腹腔镜下肝边缘病灶切除术
（十六）腹腔镜下胰腺假性囊肿内引流术
（十七）腹腔镜下胰腺假性囊肿外引流术
（十八）腹腔镜下胰腺坏死组织清除及引流术
（十九）腹腔镜下急性胰腺炎引流术
（二十）腹腔镜下化脓性阑尾炎阑尾切除术
（二十一）腹腔镜下发育不良肾切除术
（二十二）腹腔镜下肾上腺良性肿瘤切除术
（二十三）腹腔镜下 F-S 隐睾下降固定术
（二十四）腹腔镜下膀胱憩室切除术
（二十五）腹腔镜下两性畸形性腺切除术
（二十六）腹腔镜下睾丸切除术

三、膀胱镜、输尿管镜、肾镜诊疗技术
（一）膀胱镜下经尿道膀胱黏膜病变切除术

（二）膀胱镜下经尿道膀胱血管瘤电凝术（含出血灶电凝止血术）

（三）输尿管镜下经尿道尿道狭窄内切开术

（四）输尿管镜下经尿道尿道瓣膜切除术

（五）经皮肾镜检查术

四、输尿管软镜检查（含活检、异物取出术）

注:1. 机器人手术级别同胸腹腔镜手术级别。

　　2. 3 个月以下小婴儿相同诊疗技术升一个级别。

附录六

《内镜诊疗技术临床应用管理规定》和呼吸内镜诊疗技术等 13 个内镜诊疗技术临床应用管理规范修订内容解读

一、修订《内镜诊疗技术临床应用管理规定》及相关技术管理规范的背景

随着经济社会发展和医学材料的进步,以内镜、介入技术为代表的微无创技术的快速发展,对控制和解决医学操作中出血、疼痛、感染等问题起到了很好的作用。目前,内镜诊疗技术日趋成熟,临床应用范围不断扩展,已在基层医疗机构推广应用,成为日常诊疗工作中不可或缺的重要技术手段。为推动内镜诊疗技术健康发展,更好地满足人民群众日益增长的医疗服务需求,2013 年我委制定发布了《内镜诊疗技术临床应用管理暂行规定》(以下简称《暂行规定》)和普通外科等 10 个专业内镜诊疗技术管理规范,对规范相关技术临床应用和保障医疗质量安全发挥了巨大作用。近年来,按照国务院"放管服"改革精神,我委调整了医疗技术管理要求并发布了《医疗技术临床应用管理办法》,依据新的管理要求和内镜诊疗,我委组织对《暂行规定》和呼吸内镜诊疗技术等 13 个内镜诊疗技术管理规范进行了修订。

二、此次修订的主要内容有哪些?

本次修订主要对内镜诊疗技术中分级管理、临床应用管理、培训管理等要求做了适当调整,主要包括以下几个方面:一是明确内镜诊疗技术分级管理要求,将其纳入医疗机构手术分级管理,并发布了按照三、四级手术管理的内镜诊疗技术参考目录。二是按照国务院"放管服"改革要求和《医疗技术临床应用管理办法》规定取消了开展相关技术的准入管理,包括取消医疗机构等级的限制、机构准入和人员准入。医疗机构自我评估符合相关技术管理规范要求后可开展相关技术临床应用。三是加强了对相关技术临床应用的事中事后监管。明确了开展相关技术临床应用的设备设施、人员环境及技术管理要求,强化了医疗机构的主体责任;明确了培训基地建设条件、培训师资及考核要求;要求各级卫生健康行政部门依据职责加强本行政区域内医疗机构医疗技术临床应用监管。

三、各级卫生健康行政部门及医疗机构应该如何落实?

各级卫生健康行政部门要加强内镜诊疗技术临床应用的事中事后监管,促进相关技术临床应用质量持续改进。建立医疗机构内镜诊疗技术临床应用质量安全评估制度,对于不满足相关技术临床应用管理规范或存在严重医疗质量安全隐患的医疗机构,应当立即责令其停止开展。将相关技术纳入省级限制类技术管理的省份,要结合本规范制订省级限制类技术临床应用管理规范并指导实施,做好相关技术临床应用信息的收集、整理、分析和反馈工作,保障相关技术临床应用质量安全。

各级医疗机构要进一步落实医疗技术临床应用管理的主体责任,加强医务人员的相关技术临床应用的培训考核,及时修订本机构手术分级目录,实施内镜诊疗技术准入管理。严格对照规范进行自查,不符合相关管理要求的,要立即停止相关技术临床应用并整改,符合要求后方可重新开展相关技术临床应用。定期对相关技术临床应用的质量安全情况进行评估,按照卫生健康行政部门和质控组织的要求,及时、准确、完整地报送相关数据信息,加强人才队伍建设和人员培训,不断提升医疗技术能力和医疗质量安全水平。